糖尿病足诊断与治疗

名誉主编　汪忠镐　吴祖泽　付小兵
主　　编　谷涌泉
副主编　郭连瑞
主编助理　刘梦霞　佟　铸

人民卫生出版社

图书在版编目（CIP）数据

糖尿病足诊断与治疗/谷涌泉主编. —北京：
人民卫生出版社,2016

ISBN 978-7-117-23334-7

Ⅰ.①糖…　Ⅱ.①谷…　Ⅲ.①糖尿病足-诊疗
Ⅳ.①R587.2

中国版本图书馆 CIP 数据核字(2016)第 226037 号

人卫智网	www.ipmph.com	医学教育、学术、考试、健康， 购书智慧智能综合服务平台
人卫官网	www.pmph.com	人卫官方资讯发布平台

糖尿病足诊断与治疗

主　　编：谷涌泉
出版发行：人民卫生出版社(中继线 010-59780011)
地　　址：北京市朝阳区潘家园南里 19 号
邮　　编：100021
E－mail：pmph @ pmph.com
购书热线：010-59787592　010-59787584　010-65264830
印　　刷：北京汇林印务有限公司
经　　销：新华书店
开　　本：889×1194　1/16　印张：26
字　　数：824 千字
版　　次：2016 年 10 月第 1 版　2016 年 10 月第 1 版第 1 次印刷
标准书号：ISBN 978-7-117-23334-7/R・23335
定　　价：168.00 元

打击盗版举报电话：010-59787491　E-mail：WQ @ pmph.com
（凡属印装质量问题请与本社市场营销中心联系退换）

编委名单

谷涌泉　首都医科大学宣武医院,首都医科大学血管外科学系

汪忠镐　中国科学院院士,首都医科大学宣武医院,首都医科大学血管外科研究所

吴祖泽　中国科学院院士,军事医学科学院

付小兵　中国工程院院士,中国人民解放军总医院

许樟荣　中国人民解放军第 306 医院

吴庆华　首都医科大学附属北京安贞医院,首都医科大学血管外科学系

冉兴无　四川大学华西医院

李晓强　苏州大学附属第二医院

刘　鹏　中日友好医院

王鹏华　天津医科大学代谢病医院

杨彩哲　空军总医院

郭连瑞　首都医科大学宣武医院,首都医科大学血管外科学系

金　毕　华中科技大学同济医学院附属协和医院

李炳辉　华中科技大学同济医学院附属梨园医院

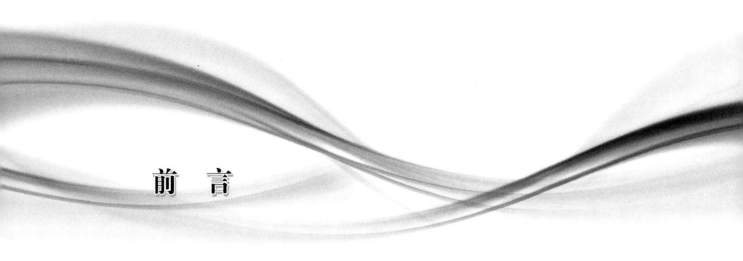

前　言

　　糖尿病作为常见疾病,正在全球范围内流行。我国的糖尿病患病率在 30 年间增加了 13 倍。根据国际糖尿病联盟(International Diabetes Federation,IDF)2015 年发布的糖尿病地图报告,全球糖尿病患者人数 2015 年是 4.15 亿,2040 年将是 6.42 亿;我国的糖尿病患者人数 2015 年是 1.096 亿,2040 年将是 1.507 亿。而糖尿病足是糖尿病的最常见并发症之一,具有发病率高、致残率高、致死率高和治愈率低的特点,严重影响着我国人民的身体健康和生活质量。

　　2006 年,我们曾经在人民卫生出版社出版发行了《糖尿病足治疗新进展》一书,得到了广大读者的喜爱,很快就销售一空。因此,人民卫生出版社希望我能够主编一部比较全面的《糖尿病足诊断与治疗》,这部专著应运而生。

　　本书邀请了很多著名专家参与编写,这些编者基本都是目前从事糖尿病足的一线专家和国内外著名的相关专业的专家,力求将最近国内外最先进的治疗手段和理念介绍给从事相关专业的医务人员和广大的患者及其家属。相信随着这本专著的问世,能够对推动我国糖尿病足事业的健康发展起到一个积极的作用。

　　当然,由于时间仓促,加上我们的水平所限,难免会有一些错误和不妥之处,敬请读者及时反馈给我们,以便再版时我们能够及时更正。

谷涌泉

2016 年 8 月于北京

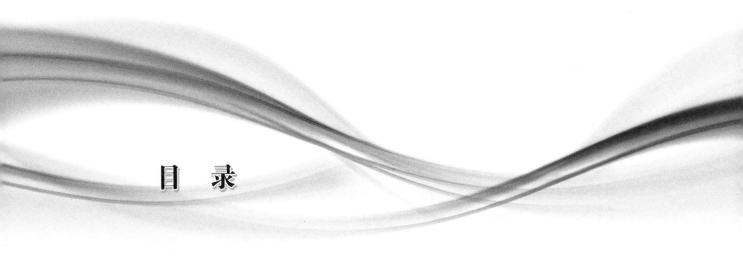

目　录

第一篇　糖尿病足病概论

第二篇　糖尿病足的诊断与治疗

第三篇　新技术在糖尿病及足病治疗中应用

第四篇　糖尿病足部创面的修复

第五篇　糖尿病足的预防

第一篇　糖尿病足病概论

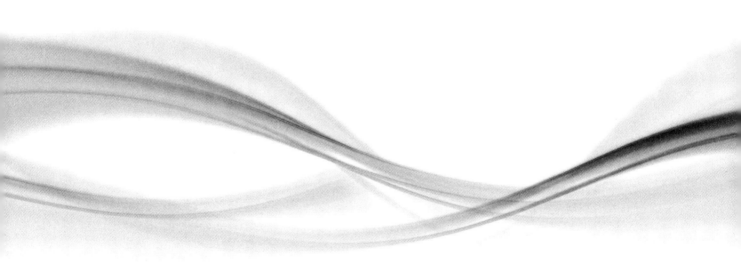

第一章 我国糖尿病足的防治现状和前景

随着人们生活水平的不断提高,糖尿病的发病率也越来越高。据 Yang Wenying 等报道目前我国成人糖尿病患者已经接近 1 亿人。根据国际糖尿病联盟(IDF)2015 年发布的糖尿病地图报告,我国的糖尿病患者人数 2015 年是 1.096 亿人,2040 年将是 1.507 亿人。而一般来讲,糖尿病在发病 5~8 年后就会陆续出现一些并发症,糖尿病的严重性不在糖尿病本身,而在其并发症。糖尿病足就是其中最容易发生的严重并发症之一,糖尿病下肢缺血比单纯动脉硬化更易导致远端组织的溃疡或坏疽,具有发病率高、致残率高、死亡率高和治愈率低的特点,一直是国际治疗的难题。而糖尿病所致的血管病变是形成并发症的基础。糖尿病周围血管病变常常累及双下肢动脉,早期主要表现为间歇性跛行,随着病变的进展可以出现静息痛,如缺血伴感染和神经病变可导致局部组织坏死、溃疡和坏疽而形成缺血性糖尿病足。

糖尿病足的概念是由 Oakley 于 1956 年首先提出的,1972 年 Catterall 将其定义为因神经病变而失去感觉和因缺血而失去活力,合并感染的足。世界卫生组织(WHO)的定义是:与下肢远端神经异常和不同程度的周围血管病变相关的足部感染、溃疡和(或)深层组织破坏,皮肤到骨与关节的各层均可累及,严重者需截肢。目前,经典的分级方法是 Wagner 分级:0 级,有发生溃疡的危险因素;1 级,表面溃疡,临床上无感染;2 级,较深的溃疡,常合并软组织炎,无脓肿或骨感染;3 级,深度感染,伴有骨组织病变或脓肿;4 级,局限性坏疽;5 级,全足坏疽。随着对糖尿病足认识的不断深入,人们发现糖尿病足是一组足部的综合征,不是单一症状。它至少应当具备几个要素:第一是糖尿病患者,第二是应当有足部组织营养障碍(溃疡或坏疽),第三是伴有一定下肢神经和(或)血管病变;三者缺一不可,否则就不能称其为糖尿病足。随着糖尿病发病率逐年上升,糖尿病性下肢缺血导致截肢的糖尿病患者日益增加,我国糖尿病下肢缺血患者年龄大,就诊晚,病情重,常伴有高血压、冠心病、脑血管病等,治疗非常困难,已成为影响患者预后及生活质量的主要病变,是糖尿病患者致残致死的主要原因,据世界卫生组织统计,在各种非外伤性截肢中,由于糖尿病足截肢的占 50%。国外有资料显示膝上截肢的死亡率为 18%~46%,膝下截肢死亡率为 9%~38%。

我国糖尿病下肢缺血患者年龄大,就诊晚,病情重,常伴有高血压、冠心病、脑血管病等,治疗非常困难。最近几年,我国不少学者对糖尿病足进行了比较系统的研究。管珩等完成的多中心资料显示 50 岁以上糖尿病患者群下肢动脉病变的比例为 19.47%。单中心研究 60 岁以上糖尿病患者群下肢动脉病变的比例为 35.36%。北京地区多中心研究的 2 型糖尿病下肢血管病变发生率高达 90.8%,其中重度以上者占 43.3%。糖尿病足患者的双下肢动脉病变呈对称发展。

大量研究表明,糖尿病足溃疡的发生率与年龄和病程具有明显的相关性,随着年龄增长和病程延长,糖尿病足的发生率明显增加。其原因可能为老年糖尿病患者病程长,激素水平改变,代谢率、修复能力下降,动脉硬化、神经病变发生率增加。糖尿病足溃疡的发生与性别相关,男性患者的发病率高于女性。下肢血管病变在糖尿病足的发生发展过程中起着重要的作用。糖尿病患者的动脉硬化主要包括动脉粥样硬化和动脉中层硬化。前者所引起的缺血是由于动脉狭窄和阻塞;有研究表明:糖尿病患者发生动脉硬化的概率较非糖尿病患者增高 19 倍,在 50 岁以上的糖尿病患者可高达 40 倍。后者是动脉中层钙化使血管形成坚硬的管道。因此,动脉中层硬化不会引起缺血,但硬化的动脉严重干扰动脉血压的间接测量。因此,在糖尿病足国际临床指南中,明确了与非糖尿病患者的血管硬化相比,糖尿病患者的动脉硬化具有以下几个特点:①更为常见;②发病年龄更小;③没有性别的差异;④多个节段发生病变;⑤病变发生在更远端(主动脉-髂动脉几乎不累及)。在我们国内的研究中也发现了类似的特点,而且我们发现在小腿动脉病变中最先累及的是胫前动脉,其次是胫后动脉,最后才是腓动脉。周围神经病变是导致糖尿病足发生最常见的原因之一。感觉神经病变使得足部皮肤的痛觉、压力感觉阈值上升,感受外界刺激与伤害的能力减弱,自我保护能力降低,易受到物理因素损伤;自主神经病变可引起汗腺分泌减少,皮肤干燥易裂,利于细菌侵入;运动神经病变可使足部肌肉萎缩,平衡失调,在足部形成异常受力点。周围神经病变的发生率随患者年龄及其糖尿病病程的增加而升高。感染是糖尿病足溃疡的独立危险因素。局部感染是足溃疡最终截肢的主要原因,Wagner 1～2 级的足溃疡未累及骨组织,感染较轻,预后尚可,一般能愈合,而 Wagner 3 级及以上则表明感染涉及骨质,不易控制,严重的缺血合并感染常导致患肢不可逆的损害,截肢率明显增高。血糖控制不佳也是患者糖尿病足的高危因素。Basit 等发现,血糖控制不良以及糖化血红蛋白(HbA1c)较高与糖尿病足溃疡密切相关。血脂的异常可以使 2 型糖尿病患者更易发生管腔狭窄,造成肢体缺血,从而加重足部溃疡。收缩压升高是糖尿病足的独立危险因素,高血压加速了动脉粥样硬化的形成,损伤内皮细胞,影响血管自身调节,造成足部血供减少,组织缺血、缺氧,致使糖尿病足的发生。吸烟也是糖尿病足溃疡发生的独立危险因素,糖尿病足的发生随着吸烟量的增加而升高,吸烟的患者截肢的概率较不吸烟患者增大。

传统观点认为,糖尿病足一般分为 3 种类型,即神经型、缺血型和神经缺血型(也叫混合型)。过去多数医师相信,国内糖尿病足以神经型为主;然而王爱红等的研究发现,糖尿病足是以混合型为主,其次为缺血型,而单纯神经型比较少见。对于神经型病变目前尚缺乏有效的治疗手段,而对于缺血型病变则可以通过重建下肢血流,大多数患者可以达到一定疗效;即使混合型病变,如果血流重建成功,其神经病变也可得到部分缓解。临床研究发现,糖尿病足是一种以血管病变为主伴有或者不伴有下肢神经病变的,以足部的创面为特征的综合征。因此治疗上应当以解决下肢组织的血液供应为要点。当然,在治疗糖尿病足的方法中,要重视综合治疗。而认为糖尿病足是内科疾病,靠内科保守治疗抑或是外科疾病,靠外科手术治疗能解决问题的想法是狭隘的。空军总医院提出的"改善循环、控制血糖、抗感染、局部清创换药、营养神经、支持治疗"六环法是非常好的措施。在此基础上应当加上控制病因,如降压降脂和戒烟。如果病因不除,病变继续发展,治疗效果就不佳。然而无论如何下肢动脉血流的重建在治疗糖尿病下肢缺血中,是最重要和关键的措施。

综合目前国内外的各种治疗下肢缺血的方法,有如下几种:

1. 下肢动脉腔内介入治疗　具体方法主要包括经皮穿刺动脉内成形术(主要指单纯球囊扩张术),在球囊扩张的基础上支架成形术和直接的动脉腔内支架成形术,以及动脉斑块切除术等。作为一种微创手段,尤其是当患者年老体弱或伴有其他疾病无法耐受动脉搭桥手术创伤打击者,可以作为首选。

目前腔内技术主要用于有较好的下肢动脉流入道和流出道的患者;由于年老体弱,或者合并其他疾病,无法耐受手术的患者;以及虽然动脉流出道较差,但是近段有局限性病变(狭窄或闭塞)时,也可以考虑。如果介入治疗成功,一般症状可以缓解或改善。目前的评估指标包括主观指标和客观指标。前者包括主观症状的改善,如疼痛缓解或减轻程度,肢体发冷感觉改善情况等;后者包括 ABI 等上述的诊断指标,以及创面变化和截肢平面的降低等。对于糖尿病下肢缺血患者来讲,只要有一项指标得到改善就属于临床成功。

根据病变部位可以将下肢动脉病变分为股腘动脉和膝下小腿动脉病变,其腔内治疗的方法也不尽相同。对于股腘动脉病变的腔内治疗,目前是以支架成形为主,因为目前已经有不少的研究均证实股腘动脉支架成形术的效果明显优于单纯的球囊成形术。而且随着最近几年药物洗脱支架临床研究的结果不断出现,发现药物洗脱支架的疗效也明显优于普通的镍钛合金支架的效果。对于膝下动脉病变的腔内治疗,有研究表明,局限性病变的支架成形效果也优于单纯球囊成形,而大多数指的支架就是药物洗脱支架,我们也采用药物洗脱支架治疗了一些膝下局限病变,取得了较好的疗效,但是由于没有合适长度的支架,而且膝下动脉病变大多数是长段闭塞,因此膝下动脉闭塞病变大多数采用的单纯球囊成形,而非支架成形。下肢小腿动脉的药物球囊将是另外一种值得期待的新技术,尽管国内还没有正式推广,但是国外的临床资料表明,药物球囊的治疗效果明显优于非药物球囊成形的疗效。目前包括我们在内的国内一些中心正在进行膝下药物球囊的临床研究,相信不久会在国内临床上使用。

目前国内外还有一种技术治疗糖尿病足下肢动脉病变,就是动脉硬化斑块切除术。此项技术主要是一个刀头在高速电机的驱动下,直接将动脉硬化的斑块切除,从而使闭塞的动脉达到再通的目的。其优点主要有:没有在动脉腔内遗留支架等异物,术后不需要严格地抗凝或者抗血小板治疗,同时可保留其他治疗措施的选择,并且可以保留更多的侧支循环,尤其是对跨关节病变具有独特的优势。我们从 2010 年开始引进这项技术,目前已经完成了 300 余例患者,近期疗效满意,远期效果还需要进一步研究。本书将有专门的章节介绍这一技术,这里不再赘述。

2. 下肢动脉旁路移植　作为治疗糖尿病性下肢缺血的传统方法,主要有两种,一种是目前最常用的股动脉-膝上或膝下腘动脉旁路移植,此方法是血管外科最常见的手术之一,尤其是股动脉-膝上腘动脉旁路移植,目前几乎所有的血管外科医师都能够完成。另外一种是下肢远端小动脉旁路移植,由于下肢动脉移植最远端的吻合口是吻合在小腿动脉或足部动脉上,所以手术有较大的难度。目前主要用于下肢远端有比较好的动脉流出道的患者和体质较好、能够耐受手术创伤打击的患者。其疗效评价基本同下肢动脉腔内介入治疗的评价。这里要强调一点,由于手术创伤较大,对于同时伴有严重的心脑血管疾病或其他疾病的患者要慎重,可以选择下肢动脉腔内介入治疗或其他措施。防止手术虽然成功了,然而生命却牺牲了或者引起其他严重后果。

目前由于血管腔内技术的快速发展,动脉旁路移植的技术又作为一种比较成熟的方法,无过多的进展。与腔内技术相比,优势也不明显。由于手术创伤比较大,术后恢复也相对慢,因此目前面临着被腔内技术取代的危险,不过对于某些身体条件和动脉流出道较好的患者,下肢动脉旁路移植也许是更好的选择。如果肾功能不良,更是动脉旁路移植的首选者。

根据我们多年的临床经验发现,动脉旁路移植所需要的移植材料以自体的血管,尤其是大隐静脉为首选,效果最佳。然而由于动脉硬化的患者经常同时伴有其他部位病变(如冠状动脉),有非常突出的供需矛盾,因此,有些学者在研究组织工程血管,希望通过组织工程技术,在体外构建适合患者本身需要的血管,这种血管具有自体血管抗凝血的特性,又能够保持较长时间的通畅性。目前临床上我们已经成功地采用猪的脱细胞生物血管治疗了 3 例患者,均取得了较好的效果。使目前治疗糖尿病足下肢缺血病变有了一个新的进展。

3. 血管新生疗法　血管新生技术作为一种新的技术,在临床上应用也是最近 10 年发展起来。目前我们在临床上发现血管新生主要包括两种形式:一是血管生长因子,一是干细胞技术。其实在 20 世纪 90 年代,人们就已经研究采用基因技术体外构建能够促进血管生长的各种因子注射到体内,促进大量侧支循环的生成,改善下肢远端的血液供应。不过,由于基因的复杂性,这项技术一直停滞不前。不过最近已经有一些新的研究用于临床,取得了令人兴奋的成果。

自体干细胞移植作为最近几年发展起来的新技术,由于目前在国内尚没有得到普及,有条件的单位可根据情况决定是否选择。干细胞移植一般包括骨髓血、外周血、脐血和胚胎干细胞。目前用于临床的主要是自体骨髓血来源和外周血来源的干细胞移植以及改良后骨髓干细胞移植三种技术。血管外科主要使用自体干细胞治疗下肢缺血。自体干细胞至少有以下几个优点:①不存在免疫排斥;②没有胚胎干细胞的伦理道德问题;③创伤小,操作简单;④疗效肯定;⑤由于体外没有特殊处理,因此目前国家允许开展这项技术。但是其适应证的选择必须严格要求。一般来讲对于膝下动脉病变者效果很好;对于腘动脉以下病变者,其疗效也比较好;对于股浅动脉病变者疗效稍差,而对于股总动脉病变者效果更差,而对于主髂动脉病变者是无效的,应当是干细胞移植的禁忌证。这方面内容将有专门的章节介绍,这里不再赘述。

综上所述,糖尿病足的发生发展是一个复杂的长期的动态过程,其治疗经过最近 10 年的发展,取得了非常大的进步,不仅在外科动脉旁路移植方面,在下肢动脉腔内技术的发展方面,而且在干细胞移植方面均有比较大的进展,疗效也进一步得到提高。当然,很多新技术尚需要得到远期随访结果的验证。早期的诊断及科学的预防措施会大大地改善预后,因此更多的研究需要致力于糖尿病足的早期预防及系统的治疗效果评价。

(谷涌泉　高喜翔)

参 考 文 献

［1］ Yang W,Lu J,Weng J,et al. Prevalence of diabetes among men and women in China. N Engl J Med,2010,362（12）：1090-1091.

［2］ International Diabetes Federation. Diabetes Atlas. 7th. Brussels：International Diabetes Federation,2015.

［3］ Drela E,Stankowska K,Kulwas A,et al. Endothelial progenitor cells in diabetic foot syndrome. Advances in Clinical & Experimental Medicine,2012,21（2）：249-254.

［4］ Jackson WM,Nesti LJ,Tuan RS. Concise review：clinical translation of wound healing therapies based on mesenchymal stem cells. Stem Cells Translational Medicine,2012,1（1）：44-50.

［5］ 谷涌泉,张建,汪忠镐. 糖尿病下肢缺血外科治疗方法的选择. 中国糖尿病杂志,2007,15（4）：193-195.

［6］ 许樟荣. 糖尿病足病变研究进展. 中国医师杂志,2004,6（1）：1-4.

［7］ 谷涌泉,张建,许樟荣,等. 糖尿病足病诊疗新进展. 北京：人民卫生出版社,2006：44.

［8］ Ploeg AJ,Lardenoye JW,Vrancken Peeters MP. Contemporary series of morbidity and mortality after lower limb amputation. Endokrynol Pol,2013,64（2）：129-138.

［9］ 管珩,刘志民,李光伟,等. 50 岁以上糖尿病人群周围动脉闭塞性疾病相关因素分析. 中华医学杂志,2007,87（1）：23-27.

［10］ 王爱红,许樟荣. 糖尿病合并下肢动脉病变及其危险因素的调查分析. 老年医学与保健,2005,11（3）：147-149.

［11］ 潘长玉,高妍,袁申元,等. 2 型糖尿病下肢血管病变发生率及相关因素调查. 中国糖尿病杂志,2001,9（6）：323-325.

［12］ 谷涌泉,TongYi-Sha. 双下肢动脉硬化远端动脉的影像学特点的研究. 中国实用外科杂志,2003,3（3）：165-166.

［13］ Pataky Z,Vischer U. Diabetic foot disease in the elderly. Diabetes & Metabolism,2007,33（1）：S56-S65.

［14］ Faglia E,Clerici G,Caminiti M,et al. Mortality after major amputation in diabetic patients with critical limb ischemia who did and did not undergo previous peripheral revascularization：Data of a cohort study of 564 consecutive diabetic patients. Journal of Diabetes & Its Complications,2010,24（4）：265-269.

［15］ Marston WA. Risk factors associated with healing chronic diabetic foot ulcers：the importance of hyperglycemia. Ostomy/wound Management,2006,52（3）：26-8,30,32.

［16］ 国际糖尿病足工作组. 糖尿病足国际临床指南. 许樟荣,敬华,译. 北京：人民军医出版社,2003：6-9.

［17］ 齐立行,谷涌泉,俞恒锡,等. 糖尿病性和非糖尿病性动脉硬化下肢血管造影特点比较及其临床意义. 中华糖尿病杂志,2005,13（6）：412-416.

［18］ 谷涌泉,张建,齐立行,等. 糖尿病下肢动脉粥样硬化特点及相关因素的研究. 中华老年多器官疾病杂志,2007,6（4）：266-268.

［19］ Singh N,Armstrong DG,Lipsky BA. Preventing foot ulcers in patients with diabetes. Jama the Journal of the American Medical Association,2005,293（2）：217-228.

［20］ Beckert S,Witte M,Wicke C,et al. A new wound-based severity score for diabetic foot ulcers：A prospective analysis of 1000 patients. Diabetes Care,2006,29（5）：988-992.

［21］ Krapfl H,Gohdes D,Burrows NR. Lower extremity amputation episodes among persons with diabetes-New Mexico,2000. MMWR Morb Mortal Wkly Rep,2003,52（4）：66-68.

［22］ Basit A,Hydrie MZ,Hakeem R,et al. Glycemic control,hypertension and chronic complications in type 2 diabetic subjects attending a tertiary care centre. Journal of Ayub Medical College Abbottabad Jamc,2005,17（2）：63-68.

［23］ Ikem R,Ikem I,Adebayo O,et al. An assessment of peripheral vascular disease in patients with diabetic foot ulcer. Foot,2010,20（4）：114-117.

［24］ Home C. History of foot ulcer among persons with diabetes-United States,2000-2002. Mmwr Morbidity & Mortality Weekly Report,2003,52（45）：34-36.

［25］ Anderson JJ,Boone J,Hansen M,et al. A comparison of diabetic smokers and non-smokers who undergo lower extremity amputation：a retrospective review of 112 patients. Diabetic Foot & Ankle,2011,3.10.3402/dfa.v3i0.19178.

［26］ 王爱红,赵湜,李强,等. 中国部分省市糖尿病足调查及医学经济学分析. 中华内分泌代谢杂志,2005,1（6）：496-499.

［27］ 谷涌泉,张建,俞恒锡,等. 下肢远端动脉搭桥治疗 46 例糖尿病足. 中国实用外科杂志,2003,23（8）：487-489.

［28］ 谷涌泉,张建,齐立行,等. 远端流出道不良致严重下肢缺血 39 例的旁路移植术分析. 中华普通外科杂志,2004,19（5）：276-278.

[29] 谷涌泉,张建,汪忠镐,等.糖尿病性下肢缺血的外科治疗.中华糖尿病杂志,2004,5(12):328-331.

[30] 谷涌泉,张建,俞恒锡,等.膝下动脉腔内成形术治疗严重下肢缺血.中华普通外科杂志,2007,22(2):123-125.

[31] 庄百溪,杨森,马鲁波,等.小口径球囊经皮腔内血管成形术治疗下肢远端严重肢体缺血28例报告.中国微创外科杂志,2007,7(7):615-616.

[32] 谷涌泉,张建,齐立行,等.小腿动脉球囊成形术治疗2型糖尿病下肢缺血的疗效观察.中国糖尿病杂志,2010,18(2):132-134.

[33] Schillinger M1,Sabeti S,Loewe C,et el. Balloon angioplasty versus implantation of nitinol stents in the superficial femoral artery. N Engl J Med. 2006,354(18):1879-1888.

[34] Laird JR,Katzen BT,Scheinert D,et al. Nitinol stent implantation vs. balloon angioplasty for lesions in the superficial femoral and proximal popliteal arteries of patients with claudication:three-year follow-up from the RESILIENT randomized trial. Journal of Endovascular Therapy An Official Journal of the International Society of Endovascular Specialists,2012,19(1):1-9.

[35] Dierk S,Konstantinos K,Thomas Z,et al. A prospective randomized multicenter comparison of balloon angioplasty and infrapopliteal stenting with the sirolimus-eluting stent in patients with ischemic peripheral arterial disease:1-year results from the ACHILLES trial. Journal of the American College of Cardiology,2012,60(22):2290-2295.

[36] Bosiers M,Scheinert D,Peeters P,et al. Randomized comparison of everolimus-eluting versus bare-metal stents in patients with critical limb ischemia and infrapopliteal arterial occlusive disease. Journal of Vascular Surgery,2012,55(2):390-398.

[37] Werner M,Schmidt A,Freyer M,et al. Sirolimus-eluting stents for the treatment of infrapopliteal arteries in chronic limb ischemia:long-term clinical and angiographic follow-up. Journal of Endovascular Therapy,2012,19(1):12-19.

[38] 谷涌泉,郭连瑞,齐立行,等.膝下动脉支架成形术治疗严重下肢缺血.中华普通外科杂志,2012,27(3):184-186.

[39] 谷涌泉,张建,齐立行,等.小腿动脉球囊成形术治疗2型糖尿病下肢缺血的疗效观察.中国糖尿病杂志,2010,18(2):132-134.

[40] Zeller T,Frank UK,Schwarzwalder U,et al. Initial clinical experience with percutaneous atherectomy in the infragenicular arteries. Journal of Endovascular Therapy An Official Journal of the International Society of Endovascular Specialists,2003,10(5):987-993.

[41] Zeller T,Rastan A,Sixt S. Long-term results after directional atherectomy of femoro-popliteal lesions. Journal of the American College of Cardiology,2006,48(8):1573-1578.

[42] Mckinsey JF,Lee G,Khan HU,et al. Novel treatment of patients with lower extremity ischemia:use of percutaneous atherectomy in 579 lesions. Annals of Surgery,2008,248(4):519-528.

[43] 谷涌泉,郭连瑞,齐立行,等.SilverHawk斑块切除治疗动脉粥样硬化导致的下肢缺血14例报告.中国微创外科杂志,2011,11(11):1022-1024.

[44] Yongquan G,Lianrui G,Lixing Q,et al. Plaque excision in the management of lower-limb ischemia of atherosclerosis and in-stent restenosis with the SilverHawk atherectomy catheter. International Angiology A Journal of the International Union of Angiology,2013,32(4):362-367.

[45] Gu YQ,Zhang J,Qi LX,et al. Surgical treatment of 82 patients with diabetic lower limb ischemia by distal arterial bypass. Chin Med J(Engl) 2007,120(2):106-109.

[46] 谷涌泉,张建,齐立行,等.远端动脉旁路移植附加动静脉吻合治疗严重下肢缺血21例.中华普通外科杂志,2005,20(9):578-580.

[47] Gu YQ,Wu YF,Qi LX,et al. Biological artificial vessel graft in distal arterial bypass for treating diabetic lower limb ischemia:a case report. Chin Med J(Engl),2011,124(19):3185-3188.

[48] Yongquan G,Jian Z,Lianrui G,et al. A phase I clinical study of naked DNA expressing two isoforms of hepatocyte growth factor to treat patients with critical limb ischemia. Journal of Gene Medicine,2011,13(11):602-610.

[49] 谷涌泉,张建,齐立行,等.自体骨髓干细胞移植治疗慢性下肢缺血94例不同病变分期患者的效果比较.中国临床康复,2005,9(38):7-10.

[50] 谷涌泉,张建,齐立行,等.不同移植浓度自体骨髓干细胞治疗下肢缺血临床疗效的影响.中国修复重建外科杂志,2006,5(20):504-506.

[51] 谷涌泉,张建,苏力,等.自体外周血单个核细胞移植治疗下肢缺血53例的临床研究.中华普通外科杂志,2006,21(12):844-847.

[52] 谷涌泉,张建,齐立行,等.骨髓动员刺激后自体骨髓源单个核细胞移植治疗下肢缺血的初步临床研究.中国修复重建

外科杂志,2006,20(10):1017-1020.

［53］谷涌泉,张建,齐立行,等.自体骨髓干细胞和外周血干细胞移植治疗下肢缺血疗效的对比性研究.中国修复重建外科杂志,2007,21(7):675-678.

［54］黄平平,李尚珠,韩明哲,等.自体外周血干细胞移植治疗下肢动脉硬化性闭塞症.中华血液学杂志,2003,24(6):308-311.

［55］杨晓凤,吴雁翔,王红梅,等.自体外周血干细胞移植治疗62例缺血性下肢血管病的临床研究.中华内科杂志,2005,44(2):95-98.

第二章 糖尿病足溃疡和截肢的流行病学及医疗负担

第一节 糖尿病足的背景情况

糖尿病正在全球范围内流行,我国的糖尿病患病率从 1980 年初的 0.67% 增加到 2008 年的 9.7%,近 30 年间,我国的糖尿病患病率增加了 13 倍。根据国际糖尿病联盟(IDF)2015 年发布的糖尿病地图报告,全球糖尿病患者人数 2015 年是 4.15 亿人,2040 年将是 6.42 亿人;其中亚太区 2015 年是 1.532 亿人,2040 年将是 2.148 亿;我国的糖尿病患者人数 2015 年是 1.096 亿人,2040 年将是 1.507 亿人。

另一方面,医学的进步使糖尿病患者的生存时间明显延长。随着糖尿病患者的老龄化及老龄患者中越来越高的糖尿病发病率,糖尿病相关并发症的发生率必然是增加的。糖尿病足发病的重要因素如周围动脉闭塞症和周围神经病变都是随着糖尿病病程的延长而患病率明显上升。

糖尿病足是糖尿病患者致残致死的主要原因之一,也是社会的一种沉重负担和一个真正的公共卫生问题。据估计,全球每 20 秒钟就有一个糖尿病患者遭受截肢。糖尿病足预后很差,与许多癌症相当,甚至要比除了肺癌、胰腺癌以外的大多数癌症的病死率和致残率更高。足溃疡的患者有很低的生存率,3 年以内的累积死亡率高达 28%,而在截肢患者则接近 50%。据国外学者估计,50%~70% 的下肢截肢与糖尿病有关。一个糖尿病患者的截肢,绝不仅仅是患者个人的不幸,也是家庭乃至社会的不幸。糖尿病足并发症产生巨大的社会和患者本人的费用。糖尿病足病变占用了发达国家 12%~15% 的糖尿病医疗卫生资源。在发展中国家,这个数目达到 40%。

足溃疡是最为常见的糖尿病足的表现形式,也是造成糖尿病患者截肢的主要原因,严重的可以导致死亡。据报告,约有 85% 以上的糖尿病患者截肢起因于足溃疡。以后病情恶化到严重感染或坏疽,乃至截肢。5 个溃疡中有 4 个开始于外部创伤。虽然有 5% 以上的糖尿病患者有过足溃疡的病史,但糖尿病患者的一生中足溃疡的发生率高达 25%,换言之,约有四分之一的糖尿病患者会在其一生中发生足溃疡。所以,预防和降低糖尿病截肢率应该从预防和及早治疗糖尿病足溃疡开始。

糖尿病患者的足病变也是常见的糖尿病患者住院的原因,而且,糖尿病足的住院日长,治疗困难,医疗费用高,造成糖尿病患者的死亡率和残废率明显增加。

周围神经病变、下肢动脉病变和足畸形是糖尿病足溃疡危险性增加的主要原因。年龄、性别、文化程度、经济条件、生活习惯和糖尿病并发症或并存性病变也是重要的发病因素。了解这些因素,对于糖尿病足的危险评估以及采取相应的预防措施都很重要。

按照美国糖尿病学会的定义,本章中的"糖尿病足"指的是不同病因导致糖尿病患者的足病变。

第二节 糖尿病足溃疡的发病率和患病率

糖尿病足是用于描述糖尿病患者踝以下的皮肤及其深层组织破坏,往往合并感染和(或)下肢的不同程度的动脉闭塞症,严重的累及肌肉和骨组织,与病程长短无关。活动性足病可以是新近发生的或是慢性溃疡恶性发展中,被用于任何一个表现有足病的糖尿病患者。

糖尿病足最主要的不良后果是糖尿病足溃疡和截肢,严重的患者可以死亡。每年,全球大约有 400 万患者发生糖尿病足溃疡。但是确切的有关这种糖尿病晚期并发症的发病率和患病率的数据很有限,而且往往被低估。这是由于下列因素,一是目前有关包括糖尿病足在内的糖尿病晚期并发症的流行病学数据局限于一些社区基础上的研究和来自于数十家大医院糖尿病中心或临床的研究,例如欧洲的 Eurodial 研究和我国的 2004 年、2012 年的糖尿病足溃疡调查等。我国还没有全国性的前瞻性的糖尿病足流行病学调查。二是我国相当多的糖尿病足溃疡患者并未认识到足溃疡的严重性和治疗的急迫性,因而不能及时到医院专科就诊。许多患者在家里自我处治及其附近的诊所或非医疗单位如澡堂、修脚店处理。三是部分严重的足病即使来医院就诊,也会因为医保问题和经济条件受限,放弃在三甲医院综合性治疗而自动出院,甚至更为严重的放弃治疗。四是即使在医院住院,部分患者散住在内分泌糖尿病专科、骨科、血管外科、烧伤科及普通外科、内科等多个科室,某一专业的专科调查往往会漏诊相当一部分患者。因此,根据现有的文献报告数据,往往低估了糖尿病足的发病率和患病率,低估了糖尿病截肢率。

由于文献中大多数的数据来自于有选择的人群,且使用不同的定义,难以将国内的或全球范围内的糖尿病足标准化,糖尿病足的类型和程度各地差别很大。如在发达国家,高达 60% 的新发溃疡是与周围动脉病变有关,所谓的神经缺血型或缺血型溃疡;在发展中国家,更常见的是神经性溃疡。

发达国家的糖尿病足溃疡患病率在不同人群中约为 1.5% ~ 10%,西欧和北美的糖尿病足溃疡发病率是 2.2% ~ 5.9%。1 型和 2 型糖尿病患者都可以发生足溃疡。在老年 2 型糖尿病患者,已经报告的足溃疡患病率是 5% ~ 10%。在较为年轻的 2 型糖尿病人群或者 1 型糖尿病的患者,估计的患病率是 1.7% ~ 3.3%。在以社区为基础的欧洲研究中,患病率是 1.4% ~ 8.3%,在发展中国家的临床研究中,患病率是 3.6% ~ 11.9%,特别是阿拉伯国家的患病率为 19.2% ~ 29.2%。在西方国家,每 100 例糖尿病患者中,约有 2 例为足溃疡患者。在合并糖尿病足易患因素(如周围神经病、周围血管病和足畸形等)的人群中,患病率明显增加。

国外报告的最常见的有关糖尿病患者足溃疡有关数据:2.2% ~ 5.9% 的足溃疡年发病率;1.4% ~ 8.3% 的足溃疡患病率;神经病变的 1 年发病率为 7%;新发足溃疡或溃疡复发的年累积发病率是 11% ~ 25%;愈合的足溃疡 2 年内再发新溃疡的发病率为 30% ~ 50%;10% 的足溃疡患者伴有以往不知晓的糖尿病。

中华医学会糖尿病学分会糖尿病足学组(以下简称 CDFG)组织 11 个省市 14 家三级甲等医院对 2004 年全年门诊和住院糖尿病足患者进行调查,共收集糖尿病足与周围血管病变患者 634 例。糖尿病足高发在年龄 71 ~ 80 岁、糖尿病病程 11 ~ 20 年、文化程度初小及初中、月收入 501 ~ 1500 元的糖尿病患者。糖尿病足患者合并糖尿病并发症或相关病变及危险因素依次为神经病变(68.0%)、高血压(57.4%)、视网膜病变(42.8%)、肾病(40.4%)、血脂异常(30.0%)、下肢动脉病变(28.7%)、冠心病(28.5%)、脑血管病(24.3%)、吸烟率为 38.8%。足溃疡和(或)坏疽患者中,溃疡以单发(57.3%)、Wagner 1 级和 2 级溃疡(63.2%)为主,合并坏疽者 28.8%,部位多在足趾(88.0%),干性坏疽居多(49.1%)。足溃疡以混合型溃疡为主(60.4%),67.9% 的溃疡合并感染。糖尿病足溃疡患者平均住院日数为 26 天,住院总费用为 14 906 元。

2012 年,CDFG 再次组织了 11 个省市的 15 家三甲医院调查了全年糖尿病足溃疡住院病例,并将调查结果与 2004 年的糖尿病足溃疡病例作了比较。2004 年、2012 年糖尿病足溃疡患者分别为 386 例、682 例。与 2004 年相比,2012 年的糖尿病足溃疡患者的足病病程短、男性比例高;吸烟率、饮酒率高;空腹血糖、餐后血糖、总胆固醇及低密度脂蛋白胆固醇降低;高血压、冠心病、糖尿病肾病、糖尿病视网膜病变的患病率升高。2012 年组的足溃疡的感染率、Wagner 3 级以上比例及 TexasD 期(感染并缺血)比例升高,与 2004 年组相比差异显著(分别为 76.6% vs.68.7%,52.4% vs.29.5%,46.7% vs.34.3%);总截肢率升高,但大截肢率降低、愈合率升高(分别为 17.2% vs.10.2%,2.3% vs.5.9%,52.3% vs.18.2%,均 $P<0.05$),住院天数缩短,由 2004 年的 21 天降低到 18 天。

在人群研究中,糖尿病足的发病率变化甚大。这与研究的人群、诊断标准、足损伤的定义和研究设计的不同有关。

来自北欧国家的两项研究报告,在一般人群中糖尿病足溃疡的年发病率>2%。然而,在有选择性的高危人群中,发病率为2.5%~7.2%,相比较于欧洲社区为基础的研究是0.2%~2.2%和临床为基础的发展中国家的研究发病率是3%~6%。在那些有易患因素的患者中,溃疡更好发。神经性病变的患者足溃疡发病率是5%~7%。糖尿病患者终身的糖尿病足溃疡发病率高达25%,甚至更高。以往有过愈合的足溃疡的患者中,30%~50%的患者将会在2年内再发生足溃疡。

英国的研究提示,在印度次大陆的亚洲人群中,足溃疡和下肢截肢是少见的。可能的解释是亚洲人在关节局部活动方面有着不同以及由于宗教的因素例如穆斯林有更好的足保护。北美的研究报告,在西班牙裔的美国人和土著美洲人中足溃疡更常见。足溃疡也与社会剥夺有关。在大多数已经发表的文献中,男性足溃疡更多见。

姜玉峰等为了了解糖尿病截肢的发病率及其临床有关危险因素,调查了15家三甲医院的669例糖尿病足溃疡患者。669例次患者中,435例男性,201例女性;平均年龄64.0岁;110例为神经性溃疡,122例缺血性溃疡,276例神经缺血性溃疡,12例溃疡无法分类。Wagner分级1级61例,2级216例,3级159例,4级137例,5级7例。总的截肢率是19.03%,其中大截肢2.14%,小截肢16.88%。两因素相关分析发现白细胞升高(OR 1.25)、溃疡病史(OR 6.8)与糖尿病足溃疡大截肢风险明显相关;病程增加(OR 1.004)、白细胞计数(OR 1.102)、感染(OR 2.323)、足畸形(OR 1.973)、血管再造病史(OR 2.662)和餐后血糖下降(OR 0.94)与糖尿病足溃疡小截肢明显相关。

我国的糖尿病足溃疡和截肢同样存在着地区差别。王玉珍等对我国南方和北方14家医院2004年全年门诊和住院的糖尿病足和周围血管病变的患者进行调查。结果发现,与南方地区相比,北方地区的糖尿病足病患者足病病程长、高血压、血脂异常、冠心病、肾病、视网膜病变和神经病患病率高,合并的糖尿病并发症和其他危险因素多,足病的预后更差。南方的糖尿病足患者较多地受着血管和炎症因素方面的影响,而北方的糖尿病足患者受到的影响因素更多一些,更杂一些,不仅有血液学血管病变的影响,还受着经济条件方面的制约。

国内外有关糖尿病足溃疡流行病学研究的大多数报告的患病率数据是来自于出院患者或者根据保险公司索赔的数据。美国的下肢/足溃疡的出院患者从1980年的每千例的5.4增加到2003年的6.9。足溃疡的患病率在年龄大于44岁的患者中是每千例糖尿病患者的6.5例,大于75岁的糖尿病出院人群中达到了10.3%。

1998年,付小兵等完成了多中心的住院患者的慢性皮肤溃疡调查,慢性皮肤溃疡第一位致病因素是创伤(67%),糖尿病足溃疡仅占整个溃疡的4.9%。2008年,付小兵等再次进行类似的多家医院的调查,结果显示慢性皮肤溃疡的病因排序起有明显的变化,糖尿病足溃疡占到所有溃疡的32.6%,创伤为23.8%,医源性因素为10.6%,压力性溃疡为10.5%。该结果与我国同期糖尿病患病率的明显增加相平行。

第三节 有关糖尿病足溃疡的发病率、患病率的方法学认识

已经发表了许多有关糖尿病足流行病学的数据,但是,由于这些研究使用的定义和方法的不同,难以对这些研究做出解读。在人群的特征(民族、社会水平、医疗的可及性)上和如何表达结果等方面,缺乏一致性。

在国外的一项研究中,25%合并明显的足溃疡的患者当内科医生检查时并不承认有足溃疡。50%的合并糖尿病足溃疡的患者在就诊时,临床医生并不知晓患者有足溃疡,在病历记录上也无足溃疡的记录。研究设计和研究方法也是严重地影响到调查结果。假如采用自我报告的方式,如回答问题、访谈、分析有关病历记录或交叉性的研究,这些对结果有影响的。在大多数国家,糖尿病足溃疡的发生率是被低估的,

因为缺乏持续的登记。我国的糖尿病足溃疡和截肢的患病率肯定是被低估的,因为实际调查中,有一部分糖尿病足溃疡患者因为经济问题等原因而不住院、自动出院、甚至放弃治疗,这部分患者往往并不列入统计分析。

在评估糖尿病足发病率和患病率时要考虑的下列因素:

1. 足溃疡的定义　病因学、类型和部位。

2. 研究的人群　医院的、门诊的、社区的和区域性的。

3. 不同级别的医疗机构　大学附属医院或省市级三甲医院、二甲医院、社区医疗服务中心或者养老院。

4. 方法学　临床调查、筛选、医疗记录、调查、问卷。

5. 中途退出　临床调查、自我报告,在我国因为足病严重和经济困难,一些住院的患者拒绝截肢或者进一步治疗,按自动出院处理的患者不是个别。

国内外有关糖尿病足溃疡治疗的临床药理试验均证实,这类试验的患者脱落率很高,可以高达三分之一以上,尤其是观察时间长的试验,如随访时间超过 3 个月的试验。

第四节　糖尿病相关的下肢截肢发病率和患病率

糖尿病足的主要不良结局是下肢截肢。通常认为,所有截肢中 70% ~85% 的截肢发生于糖尿病患者。在多数研究中,糖尿病患者的下肢截肢率已经被估计为每年 7/10 万~206/10 万。截肢率变化非常大,发病率从马德里地区和日本地区的 1/1000 到北美一些印第安人部落的 20/1000。在法国,下肢截肢的发生率约为 2/1000,有明显的地区差异。一些特别的地区或国家相应的截肢率有明显的地理差别,例如英国和北美地区。

在大多数的研究中,没有详细介绍研究设计和被调查的人群特点,排除由于创伤和肿瘤导致的截肢,糖尿病患者的年截肢率为 46.1/10 万~93.6/10 万。根据国际糖尿病联盟的糖尿病地图,中间 50% 的截肢率范围在 0.9% ~2.4%,相应的截肢发生率是 10 万糖尿病患者中有 181 ~463 人。

大多数的数据收集来自于西欧和美国,但是,在其他地区如太平洋、中东和北非地区,糖尿病相关的截肢率是增加的,已经受到关注,糖尿病相关截肢(患病)率大约为 0.7% ~5%。实际上,全球的有关糖尿病相关截肢发病率和患病率差别很大。

亚洲　大陆人口众多,但有关糖尿病足的数据非常少。相比其他国家,印度有更多的糖尿病患者,足病和截肢仍然是非常常见的。迄今为止,我国没有全国性的或大样本的区域性的糖尿病截肢率和死亡率的数据。我国 2010 年多中心糖尿病截肢率调查收集了 39 家医院共有 1684 例患者截肢数据,其中 475 例是因糖尿病足截肢患者,占 28.2%,但各医院的糖尿病截肢所占全院同期截肢率的百分比差别很大,最低为 2.5%(1/40),最高为 95.2%(60/63)。

非洲　在次撒哈拉的非洲,糖尿病足正在增加,已经成为公共卫生问题,是糖尿病患者住院、截肢和死亡的主要原因。有关非洲糖尿病足的综述不仅强调了周围的频率,还指出了周围血管病正在增加。

澳洲　一项人群为基础的澳大利亚的研究提示,该国的足溃疡的危险因素可能是低于其他西方国家,以后的报告指出,该国的筛查是很缺乏的,不足一半的糖尿病患者报告曾经接受过足病筛查。在来自 1998 年的新西兰的研究,在过去的 13 年间,糖尿病足的入院人数实际上是增加的。

美洲　在美国,糖尿病足是住院的主要原因。1997 年,近 70% 的所有截肢发生于糖尿病患者。下肢截肢住院人数从 1980 年的 33 000 例增加到 2005 年的 71 000 例。足溃疡和截肢更常见于少数民族人群,特别是西班牙裔和非裔美国人。这些患者有健康保险的病例更低。在加勒比地区,许多岛国的糖尿病患病率增加了 20%,糖尿病患者的截肢率处于全国最高的行列。

截肢率高低与明确的糖尿病截肢定义有关,存在一些方法学的问题。评价截肢率发病率的流行病学数据方面的困难已经被认识到。存在着许多共存因素影响到这些收集到的数据的解释,反映了任何详细地表达截肢率流行病学数据的复杂性。在全球范围内,足够人群基础上的有关下肢截肢率的研究是十分稀少的。

在报告下肢截肢率方面,以下几点是必须注意的:①哪一种截肢作为判断终末事件(即一级截肢、总截肢数目或最终截肢水平)。②是个体化的反映还是所报告人群的截肢数目。③这些结果是否基于住院的基础上。④截肢的定义,是踝以下(小截肢)还是踝以上(大截肢)。⑤这点在我国表现得尤为突出,即如何处理自动出院的患者数据。在我国,尤其是相对贫困的地区和人群,严重糖尿病足病的患者因为经济条件,糖尿病足被发现得晚、治疗得晚乃至出现坏疽时才到三甲医院就诊,又因为高昂的医疗费用部分患者放弃住院手术甚至放弃医疗,这部分患者如何统计。⑥医院专科的技术水准和认识问题,在较为基层的医院,保肢的理念和技术能力等硬软件条件有限,这会导致截肢率尤其是大截肢率的增加;而在具有多学科糖尿病足团队大医院,外科医生及早介入往往会提高小截肢率。这在我国的 2012 年多中心调查中得到证明。糖尿病患者相比于非糖尿病患者,踝以下截肢更为常见。在大多数有关截肢的研究中,截肢集中在整个足或踝以上,而不是单个足趾。集中于报告踝以上截肢的研究容易低估总的糖尿病截肢率。因此,在分析截肢时,不仅仅要想到一个患者有两条腿,还要想到他有十个足趾。所有的十个足趾都应该列入分析,无论是同时还是不同时间的截肢(趾)。⑦截肢时没有糖尿病的诊断或者诊断记录。糖尿病的诊断常常是定义在以前已经诊断的基础上,通常是根据采用胰岛素或口服降糖药物治疗。在 Leslie 的一项研究中,19%的糖尿病相关的截肢,糖尿病诊断仅仅是建立在或被识别在截肢当时。许多其他地区也有相应的低估的糖尿病截肢率。⑧中心化的截肢登记往往既没有说明是右侧还是左侧截肢,也没有说明是原发截肢还是反复截肢。在一处或多处的小截肢愈合后,还可以发生同侧的大截肢,这或许是几年之后,因此,在同一个患者还应该考虑他的最终的截肢水平。⑨截肢还可以发生于进入研究之前。所有这些时间都影响了评估的发病率。然而,为了反映真实的流行病学情况,最终的截肢水平优先于前一次的截肢水平。在比较所有的研究之前,所有的这些情况必须被考虑。⑩另外一个问题是有关截肢的研究是否集中在地区性的或是医院/临床基础上的。医疗单位的级别如转诊患者的(一级/二级医疗单位)或最终截肢或保肢的三级医院的区分也是重要的。截肢可以在二级甚至一级医疗单位完成,而这些诊所或医院并不参加调查,即属于没被统计的截肢。⑪医疗卫生结构和医疗保险机制也影响着截肢率。所有常规的注册登记肯定存在不足。但是,通过不同的独立的但全面系统的登记体系,这些不足可以明显下降(包括门诊和住院所有糖尿病患者的治疗的和手术的数据/记录)。理想的是,在评价糖尿病相关截肢时,需要报告总截肢率,同时还要指出截肢的指征和截肢水平的合理性。

糖尿病相关截肢注册时可以想象的不足如下:①糖尿病的诊断/患病率;②患者的数量及初次截肢和再次乃至多次截肢的数量;③报告的当地糖尿病的患病率和截肢手术的描述是否明确;④截肢水平:定义(大/小截肢),包括足趾、经跗的截肢、放射状截肢、Syme 截肢术(Syme 截肢术是切除跗骨及踝关节,然后用足跟后软组织覆盖胫骨下端的特殊术式。)、膝以下、经膝、膝以上和髋关节离断手术;⑤研究人群:医院/地区基础上的、出院患者的记录、非公立医疗机构的年度估计或住院患者;⑥登记:病历记录、住院记录、连续的登记和全国性记录;⑦研究的类型:调查、问卷、交叉设计、病例记录和体检。

文献中介绍的最为常见的截肢指征是坏疽和不愈合的溃疡。通常报告的截肢是由于坏疽和感染同时存在。应该强调的是,不愈合的足溃疡本身不应视为截肢的指征,因为溃疡的病程并不是一个截肢的不利因素。有关外科手术的指征和截肢水平的选择以及截肢发病率和患病率的研究非常少见。有关糖尿病患者截肢指征的研究很少,这些研究指出,糖尿病截肢的指征往往是多因素的,其中坏疽(50%~70%)和感染(25%~50%)是最常见的因素,而且这两个因素经常同时存在。在比较截肢相关数据时其他共存因素包括截肢指征、截肢水平的选择、共存病、医疗保险、资源可利用性、医疗机构、治疗策略。

截肢可以作为医护治疗水平的标志。相当多的研究和报告指出糖尿病患者的截肢率是下降的。一般的结论是这些研究包括了预防措施和多学科合作团队医疗、严格的截肢标准和持续的糖尿病截肢登记,这些引起糖尿病患者的截肢率下降(49%~85%)。

一些人群为基础的研究观察到大截肢率明显下降,在矫正增加的糖尿病患者数后,在一些国家,长期以来截肢率相对下降。然而,在下肢截肢的数量上,一些国家的截肢数量是增加的。如此矛盾的原因并不清楚,但是例如医疗服务机构和医疗保险可能部分有关。例如,比较我国 2004 年与 2012 年多中心调查糖尿病足的数据,总截肢率是提高的,从 10.2% 增加到 17.2%,但大截肢率明显下降,从 5.9% 降到 2.3%,因此,患者的生活质量是改善的。因为除了大脚趾截趾以外的足趾截趾,并不影响患者的生活。有些文献还特别指出,第 2~4 的足趾截趾并不列入小截肢数据分析。所以,当分析总截肢(截趾)率等数据时,一定要看作者对于截肢的定义和范围。

下肢的截肢与糖尿病患者的死亡率增加有关。发展到必须截肢时,患者通常已经有多年的糖尿病病史,常有严重的共存性疾病。截肢时 10% 的病例死亡。随访 5 年,死亡率逐渐增加,30% 的病例死于截肢后第一年,50% 死于第 3 年,70% 死于 5 年内。在发展中国家,这些数字会更高,因为在这些国家,糖尿病足发展到很严重、危及肢体保存甚至生命时才被关注。我们的数据显示,截肢 5 年后糖尿病患者死亡率为 40%。但是,我们报告的患者中更多的是小截肢即踝以下的截肢(趾)。国外的报告为接受了大截肢的糖尿病患者的 1 年死亡率为 32.7%,小截肢的患者为 18.2%。首次截肢的糖尿病患者的 5 年死亡率是 68%~78.7%。最近有一家三级医院报告,神经性、神经缺血性和缺血性足溃疡的 5 年死亡率分别是 45%、18% 和 55%。缺血性溃疡的死亡率明显高于神经性。不同国家和地区、不同水平的医院及不同的医疗环境和经济水平,更重要的是不同的糖尿病人群及足病严重程度,都严重影响着糖尿病截肢率,因此,阅读和分析这些结果时需要全面分析和综合判断。

虽然,使用截肢作为临床终点有其局限性,但它仍然是最为常用的比较健康策略和决定干预重要性的指标。当判断干预措施、比较其利弊时,发病率和患病率数字是有帮助的,但需要谨慎地解读。有关糖尿病足相关并发症的患病率发病率等流行病学仍然形成了糖尿病足临床研究的基石。

第五节 糖尿病足的医疗费用

从全球的角度,糖尿病足的医疗费用分成两个方面。第一是临床费用,即处理所有临床问题的花费。第二是更广泛的有关糖尿病足的公共卫生服务的需要,即与流行病学、监测、生存率分析、政策制定和药物处方。临床的足病负担可以进一步分为糖尿病患者个人的和与健康服务提供者如医院、医疗保险等社会医保等组织有关的花费。由于各个国家和地区乃至同一个国家不同地区的医疗保险制度的差别,如我国还存在着严重的医疗费用的人群差别(例如公费医疗、自费及社会医保、商业保险等),统计全国性的糖尿病足医疗费用十分困难且难以准确。

大多数的有关糖尿病足医疗费用的研究都是集中报告直接的医疗费用,如住院费用,包括医疗护理费用和病房费用等。很少有文献报告间接费用,因为这部分费用很难准确统计,如由于看病而产生的交通费、缺勤费用以及截肢后家庭护理费用,甚至生活质量下降带来的经济损失。这方面费用一方面难以统计,另一方面也标准不一。在我国,更是存在着严重的人群差别、地区差别、城乡差别,经济发展不平衡和医保政策的差别都使得不同地区和人群的糖尿病足医疗费用难以单纯地从疾病支出的角度进行比较。

根据美国糖尿病学会的报告,美国的糖尿病患者有 2.23 千万,2012 年年度糖尿病医疗花费是 2450 亿美元。糖尿病足溃疡常常需要相当长的愈合时间和增加的感染以及其他的医疗费用的增加。糖尿病足溃疡患者可能需要更多的卫生资源。Rice 等通过两个数据库即医疗保险卡受益人和私人保险人群,采用足溃疡患者与对照者相配对,报告了每例患者增加的临床结局(如截肢和医疗资源利用)和 12 个月随访期间的医疗保健费用。共选入 278 878 例对医疗卡使用者和 4536 对私人保险获益者的数据,12 个月的随访期间,与对照者相比较,DFU 患者有更多的住院天数(使用医保卡的糖尿病足患者为对照的无足溃疡的糖尿病患者的 +138.2%;私人保险获益的糖尿病足患者则是无足病糖尿病患者的 +173.5%),糖尿病足溃疡患者需要更多天的家庭医护费用(医保卡患者增加了 +85.4%;私人保险患者增加了 +230.0%)。增加的医疗资源使用引起医疗卡使用的糖尿病足溃疡患者有 11 711 美元的年度医疗费用增加和私人保险患者年度医疗费用增加 16 883 美元,相比较于对照者。私人保险的配对的糖尿病足溃疡患者有更多的失去工作的费用,人均 3259 美元。增加的医疗资源使用引起 DFU 患者的医疗费用是非 DFU 对照者的两倍,人均年增加医疗费用 11 711 美元(医疗保险卡使用者,28 031 美元 vs. 16 320 美元,$P=0.0001$)和 15 890 美元(私人保险,26 881 美元 vs. 10 991 美元,$P=0.0001$)。

Rayman 和 Jeffcoate 利用英国国家的数据资料和经济模型以估算 2010~2011 年的英国国家医疗卫生服务中糖尿病足病的费用。2010—2011 年的糖尿病足医疗费用估算在 5.80 亿英镑,约占全国医疗卫生支出的 0.6%。作者估计,该费用的一半以上(3.07 亿英镑)是花在了在社区和一级医疗服务单位糖尿病足溃疡的护理上。回归分析提示,足病与住院日延长 2.51 倍有关。住院糖尿病足溃疡费用为 2.19 亿英镑,截肢费用为 5500 万英镑。

国外的调查数据表明,糖尿病足患者的住院费用一般是没有足病的糖尿病住院患者的两倍。我国 2004 年的多中心调查显示,本组患者中,平均住院天数为 25 天,住院次均总费用 14 906 元(25% ~ 75% 的范围为 9871 ~ 19 660 元)。2012 年多中心调查的糖尿病足患者住院费用高于 2004 年[17 183(9535 ~ 30 599)元 vs. 12 364(7985 ~ 18 725)元],日均住院费用升高(955 元 vs. 589 元),但住院天数缩短[18(12 ~ 32)元 vs. 21(15 ~ 32)天]。经过消费价格指数校正后,两组住院费用差异无统计学意义。

我国 2010 年多中心糖尿病截肢率调查说明,病程大于 20 年的患者住院天数最长(42 天),住院费用最多(34 253 元);住院天数及住院费用在不同病程的糖尿病截肢患者间差异显著,而在不同年龄组间无显著差异。当糖尿病截肢患者并发神经病变、下肢血管病变、肾病、视网膜病变时,住院天数及住院费用显著增加,除视网膜病变患者住院天数在组间无差异外,其他均达到统计学差异。随着 Wagner 分级的增加,住院天数无显著增加,但住院费用明显增加;小截肢患者与大截肢比较,住院时间短,平均少 3 天,住院费用少,平均低 10 000 元,均达到统计学差异;对于截肢后的不同转归进行分析显示,二次或多次截肢及死亡患者不但住院时间明显延长,花费显著增加,组间差异显著(表 1-2-1)。

表 1-2-1　不同年龄、病程、溃疡分期及转归对住院天数及医疗费用的影响[$M(P_{25} \sim P_{75})$]

年龄	例数	住院天数	住院费用
≤50 岁	50	34.0(22.8 ~ 51.0)	27 452(15 434 ~ 40 596)
51 ~ 60 岁	105	30.0(21.5 ~ 43.0)	23 926(16 775 ~ 38 858)
61 ~ 70 岁	124	37.0(26.0 ~ 48.0)	30 236(17 360 ~ 54 147)
≥71 岁	196	32.5(25.0 ~ 44.0)	25 210(15 587 ~ 46 468)
病程			
≤5 年	128	32.0(25.0 ~ 45.0)	27 431(16 146 ~ 45 458)
6 ~ 10 年	130	33.0(25.8 ~ 43.3)	22 563(15 316 ~ 43 641)
11 ~ 20 年	145	33.0(21.5 ~ 45.5)	25 730(16 077 ~ 44 569)
>20 年	45	42.0(32.5 ~ 53.0)	34 253(19 765 ~ 92 724)
Wagner 分级			
3 级及以下	138	31.0(22.8 ~ 43.0)	21 560(14 074 ~ 32 753)
4 级	239	34.0(26.0 ~ 48.0)	27 855(17 686 ~ 49 195)
5 级	50	35.5(29.0 ~ 44.3)	32 625(19 377 ~ 50 298)
溃疡转归			
一期愈合	191	28.0(20.0 ~ 40.0)	24 667(15 278 ~ 41 338)
不愈合	179	35.0(29.0 ~ 49.0)	23 361(15 698 ~ 38 722)
二次或多次截肢	54	47.5(33.8 ~ 85.0)	50 585(35 690 ~ 92 363)
死亡	6	40.5(15.8 ~ 59.0)	58 456(24 671 ~ 83 388)
自动出院	34	31.0(13.8 ~ 42.0)	25 657(13 543 ~ 44 717)

注:根据参考文献[14]中的表进行整合修改

糖尿病足可以加重糖尿病患者的医疗经济负担,但贫穷也与糖尿病足病有关,不卫生的习惯导致感染性足病。另外的较为突出的危险因素是赤足走路和糖尿病足病患者延迟就诊。赤足行走在许多欠发达国家非常常见,与低收入直接相关,但是,这也可以是一种潜在的文化习惯。就全球而言,相对于其他一些民族,华人足病的患病率相对要低,这不仅仅与其体重有关,还与其良好的文化卫生习惯如洗脚、不赤足等有关。

对于有周围神经病变的糖尿病患者,不经心的足创伤或损伤常常不被注意,直到患者出现严重的临床表现,表现为足溃疡迅速发展到暴发的足感染引起的败血症。患者既没有注意足的自我保护,又不及时去看医生,对于这些由危险因素发展到严重足感染的患者,教育至关重要。足的感觉缺失使得患者并不意识到足部已经被损伤,例如穿不合适的鞋子、赤足行走和烫伤以及自我修剪胼胝或不适当剪趾甲。糖尿病足的全球负担并没有减轻,除非政府和非政府团体关注贫穷和患者的医疗可及性。即使在美国,也有10%的患者没有任何形式的医保(表1-2-2)。

表1-2-2 发展中国家的足病经济负担

糖尿病足患病率高	缺乏足保护教育
缺乏有关足保护的意识	没有结构式的足病专业医疗服务
文化程度很低	

资料来源:Time to Act. A joint publication of the International Diabetes Federation and the International Working Group on the Diabetic Foot. International Diabetes Federation,2005

为了降低糖尿病足的患病率、截肢率和死亡率以及医疗费用,我国糖尿病足相关专业人员已经积极开展了全国性的糖尿病足防治专业培训和建立区域性的综合性的多学科合作的糖尿病足病中心,强调糖尿病足的预防为主、专业化诊治和多学科基础上的综合治疗,促进糖尿病足的分级管理,已经取得了良好的社会效益和经济效益,显著地降低了糖尿病大截肢率。

如果贯彻以下策略,糖尿病患者的截肢率可以下降超过50%:①在门诊定期随访患者时,定期检查足和鞋具;②对于高危足,给予保护性的鞋袜等;③在糖尿病临床上贯彻多学科合作处治糖尿病足溃疡;④及早诊断周围神经病和周围血管病;⑤持续地随访以往有过足溃疡和截肢以及正有足溃疡的患者。糖尿病患者必须接受有关糖尿病足及其保护的教育,一旦有足病相关问题,及早报告给医生。这些都增加了经济负担,尤其是对许多低收入国家。临床医生的责任是认识到费效比和改善糖尿病足肢体并发症的不良结局。

（许樟荣）

参 考 文 献

[1] Yang WY,Lu JM,Weng JP,et al. Prevalence of diabetes among men and women in China. N Engl J Med,2010,362(12): 1090-1101.

[2] International Diabetes Federation:Diabetes Atlas,7th,Brussels:International Diabetes Federation;2015.

[3] Margolis D,Malay DS,Hoffstad OJ,et al. Incidence of diabetic foot ulcer and lower extremity amputation among Medicare beneficiaries,2006 to 2008[J/OL][article online],2011. Available from:http://www. effectivehealthcare. ahrq. gov/ehc/products/287/627/Datapoints_Diabetic-Foot-Ulcer_Report_02-2011. pdf. Accessed 18 January 2013.

[4] Frykberg RG,Zgonis T,Armstrong DG,et al. American College at Foot and Ankle Surgeons. Diabetic foot disorders:a clinical practice guideline. J Foot Ankle Surg,2006,45:52-66.

[5] Driver VR,Fabbi M,Lavery LA,et al. The costs of diabetic foot:the economic case for the limb salvage team. J Am Podiatr, 2010,100(5):335-341.

[6] Driver VR,Fabbi M,Lavery LA,et al. The costs of diabetic foot:the economic case for the limb salvage team. J Vasc Surg, 2010,52(3 Suppl):17S-22S.

[7] Abbas ZG. The global burden of diabetic foot. //Pendsey S. Contemporary Management of the Diabetic Foot. Jaypee Brothers Medical:New Delhi,2014:24-30.

[8] Apelqvist J. Epidemiology of diabetic foot disease and etiology of ulceration. //Hinchliffe RJ,Schaper NC,Thompson MM,et al.

The Diabetic Foot. London:JP Medical,2014:3-9.

［9］ 王爱红,赵湜,李强,等.中国部分省市糖尿病足调查及医学经济学分析.中华内分泌代谢杂志,2005,21(6):496-499.

［10］ 班绎娟,冉兴无,杨川,等.中国部分省市糖尿病足病临床资料和住院费用等比较.中华糖尿病杂志,2014,6(7):
499-503.

［11］ Jiang YF,Ran XW,Jia LJ,et al. Epidemiology of Type 2 Diabetic Foot Problems and Predictive Factors for Amputation in Chi-
na. The International Journal of Lower Extremity Wounds,2015,14(1):19-27.

［12］ 王玉珍,王爱红,赵湜,等.中国南方与北方地区糖尿病足病危险因素分析.中华医学杂志,2007,87(26):1817-1820.

［13］ Jiang Y,Huang S,Fu X,et al. Epidemiology of chronic cutaneous wounds in China. Wound Rep. Reg,2011,19:181-188.

［14］ International Diabetes Federation:Diabetes Atlas,6th,Brussels:International Diabetes Federation,2013.

［15］ 王爱红,许樟荣,纪立农,等.中国城市医院糖尿病截肢的临床特点及医疗费用分析.中华医学杂志,2012,92(4):
224-227.

［16］ Li X,Xiao T,Wang YZ,et al. Incidence,risk factors for amputation among patients with diabetic foot ulcer in a Chinese tertiary
hospital. Diabetic Res Clin Prac,2011,93:26-30.

［17］ Moulik PK,Mtonga R,Gill GV. Amputation and mortality in new-onset diabetic foot ulcers stratified by etiology. Diabetes
Care,2003,26(2):491-494.

［18］ Rice JB,Desai U,Cummings A KG,et al. Burden of Diabetic Foot Ulcers for Medicare and Private Insurers. Diabetes Care,
2014,37:651-658.

［19］ Rayman MKG,Jeffcoate WF. Cost of diabetic foot disease to the National Health Service in England. Diabetic Med,2014,31
(12):1498-1504.

［20］ Xu Z,Ran X. Diabetic foot care in China:challenges and strategy. Lancet Diabetes Endocrinol,2016,4(4):297-298.

第三章 糖尿病足发生的高危因素

糖尿病足对公共卫生系统和患者都有非常重要的影响,其治疗花费多和住院时间长,但往往因为就诊时间过晚,错过了最佳的治疗时期,导致截趾或截肢,严重影响患者的生活质量,同时也需要患者家属长期的陪护,对患者、家属、社会都是一个沉重的负担。文献报道,15%~25%的糖尿病患者会发生糖尿病足,14%~20%的患者需截肢治疗,大约每30秒就会有一个人因糖尿病失去下肢。糖尿病足截肢患者5年存活率32%。2~5年发生对侧再次截肢概率为40%~50%。但是糖尿病足的早期预防,也就是足溃疡发生的高危因素早期识别,可以避免发生不必要的截趾或截肢。

第一节 糖尿病足的高危因素

糖尿病足最主要的病理生理基础是周围神经病变和外周动脉病变。周围感觉神经病变异常会导致自我保护的痛感,触感和热感的消失或减弱。患者因此容易出现鞋内有异物却不能发觉的状况,以致长期挤压、摩擦出现溃疡。老年患者在洗脚时常常喜欢用热水,但由于神经病变,足部皮肤不能很好地感知水温,导致水温过高引起溃疡。周围自主神经病变异常的患者表现为足部皮肤的干燥,尤其在冬天出现皲裂,不及时治疗会引起溃疡并继发感染。周围运动神经病变会导致足部的小肌肉萎缩,屈肌和伸肌的力量不平衡,出现足部畸形,如爪性足,锤状趾,踇外翻等。这些问题继续发展,会导致足底压力分布失调,局部压力升高,反复摩擦就会形成足部溃疡。

胼胝是人的皮肤组织对外部压力反应,胼胝常发生于足底压力增高区。单纯神经性病变的患者容易出现胼胝。胼胝下常存在出血、感染、坏死、溃疡。胼胝下感染不易被发现,常被患者及医护人员低估。只要胼胝有出血征象、变色、水疱形成等表现时,就应该列为临床急症处理,及时清除胼胝有利于发现病变及促进病变愈合,积极的抗感染治疗可避免发生严重的后果。

糖尿病患者是神经创伤性骨关节病的高危人群,以神经性骨关节病变(Charcot足)最常见。约1/680的糖尿病患者会发生夏科氏关节病,但常常被漏诊。由于关节畸形、但神经病变严重,完全丧失保护性痛觉,长期行走,使畸形得不到减压,继发出现多处骨折,(以跗骨部位多见),进一步就会导致出现溃疡,且反复发作、经久不愈。这类患者往往血运较好,继发感染后如不及时处理,很快会引起全身严重感染(图1-3-1)。

糖尿病患者外周动脉病变的主要特点是影响膝以下的血管,膝下三支动脉均受累,形成长段的狭窄或者闭塞,这样导致足部的血供大幅减少,一旦出现破溃,组织很容易坏死。糖尿病外周动脉病变,目前也是处于高发病率、低知晓率和低治疗率。患者出现间歇性跛行,并没有意识到是血运不足,而误认为是神经病变,没有早期就诊意识。

还有一些可能引起糖尿病足的临床情况,比如:糖尿病肾病(尤其是透析患者),在临床上发现糖尿病肾病的患者更容易发生糖尿病足,尿毒症透析的糖尿病患者足部出现溃疡后治疗效果差,往往需要截肢。糖尿病视网膜病变引起患者视觉缺陷,这样在剪趾甲时会不慎剪破足趾,又没有及时发现,进而会出现溃

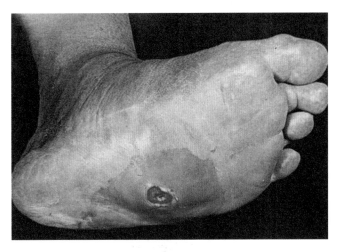

图 1-3-1　神经性骨关节病变

疡并可能合并感染。

对于不适当的鞋袜尤其要引起重视,高跟鞋、脚尖较尖的鞋、硬底的鞋对于糖尿病患者均不适合。不穿袜子和穿袜口过紧的丝袜也是诱发足溃疡的因素。

高龄独居、吸烟、文化程度低,贫穷、就医条件差、肥胖、合并精神病,这些均为糖尿病足发生的危险因素。重要的是 50% 的糖尿病患者都有 1 个以上形成溃疡的危险因素。因此,鉴别这些危险因素是一个重要的工作(表 1-3-1)。

表 1-3-1　糖尿病足溃疡的危险因素

全身性(系统性)因素	局部因素
不能控制的高血糖状态	周围神经病变
外周动脉病变	足部畸形
糖尿病肾病(尿毒症透析)	不合适的鞋和袜
糖尿病视网膜病变(视力减退)	足底压力异常
高龄独居	胼胝
吸烟	水肿
贫穷	夏科关节
肥胖	真菌感染(甲癣、趾癣)
精神病	糖尿病大疱
溃疡或截肢(趾)史	
生活习惯(赤足走路)	
性别	

第二节　高危因素的筛查和处理

做好糖尿病足预防的宣传教育工作,让糖尿病足预防为主的理念深入人心。包括对医务工作者的培训,让最简单的教育和护理,即高危因素的筛查和及时处理,成为最有效预防手段。

筛查糖尿病足高危因素所需器具简单,方法易学,容易在广大基层医院实现。主要包括:足部视诊、足背动脉及胫后动脉的触诊、10g尼龙丝(痛触觉检查),128Hz音叉(震动觉检查),踝关节反射等。下面介绍几种比较常用的方法。

一、10g尼龙单丝的使用方法(图1-3-2)

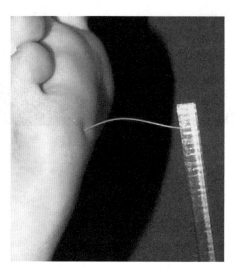

图1-3-2 10g尼龙单丝的使用方法

1. 首先患者在一个安静的环境中,将尼龙单丝置于手上,使患者明确该感觉,尼龙单丝接触皮肤的时间一般为2秒,使单丝弯曲长度后垂直距离较非弯曲时减少1cm,即1g的压力。

2. 每个足底检查3个点:跗趾掌面、第1、5跖骨头,每点重复2次,至少1次虚假应用。整个过程患者不能看见尼龙单丝。问患者是否有感觉,在哪个部位。

3. 不要把尼龙单丝放在溃疡、胼胝、瘢痕或坏死组织处。

4. 不要滑动或重复接触。

5. 3个点中每个点有2个以上回答正确为存在保护性感觉,2个以上回答错误为缺失保护性感觉。

二、128Hz音叉(震动觉检查)方法

1. 首先患者在一个安静的环境中,将128Hz音叉(图1-3-3)置于腕部感知。

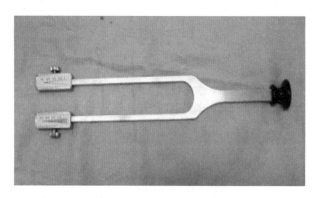

图1-3-3 128Hz音叉(震动觉检查工具)

2. 放在足背的骨性突起部位,常用为第1跖趾关节处,重复2次,至少1次虚假应用。整个过程患者不能看见128Hz音叉。问患者是否有震动觉。

3. 进行 3 次,2 次以上回答正确为存在震动觉,2 个以上回答错误为缺失震动觉。如果为 8/8 半定量 128Hz 音叉,一般在 7/8 以上为正常,5/8 以下为缺失。

通过以上方法如果发现了异常,可以根据情况进一步检查血管(踝肱指数 ABI,经皮氧分压 TcPO$_2$,下肢多普勒或者下肢 CTA),进一步检查神经(生物阈值测定仪),神经肌电图等(表 1-3-2)。

表 1-3-2　糖尿病足的检查

足部视诊	足部触诊
皮肤状况:颜色、厚度、干燥、开裂	皮温,足背动脉,胫后动脉,(必要时触诊腘动脉及股动脉)
出汗情况	10g 尼龙单丝检测
足趾间,趾甲	128Hz 音叉检测
是否有畸形:蹈外翻,爪样趾,锤状趾,夏科关节	踝反射
是否有溃疡	踝肱指数

糖尿病患者的足部护理经常被医生和患者忽视。但是近 20 年来状况发生了很大改变,国际糖尿病工作组做出很多贡献,并出版了基于证据的糖尿病足预防管理指南。

足部护理包括患者教育、皮肤护理,指甲护理、合适的鞋袜。专业人员的足部护理可以减少由于损伤造成的足部溃疡。

糖尿病足患者的心理问题:患者的观念往往来自于症状。在这些社会心理环境中,对于糖尿病足会出现一些错误的理解,比如"循环不好",还有一些对于足部并发症,比如恐惧溃疡/截肢的结局,认为医护人员缺少同情心或不了解足部并发症而愤怒,这些都是患者自我足部护理依从性较差的预警信号。正确的方法是耐心激发患者的动机,这种策略可能会改变患者对足部并发症的认识,进而改变行为,这对于临床治疗效果至关重要。

（徐俊　王鹏华）

第四章 糖尿病与周围血管病变

一、概述

周围动脉病变(peripheral artery disease,PAD)是指除冠状动脉和脑血管外的其他动脉发生的狭窄、闭塞性病变,常导致远端供血组织出现相应缺血痉挛或坏死,其主要危险因素包括增龄、糖尿病、高血压、高血脂、吸烟等,主要累及下肢动脉。因此,狭义的 PAD 常常指下肢动脉病变(lower extremity peripheral arterial disease,LEAD)。糖尿病患者发生下肢动脉病变的危险是非糖尿病患者的两倍,与非糖尿病患者不同,糖尿病患者 PAD 更常累及股浅动脉及小腿动脉等中小动脉。

二、糖尿病下肢动脉病变的流行病学及其危害

目前我国尚未有全国性的糖尿病下肢动脉病变的流行率报告,只有局部区域或住院糖尿病患者的发病率,依据诊断标准不一,50 岁以上的糖尿病患者中 PAD 的患病率达 19.47% ~23.80%。依据调查方法和调查对象的不同,LEAD 的患病率报告不一。对北京、上海、天津、重庆四地 10 家医院 1991—2000 年住院的 3469 名 2 型糖尿病患者,发现糖尿病并发下肢血管疾病的患病率 9.3%。2001 年中华医学会糖尿病学分会对 1991 年至 2000 年期间在我国 30 个省、市、自治区医院内分泌科的 24 496 例住院糖尿病患者糖尿病并发症进行回顾性分析发现,住院的 2 型糖尿病并发下肢血管病变的患病率为 5.2%;2003 年学组与中华医学会外科分会血管外科学组联合组织了中国 7 个大城市的大型医院关于糖尿病周围血管病变的流行病学调查,第一次提出在我国糖尿病患者中,根据 ABI 检查 50 岁以上住院糖尿病患者,PAD 的发生率高达 19.47%;而在社区流行病学调查中发现 PAD 发生率为 12.2%,其中糖尿病人群中为 15.1%,糖调节受损人群中为 7.7%。

在糖尿病患者,LEAD 不仅是糖尿病足发生的危险因素之一,还是导致糖尿病足患者截肢的独立危险因素之一,更重要的是对患者心脑血管事件的发生具有预测价值。LEAD 增加患者的全因死亡率(RR = 1.82,95% CI = 1.45~2.34)与心血管死亡率(RR = 1.88,95% CI = 1.51~2.90,$P<0.01$);ABI 越低,预后越差,下肢多支血管受累者较单支血管受累者预后更差。此外,截肢后的预后极差,在大小截肢患者,其 5 年死亡率高达 53%~100%;而大截肢患者,高达 52%~80%,其中膝下截肢的死亡率为 40%~82%,膝上截肢的死亡率 40%~90%。

虽然糖尿病性 LEAD 存在高发病率、高致残率和高病死率(即"三高")的特点,但其现状是由于其临床表现各异,大多数患者并不主动就诊,或没有意识到症状出现;对于无症状患者,临床医师没有意识到其可能罹患 LEAD,未进一步的展开相关的筛查,造成漏诊,从而形成低诊断、低治疗和低知晓率(即"三低")的现象,因此在很大程度上,LEAD 还处于一个灰区的危险状态。

三、糖尿病性 LEAD 的临床表现

糖尿病患者如主诉行走时下肢无力,大腿或小腿肌肉疼痛以及间歇性跛行,应该警惕罹患 LEAD 的可能;严重的糖尿病性 LEAD 可导致肢体疼痛、溃疡、坏疽、伤口愈合延迟、抗感染能力下降。但在一般情况下,糖尿病性 LEAD 患者,症状、体征及临床表现各异,常与动脉粥样硬化性闭塞发生的部位、范围以及狭窄、闭塞部位是否有侧支循环建立有关,大多数患者不会主动就诊,或没有意识到症状出现,患者对 LEAD 的认知率低,约 16.6%~33.9%,远低于对冠心病和卒中的了解,因此在很大程度上它是一个不可见的疾病。

1. 间歇性跛行 肢体运动后,由于动脉供血不足而出现受累部位疼痛,患者不能耐受,被迫终止运动,休息片刻后则疼痛缓解,可继续运动,这种现象称间歇性跛行。虽然间歇性跛行是 LEAD 最常见的症状,但实际上发生率仍低。来自德国的关于 LEAD 患病率的横断面研究,对年龄大于 65 岁的居民进行 ABI 测量及 WHO 间歇性跛行(IC)调查,发现年龄在 70 岁以上的患者 LEAD 患病率大于 10%,同年龄组中糖尿病患者比非糖尿病患者 PAD 患病率明显升高;同时发现 LEAD 患者中只有 10%~20% 有间歇性跛行的症状,大多数是无症状患者。但即使这样,间歇性跛行仍是 LEAD 最常见的症状。临床症状的表现取决于狭窄或闭塞动脉所涉及的肌群,具有典型小腿症状的患者通常患有股浅表、深动脉病变,大腿症状提示髂内、外动脉病变,臀部症状或性功能减退则提示主髂动脉疾病且侧支循环不良。

2. 静息痛 随着 LEAD 病变恶化,下肢动脉供血的进一步减少,患者的跛行距离将逐渐缩短,直至休息状态或夜间出现受累肢体或足部肌肉疼痛,这种现象称为静息痛。静息痛多位于足趾,有时亦见于足跟部,疼痛为持续性,白天由于患者注意力分散,感觉疼痛轻微,而夜间由于患者注意力集中在足部疼痛,常感在夜间加重,又称夜间静息痛,常使患者从睡梦中惊醒。抬高患肢或劳累可加重症状,将患肢下垂可缓解症状。静息和夜间疼痛的存在常预示组织坏死和坏疽的进展。

3. 溃疡和坏疽 随着 LEAD 病情的进展,同时患者常合并神经病变,尤其是自主感觉神经病变,患者可出现麻木、皮肤发凉、疼痛,甚至没有任何感觉。当患者用热水疱足或使用某些加热装置取暖时,会出现灾难性的无意识的烫伤;或者患者在穿新鞋或不合适的鞋子时,导致足部皮肤会出现破溃。当受累肢体血供持续不能恢复,会使足部皮肤溃疡加重,甚至出现趾、半足或全足坏疽。

4. 体征 糖尿病 LEAD 患者的肢体皮肤颜色可呈苍白或发绀,缺血肢体下垂时常发红,上抬时则迅速变白。下肢尤其是膝关节以下毛发脱落、皮下脂肪萎缩、趾甲增厚、体位性皮肤发红常提示慢性闭塞性动脉病变,肢端皮肤溃疡、剧烈疼痛、瘀点或瘀斑、小腿腓肠肌部位压痛以及体位性水肿等提示肢端急性缺血。受累肢体皮肤温度降低,在恒温环境下,肢体对称部位皮温相差大于 2℃ 有临床意义。股动脉、腘动脉和足部动脉(包括足背和胫后)搏动减弱或消失;颈动脉、脐周部位、髂动脉和股动脉区可闻及血管杂音。

四、糖尿病性 LEAD 的筛查与诊断

目前研究表明,LEAD 的筛查方法包括间歇性跛行评分问卷、全面的动脉体格检查及踝肱指数(ABI)检查。

(一)全面的动脉体格检查

以 ABI<0.9 为截点,与 ABI 相比,单纯的踝部脉搏搏动检查用于筛查 LEAD,其敏感性为 71.7%,特异性为 72.3%;而全面地对周围动脉踝部动脉搏动及股动脉杂音听诊的临床检查,对于诊断或排除 PAD 具有很高的正确性(93.8%);如果双下肢的踝部动脉搏动存在以及听诊未发现股动脉杂音,则排除 PAD 的特异性和阴性预测值分别高达 98.3% 和 94.9%,再进行 ABI 检查似乎显得多余。因此在临床上应该将强调 ABI 检查更改为鼓励医务人员对患者进行全面的下肢动脉的体格检查。其具体的筛查路径见图 1-4-1。

(二)ABI 测定

ABI 具有价格低、简便、可重复性高,因此常被作为 LEAD 筛查的工具。但 ABI 具有一定的局限性:如受侧支循环影响,常规静息状态下检查 ABI 并不能预测运动时血供,对动脉硬化、钙化患者准确性降低,不

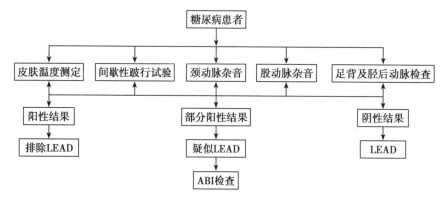

图 1-4-1 糖尿病性 LEAD 的筛查路径(通过临床动脉体格检查)

能可靠预测缺血程度。2011 年,美国心血管学会和美国心脏学会将 ABI 值进行了校正,校正后的 ABI 正常参考值定义为 1.00 ~ 1.40,0.91 ~ 0.99 为临界状态,ABI>1.40 或更高通常提示由于糖尿病导致的血管硬化,动脉弹性受损,ABI≤0.90 被定义为 ABI 异常的可接受的截点。ABI 0.71 ~ 0.90 为轻度动脉病变,ABI 0.41 ~ 0.70 为中度动脉病变,ABI<0.40 为重度动脉病变。Hoe 等研究显示在 ABI 正常(0.9<ABI≤1.3)的 2 型糖尿病患者,平均随访 27.6 个月(中位随访 30.0 个月),结果显示约 20.7% 的患者 ABI 明显下降,其中 5% 的患者 ABI≤0.9,因此建议对于 2 型糖尿病患者应该每年进行一次 ABI 筛查以早期发现 LEAD 患者。

至于应用 ABI 进行 LEAD 筛查的敏感性与特异性,Xu 等研究显示当 ABI≤0.90 时,检测出血管狭窄≥50% 的特异性为 83.3% ~ 99.0%,准确度为 72.1% ~ 89.2%,但敏感性低,差异很大,介于 15% ~ 79% 达到 99%;冉兴无等的研究也发现相似的结果,以下肢血管造影(digital subtraction angiography,DSA)为金标准,在 ABI 正常者,72.2% 患者存在膝下动脉闭塞,其中 16.7% 的肢体存在 3 支膝下动脉闭塞,33.3% 的肢体存在 2 支膝下动脉闭塞;在 ABI>1.3 者,40% 的肢体存在动脉闭塞,全部发生在膝下动脉。因此临床上对于 ABI 的判别应该结合临床和其他的检查结果综合评价。如果临床上高度怀疑 LEAD 而静息 ABI 不能得出结论,应该对患者进行运动后 ABI 检查,当运动后 ABI 较运动前降低 15% ~ 20% 时应该考虑诊断 LEAD。如果 ABI>1.40 时,则 ABI 结果不可靠,此时应该进行趾肱指数(toe brachial index,TBI)检查以明确 LEAD 的诊断。其具体的筛查路径见图 1-4-2。

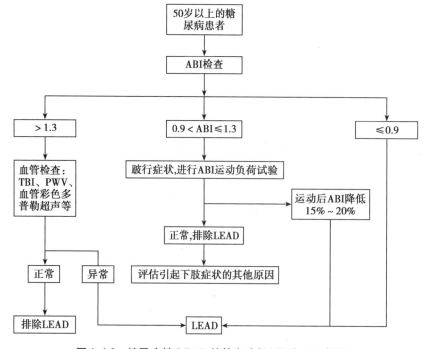

图 1-4-2 糖尿病性 LEAD 的筛查路径(通过 ABI 筛查)

（三）糖尿病性 LEAD 的诊断

①如果患者静息 ABI≤0.90,无论患者有无下肢不适的症状,应该诊断 LEAD;②运动时出现下肢不适且静息 ABI≥0.90 的患者,如踏车平板试验后 ABI 下降15%～20%,应该诊断 LEAD;③如果患者静息 ABI<0.40 或踝动脉压<50mmHg 或趾动脉压<30mmHg,应该诊断为严重肢体缺血(critical leg ischemia,CLI)。LEAD 一旦诊断,临床上应进行 Fontaine 分期或 Rutherford 分类。

五、糖尿病性 LEAD 的防治

糖尿病性 LEAD 一旦诊断,临床上应该给予规范化处理。其治疗目的包括:预防全身动脉粥样硬化疾病的进展及其心血管事件的发生,预防截肢或降低截肢平面,改善间歇性跛行患者的功能状态。因此,糖尿病性 LEAD 的规范化管理包括三个部分:即一级预防——防止或延缓 LEAD 的发生;二级预防——缓解症状,延缓 LEAD 的进展;三级预防——血循重建,降低截肢和心血管事件发生。由于糖尿病性 LEAD,尤其是严重肢体缺血患者(Critical limb ischemia,CLI),治疗上十分棘手,手段有限且治疗费用较高,因此在临床上预防胜于治疗。临床上治疗手段包括康复疗法、药物治疗、微创介入治疗(经皮球囊扩张治疗术、支架植入治疗)、外科手术治疗(旁路手术、交感神经切除术等)以及基因治疗等。

（一）糖尿病性 LEAD 的一级预防

糖尿病性 LEAD 的一级预防就是严格控制导致糖尿病患者 LEAD 发生的危险因素,即纠正不良的生活方式,如戒烟、控制体重、严格控制血糖、血压、血脂,如果 10 年心血管危险因素<10% 者,不建议应用阿司匹林。血糖控制目标为餐前血糖在 4.4～7.2mmol/L,餐后血糖在<10mmol/L,HbA1c<7%。血压控制目标为 130/80mmHg;血脂控制目标为 LDL<2.59mmol/L,这样有助于防止或延缓 LEAD 的发生。

（二）糖尿病性 LEAD 的二级预防

糖尿病性 LEAD 的二级预防是在一级预防的基础上,对于 10 年心血管危险因素>10% 的患者,建议应用小剂量阿司匹林;同时,对患者进行有指导的运动康复锻炼,时间至少持续 3～6 个月,以及给予相应的抗血小板药物、他汀类降脂药、ACEI、Beta 受体阻滞剂、血管扩张药物及抗凝治疗药物治疗。

1. 运动康复锻炼　运动锻炼能改善间歇性跛行患者的步行距离及行走时间,研究显示与安慰剂或常规护理相比较,运动康复锻炼可显著提高 LEAD 患者的最大步行距离(WMD=218.01m,95% CI=161.54～274.48m,$P<0.00001$)、无痛行走距离(WMD=174.19m,95% CI=1309.25～218.13m,$P<0.00001$)、6 分钟步行距离(WMD=42.91m,95% CI=25.41～59.41m,$P<0.00001$)。同时运动康复锻炼还可以显著提高 LEAD 患者采用 WIQ 评分评价的运动功能指标,包括 WIQ 距离评分(WMD=9.20,95% CI=5.74～12.70,$P<0.0001$)、WIQ 速度评分(WMD=8.71,95% CI=5.64～11.77,$P<0.00001$)、WIQ 爬梯评分(WMD=8.02,95% CI=4.84～11.21,$P<0.00001$)。但运动康复锻炼对静息状态下及运动后的 ABI 均没有明显的影响(WMD=-0.03,95% CI=-0.09～0.02,$P=0.22$;WMD=-0.03,95% CI=-0.12～0.05,$P=0.49$),且不良事件的发生并没有明显的增加。这提示强化步行运动可以提高 LEAD 患者的运动耐受性,改善运动功能,且不增加不良事件的发生,是一种安全有效的治疗方式。

在运动锻炼方式方面,每周 3 次的运动锻炼,即监护下训练(即每周至少 3 次进行监护下运动,每次至少 45 分钟),与非监护下训练(即口头劝告患者每周至少运动 1 次,每次至少 45 分钟)相比,3 个月的运动可使患者最大步行距离增加 180 米,其改善具有统计学意义和临床意义。建议对于间歇性跛行患者,应该给予处方运动治疗。在运动场所方面,研究显示在改善行走距离和延长间歇性跛行的时间方面,监护下训练与以家庭为基础的运动锻炼效果相似,但是以家庭为基础的运动锻炼其患者依从性优于监护下训练;而以社区为基础的步行锻炼其依从性更低。

2. 内科药物治疗

（1）ω-3 脂肪酸:ω-3 脂肪酸家族由二十碳五烯酸(eicosapentaenoic acid,EPA)、(docosapentenoic acid,DPA)及 α-亚麻酸(alpha-linolenic acid,LNA)组成。EPA 和 DPA 是 ω-3 脂肪酸家族的活性成分,被发现存在于某些鱼油如鲑鱼、鲭鱼中。绿叶蔬菜和大豆油中存在 LNA,当被消化吸收后在体内转化为 EPA,然后降解为二十二碳六烯酸(docosahexenoic acid,DHA)。ω-3 脂肪酸(常以鱼油的形式)通过影响脂蛋白代谢,止血功能,抑制平滑肌细胞的增殖和抗心律作用,从而对于 PAOD 产生治疗作用。

一项对 9 项随机安慰剂对照临床试验(包括 425 患者)的系统评价显示:补充 ω-3 脂肪酸既不能改善患者的无痛性行走距离(MD11.62m,95% CI = -67.74 ~ 90.98)及最大步行距离(MD 16.99m,95% CI 72.14 ~ 106.11),也不能改善 ABI(MD -0.02,95% CI -0.09 ~ 0.05);且对于 TG、TC、HDL-c、LDL-c 以及 SBP 均没有显示有所改善。ω-3 脂肪酸的副作用较轻,最常见的是胃肠道副作用。因此,对于间歇性跛行患者,目前研究证据显示补充 ω-3 脂肪酸并不能改善患者的临床预后(生活质量、步行距离、ABI 或血管益处),反而补充 ω-3 脂肪酸会导致恶心、腹泻与胃肠胀气等不良事件发生。尚需要大样本、高质量、长期随访的随机对照试验,以评价其对 LEAD 的短期或长期效果。

(2) 抗血小板药物:与安慰剂相比较,抗血小板药物阿司匹林(单用或与双嘧达莫联用)(8.9%)治疗并不能降低患者心血管事件的发生,与对照组(11.0%)相比没有差异(RR 0.88,95% CI 0.76 ~ 1.04),不能降低全因死亡、心血管死亡、心肌梗死和大出血的风险,能够降低非致死性卒中的发生风险(RR 0.66,95% CI 0.47 ~ 0.94)。Wong 等研究发现:与安慰剂相比,抗血小板治疗能降低间歇性跛行的全因死亡率(RR,0.76;95% CI,0.60 ~ 0.98)和心血管死亡率(RR 0.54,95% CI 0.32 ~ 0.93),但总体心血管事件的降低并没有统计学意义(RR 0.80,95% CI 0.63 ~ 1.01)。氯吡格雷联合阿司匹林的双抗治疗能显著地降低下肢血管重建术后的大截肢事件(与单纯的阿司匹林治疗相比,RR 0.68,95% CI 0.46 ~ 0.99,NNT = 94)。噻氯匹定(RR 5.03,95% CI 1.23 ~ 39.6,NNH = 25)、维拉帕莎(RR 1.80,95% CI 1.22 ~ 2.69,NNH = 130)与氯吡格雷联合阿司匹林(RR 1.48,95% CI 1.05 ~ 2.10,NNH = 215)有较高的严重出血风险。综上所述,在 LEAD 患者,氯吡格雷是有适应证的抗血小板药物,阿司匹林联合氯吡格雷的双抗治疗能够降低血管重建术后的大截肢率,但严重出血的风险轻度增加。

此外,在行血管旁路手术的 LEAD 患者,不同组合的抗血小板药物治疗,所得到的效果不同。Bedenis 等研究评估了 9 个不同的治疗方案,包括阿司匹林或阿司匹林联合双嘧达莫(ASA/DIP)与安慰剂或空白对照、阿司匹林或阿司匹林联合双嘧达莫(ASA/DIP)与己酮可可碱、阿司匹林或阿司匹林联合双嘧达莫(ASA/DIP)与吲哚布芬、阿司匹林或阿司匹林联合双嘧达莫(ASA/DIP)与维生素 K 拮抗剂、阿司匹林联合双嘧达莫(ASA/DIP)与低分子肝素、噻氯匹定与安慰剂、阿司匹林与 PGE1、阿司匹林与奈呋胺以及阿司匹林联合氯吡格雷与阿司匹林的治疗效果。结果显示:阿司匹林或 ASA/DIP 治疗能显著的改善移植血管通畅率(OR 0.42,95% CI 0.22 ~ 0.83,P = 0.01,952 例),但在自体静脉移植血管中任何时间点没有发现这种效果,而在人造血管移植中的各个时间点都能发现这种益处,包括在移植 12 个月后(OR 0.19,95% CI 0.10 ~ 0.36,P<0.00001,222 例)。阿司匹林或 ASA/DIP 与维生素 K 拮抗剂比较,在治疗后 3、6、12 和 24 个月,截肢、心血管事件和死亡没有差异;阿司匹林联合氯吡格雷与阿司匹林比较,所有血管移植物的通畅率在 24 月都没有差异,组间的截肢或死亡率没有差异,而阿司匹林联合氯吡格雷虽然不增加大出血或致死性出血风险,但增加总的出血风险(OR 2.65,95% CI 1.69 ~ 4.15),包括轻度出血(OR 2.34,95% CI 1.37 ~ 4.00)和中度出血(OR 4.13,95% CI 1.37 ~ 12.45)。

在进行血管腔内微创治疗(球囊扩张及支架植入)的 LEAD 患者,不同组合的抗血小板药物治疗,所得到的效果不同。Robertson 等研究显示:与安慰剂或对照组相比,大剂量 ASA 联合 DIP 在治疗 6 个月后,能明显地降低血管再闭塞(OR 0.40,95% CI 0.19 ~ 0.84),但小剂量的 ASA 联合 DIP 在治疗后 6 月并不能降低血管再闭塞(OR 0.69,95% CI 0.44 ~ 1.10,P = 0.12),脂微球艾克前列腺素并不能降低大截肢事件发生(OR 0.89,95% CI 0.44 ~ 1.80)。在长达 12 个月的治疗中,大剂量 ASA 与小剂量 ASA 相比(OR 0.98,95% CI 0.64 ~ 1.48,P = 0.91)、ASA/DIP 与维生素 K 拮抗剂相比(OR 0.65,95% CI 0.40 ~ 1.06,P = 0.08)、氯吡格雷联合阿司匹林与低分子肝素联合华法林相比(OR 0.31,95% CI 0.06 ~ 1.68,P = 0.18)、舒洛地尔与维生素 K 拮抗剂:再闭塞(OR 0.59,95% CI 0.20 ~ 1.76,P = 0.34)、再狭窄(OR 1.87,95% CI 0.66 ~ 5.31,P = 0.24)以及噻氯匹啶与维生素 K 拮抗剂相比(OR 0.71,95% CI 0.37 ~ 1.36,P = 0.30),其血管再狭窄/再闭塞的发生没有统计学差异。

(3) 抗凝血药物(肝素、低分子肝素及口服抗凝血药物):Cosmi 等研究显示:在间歇性跛行的 LEAD

患者,在治疗结束时,肝素治疗与对照组之间无痛性行走距离或最大步行距离没有统计学差异,总体死亡率或心血管事件的发生也没有显著差异;与对照组相比,虽然致死性出血事件的发生没有明显增加,但口服抗凝血药物显著增加大小出血事件。抗凝血药物治疗并不能为间歇性跛行患者带来益处,反而增加出血事件的发生,尤其是在口服抗凝血药物治疗时。因此,没有明确的证据支持在间歇性跛行阶段应用抗凝血治疗。与单用阿司匹林相比,在严重肢体缺血患者,低分子肝素联合阿司匹林能显著降低血管腔内微创治疗(球囊扩张及支架植入)的 LEAD 患者的血管闭塞/再狭窄(高达 85%)(OR 0.15,95% CI 0.06 ~ 0.42,$P = 0.0003$),但是在间歇性跛行患者中没有观察到该现象(OR 1.73,95% CI 0.97 ~ 3.08,$P = 0.06$),而巴曲酶联合阿司匹林显著降低糖尿病患者的再狭窄(OR 0.28,95% CI 0.13 ~ 0.60),不伴出血和其他消化道不良事件的显著增加。Berridge 等研究表明,在急性肢体缺血的初期治疗中,起始手术或者溶栓治疗对于 30 天,6 个月或 1 年的保肢或死亡发生,两者没有统计学差异。但起始溶栓治疗组(1.3%),其 30 天的卒中发生率较起始手术治疗组(0.0)显著增加(OR 6.41,95% CI 1.57 ~ 26.22);30 天的大出血发生率分别为 8.8% 与 3.3%(OR 2.80,95% CI 1.70 ~ 4.60);病灶远端的栓塞发生率分别为 12.4% 与 0%(OR 8.35,95% CI 4.47 ~ 15.58);因此,在急性肢体缺血患者,起始手术治疗或者溶栓治疗对于保肢或死亡均没有差异,但起始溶栓治疗会带来肢体缺血与出血并发症风险增加。

(4)他汀类药物:他汀类药物具有对凝血系统、脉管系统以及炎性标志物等的多效性作用,因此在 LEAD 患者应用他汀类药物不仅能降低血管事件发生的危险,而且还能改善与 LEAD 相关的临床症状。REACH 研究显示,与未服用他汀治疗的患者相比较,服用他汀治疗的患者 4 年后主要下肢不良结局的发生风险显著降低(22.0% vs. 26.2%;HR 0.82,95% CI 0.72 ~ 0.92,$P = 0.0013$),主要心脏事件符合终点(心血管死亡、心肌梗死、卒中)也显著降低(HR 0.83,95% CI 0.73 ~ 0.96,$P = 0.01$),且可减少 18% 的下肢不良结局,包括症状加重,周围血管重建手术,缺血性截肢。这些结果提示他汀治疗不仅能减少心血管事件的发生风险,而且有利于肢体的预后。Antoniou 等研究显示他汀治疗降低 LEAD 患者全因死亡率(OR 0.60,95% CI 0.46 ~ 0.78)与卒中的发生率(OR 0.77,95% CI 0.67 ~ 0.89);具有改善心血管死亡率(OR 0.62,95% CI 0.35 ~ 1.11)、心肌梗死(OR 0.62,95% CI 0.38 ~ 1.01)与复合心脏事件终点(死亡、心肌梗死和卒中)(OR 0.91,95% CI 0.81 ~ 1.03)的趋势;该研究显示支持他汀对于下肢动脉疾病患者保护作用的证据强度不充分,他汀治疗似乎可以降低 PAD 患者的全因死亡率与脑血管事件的发生。新近 Ramos 等在 5480 例老年(平均年龄 67 岁,44% 女性)、10 年冠心病风险为 6.9% 的 LEAD 患者进行的应用他汀治疗或未治疗的匹配配对队列研究,中位随访 3.6 年。结果显示他汀治疗者与未治疗者的主要心脏事件发生率分别为 19.7 次/千人年和 24.7 次/千人年,总的死亡率分别为 24.8/千人年和 30.3/千人年,该研究提示在没有临床心血管疾病但无症状 LEAD 的患者,他汀治疗可以降低主要心脏事件和全因死亡率。因此,对于 LEAD 患者,不管其胆固醇水平如何,都应该考虑使用他汀类药物。

(5)ACEI 及 ARB 类药物:HOPE 研究显示雷米普利治疗能防止临床及亚临床 PAD 患者心血管事件的发生。新近研究表明在间歇性跛行患者,服用雷米普利治疗 6 月后平均无痛行走时间较安慰剂增加 75 秒(95% CI 60 ~ 89,$P < 0.001$),最大步行时间增加 255 秒(95% CI,215 ~ 295,$P < 0.001$),相当于爬坡步行距离增加 184m(95% CI 155 ~ 213m),伴有适度的血压降低(<5mmHg)和小的 ABI(0.1)的升高;在股腘动脉疾病患者经过雷米普利治疗后的最大步行时间(286 秒)显著长于主髂动脉疾病患者(127 秒)。同时雷米普利治疗能改善行走受损问卷(WIQ)的跛行距离、速度和爬坡评分,提示雷米普利能改善症状性 PAD 患者的无痛性和最大步行时间;同样,服用替米沙坦治疗 12 个月后,与对照组相比,最大步行距离增加 26%,无痛性行走距离增加 40%,在糖尿病性 LEAD 患者其 ABI 增加 11%,以及生活质量评分均较对照组有统计学意义。替米沙坦可以改善 LEAD 患者的血管功能以及防止生活质量进一步下降。新近的系统评价结果显示在间歇性跛行患者给予 ACEI 治疗,与安慰剂比较,其 MWD(MD 120.8m,95% CI 2.95 ~ 238.68m,$P = 0.040$)以及 PFWD(MD,74.87m,95% CI 25.24 ~ 124.50,$P = 0.003$)得到显著改善,但 ABI 变化不明显(MD 0.07,95% CI −0.02 ~ 0.17,$P = 0.110$)。ACEI 最常发生的副作用是眩晕(8.5%),6.6% 的患者出现持续性咳嗽而终止治疗。

(6)β 受体阻断剂:既往认为 LEAD 是 β 受体阻断剂的禁忌证,但 Paravastu 等研究发现目前没有证据表明使用β受体阻断剂会影响 LEAD 患者的间歇性跛行患者的步行距离、小腿血流、小腿血管张力以及皮肤温度;且新近研究发现应用选择性β受体阻断剂,奈必洛尔(nebivolol)治疗伴间歇性跛行的高血压患者,经过 24 周的治疗,可使患者间歇性跛行距离增加 28.3%,绝对间歇性跛行距离增加 15.8% ±33.2%,并具有良好的耐受性。但由于缺乏大样本的试验研究,因此即使在有临床指征的患者,Beta 受体阻断剂的使用应该慎重。

虽然指南推荐在 LEAD 患者,其治疗方案应该包括戒烟、阿司匹林应用、他汀以及 ACEI 的联合治疗。Armstrong 等研究发现,在 LEAD 患者,同时采用指南推荐的四个治疗手段治疗,与少于指南推荐的四个治疗手段治疗的患者相比,其主要心脏事件(心肌梗死、卒中或死亡)发生明显降低(HR 0.64,95% CI 0.45 ~ 0.89,$P = 0.009$),主要的下肢不良事件(大截肢、溶栓以及血管外科旁路手术)发生显著降低(HR 0.55,95% CI 0.37 ~ 0.83,$P = 0.005$)以及死亡率也明显降低(HR 0.56,95% CI 0.38 ~ 0.82,$P = 0.003$)。因此,在间歇性跛行或严重肢体缺血患者,临床上应该联合应用指南推荐的四个治疗手段治疗,以降低患者的主要心脏事件、主要的下肢不良事件及死亡率。

对于 LEAD 患者,虽然戒烟、抗血小板药物、他汀类药物、ACEI 及三种药物的联用非常重要,但现实却并非如此,在我国,单纯 LEAD 患者使用抗血小板药物、他汀类药物、ACEI 及三种药物联用的比例相当低,分别仅有 58.1%、35.9、53.5% 和 21.6%,显著低于单纯的冠心病患者,提示在我国对于 LEAD 患者的治疗率远远低于冠心病。因此,对于临床上筛查出的 LEAD 患者,应该常规给予抗血小板药物、他汀类药物、ACEI 治疗,以改善患者下肢运动功能,并减少心血管事件发生和降低死亡率。

(7) 血管扩张药:目前所用的血管扩张药主要有脂微球性前列地尔注射液、贝前列腺素钠、西洛他唑、盐酸沙格雷酯、萘呋胺、丁咯地尔和己酮可可碱等。在前列腺素类药物中,脂微球性前列地尔注射液的疗效和耐受性最好,荟萃分析表明,与安慰剂相比,PGE1 能够显著增加步行距离,即使停止治疗后其步行能力仍然保持增加;与己酮可可碱相比,PGE1 能够提高最终的 PFWD 和 MWD;当与其他治疗(Laevadosin,萘呋胺及 L-精氨酸)相比,PGE1 可以随着治疗时间的延长而增加步行距离;新近 Vitale 等研究发现类前列腺素显著降低大截肢的风险(MH-OR 0.77,95% CI 0.63 ~ 0.93,$P = 0.007$),但不能降低总的截肢率和增加溃疡的愈合率。脂微球性前列地尔注射液的剂量根据患者病变程度推荐为 10μg,1 ~ 2 次/天,静脉推注或滴注,疗程 14 ~ 21 天。

贝前列腺素钠治疗能改善糖尿病性 PAD 患者下肢的主观症状,如烧灼样感觉、冷感觉、水肿、劳力性疼痛、针刺样疼痛及感觉异常。Lièvre 等研究显示:与安慰剂相比,每日口服贝前列素钠 40μg tid,治疗 6 个月,无痛性行走距离改善超过 50% 的 LEAD 患者在两组分别为(43.5% vs. 33.3%),两组间无痛性行走距离分别增加 81.5% 和 52.5%,最大步行距离分别增加 60.1% 和 35.0%,严重心血管事件的发生分别为 4.8% 和 8.9%。该研究表明,贝前列素钠能有效地改善间歇性跛行患者的症状。但其后 Mohler ER 等的研究发现,与安慰剂相比,最大步行距离没有明显增加(16.7% vs. 14.6%),无痛性行走距离与生活质量评分在两组间也没有统计学意义,提示贝前列素钠对于 LEAD 患者间歇性跛行的治疗无效。这两个研究得出迥然不同的结论,可能是由于在试验时患者的纳入标准等原因所致;新近的荟萃分析表明,在 3 个贝前列素钠的研究,一个研究显示与安慰剂比较,贝前列素能增加 PFWD 和 MWD,但另外两个研究没有显示有任何益处;且增加贝前列素相关的不良事件,提示目前的总体证据不足以得出类前列腺素治疗对于间歇性跛行患者是否具有临床意义的效果,尚需要设计更好的足够样本量的随机、双盲试验来回答该问题。贝前列素钠的剂量根据患者病变程度推荐为 20 ~ 40μg,2 ~ 3 次/天。

西洛他唑可以通过减少运动诱导的缺血再灌注损伤,从而显著地改善 LEAD 患者的间歇性步行距离。西洛他唑能够增加糖尿病性 PAD 患者 6 周和 24 周的绝对步行距离(86.4% vs. 14.1%,$P = 0.049$;143% vs. 23.2%,$P = 0.086$),改善动脉顺应性、脂质谱以及生活质量评分。荟萃分析发现,给予西洛他唑 100mg 与 50mg 每天 2 次,其无痛性跛行距离均有较好地改善(WMD 分别为 31.41m,95% CI,22.38 ~ 40.45m,$P < 0.00001$;19.89m,95% CI 9.44 ~ 30.34m,$P = 0.0002$),最大跛行距离也有明显改善(WMD 分别为 43.12m,95% CI 18.28 ~ 67.96m,$P = 0.0007$ 和 32.00m,95% CI 14.17 ~ 49.83m,$P = 0.0004$),提示西洛他唑能够改善 LEAD 患者的步行距离,但目前没有足够的证据证明服用西洛他唑能够降低全因死亡率和

心血管事件或者改善患者的生活质量。此外,经血管腔内微创治疗(球囊扩张及支架植入)的 LEAD 患者,西洛他唑治疗较噻氯匹啶有更少的再闭塞发生(OR 0.32,95% CI 0.13～0.76,P=0.01),且西洛他唑治疗是预防血管再狭窄的独立预测因子。西洛他唑的副作用主要有头痛、腹泻、大便异常、头晕以及心悸,但症状轻微可以忍受,严重不良事件包括心血管事件及死亡率与安慰剂相比,并没有增加,但长期有效性尚不明确。西洛他唑的推荐剂量为 50～100mg,2 次/天。

荟萃分析发现,盐酸沙格雷酯治疗 PAD 较其他常规治疗相比能减小溃疡面积,增加踝肱指数、足背动脉血流量,无痛性行走距离增加 200.87m,但由于该研究纳入文献质量较低,尚不能得出盐酸沙格雷酯治疗 PAD 有效的最后结论,其剂量为 100mg,2 次/天。

从某种程度上讲,上述药物治疗方法仅仅是对于轻至中度的 LEAD 患者延缓其病变的发展,是 LEAD 治疗的基础;但对于 CLI 患者多数并不能达到改善症状、保肢的目的,因此对于缺血严重而内科常规治疗无效者则需行经皮介入治疗或外科手术治疗。

(三) 糖尿病性 LEAD 的三级预防

糖尿病性 LEAD 的三级预防主要是针对慢性 CLI 患者,即临床上表现为静息痛或缺血性溃疡,Fontaine 分期在 3 期以上与 Rutherford 分类在 Ⅱ级 3 类以上者。如果内科常规治疗无效,则需行经皮血管腔内介入治疗或外科手术治疗。由于经皮血管腔内介入治疗损伤较小,风险较低,是目前进行血运重建的首选治疗方法;外科手术治疗包括人造血管旁路手术、人造血管-自体血管复合旁路手术、自体血管旁路手术以及大隐静脉动脉化等。如果患者不符合血运重建手术的指征,当患者病灶和疼痛稳定时,可以考虑药物保守治疗;当出现不能耐受的疼痛以及感染播散,则考虑行截肢手术。严重肢体缺血三级预防的流程见图 1-4-3。

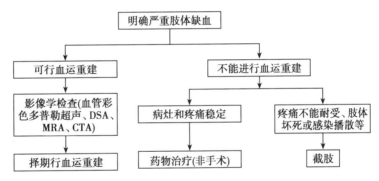

图 1-4-3　严重肢体缺血的三级预防流程图

LEAD 的三级预防要求临床上做到多学科协作,即首先由糖尿病专科医师评估患者全身状况,做到尽可能地降低心血管并发症的发生;同时评估其血管条件,创造经皮血管腔内介入治疗或外科手术治疗条件,与放射介入治疗医师和血管外科医师一起讨论手术方式,作出术中和术后发生心血管事件的抢救预案,并且在手术成功后给予随访及药物调整。只有这样,才能最大限度地改善糖尿病性 LEAD 患者的血循重建,减少截肢和死亡。

六、"无治疗选择"的 LEAD 患者的管理

严重肢体缺血的预后极差,5 年生存率仅为 50% 或更低;严重肢体缺血的治疗不仅仅是缓解症状,而且还要防止动脉粥样硬化的进展以预防心血管事件发生;对于部分严重肢体缺血患者,截肢目前被认为是最好的治疗选择,但截肢后的总死亡率大约为 25%～50%;围术期的死亡率为 5%～20%;二次截肢率大约为 30%;但对大多数严重肢体缺血患者而言,保肢仍然是主要的目标;尽管目前微创介入技术和外科干预技术的快速发展,但严重肢体缺血的治疗选择仍然有限,约 40% 的患者不符合介入或外科血管治疗指征,且目前又没有有效的药物治疗,这部分患者被称为"无治疗选择"的患者。对于这部分患者,可以采用

基因治疗或自体干细胞移植治疗,虽然这两种治疗方法仍处于探索研究之中,但对于"无治疗选择"的患者来说,仍是未来的治疗希望。

综上所述,糖尿病性 LEAD 的发病率高,危害严重,对于严重肢体缺血患者,目前治疗手段有限,因此必须加强对糖尿病患者 LEAD 的筛查,做到早期发现、早期诊断以及早期预防,对于临床诊断的 LEAD 患者,应该进行规范化管理,同时还需要探讨"无治疗选择"的严重肢体缺血患者的新的治疗方案,这样才能真正降低糖尿病患者的截肢率和死亡率。

（冉兴无）

参 考 文 献

［1］冉兴无.加强糖尿病周围血管病变的筛查与规范化管理.中华糖尿病杂志,2012,4(8):449-451.

［2］冉兴无,郑月宏.加强多学科协作,提高糖尿病缺血性足溃疡的治愈率.中华糖尿病杂志,2016,8(7):728-733.

［3］张斌,向红丁,毛微波,等.北京、上海、天津、重庆四城市住院 2 型糖尿病患者糖尿病慢性并发症及相关大血管疾病的流行病学分析.中国医学科学院学报,2002,24(5):452-456.

［4］中华医学会糖尿病学分会糖尿病慢性并发症调查组.全国住院糖尿病患者慢性并发症及其相关危险因素 10 年回顾性调查分析.中国糖尿病杂志,2003,11(4):232-237.

［5］Guan H,Li YJ,Xu ZR,et al. Prevalence and risk factors of peripheral arterial disease in diabetic patients over 50 years old in China. Chin Med Sci J,2007,22(2):83-88.

［6］沈琴,贾伟平,包玉倩,等.社区糖尿病及糖调节受损人群周围血管病变的患病率调查.中华医学杂志,2006,86(22):1530-1533.

［7］Jiang Y,Ran X,Jia L,et al. Epidemiology of type 2 diabetic foot problems and predictive factors for amputation in China. Int J Low Extrem Wounds,2015,14(1):19-27.

［8］费扬帆,王椿,陈大伟,等.住院糖尿病足患者截肢率与截肢危险因素分析.中华医学杂志,2012,92(24):1686-1689.

［9］Steg PG,Bhatt DL,Wilson PW,et al. One-year cardiovascular event rates in outpatients with atherothrombosis. JAMA,2007,297(11):1197-1206.

［10］Cang Y,Li J,Li YM,et al. Relationship of low ankle-brachial index with all-cause mortality and cardiovascular mortality in Chinese patients with metabolic syndrome after a 6-year follow-up:a Chinese prospective cohort study. Intern Med,2012,51(20):2847-2856.

［11］中华医学会糖尿病学分会.2 型糖尿病患者合并下肢动脉病变的筛查及管理规范.中华糖尿病杂志,2013,5(2):82-88.

［12］Thorud JC,Plemmons B,Buckley CJ,et al. Mortality After Nontraumatic Major Amputation Among Patients With Diabetes and Peripheral Vascular Disease:A Systematic Review. J Foot Ankle Surg,2016,55(3):591-599.

［13］冉兴无.糖尿病周围动脉病变:一个处于灰区的危险状态.中华医学杂志,2012,92(4):217-218.

［14］Hirsch AT,Murphy TP,Lovell MB,et al. Peripheral Arterial Disease Coalition. Gaps in public knowledge of peripheral arterial disease:the first national PAD public awareness survey. Circulation,2007,116(18):2086-2094.

［15］Lovell M,Harris K,Forbes T,et al;Peripheral Arterial Disease Coalition. Peripheral arterial disease:lack of awareness in Canada. Can J Cardiol,2009,25(1):39-45.

［16］Lange S,Diehm C,Darius H,et al. High prevalence of peripheral arterial disease and low treatment rates in elderly primary care patients with diabetes. Exp Clin Endocrinol Diabetes,2004,112(10):566-573.

［17］Gibbons GW,Shaw PM. Diabetic vascular disease:characteristics of vascular disease unique to the diabetic patient. Semin Vasc Surg,2012,25(2):89-92.

［18］Londero LS,Lindholt JS,Thomsen MD,et al. Pulse palpation is an effective method for population-based screening to exclude peripheral arterial disease. J Vasc Surg,2016,63(5):1305-1310.

［19］Rooke TW,Hirsch AT,Misra S,et al. 2011 Writing Group Members;2005 Writing Committee Members ACCF/AHA Task Force Members. 2011 ACCF/AHA Focused Update of the Guideline for the Management of patients with peripheral artery disease (Updating the 2005 Guideline):a report of the American College of Cardiology Foundation/American Heart Association Task Force on practice guidelines. Circulation,2011,124(18):2020-2045.

［20］Hoe J,Koh WP,Jin A,et al. Predictors of decrease in ankle-brachial index among patients with diabetes mellitus. Diabet Med,

2012,29(9):e304-e307.

[21] Dachun Xu,Jue Li,Liling Zou,et al. Sensitivity and specificity of the ankle--brachial index to diagnose peripheral artery disease:a structured review. Vasc Med,2010,15(5):361-369.

[22] 陈大伟,卢武胜,王椿,等. 糖尿病足病患者踝肱指数和下肢动脉造影特点及其相关分析. 四川大学学报(医学版),2010,41(4):731-733.

[23] Brooks B,Dean R,Patel S,et al. TBI or not TBI:that is the question. Is it better to measure toe pressure than ankle pressure in diabetic patients? Diabet Med,2001,18(7):528-532.

[24] 中华医学会糖尿病学分会. 中国2型糖尿病防治指南(2013年版). 中华糖尿病杂志,2014,6(7):447-498.

[25] Marso SP,Hiatt WR. Peripheral arterial disease in patients with diabetes. J Am Coll Cardiol,2006,47(5):921-929.

[26] Alonso-Coello P,Bellmunt S,McGorrian C,et al;American College of Chest Physicians. Antithrombotic therapy in peripheral artery disease:Antithrombotic Therapy and Prevention of Thrombosis,9th ed:American College of Chest Physicians Evidence-Based Clinical Practice Guidelines. Chest,2012,141(2 Suppl):e669S-90S.

[27] Feringa HH,van Waning VH,Bax JJ,et al. Cardioprotective medication is associated with improved survival in patients with peripheral arterial disease. J Am Coll Cardiol,2006,47(6):1182-1187.

[28] Lane R,Ellis B,Watson L,et al. Exercise for intermittent claudication. Cochrane Database. Syst Rev,2014,(7):CD000990.

[29] Lyu X,Li S,Peng S,et al. Intensive walking exercise for lower extremity peripheral arterial disease:A systematic review and meta-analysis. J Diabetes,2016,8(3):363-377.

[30] Fokkenrood HJ,Bendermacher BL,Lauret GJ,et al. Supervised exercise therapy versus non-supervised exercise therapy for intermittent claudication. Cochrane Database Syst Rev,2013,(8):CD005263.

[31] Gardner AW,Parker DE,Montgomery PS,et al. Efficacy of quantified home-based exercise and supervised exercise in patients with intermittent claudication:a randomized controlled trial. Circulation,2011,123(5):491-498.

[32] Müller-Bühl U,Engeser P,Leutgeb R,et al. Low attendance of patients with intermittent claudication in a German community-based walking exercise program. Int Angiol,2012,31(3):271-275.

[33] Campbell A,Price J,Hiatt WR. Omega-3 fatty acids for intermittent claudication. Cochrane Database Syst Rev,2013,(7):CD003833.

[34] Berger JS,Krantz MJ,Kittelson JM,et al. Aspirin for the prevention of cardiovascular events in patients with peripheral artery disease:a meta-analysis of randomized trials. JAMA,2009,301(18):1909-1919.

[35] Wong PF,Chong LY,Mikhailidis DP,et al. Antiplatelet agents for intermittent claudication. Cochrane Database Syst Rev,2011,(11):CD001272.

[36] Bedenis R,Lethaby A,Maxwell H,et al. Antiplatelet agents for preventing thrombosis after peripheral arterial bypass surgery. Cochrane Database Syst Rev,2015,(2):CD000535.

[37] Robertson L,Ghouri MA,Kovacs F. Antiplatelet and anticoagulant drugs for prevention of restenosis/reocclusion following peripheral endovascular treatment. Cochrane Database Syst Rev,2012,(8):CD002071.

[38] Cosmi B,Conti E,Coccheri S. Anticoagulants(heparin,low molecular weight heparin and oral anticoagulants)for intermittent claudication. Cochrane Database Syst Rev,2014,(5):CD001999.

[39] Berridge DC,Kessel DO,Robertson I. Surgery versus thrombolysis for initial management of acute limb ischaemia. Cochrane Database Syst Rev,2013,(6):CD002784.

[40] Kumbhani DJ,Steg PG,Cannon CP,et al;REACH Registry Investigators. Statin therapy and long-term adverse limb outcomes in patients with peripheral artery disease:insights from the REACH registry. Eur Heart J,2014,35(41):2864-2872.

[41] Antoniou GA,Fisher RK,Georgiadis GS,et al. Statin therapy in lower limb peripheral arterial disease:Systematic review and meta-analysis. Vascul Pharmacol,2014,63(2):79-87.

[42] Ramos R,García-Gil M,Comas-Cufí M,et al. Statins for Prevention of Cardiovascular Events in a Low-Risk Population With Low Ankle Brachial Index. J Am Coll Cardiol. 2016,67(6):630-640.

[43] Ostergren J,Sleight P,Dagenais G,et al. HOPE study investigators. Impact of ramipril in patients with evidence of clinical or subclinical peripheral arterial disease. Eur Heart J,2004,25(1):17-24.

[44] Ahimastos AA,Walker PJ,Askew C,et al. Effect of ramipril on walking times and quality of life among patients with peripheral artery disease and intermittent claudication:a randomized controlled trial. JAMA,2013,309(5):453-460.

[45] Zankl AR,Ivandic B,Andrassy M,et al. Telmisartan improves absolute walking distance and endothelial function in patients

with peripheral artery disease. Clin Res Cardiol,2010,99(12):787-94.

[46] Shahin Y,Barnes R,Barakat H,et al. Meta-analysis of angiotensin converting enzyme inhibitors effect on walking ability and ankle brachial pressure index in patients with intermittent claudication. Atherosclerosis,2013,231(2):283-290.

[47] Paravastu SC,Mendonca DA,Da Silva A. Beta blockers for peripheral arterial disease. Cochrane Database Syst Rev,2013, (9):CD005508.

[48] Diehm C,Pittrow D,Lawall H. Effect of nebivolol vs. hydrochlorothiazide on the walking capacity in hypertensive patients with intermittent claudication. J Hypertens,2011,29(7):1448-1456.

[49] Armstrong EJ,Chen DC,Westin GG,et al. Adherence to guideline-recommended therapy is associated with decreased major adverse cardiovascular events and major adverse limb events among patients with peripheral arterial disease. J Am Heart Assoc,2014,3(2):e000697.

[50] Hasimu B,Li J,Yu J,et al. Evaluation of medical treatment for peripheral arterial disease in Chinese high-risk patients. Circ J, 2007,71(1):95-99.

[51] Robertson L,Andras A. Prostanoids for intermittent claudication. Cochrane Database Syst Rev,2013,(4):CD000986.

[52] Vitale V,Monami M,Mannucci E. Prostanoids in patients with peripheral arterial disease:A meta-analysis of placebo-controlled randomized clinical trials. J Diabetes Complications. 2016,30(1):161-166.

[53] Yoon HS,Choi WJ,Sung IH,et al. Effects of Beraprost sodium on subjective symptoms in diabetic patients with peripheral arterial disease. Clin Orthop Surg,2013,5(2):145-151.

[54] Lièvre M,Morand S,Besse B,et al. Oral Beraprost sodium,a prostaglandin I(2) analogue,for intermittent claudication:a double-blind,randomized,multicenter controlled trial. Beraprostet Claudication Intermittente (BERCI) Research Group. Circulation,2000,102(4):426-431.

[55] Mohler ER,Hiatt WR,Olin JW,et al. Treatment of intermittent claudication with beraprost sodium,an orally active prostaglandin I2 analogue:a double-blinded,randomized,controlled trial. J Am Coll Cardiol,2003,41(10):1679-1686.

[56] O'Donnell ME,Badger SA,Sharif MA,et al. The vascular and biochemical effects of cilostazol in diabetic patients with peripheral arterial disease. Vasc Endovascular Surg,2009,43(2):132-143.

[57] Bedenis R,Stewart M,Cleanthis M,et al. Cilostazol for intermittent claudication. Cochrane Database Syst Rev,2014, (10):CD003748.

[58] 高伟,王芳,刘关键,等. 盐酸沙格雷酯治疗周围动脉疾病疗效与安全性的系统评价. 中国循证医学杂志,2012,12(3): 341-346.

[59] 中华医学会糖尿病学分会. 中华医学会糖尿病学分会关于干细胞移植治疗糖尿病下肢动脉病变的立场声明. 中华糖尿病杂志,2010,2(6):404-409.

第五章　糖尿病下肢神经病变

无论在发展中国家还是发达国家,糖尿病的发病率都以惊人的速度逐年上升。糖尿病足(diabetic foot,DF)使糖尿病患者截肢风险较非糖尿病人群45岁以上、65岁以上、65~74岁者分别提高8、12、23倍,是糖尿病患者致残的严重并发症,不仅降低了患者的生活质量,而且随访发现截肢患者5年内死亡率达60%。糖尿病周围神经病变(diabetic peripheral neuropathy,DPN)和下肢血管闭塞是糖尿病足溃疡(diabetic foot ulcer,DFU)形成的始动因素,在不同DFU成因中占有不同分量。85%~90%的DFU合并DPN,多个文献统计显示DPN是引发DFU最主要的危险因素。

DPN包括糖尿病远端对称性感觉运动多神经病变(diabetic sensorimotor polyneuropathy,DSPN)、糖尿病自主神经病变、糖尿病对称性下肢近端运动神经病变和糖尿病局灶性神经病变。DPN的发病机制尚未完全阐明,目前认为是在糖代谢紊乱的基础上与多种因素共同作用的结果。

一、病因和临床表现

DSPN是指由于长期暴露在高糖状态,代谢及微循环异常引起慢性、对称性、长度依赖性、由下肢向上肢蔓延的、感觉和运动多发性神经病变,是DPN中最常见的类型。该病起病隐匿,慢性进行性加重,由末梢神经纤维逐渐发展较大神经纤维介导的保护性感觉减退、缺失。部分患者早期可表现为感觉过敏或痛性神经病变,如皮肤针刺样疼痛、烧灼样、蚁行感,夜间加重,活动后疼痛可稍有缓解。粗纤维神经病变引起的疼痛较为深在,有些患者将其形容为足部的"牙痛",狗爪搔抓足部骨头样疼痛,或者足被混凝土禁锢的感觉,约40%患有DPN的患者是因为痛性神经病变入院治疗的,而他们中约20%已经忍受DPN引起的下肢疼痛不适超过6个月,神经痛是影响DPN患者生活质量的主要因素之一。但约50%的患者无明显感觉异常,感觉缺失是DSPN最常见的临床表现。由于温度、触觉、振动觉包括疼痛感觉的下降,患者出现从足趾前端开始向近心端发展的对称性麻木感,对于足部损伤的感知能力下降。DSPN中运动神经病变对足肌肉的影响可以导致弓形足、爪形趾样足形态变化。合并DPN的糖尿病患者与正常人相比身体平衡控制能力下降,正常人足底应力点多位于第1趾腹、第1、2跖骨头处,而糖尿病患者的足底应力点外移,可出现于足底第4、5跖骨头处皮肤。

自主神经分布遍布全身,相对血液循环较差的皮肤经常首先受累,表现为下肢汗腺自主神经功能受损。患者上半身大量出汗而下肢特别是足部无汗,是最常见的糖尿病自主神经病变的临床表现。人体微循环及毛细血管的血流量也是自主神经调节的,当这些自主神经发生病变后,微血管的舒张和收缩幅度减少,血管运动的紧张性减低,正常关闭的动静脉分流开放,血液回流加快,静脉迂曲扩张、压力升高,容易出现足踝部水肿,骨骼的血流量增加还可引起局部骨吸收,导致足部骨量减少。

糖尿病对称性下肢近端运动神经病变发生相对较少,通常发生于50~60岁的男性。大多数患者糖尿病病史较长且应用口服降糖药治疗,亚急性起病,表现为对称性大腿肌无力以致肌萎缩,疼痛部位往往较深,呈烧灼样,夜间加重,缓慢进行达数周或数月,站起困难,走路蹒跚。此外多数患者伴有体重下降、厌食,查体见膝腱反射减弱或消失,化验示血糖或糖化血红蛋白偏高,肌电图为神经源性损害。胰岛素治疗可以防止体重下降,其自然病程是约 18 个月后呈缓慢自发缓解趋势。

糖尿病局灶性神经病变多见于脑神经、胸 3 ~ 12 节段神经根病变,下肢异常表现较少。

主要因 DPN 引起的 DF 可有两种后果:神经性溃疡(neuropathic ulcer,NU)和神经性骨关节病,即 Charcot 足。NU 较为常见,糖尿病 Charcot 足是一种相对少见病,是由于糖尿病周围感觉、运动、自主神经病变和骨代谢异常导致的足局部非感染性骨损伤、关节半脱位/脱位以至骨关节难以逆转的畸形改变,严重影响糖尿病患者的生活质量。

二、糖尿病下肢神经病变临床常用的检查方法

由于糖尿病下肢神经病变起病隐匿,临床表现复杂多样,为了量化和评估患者症状,出现一些问卷式评分表,主要是根据患者主观感受进行评分,如肢神经损害评分表(neuropathy impairment score in the lower limbs,NISLL)、密西根糖尿病性周围神经病评分表(Michigan diabetic neuropathy score,MDNS)、神经系统症状评分(neurologieal symptom score,NSS)和多伦多临床评分系统(Toronto clinical scoring system,TCSS)等。但由于部分 DPN 无明显临床表现,而出现明显症状时已属病变晚期,故这些问卷式评分对于早期筛查容易造成漏诊。还有神经活检、皮肤活检等鉴别是否存在 DPN,临床应用不多。

2010 年美国糖尿病学会(ADA)认定的 5 种临床检查包括踝反射、音叉振动觉、压力觉以及温度觉、刺痛觉检查作为糖尿病下肢神经病变的筛查项目(示例见图 1-5-1)。踝反射是检查有髓鞘深感觉传入神经及有髓鞘运动传出神经受刺激后的反应;振动觉和压力觉检查的是深感觉有髓鞘神经;温度觉及刺痛觉检查是无髓鞘的细神经纤维受刺激后反应。每项检查的侧重点各有不同,多项目组合有较好的敏感性和特异性。国内赵志刚研究认为对于无症状 DPN,踝反射+温度觉+振动觉覆盖了周围有髓鞘粗神经的感觉和运动纤维及无髓鞘的浅感觉细纤维,是筛查 DPN 最佳组合方式。

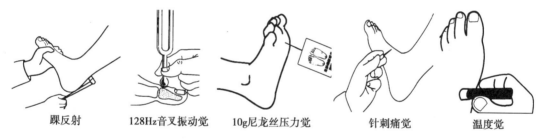

| 踝反射 | 128Hz音叉振动觉 | 10g尼龙丝压力觉 | 针刺痛觉 | 温度觉 |

图 1-5-1　糖尿病下肢神经病变的筛查项目

肌电图检查通过对双侧正中神经、尺神经、胫神经、腓总神经的运动支和正中神经、尺神经、腓肠神经、腓浅神经感觉支的神经传导速度(nerve conduction velocity,NCV)进行检查,发现髓鞘、轴索和郎飞式结神经传导电信号能力的病变,被认为是 DPN 诊断的"金标准"。一般两项或以上 NCV 减慢者考虑存在 DPN。

糖尿病下肢自主神经病变的检查方案国内外均建议行皮肤交感反应(sympathetic skin response,SSR)检查。泌汗液的自主神经功能紊乱被认为是最早的可被探测出的末梢微小神经病变。SSR 是一种与汗腺活动引起皮肤电压变化相关的表皮电位,不仅能对自主神经功能损害进行评价,而且能够反映节后交感神经状态,提供小而无髓 C 类纤维的客观情况,弥补 NCV 的不足。SSR 潜伏期的测定对于亚临床的交感神经病变有很大价值,目前被认为是可以最早发现 DPN 的一种检测方法。国外已经有专门仪器(图 1-5-2)通过微小电流刺激手足汗腺,测量手汗腺分泌反应以早期发现糖尿病自主神经病变。

临床常用的糖尿病下肢神经病变筛查方法还有感觉定量检查(工具见图 1-5-3)。它是检测感觉神经传导阈值/电流感觉阈值(current perception threshold,CPT)的独特检测方法。CPT 是持续诱发感觉神经反应所需的经皮无痛性电刺激的最小值。糖尿病神经病变是一个从健康到感觉过敏再到感觉减退最终至感觉缺失的过程,同时也伴随着 CPT 由正常至降低再至升高的过程。感觉定量检查可检查直径小的薄髓鞘或无髓鞘纤维的病变,弥补感觉神经传导只能反映感觉神经中直径大的有髓鞘纤维的功能,完善了糖尿病

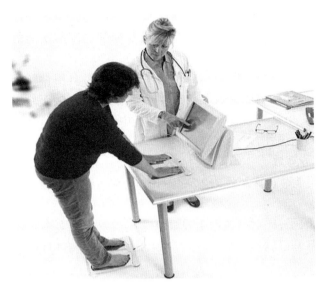

图 1-5-2 汗腺分泌测量仪

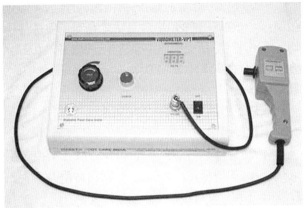

图 1-5-3 感觉震感定量测量仪

神经病变的检查。

三、糖尿病周围神经病变的诊断

诊断要点有:明确患有糖尿病病史;存在周围神经病变的临床症状与体征,和(或)电生理的证据;排除其他导致周围神经病变的原因。

据 2010 年 ADA 糖尿病周围神经病变指南,DPN 诊断分为 4 层,第一层指有 DPN 的症状或体征(踝反射、压力觉、振动觉、针刺觉、温度觉任一项体征为阳性),同时存在神经传导功能异常,可确诊;第二层指有 DPN 的症状及 1 项体征为阳性,或无症状但有 2 项以上(含 2 项)体征为阳性,可临床诊断;第三层指有 DPN 的症状但无体征或无症状但有 1 项体征阳性,为疑似诊断;第四层指无症状和体征,仅存在神经传导功能异常,为亚临床诊断。

对于不典型 DPN 表现,临床还需要与慢性炎性脱髓鞘性多发性神经根周围神经病,营养缺乏,药物或其他理化因素中毒性神经病变,尿毒症多发性周围神经病,甲状腺疾病相关性周围神经病,恶性肿瘤,结缔组织病,外伤和压迫性神经病变,免疫介导的吉兰-巴雷综合征、淀粉样变性多发性神经病等疾病,AIDS 等感染性周围神经病进行鉴别。

四、糖尿病周围神经病变的治疗

积极控制血糖,保持血糖稳定,将糖化血红蛋白个体化控制理想范围,最好在 7% 以内。

根据目前对糖尿病发病机制的研究结果,抗氧化应激、改善微循环、神经营养与修复及醛糖还原酶抑制剂成为 DPN 病因治疗的核心,但临床疗效不甚显著。

硫辛酸是线粒体脱氢酶的辅助因子,可通过直接清除活性氧和自由基,并可再生维生素 C、谷胱甘肽等其他抗氧化剂,进而改善机体高氧化应激状态。硫辛酸可能螯合 Fe、Cu 及其他过渡金属元素起到降低 OH^- 的产生,阻断脂质过氧化,增加神经组织内还原型谷胱甘肽水平。通过调节 NO 介导的内皮细胞依赖性血管舒张等途径及阻止神经外膜细动脉超氧化物的形成,恢复内皮依赖性的血管舒张功能来增加神经营养血管的血流量。增加 DPN 组织 Na^+-K^+-ATP 酶活性,使周围神经能量消耗的主要通路恢复,改善周围神经的营养状态和传导速度。硫辛酸在欧美被广泛用于治疗痛性糖尿病神经病,临床安全性好,可以长期应用。

周围神经血供减少是导致 DPN 发生的一个重要因素。前列腺素 E1、钙通道阻滞剂——尼莫地平、M

胆碱受体阻滞剂——山莨菪碱、α肾上腺素能受体抑制剂——丁咯地尔、血小板中5-羟色胺释放抑制剂——西洛他唑,通过不同途径改善微循环,从而减轻周围神经的缺血缺氧,促进受损神经细胞功能的恢复。

甲钴胺作为维生素B_{12}的衍生物,可渗入神经细胞内,参与核酸、蛋白质及脂质的合成,并且甲钴胺是蛋氨酸合成酶的辅酶,补充甲钴胺有利于促进周围神经髓鞘磷脂形成及轴浆转运和轴突再生,从而修复DPN损伤神经,使受损的神经再生,改善神经传导速度。甲钴胺还具有通过提高神经中cAMP及cGMP的含量,从而提高Na^+-K^+-ATP酶的活性,提高神经血管的通透性,改善神经内膜缺氧,进而改善神经传导速度,对减轻患者自发性肢体疼痛、麻木和皮肤感觉减退等有效。

醛糖还原酶抑制剂——依帕司他、非达司他和雷尼司他通过抑制醛糖还原酶的活性,减少山梨醇和果糖在周围神经组织的沉积,理论上可有效改善DPN。

补充营养因子,如在治疗DPN时联合鼠神经生长因子;针对高血糖引发的氧化应激发生的多个途径进行抑制,如糖基化产物抑制剂、蛋白激酶C抑制剂、氨基己糖通路抑制剂的应用,国外临床上有应用,但疗效有待进一步观察。

针对糖尿病痛性神经病变的治疗,2012年国内《痛性周围神经病的诊断和治疗共识》提出:一线治疗A级推荐普瑞巴林;二线治疗A级推荐:度洛西汀、加巴喷丁、加巴喷丁合并吗啡或三环类抗抑郁药、丙戊酸钠,B级推荐:阿米替林等三环类抗抑郁药、文拉法辛缓释剂、缓释羟考酮、曲马多、吗啡、辣椒素和硝酸异山梨酯喷雾剂;三线治疗可选用利多卡因贴剂。

对于以糖尿病下肢神经病变为主要启动因素引起的糖尿病足NU和Charcot足,治疗上制动、减压为首要措施,在此基础上予以抗感染、清创、控制血糖、对症等治疗,只要治疗及时,足部创面多可以愈合。

五、糖尿病周围神经病变的预防

DPN的发生与糖尿病病程、血糖控制情况密切相关,糖尿病病程较长,血糖持续偏高或波动较大,发现存在糖尿病肾病、糖尿病视网膜病变都暗示可能已经存在DPN。临床对于新诊断的2型糖尿病患者或糖尿病病史大于5年的1型糖尿病患者均应筛查DPN,加强健康教育,提高患者自我护理能力,控制好血糖,延缓并发症的进展。确诊DPN的患者应早期予以药物治疗。对于足部出现胼胝或存在感觉减退的患者,更应指导其保护双足的方法,避免出现糖尿病足。

（王璐宁　杨彩哲）

参 考 文 献

[1] Sebastiano Leone, Renato Pascale, Mario Vitale, et al. Epidemiology of diabetic foot. Le Infezioni in Medicina(Suppl), 2012, 1: 8-13.

[2] Johannesson A, Larsson GU, Ramstrand N, et al. Incidence of lower-limb amputation in the diabetic and nondiabetic general population: a 10-year population-based cohort study of initial unilateral and contralateral amputations and reamputations. Diabetes Care, 2009, 32(2): 275-280.

[3] Beckman JA, Creager MA, Libby P. Diabetes and atherosclerosis: epidemiology, pathophysiology, and management. JAMA, 2002, 287(19): 2570-2581.

[4] Tentolouris N, Al Sabbagh S, Walker MG, et al. Mortality in diabetic and nondiabetic patients after amputations performed from 1990 to 1995: a 5-year follow-up study. Diabetes Care, 2004, 27: 1598-1604.

[5] M. Lepantaloa, J. Apelqvist, C. Setacci, et al. Chapter V: Diabetic Foot. European Journal of Vascular and Endovascular Surgery. 2011, 42(2): S60-S74.

[6] Thomson F, Veves A, Ashe H, et al. A team approach to diabetic foot care: the Manchester experience. The Foot, 1991, 1: 75-82.

[7] 陈家伦. 临床内分泌学. 上海: 上海科学技术出版社, 2011.

[8] Tesfaye S, Boulton AJ, Dyck PJ, et al. Diabetic neuropathies: update on definitions, diagnostic criteria, estimation of severity, and

treatments. Diabetes Care,2010,33:2285-2293.

[9] 中华医学会神经病学分会肌电图与临床神经电生理学组,中华医学会神经病学分会神经肌肉病学组.痛性周围神经病的诊断和治疗共识.中华神经科杂志,2012,45(11):824-828.

[10] Mantyselka P,Ahonen R,Kumpusalo E,et al. Variability in prescribing for musculoskeletal pain in Finnish primary health care. Pharm World Sci,2001,23:232-236.

[11] Nima Toosizadeh,Jane Mohler,David G. Armstrong,et al. The Influence of Diabetic Peripheral Neuropathy on Local Postural Muscle and Central Sensory Feedback Balance Control. PLOS ONE. 2015,10(8):e0135255.

[12] Kevin Deschamps,Giovanni Arnoldo Matricali,Philip Roosen,et al. Classification of Forefoot Plantar Pressure Distribution in Persons with Diabetes:A Novel Perspective for the Mechanical Management of Diabetic Foot?. PLOS ONE, 2013, 8 (11):e79924.

[13] Boyce BF,Xing L. Functions of RANKL/RANK/OPG in bone modeling and remodeling. Arch Biochem Biophys,2008,473:13-146.

[14] 田睿,赵志刚.糖尿病神经病变的筛查和诊断.中国医学前沿杂志(电子版),2012,4(3):39-42.

[15] 窦京涛,吕朝晖.糖尿病临床实践规范.北京:科学出版社,2014.

[16] Thomas Mittlmeier,Patrick Haar. Should One Consider Primary Surgical Reconstruction in Charcot Arthropathy of the Feet?. Clin Orthop Relat Res,2010,468:1002-1011.

[17] American Diabetes Association. Standards of medical care in diabetes-2012. Diabetes Care,2012,35(Suppl 1):S11-53.

[18] 赵志刚,杨俊鹏,边蓉蓉.糖尿病神经病变检查方法的选择及诊断.中华糖尿病杂志,2014,6(4):205-207.

[19] Perkins BA,Olaleye D,zinman B,et al. simple screening tests for peripheral neuropathy in the diabetes clinic. Diabetes Care,2001,24:250-256.

[20] Kempler P,Amarenco G,Freeman R,et al. On behalf of the Toronto Consensus Panel on Diabetic Neuropathy. Gastrointestinal autonomic neuropathy,erectile-bladder and sudomotor dysfunction in patients with diabetes mellitus:clinical impact,assessment,diagnosis and management. Diabetes Metab Res Rev,2011,27:665-677.

[21] Dinesh Selvarajah,Tom Cash,Jennifer Davies,et al. SUDOSCAN:A Simple,Rapid,and Objective Method with Potential for Screening for Diabetic Peripheral Neuropathy. PLOS ONE,2015,10(10)::0138224.

[22] 中华医学会神经病学分会肌电图与临床神经电生理学组,中华医学会神经病学分会神经肌肉病学组.糖尿病周围神经病诊断和治疗共识.中华神经科杂志,2013,46(11):787-789.

[23] 边蓉蓉,赵志刚.糖尿病神经病变的分类及检查方法的评估.内科急危重症杂志 2014,20,(2):73-75.

[24] 樊实真,赵志刚.糖尿病周围神经并发症药物治疗进展.药品评价,2013,10(17):19-22.

[25] 陈晓文,马红英,陈勇伟,等.2 型糖尿病患者周围神经病变危险因素分析.中国糖尿病杂志,2014,22(12):1057-1059.

第六章　糖尿病足部畸形

第一节　引　　言

随着全球范围内糖尿病发病率的增加,其并发症的发病率也日益增加。过去,如果下肢出现了糖尿病并发症往往意味着截肢。然而,近年来随着人们对下肢重大截肢手术后长期后遗症(如死亡率升高和能源不断消耗)认识的不断加深,保肢的重要性逐渐得到了公认。目前,对于早期的下肢病变,治疗的重点在于减少畸形的发生;而对于慢性期的病变,治疗的目的则在于矫正畸形。

早些年,对糖尿病患者尤其是早期Charcot足患者的手术治疗结果是不尽如人意的。但为了在神经病变的病理进程中限制畸形的发展,对1期的患者进行早期手术干预还是很有必要的。在此期,畸形往往是"可塑性"的,且多数情况下可以修复,矫形后维持数月可以避免骨间直接融合的发生。此外,目前仍有些问题存在争论,如这些畸形是否可以保持稳定,保肢是否能真正提高患者的生活质量。这些问题还需要长期的随访研究加以证实。

本章的目的在于使读者熟悉处理糖尿病足患者畸形愈合及不愈合的保肢手术技巧。这包括针对这些复杂畸形的矫形设计、常用的固定方式及手术技巧。

第二节　外　科　治　疗

一、适应证及禁忌证

糖尿病并发肢体危象的自然进程已经众所周知,畸形及异常的压力分布常导致溃疡的发生并常因此而截肢。鉴于此,治疗糖尿病足患者不愈合及矫正畸形愈合的手术指征是不稳定且无法支具矫形的畸形或僵硬且无法适应的畸形。这些畸形的长期后遗症是明确的,而治疗的目的在于恢复一个稳定、可使用支具、跖行的足。

禁忌证包括严重的周围血管病变及某些感染。对于已经严重失活或已然丧失行走能力的肢体进行保肢手术,其结果很可能是徒劳的。感染并不是绝对的禁忌证,但却不容忽视。在骨髓炎的区域放置髓内钉是禁忌的,但这种情况下可以使用外固定支架代替髓内钉,提供稳定的固定,且适用于不同分期患者的矫形。当然,在术前进行感染性疾病及血管情况的全面评估是很有必要的。

这些患者往往一般情况较差且同时患有其他疾病。积极的药物治疗并严格控制血糖可以减少并发症的发病率。与此同时,患者的日常生活也不容忽视。一个没有家人和朋友照顾,又缺乏医生指导的患者,其发生并发症的可能性更大。这些患者长期康复过程需要一个良好的社会医疗系统提供支持。

二、畸形矫形计划

后足和踝关节的畸形愈合及不愈合往往比较复杂,需要仔细的术前设计和周密的考虑。而这些患者常因为同时伴有其他疾病或在长期的治疗过程中缺乏良好的依从性,使治疗变得更加困难。合理的治疗计划可以减少并发症及同一个患者的手术次数。

畸形矫形计划的理念在于通过恢复患足正常的解剖结构以恢复其功能,而所谓正常的解剖结构是指肢体稳定且各结构间的角度及相互关系大致正常。这有利于改善步态并减少异常的足底压力。生物力学知识及影像学上各角度的测量非常关键,他们是制定矫形计划的基础和指导。

旋转成角中心(center of rotation and angulation,CORA)概念的提出为畸形矫正提供了指导并增加了矫形手术的可重复性。患者需要进行相应的影像学检查,并在此基础上进行各种角度的测量并与正常值比较,这些角度往往代表特殊的轴线和关节位置,并用于矫正畸形的设计。最后,术中通过截骨和融合等方法可以恢复肢体正常的轴线和角度。

胫骨远端的畸形可以是多平面的。单一平面的畸形从概念上来说相对简单,尽管如此,术者也应牢记截骨的原则和其后遗症,术前先通过画线确定截骨水平的和矫正角度,术中再进行截骨矫形。当畸形涉及多个平面,特别是伴有肢体长度异常时,处理将更为复杂。

踝关节畸形常按照长骨畸形的处理方法来治疗,因为二者有着类似的轴向负重力线。鉴于此,外固定架和髓内钉是理想的固定选择。踝关节需要保证2°~4°的外翻并在矢状面上保持中立位,距骨和足需后移使距骨外侧突与胫骨骨髓腔在一轴线上。而胫骨的反张与后倾也需要考虑并矫正。

后足畸形常有多个CORA。作为连接踝关节和中足的重要结构,在处理后足畸形时需要同时考虑其与这二者之间的关系。这也使得后足畸形的病情更不确定并难以预计。在矫形过程中,首先要恢复后足与踝关节和下肢的正常解剖关系,然后再以稳定的后足为基础将中足复位。对于这些畸形的术前矫形设计会更为复杂。当后足尚未复位时很难进行合理中足的截骨设计。中足各角度和相互关系的确立需建立在后足复位的基础上。同时,若患者合并马蹄足畸形也不能忽视,此时需注意内侧柱的情况。多数情况下,矫形设计以影像学上侧位和前后位的距骨-第一跖骨角为基础,并通过截骨和融合等方法来恢复此角度。

关于单纯中足畸形保守治疗的报道很多,但结果一般。通常情况下,并不会出现单一的中足畸形。如果出现不稳定、严重的畸形或威胁肢体的严重慢性溃疡,可以选择手术重建。过去关于中足重建、融合或截骨后合理的内固定选择尚有争论。在此区域内的应力多为成角和剪切力,这使得传统的内固定方式容易失效。近年来多倾向于使用锁定钢板和外固定支架来解决这个问题。同时中足矫形的基础仍是恢复正常的距骨-第一跖骨角。

三、手术基本原则

要获得稳定、可重复的治疗结果需要严格遵守手术的基本原则。进行关节融合术时需充分清创直至出现渗血的新鲜软骨下骨。截骨矫形或楔形截骨时需去除适量的骨质以提供最佳的愈合条件。尽管这样常会导致长度或高度的丢失,但在治疗过程中,这并不是首要考虑的因素。明显的内翻或外翻畸形是下肢最常见的畸形。在行截骨矫形时,需在一期快速矫形或慢性逐步矫形中作出抉择。快速矫形有危及血管神经的风险,而慢性矫形需要使用外固定支架或需多次手术。

如果决定对一个僵硬或长期的畸形行快速矫形,可能需要同时行预防性的跗管松解术。在行快速的外翻矫形或矫形后肢体短缩超过2cm者,需警惕因血管缠绕而导致的血供损伤,必要时需分步处理以避免这种损伤。多数情况下,分期或逐步矫形是更好的选择。术中和术后可通过超声多普勒来检测血管损伤的情况。

另外需要考虑手术切口的选择。对长期的畸形进行快速矫形可能会导致切口闭合困难或张力过大。

例如对长期外翻畸形行后足关节融合矫形时需同时使用内侧切口,这虽然可以方便显露,但更重要的原因是这样可以避免外侧切口因张力过大而难以闭合。

在行矫形手术时,透视是必不可少的。通过透视可以确定切口位置,调整内固定的安置及进行截骨的设计。在手术暴露的区域内,可通过在透视下安置克氏针来按计划指导截骨手术。通过适当的技术手段可以在提高术中成像的基础上减少手术创伤。

截骨通常采用微型摆锯来进行。锥形的锯片可以适用于多数截骨手术。脉冲式的使用摆锯并注水冷却有利于减少因过度产热而导致的坏死。用克氏针引导可以减少摆锯的使用时间并维持截骨的正确位置。使用骨刀可以避免产热,但薄而柔软的骨刀更多地用于有限的撬拨。

另一个基本原则是获得稳定的固定,这需要熟悉合适的和最新的技术。我们可以通过使用大的螺钉、钢板、锁定钢板或将内固定和外固定联合使用来达到稳定的固定。

在恢复期,需要考虑进行负重锻炼。对于小腿和踝关节来说,地面的反作用力刚好轴向通过手术区域。但对于足部而言,应力呈90°作用于大部分内固定物,这就增加了剪切和旋转应力。这就决定了要根据不同的部位选择合适的内固定种类和固定方式。在踝关节稳定的内固定方式用于中足可能就会出现失败,牢记这一点,并据此调整负重锻炼的时期。

对于糖尿病患者的踝关节骨折,如果伴有神经病变,需要使用额外的内固定,这一点已经得到公认。Charcot 0 期的概念是创伤可以像传统意义上的 Charcot 足各期一样自发的进展。因此,糖尿病患者的踝关节骨折需要进行相应的处理。这种骨折需要额外的稳定固定并需要长期的保护和随访。如果初诊时这种类型的骨折没有得到妥善的处理,并发症可能是灾难性的病,很可能威胁肢体。增加稳定性有很多种方法,这需要根据不同的患者进行个性化的设计。

最简单的附加固定是采用斯氏针,将其从跟骨底部穿入,经过距骨,固定到胫骨前缘皮质。这种方法最早用于严重的踝关节骨折,现在则作为增加固定稳定性的一个简单的方法。将内固定换作锁定钢板也可以增加稳定性,且手术操作和技巧并无太多变化。锁定钢板的特性是角稳定性,因此常用于骨质疏松和粉碎骨折的病例。除此而外,额外的下胫腓螺钉和大的螺钉也可以增加固定的强度。最后,可以通过外固定支架来进行辅助固定,这是简单易行的。

很多重建手术的切口较大。有些情况下,可以先采用外固定架固定再分期手术,或者经小切口采用钢丝锯完成手术。但是大多数情况下,这些复杂畸形的处理需要充分的暴露,以方便手术操作、进行组织活检和培养、矫正畸形并固定。

就踝关节畸形而言,最常用的切口是延伸的外侧切口。此切口起自外踝上方约6cm处,沿腓骨走行,延伸跨越跗骨窦。此入路可以直接暴露踝关节、距下关节及跟骨外侧壁,方便进行这些部位的截骨矫形。腓骨远端也可以经此入路显露,必要时可将其切除用作植骨。

很多时候需要同时使用内侧切口。此切口起自内踝近端,在胫后肌腱和胫前肌腱之间弧形走行。经此入路可暴露内踝及内侧柱。

这两个切口并不相连。二者之间可通过经胫骨和踝关节前缘剥离的全厚皮瓣下方相交通。用拉钩从内向外拉开,保护前方结构,同时进行踝关节的清创或截骨矫形。术中需注意保护后方的血管神经束,避免造成不必要的并发症。

进行中足的矫形时,同样需要使用两个联合切口。第一个切口在足内侧沿胫后肌腱和胫前肌腱之间走行。经此切口可以方便安全地暴露整个内侧柱。

外侧再做一个类似的切口,注意保护腓骨肌腱。用拉钩从骨表面掀起附着的软组织,经此全厚皮瓣下方,内外侧切口可在背侧和跖侧相沟通。在行截骨矫形时可用小拉钩保护软组织。

除了上述常用切口外,有些情况下也有例外。进行补救手术的患者,之前往往经历过手术并有内固定和手术瘢痕的残留。在进行术前设计时需要考虑到这一点,以减少并发症。必要时可通过小的附加切口进行复位或去除多余的骨质和内固定物。

切开充分暴露手术区域后,残留的内固定物可首先去除。若怀疑有感染或骨髓炎,可进行细菌培养和组织活检。事先要通知病理科做好准备工作。样本立即送检并进行革兰染色并观察局部白细胞浓聚的区域。对于任何一个重建手术或复杂病例，都要做好充分的术前准备，以应对可能的阳性检查结果。

在进行后足和中足手术时，首要任务是重新恢复跟骨倾斜角。马蹄足是多 CORA 病变的一种表现形式。在矫正这种畸形时，可能需要进行跟腱延长或切断。然后经跟骨下方穿半针进入跟骨体，再通过"游戏摇杆"技术对跟骨进行复位。维持复位，并在透视下以一枚斯氏针经足底穿入跟骨，经距骨，直至胫骨前缘皮质，以维持后足的位置。这就为接下来中足的复位提供了稳定的结构支撑。半针甚至斯氏针都可以固定于外固定加上，以增加稳定性。

若选择环状外固定架为最终固定物，可进行临时固定并关闭伤口。大的斯氏针比较常用，随后在住院期间或拆除外固定时一并将其取出。如果选择内固定，那么需要在透视下安置，并最好选择大的或双倍的内固定物进行固定。目前比较流行使用大的螺钉和锁定钢板。其中，锁定钢板可以有效地分散应力，而且作为内置的外固定架可以减少内固定失败的概率。

在中足，螺钉常穿过一些非主要关节，如舟楔关节、楔骨间关节，有些甚至包括跖跗关节。螺钉固定这些关节可以增加稳定性，且不会留下明显的后遗症。

四、外固定

1. 外固定　在足踝部的矫形手术中，外固定的使用越来越广泛。这个技术可以用于感染病灶周围，骨量不足的患者，或增加内固定的强度。外固定也可以用于固定较为困难的中足。但是，我们不能把环形外固定支架和 Ilizarov 技术相混淆。环形外固定架常用于足踝部的矫形，但由于结构和解剖位置的限制，这并不真正符合 Ilizarov 的原则。

外固定支架有两种基本结构，一种用于踝关节和后足的固定，另一种用于中足或联合畸形。事实上，有很多支架类型可供选择，没有哪种支架的构造是最正确的。当然，采用一种支架不可能达到所有的矫形目的，因此，必须遵循适当的使用原则并做相应的调整。

对于胫骨远端、踝关节或胫骨-跟骨畸形而言，外固定支架包括两个组成部分。其中包括固定小腿的两个环以及远端固定足部的单环或足底板。对于这些部位的畸形，可以将其看做长骨的畸形，这样在概念上更容易理解。

对于外固定架的每个部分来说，都需要通过"阻挡"来确保稳定。理想状态下，每个部分都至少应和两个环相固定以达到稳定。鉴于这个结构特点，我们可以通过操纵两个"阻挡"之间的相互关系来达到矫形的目的。举例来说，在行踝关节融合时，距骨环和足底板构成了远端阻挡，而近端由两个胫骨环形成阻挡。术后，可通过调整螺纹连接杆来调节压力。将远端阻挡向近端阻挡调近，即可起到手术区域加压的效果。

鉴于外固定支架的构造和解剖位置的原因，这些部位矫形后的负重锻炼并不像中足矫形术后那样备受争议。而对于这些部位的畸形来说，带外固定支架固定的负重仍有很多争论。但在实际应用中，旋转和成角的影响已经减到最小，轻微的蹦床样轴向运动也是允许的。与髓内钉动力化的原理相似，这种在轴向上可控制的微动可以促进骨愈合，这也是 Ilizarov 技术的原则之一。

在进行中足的矫形时，足底板是常用的。但是足底板也有穿针位置受限和术后可调节性差等局限因素，因此熟悉其他器械也是很有必要的。可以选择使用 5/8 的胫骨阻挡环或小的足底板来作为足跟环，以替代传统的足底板。先将这个较短的环以相同的方法固定于足跟周围。然后在此基础上将患足的中足和前足固定于另一个圆环，并将其与足跟环相连接。这样的结构可以方便术后的调节，而使用传统足底板术后很难调节压力的角度，且固定物过于密集。

中足矫形后的负重是一个问题，尽管经常讨论，但仍有不少并发症的报道，包括经皮固定的钢针失效等。外固定技术可以应用于后足和中足，但真正的 Ilizarov 技术事实上并不适用。而有些支架的结构从设计上来说就不能用于负重。生理状态下中足负重时的应力并非轴向的，而是成角的并和下肢的长骨呈90°。这就明显限制了中足术后的负重锻炼。

在制订畸形的矫形方案时，外固定架的设计就应该确定下来了。如果需要的话，可以增加固定环和固定杆,以增加稳定性并在骨延长时获得长度。当然,也可以选择单边或针-杆型的外固定架,但这些可以用于临时固定用,并不能作为长期的矫形支架。

随着技术的进步,现在可以在计算机辅助下采用最新的外固定架设计进行矫形。Taylor 空间支架(Taylor spatial frame,TSF)(Smith & Nephew,Memphis,TN)将计算机辅助矫形与可调节支架相结合。它有其自身的优点但并不一定适用所有的患者。其学习曲线较陡峭,计算机软件也难以掌握,用于足部矫形时尤其如此。这个支架更昂贵,但可以从多个平面逐步矫正复杂的畸形,并限制血管神经所受的应力。对于足踝部,这种斜杆连接的支架是适用的。这种结构的支架适用于中足畸形和需要多旋转中心同时矫形的畸形。但是,开始使用这套系统时最好从踝关节和长骨开始,因为相对足部模型来说,它们的软件使用、支架设计和三维图形的理解都要简单一些。

2. 外固定支架的使用　掌握外固定支架的使用方法需要经验的积累,并且需要熟悉基本的技术知识、操作系统和获得良好疗效的基本原则。首先要掌握的原则是外固定支架的设计。在总体设计过程中要考虑固定环和固定棒的数量,环的大小,总体结构及其他相关因素,这与固定的稳定性也息息相关。当外固定架应用的时候,经皮钢针和半针的数量和它们的起始及安放位置都对支架的稳定性起决定作用。

很多情况下,作为术前计划的一部分,可以部分预制外固定支架以减少手术时间。畸形一旦矫正,需行临时固定。在安装外固定架之前,应将临时固定的克氏针和斯氏针在适当的位置剪断,以方便在小腿和足部安装支架。最后调整连接棒的长度,并进行透视以确定环状支架固定于正确的解剖位置。

对于跨小腿和足部的外固定支架,应在小腿后方放置折叠的毛巾,让小腿和支架保持一定的距离,以避免因术后水肿而压迫肢体。通过透视确定位置正确后,经跟骨从内向外穿入一枚钢针作为起始标志,并借此标志确定足部与支架的关系。

在跟骨轴钢针之后,第二根钢针位于胫骨近端的固定环。这同样是一根轴向定位针,和跟骨轴钢针平行。以此两根定位针为基础,将外固定支架固定于肢体之上,此时在确保稳定性的同时也允许进行调整。调整时通过向前或后拧动固定钢针的螺栓便可将支架向前或后调节,直至小腿与足跟均位于适当的解剖位置。然后在水平方向上调整外固定支架向内侧或外侧移动,以保证肢体位于支架的中间。当上述步骤完成后,再沿不同的平面穿入第三枚钢针,以"锁定"外固定支架的位置。

其余的胫骨环可以通过轴向、中间或经腓骨的钢针固定,在选择时应根据具体位置和周围结构的解剖特点来决定。半针常用于固定并增强稳定性。在整个手术过程中,橄榄枝状钢针都可用于增加稳定性,通常可以将两枚或多枚橄榄枝钢针以相反的方向置入足跟和足部,以确保肢体在支架内被完全锁定。

在足部,钢针的放置方式取决于不同的畸形。足跟可以用两枚经皮钢针完成固定,有时可以辅以一枚半针,因为它可以通过"游戏摇杆"作用辅助矫形。根据具体需要,所有这些固定针可以与足底板或足跟环相连接。

前足和中足的固定取决于具体位置和解剖关系。如果矫形部位位于踝关节和后足,则中前足的钢针可以用于增加稳定性并维持中立位。在这些情况下,足底板固定就已经足够了,并通过三到四枚钢针固定前中足,以维持踝关节和足部处于中立位。

如果畸形矫形位于中足,则需要在手术部位增加稳定性。很多情况下,这是项艰巨的工作,因为前足可用于固定的剩余骨质太少。采用标准的足底板,可以两枚钢针固定距骨而中足至少需要两枚钢针固定。以一枚钢针贯穿所有五根跖骨固定是很难做到的。为增加固定的稳定性,可将钢针穿过足横弓。多数情况下,一根钢针可穿过第一和第二跖骨,另一根钢针则在外侧穿过第五跖骨。钢针的角度和位置需要与支架向适应,以方便固定。

另一种可以选择的方法是用通常的方法固定后足和跟骨,但选用更短的足跟环。在这种情况下,前足钢针可固定于环绕前足的固定环上。这样可以留出更多的空间,方便使用额外的钢针以更加灵活的方式固定。当前足钢针与固定环连接完毕,接下来再将其与足跟环以螺纹连接杆相连接。进一步将前足环与胫骨远端环相连,可以提供三角稳定性。多数情况下,这种结构需要更多适当的固定并且需要在术后进行调节。

五、髓内钉的置入

髓内钉固定近年来不断进步,已经成为一种保肢的技术。髓内钉技术用于各种长骨创伤的治疗已经不是什么新观念了。但是在足踝创伤的治疗中很少用到髓内钉,只在最初用于踝关节融合的补救。近年来,在保肢手术中越来越多地采用髓内钉技术对后足和踝关节进行坚实的固定。

髓内钉本身的设计也随之改进。现在很多髓内钉都提供前后方向和角稳定的跟骨螺钉,同时也保留了传统的内外方向的胫骨螺钉。这样可以提高旋转稳定性有利于进行复杂的重建。在初次置入髓内钉后增加手术区域的压力方面也有所改进,另外不同长度和直径的髓内钉型号也更加完备,以方便手术选择。这使术者在进行手术时更具灵活性,也为畸形矫形提供了多种方法。

动力化是使用髓内钉必须掌握的原则。最开始置入髓内钉的时候需要保持稳定,这样可以在畸形矫正后牢固的固定各骨块。此时,髓内钉承受着所有的负荷。但是,当近端的静力钉去除时,部分负荷就转移至骨骼上了。固定的远端部分允许在融合面存在微动。这种微动只局限于轴向平面,而其余的螺钉和髓腔内的主钉可以限制旋转及成角位移。如果有的病例出现不完全融合,可以采用这种技术刺激愈合,这也是髓内固定的常用技术。

具体到髓内钉的置入技术,根据每种内固定器械的不同也有所差异,但基本的原则是通用的。在畸形矫正后,需要进行临时固定。临时固定物不能穿过髓腔,以免影响髓内钉的置入。导针或大的斯氏针在透视下从足跟底部穿入直至胫骨嵴。导针一定要维持在胫骨嵴以保证髓腔通畅。或者可以从胫骨前缘向远端顺行插入克氏针。临时固定需要将足和踝关节固定于合适的位置。然后再插入导针,通过透视来确定导针位于合适的位置。在前后位片上导针应位于距骨和胫骨髓腔的中央,在侧位片上应经距骨外侧突穿至胫骨髓腔。再于足底做一个长约5cm的切口。先用钻头钻入胫骨骨髓腔,用球形头的导针代替最初的导针,再进行扩髓。导针需要足够长,如果导针过短,可能会被挤入骨髓腔近端或在扩髓后随扩髓器脱出。骨髓腔末端进行扩髓时要比髓内钉的直径宽1mm。记住,扩髓器不能倒转,这是一个基本的原则。扩髓完成时,将球形头的导针换成平滑的导针,再将髓内钉插入。扩髓时并不一定要使用球形头导针,但是这样做确实可以避免扩髓器尖端磨损。但是在置入主钉前一定要将球形导针取出,否则在主钉置入后导针将无法取出。

在透视下置入主钉到合适的位置。钉尾的位置多数情况下由跟骨螺钉位置来决定。补救性融合和跟骨畸形时往往并不能保证主钉与跟骨轴平行。某些情况下,尽管主钉的位置偏跖侧,但首要保证的是远端螺钉在跟骨内部。在螺钉全部置入之前要注意维持复位。即便在临时固定的情况下,足部仍可以跖屈或旋转,直到螺钉锁定以后方可达到稳定。踝关节要保持在中立位,第二趾需和胫骨脊在一条直线上。

主钉安放完毕后,在导向器的辅助下进行螺钉固定。将导针取出后置入远端螺钉。另外经跟骨从后向前再置入一枚远端螺钉以增加整体的稳定性。这需要重新摆体位或支撑患肢以暴露足跟后部。对于骨量丢失严重或骨质疏松的患者可以将螺钉固定至中足以增加固定强度。

接下来调整瞄准架进行近端螺钉的固定。多数主钉都设计有一个静力螺钉和一个动力螺钉。在适当的条件下,可在近端螺钉置入之前进行加压。在置入近端螺钉时要注意避免扭转瞄准支架。瞄准架可以使钻孔与髓腔内主钉上的钉道在一条直线上。如果过多地调整瞄准架会影响螺钉置入的准确性。

最后一颗螺钉置入后要进行全面透视,从近端开始向远端直至整个主钉,以保证内固定安放的位置恰当。前后位和侧位都要进行透视。近端的螺钉在前后位片上可能看上去位置理想,但在侧位片上有可能并未进入钉道而在主钉前方,这时就需要重新调整螺钉位置。这种失误会增加胫骨的应力,应尽量避免。

六、术后处理

术后处理的措施由手术和固定的方式来决定。而家人和朋友的支持是很关键的。保肢手术后常常需要长时间的制动恢复。患者的日常生活需要得到亲友的照顾并定期进行复诊。多数患者甚至每周都要来复查以减少并发症的发生。

负重锻炼要根据医生的经验及手术和固定的方式来决定。绝大多数此类患者在很长时间内都不能负重。尽管有些外固定支架可以限制并转移部分应力，但最好还是不要进行负重。神经病变会影响患者监控自身伤害的能力，因此手术和固定引起的应力增加常会导致并发症。使用内固定的话，在三个月内禁止负重，随后可以在行走石膏、步行靴或 Charcot 限制支具的保护下逐步地进行锻炼。外固定在患者可忍耐程度内应尽可能长地维持固定，一般在 10~12 周。在去除外固定后还需要再进行 1 个月的非负重保护并逐步进行功能锻炼。这些患者常需要长时间的非负重锻炼，并需要在一定时间内使用定制的鞋具和支架进行保护。

钉道的保护一般比较简单。每天或每隔一天用肥皂和水进行清洗并用干燥纱布覆盖。尽量避免钢针与皮肤接触面的移动和刺激，可以减少渗出和并发症。擦除外固定架周围的泡沫并将其包扎起来以保护对侧肢体，同时保持手术区域免受污染。

在整个康复过程中抗生素都不是必需的。可以在术后即刻使用抗生素，如果在随访过程中局部出现感染症状可以口服 1 周抗生素治疗。每次复诊时都要检查外固定支架，需要的话每颗螺栓都需要重新拧紧。因松弛或失去张力而导致的局部刺激会引起局部的感染症状或蜂窝织炎，这种情况需要紧急处理。如果渗出和局部红肿持续发展并伴有化脓症状，或红肿范围超过 2cm，则需要对外固定架进行调整。上述情况在术前就需要与患者和家属交代清楚。而这种调整通常在门诊就可以进行，必要时需更换钢针或半针。

（俞光荣）

参 考 文 献

Zgonnis，T. 糖尿病足和踝的外科重建手术. 许樟荣，等译. 天津：天津科技翻译出版公司，2012.

第二篇　糖尿病足的诊断与治疗

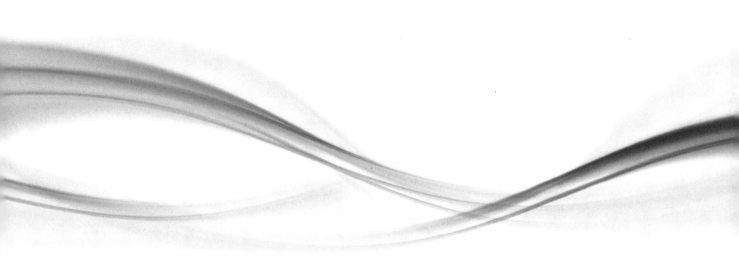

第一章 糖尿病下肢慢性缺血外科治疗进展

随着我国生活水平的提高,糖尿病发病率呈逐渐增加趋势,目前我国成人糖尿病发病率高达11.6%,12%~25%的患者可并发糖尿病下肢缺血。作为糖尿病常见并发症,糖尿病下肢慢性缺血是由于动脉硬化闭塞症导致的下肢远端组织缺血缺氧,比单纯动脉硬化更易导致远端组织的溃疡或坏疽。1990年28家医院统计,因糖尿病坏疽住院者占12.13%。截肢手术的概率是非糖尿病患者的15~30倍。因此糖尿病下肢动脉硬化闭塞症具有发病率高、致残率高、死亡率高的特点。如何降低致残率和死亡率一直是国际上治疗的难题。然而,在20世纪80年代初国际医学界普遍认为"该病是远端微小动脉硬化闭塞导致",而糖尿病患者伤口易感染且不易愈合,因此无法进行外科血流重建治疗。这一盛行的理念导致对患者的缺血肢体采取内科治疗,效果很差,多数不得不截肢。后来,有国外学者质疑这一观念并尝试进行外科血流重建。

第一节 外科治疗理念的确定

我国汪忠镐教授通过血管造影发现有些患者的情况不符合传统观点,造影时发现通过延迟显像可以看到经侧支显影的闭塞病变远端的血管。提示糖尿病下肢缺血包含两种病变,即:可以外科治疗的大血管病变和无法进行外科处理的糖尿病微血管病变,而80%左右的患者具有可以外科治疗的大血管病变。因而在国内首先提出了"糖尿病下肢缺血可以通过下肢动脉重建"的方法来避免截肢的理念。1983年10月完成了国内第一例糖尿病下肢缺血患者的下肢动脉重建手术,使此患者的足部溃疡愈合,患肢得以保存。1984年又用外科旁路进行血流重建治疗了2例糖尿病下肢缺血的病例,也取得成功。实践证明这是一种非常有用的保肢方法(图2-1-1~图2-1-3)。而且随着此类知识的进一步推广和普及,使人们逐步转变了观念,这一理论的建立也得到了广大血管外科医生的认可,为外科治疗糖尿病下肢动脉硬化闭塞症的推广奠定了基础。

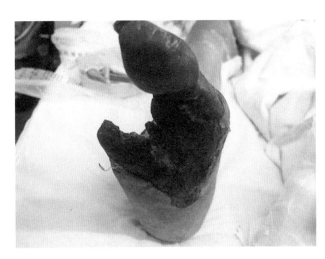

图2-1-1 糖尿病下肢缺血右半足坏疽

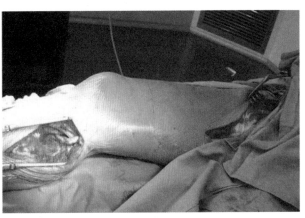

图2-1-2 右下肢股动脉-膝下腘动脉人工血管旁路移植手术

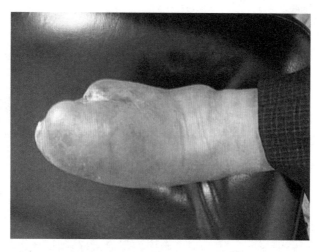

图 2-1-3　股-腘动脉旁路移植术后 6 个月右足坏疽组织经过清创创面完全愈合,避免了截肢

第二节　建立完整的外科治疗体系

我们经过多年的系列研究,逐渐形成了针对糖尿病下肢缺血的血流重建治疗体系。对可耐受较大手术创伤的患者,可以采用下肢动脉旁路移植手术;如果是多阶段动脉闭塞性病变,采用多节段病变同期序贯血管旁路移植治疗(图 2-1-4、图 2-1-5)。对不能耐受手术创伤的患者采用微创的介入治疗。对血管条件差、不适合手术及介入治疗的患者,在国内外率先采用了多项微创血管新生疗法技术。形成了一个完整的外科治疗体系。

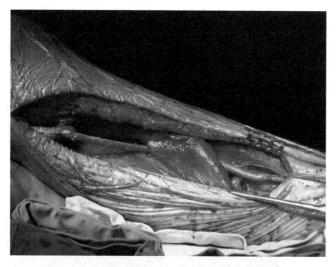

图 2-1-4　股-腘动脉人工血管-胫后动脉自体大隐静脉序贯式旁路移植术

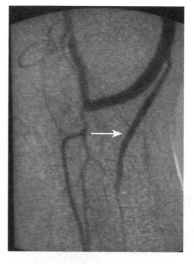

图 2-1-5　术后随访:下肢动脉造影随访显示移植血管通畅

一、外科旁路移植的进一步应用

糖尿病下肢缺血患者的下肢血管常为多节段复杂病变,既有股腘动脉闭塞又合并膝下动脉闭塞,是否同时进行手术处理? 如何处理?

下肢远端动脉旁路移植最远端的吻合口是吻合在小腿动脉或足部动脉上,由于动脉直径细,手术难度大,效果不理想,使许多血管外科医生望而却步,在我国起步较晚,本世纪初才真正开始采用这项技术。临床实践证明,股动脉-膝上腘动脉旁路移植时人工血管的长期通畅率与自体静脉效果相当,故多采用人工血管即可;而小腿动脉病变的旁路移植采用自体血管的疗效明显优于人工血管。因此,目前临床上最常用的是大隐静脉作为血管移植材料。

由于糖尿病老年患者常伴有静脉曲张(而曲张的静脉不能用作动脉旁路),或曾行冠脉搭桥已使用了大隐静脉,或双下肢多发病变时有效的自体静脉长度不够;此时,自体移植物缺乏的情况逐渐显现。自体血管移植物缺乏时如何解决? 我们研究发现,自体桡动脉与小腿动脉口径相当,只要术前检查明确尺动脉供血充足不影响手的血供,采用自体桡动脉作为下肢动脉远端旁路移植的材料非常理想,谷涌泉等在国内率先进行该手术获得成功(图2-1-6);同时也在国内首次采用上肢的头静脉作为下肢动脉旁路移植的材料,达到了与自体大隐静脉相同的效果。在谷涌泉等的其中一项研究中,治疗了82例严重的糖尿病下肢缺血患者的96条肢体。对于多节段复杂病变,主要采用从股动脉-腘动脉人工血管-小腿动脉的序贯式旁路和腘动脉-小腿动脉旁路移植的方法,取得了令人满意的效果。平均随访13.5个月的保肢率为95.5%,明显高于国外66%保肢率。

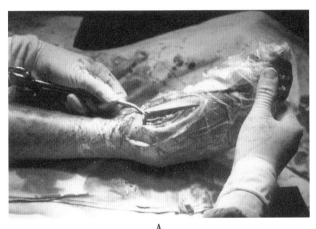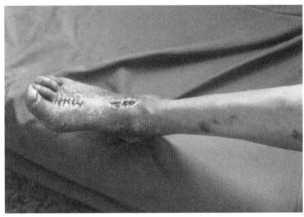

A   B

图2-1-6 采用桡动脉和头静脉行足背动脉旁路移植
A. 术中情况;B. 血流通畅患足得以保留,仅仅截除坏疽的第2趾,创面愈合

约有20%~30%的糖尿病重度下肢缺血患者,小腿远端动脉流出道较差,3根小腿动脉经常仅剩1根,且足部动脉及微循环不良,导致旁路移植的2年血管通畅率在32%~55%。如何提高动脉旁路移植血

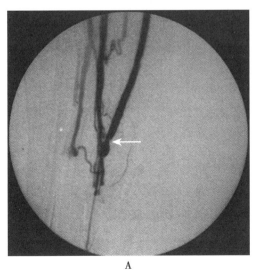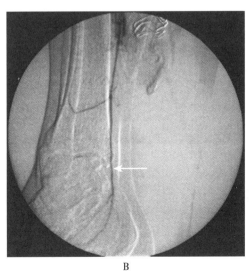

A   B

图2-1-7 远端动脉吻合口限制性动静脉瘘
A. 自体血管与小腿远端的胫后动脉和胫后静脉动静脉吻合处(箭头指示),可见有血流回流至静脉和远端的胫后动脉;B. 足部胫后动脉血流通畅(箭头指示),胫前动脉通过胫后动脉分支血流通畅

管的通畅率进而提高保肢率？谷涌泉等经过研究在国内率先在下肢远端动脉吻合口处加做一个限制性动静脉瘘（图2-1-7），并首次在国际上提出瘘口直径限制在2mm，效果最好，既可以达到改善远端供血的目的，又通过动静脉瘘增大了血流量，达到了提高移植血管长期通畅率的效果，而这一小瘘口又不至于引起心功能不全。我们用此方法治疗了21例此类患者，平均随访15.2个月，最长51个月，移植血管通畅率达到100%，保肢率为100%。

二、介入技术的引入，进一步扩大了适应证

近年来，随着介入器械和技术的不断进步，使得腔内介入治疗这一有着明显微创优势的治疗方式很快得到患者和医生的青睐，尤其对年老体弱及伴有其他疾病无法耐受动脉旁路移植的糖尿病严重缺血患者，腔内介入可以得到有效的治疗，提高了此类患者的保肢率。按部位可分为髂-股-腘动脉腔内介入治疗和膝下动脉腔内介入治疗二类。然而，21世纪初，这一技术逐渐在我国开展，当时人们对这种技术的效果多持怀疑态度。为此，国内不少医生对此进行了相关的研究。

最常见的是股腘动脉的腔内介入技术，目前已经成为国内治疗糖尿病下肢慢性缺血的首选手段。因此大大扩大了治疗的适应证，使很多过去无法耐受开放手术创伤打击的患者得到有效的治疗。

由于器械和技术的缺乏，过去国内介入治疗部位主要在股、腘动脉，而膝下小动脉的介入治疗少有人问津，主因是膝下小动脉直径太细，手术效果差，同时也缺乏合适的介入器材。不过，最近十多年，随着介入技术的提高，介入器材工艺的改进，国外已经有一些报道，而且取得了令人兴奋的结果。我们在国内最早开展了这项技术（图2-1-8，图2-1-9），在我们早期报道的41例48条下肢动脉硬化闭塞症导致的下肢严重慢性缺血介入治疗的患者中，其中85.4%为糖尿病患者。26条患肢有静息痛（54.2%）；9条患肢发生足部溃疡（18.7%），13条患肢合并有足趾或足部组织坏疽（27.1%）。这些均面临着截肢的风险。结果技术成功率为93.8%。术后33条患肢疼痛缓解（73.3%），10条患肢症状减轻（22.2%），足部溃疡的9条患肢中，1条患肢足部小溃疡愈合。13条足趾或足部组织坏疽的患肢，2条行膝下截肢，2条行半足截除。平均随访时间为8.5个月，总救肢率为88.1%。

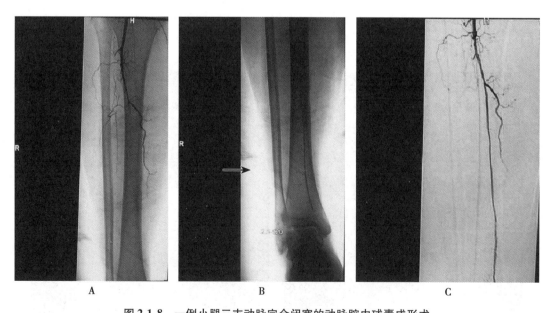

图2-1-8　一例小腿三支动脉完全闭塞的动脉腔内球囊成形术
A. 术前血管造影图像；B. 胫后动脉球囊扩张术中（箭头指示）；C. 成形术后造影图像，胫后动脉再通，血流恢复

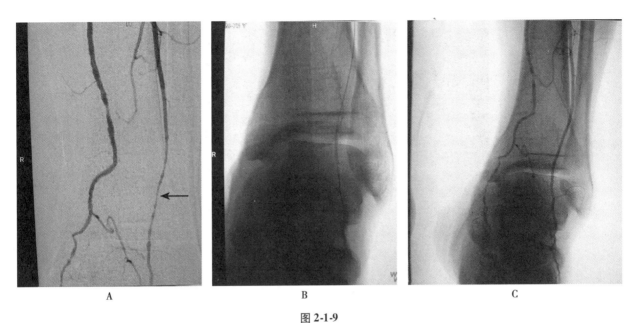

图 2-1-9

A. 左足背动脉重度狭窄(箭头指示);B. 用小球囊扩张足背动脉;C. 球囊扩张后的足背动脉狭窄消失,血流恢复正常

三、多种形式的血管新生疗法的发明和相继开展,降低了致残率和死亡率

20%～30%的糖尿病下肢缺血患者,由于本身体质弱及伴发严重心脑血管病变或者其他严重疾病而无法耐受旁路移植的手术创伤,或者由于远端没有动脉流出道而无法进行动脉旁路移植或者介入治疗,再加上一部分旁路移植及介入治疗失败的患者,就可能面临着截肢甚至死亡的危险。因此,急需更加微创的治疗方法。对此,我们率先开展了一系列血管新生疗法的研究。

比如我们在国内首先开展了采用自体骨髓单个核细胞移植治疗糖尿病下肢缺血(图 2-1-10～图 2-1-12),并且在国际上发明了骨髓动员后的骨髓单个核细胞移植治疗该病,均取得了成功,在国际上率先开展了骨髓和外周血单个核细胞移植治疗糖尿病下肢缺血疗效的比较,并且首次对这一技术移植方式进行了比较性研究。黄平平,韩忠朝等在国际上首先采用外周单个核细胞移植治疗糖尿病下肢缺血,并且在国际上首次对血管新生疗法的机制进行了研究。这些均对我国血管新生疗法治疗糖尿病下肢缺血起到了极大促进作用。

上述的这些研究引起国内外同行关注,发表后被广泛引用。谷涌泉教授为此应邀到意大利和美国进行学术报告。法国医学科学院为此两次特邀该院院士韩忠朝教授作专题报告,同学科的院士们认为这是真正的突破性发现。Fadini 等科学家在 *Diabetes Care* 发表论文,认为该技术为难治性下肢缺血提供了可能治愈的希望。*Sicence* 增刊也专门收录了我们的相关研究。

综上所述,我国学者经过多年努力,逐渐形成了一个完整的外科治疗方案体系。这一体系的建立,使临床医生可以根据患者的体质情况、动脉病变的情况以及伴发疾病情况来选择适合患者的治疗方式,使患者得到更加科学地治疗,从而降低了截肢率和死亡率,提高了患者的生活质量。

糖尿病下肢缺血患者经常伴有其他疾病,如脑梗死后遗症、冠心病、高血压等,且多数患者年龄比较大,手术的耐受性差。全国能全面开展血管外科治疗的单位还很少,远远满足不了需求。因此,如何根据患者具体情况和当地医疗条件,个体化地应用该外科治疗体系?对此,谷涌泉等经过多年的研究,提出了治疗原则:①腹主、髂动脉病变:可以首选血管腔内介入或动脉旁路移植或二者同时应用。具体可根据患者身体状况和经济状况选择。比如,患者体质良好,年纪较轻(<70 岁),可选用动脉旁路移植或介入治疗,也可杂交手术,即介入和动脉旁路移植同时应用;如果体质弱,年龄大,同时又伴有其他疾病,可以选择介入治疗;②股、腘动脉病变:介入或动脉旁路移植或二者同时应用,或者自体单个核细胞移植;③小腿动脉或足部动脉病变:介入或动脉旁路移植或二者同时应用,或者自体单个核细胞移植。缺乏介入和手术条件时,首选自体单个核细胞移植。

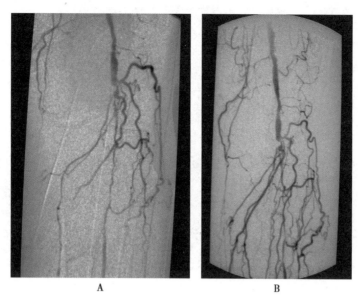

图 2-1-10　单个核细胞移植前后下肢动脉造影
A. 术前造影；B. 术后 4 周造影,新生小血管明显增多

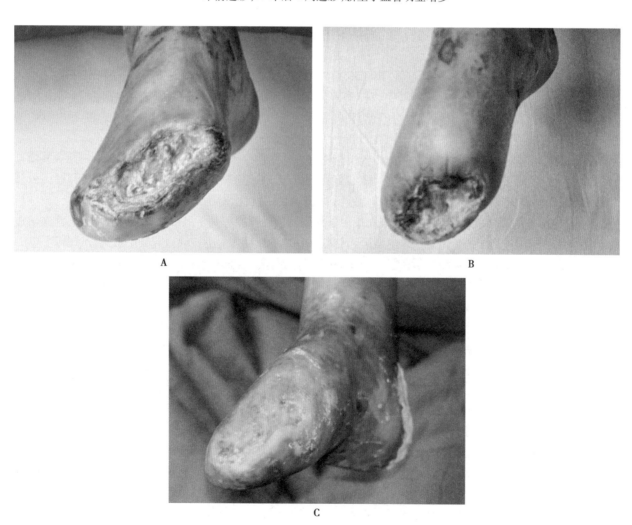

图 2-1-11　单个核细胞移植典型效果病例
A. 术前糖尿病足缺血坏疽,右足 5 根足趾脱落后形成的长期不愈的巨大溃疡；B. 术后 4 周创面明显缩小；C. 术后 8 周溃疡完全愈合

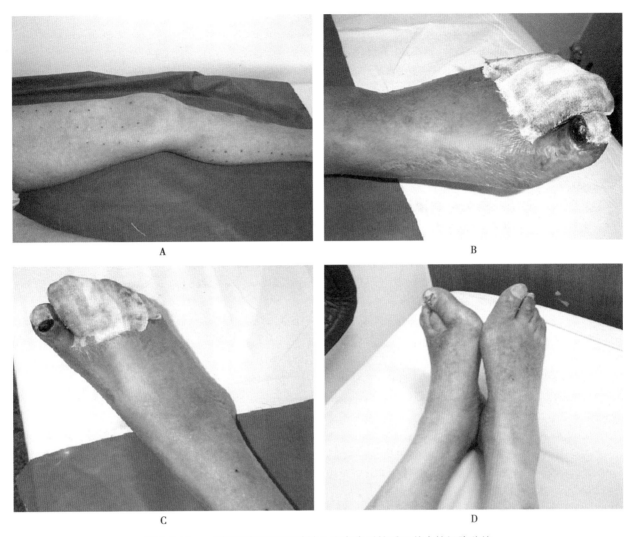

图 2-1-12　一例双侧糖尿病下肢缺血患者先后接受了单个核细胞移植
A、B. 左下肢肌注法移植术后 4 周;C. 右下肢单个核细胞移植术后 4 周;D. 右侧下肢单个核细胞移植术后 4 年,左侧下肢单个核细胞移植术后 3 年的照片

经过多年的实践和研究,我国目前也制定了《糖尿病足诊治指南》,经过国内相关专业的专家多次充分讨论,以国际血管联盟中国分会糖尿病足专业委员会的名义发表,为临床治疗糖尿病下肢缺血指明了方向。为规范自体干细胞移植治疗下肢慢性缺血,谷涌泉执笔并召集国内的相关专家(汪忠镐院士、吴祖泽院士、付小兵院士等 50 余名专家)制订并推出了专家共识,以中华医学会医学工程学分会干细胞学组和中华医学会外科学分会血管外科学组名义联合颁布,成为国际上第一个关于自体干细胞移植治疗临床疾病的相关行业规范。

上述指南和规范的制定和发布,起到了规范我国糖尿病下肢缺血外科治疗和自体干细胞移植治疗下肢慢性缺血行为的作用,减少了医疗资源的浪费,提高了手术成功率和有效率,降低了致残率和死亡率,提高了患者的生活质量,造福了大量糖尿病下肢缺血的患者。为我国医学事业的发展做出了一定的贡献。

(谷涌泉　汪忠镐)

参 考 文 献

[1] Wenying Y,Juming L,Jianping W,et al. Prevalence of diabetes among men and women in China. New England Journal of Medicine,2010,362(25):2425-2425.

[2] International Diabetes Federation:Diabetes Atlas,7th. Brussels:International Diabetes Federation,2015.

[3] Drela E,Stankowska K,Kulwas A,et al. Endothelial progenitor cells in diabetic foot syndrome. Advances in Clinical and Exper-

imental Medicine,2012,21(2):249-254.

［4］ Jackson WM,Nesti LJ,Tuan RS. Concise review:clinical translation of wound healing therapies based on mesenchymal stem cells. Stem Cells Translational Medicine,2012,1(1):44-50.

［5］ 谷涌泉,张建,汪忠镐.糖尿病下肢缺血外科治疗方法的选择 中国糖尿病杂志,2007,15(4):193-195.

［6］ 许樟荣.糖尿病足病变研究进展 中国医师杂志,2004,6(1):1-4.

［7］ 谷涌泉,张建,许樟荣,等.糖尿病足病诊疗新进展.北京:人民卫生出版社,2006.44.

［8］ Ploeg AJ,Lardenoye JW,Vrancken Peeters MP. Contemporary series of morbidity and mortality after lower limb amputation. Endokrynol Pol,2013,64(2):129-138.

［9］ 管珩,刘志民,李光伟,等.50 岁以上糖尿病人群周围动脉闭塞性疾病相关因素分析.中华医学杂志,2007,87(1):23-27.

［10］ 王爱红,许樟荣.糖尿病合并下肢动脉病变及其危险因素的调查分析.老年医学与保健,2005,11(3):147-149.

［11］ 潘长玉,高妍,袁申元,等.2 型糖尿病下肢血管病变发生率及相关因素调查.中国糖尿病杂志,2001,9(6):323-325.

［12］ 谷涌泉,TongYi-Sha.双下肢动脉硬化远端动脉的影像学特点的研究.中国实用外科杂志,2003,3(3):165-166.

［13］ Pataky Z,Vischer U. Diabetic foot disease in the elderly. Diabetes & Metabolism,2007,33(1):S56-S65.

［14］ LoGerfo FW,Coffman JD. Current concepts. Vascular and microvascular disease of the foot in diabetes. Implications for foot care. N Engl J Med,1984,311:1615-1619.

［15］ Ploeg AJ,Lardenoye JW,Vrancken Peeters MP. Contemporary series of morbidity and mortality after lower limb amputation. Endokrynol Pol,2013,64(2):129-138.

［16］ 汪忠镐.动脉重建术与糖尿病性下肢缺血.中华医学杂志,1984,64:165-170.

［17］ 谷涌泉,张建,汪忠镐,等.糖尿病性下肢缺血的外科治疗.中华糖尿病杂志,2004,5(12):328-331.

［18］ Ballotta,Toniato,Piatto. Lower extremity arterial reconstruction for critical limb ischemia in diabetes. J Vasc Surg,2014,59(3):708-719.

［19］ Lejay,Georg,Tartaglia. Long-term outcomes of direct and indirect below-the-knee open revascularization based on the angiosome concept in diabetic patients with critical limb ischemia. Ann Vasc Surg,2014,28(4):983-989.

［20］ 谷涌泉,张建,齐立行,等.糖尿病下肢动脉粥样硬化特点及相关因素的研究.中华老年多器官疾病杂志,2007,6(4):266-268.

［21］ 齐立行,谷涌泉,俞恒锡,等.糖尿病性和非糖尿病性动脉硬化下肢血管造影特点比较及其临床意义.中华糖尿病杂志,2005,6:412-416.

［22］ GU YQ,Zhang J,Qi LX,et al. Surgical treatment of 82 patients with diabetic lower limb ischemia by distalarteial bypass. Chin Med J,2007,120(2):106-109.

［23］ Lejay,Georg,Tartaglia. Long-term outcomes of direct and indirect below-the-knee open revascularization based on the angiosome concept in diabetic patients with critical limb ischemia. Ann Vasc Surg,2014,28(4):983-989.

［24］ 谷涌泉,张建,齐立行,等.远端动脉旁路移植附加动静脉吻合治疗严重下肢缺血 21 例.中华普通外科杂志,2005,9:578-580.

［25］ Biancari,Kantonen I,Albäck A. Popliteal-to-distal bypass grafts for critical leg ischaemia. J Cardiovasc Surg(Torino),2000,41(2):281-286.

［26］ Stonebridge PA,Naidu S,Colgan MP. Tibial and peroneal artery bypasses using polytetrafluoroethylene(PTFE)with an interposition vein cuff. J R Coll Surg Edinb,2000,45(1):17-20.

［27］ 谷涌泉,张建,齐立行,等.动脉自膨式支架置入治疗下肢缺血.中国微创外科杂志,2006,6(11):824-826.

［28］ Werner M,Paetzold A,Banning-Eichenseer U,et al. Treatment of complex atherosclerotic femoropopliteal artery disease with a self-expanding interwoven nitinol stent:midterm results from the Leipzig SUPERA 500 registry. EuroIntervention,2014,10(7):861-868.

［29］ 谷涌泉,张建,俞恒锡,等.膝下动脉腔内成形术治疗严重下肢缺血.中华普通外科杂志,2007,22(2):123-125.

［30］ Fossaceca R,Guzzardi G,Cerini P,et al. Endovascular treatment of diabetic foot in a selected population of patients with below-the-knee disease:is the angiosome model effective?. Cardiovasc Intervent Radiol,2013,36(3):637-644.

［31］ Ferraresi R,Centola M,Ferlini M,et al. Long-term outcomes after angioplasty of isolated,below-the-knee arteries in diabetic patients with critical limb ischaemia. Eur J Vasc Endovasc Surg,2009,37(3):336-342.

［32］ 俞恒锡,张建,汪忠镐,等.下肢慢性动脉闭塞性疾病的外科血管旁路移植与腔内介入治疗.中华普通外科杂志,2009,

24(6):440-443.

[33] Huang PP,Han ZC. Autologous transplantation of peripheral blood stem cells as effective therapeutic approach for severe arteri-osclerosis obliterans of lower extremities. ThrombHaemost,2004,91(3):606-609.

[34] Zhou B,Han ZC. G-CSF-mobilized peripheral blood mononuclear cells from diabetic patients augment neovascularization in is-chemic limbs but with impaired capability. J Thromb Haemost,2006,4(5):993-1002.

[35] Huang PP,Han ZC. Autologous transplantation of granulocyte colony-stimulating factor-mobilized peripheral blood mononuclear cells improves critical limb ischemia in diabetes. Diabetes Care,2005,28(9):2155-2160.

[36] Li S,Zhou B,Han ZC. Therapeutic angiogenesis by transplantation of peripheral blood mononuclear cells for limb ischemia:A comparison between CD34$^+$ and CD34$^-$ mononuclear cells. Thromb Haemost,2006,95:301-11.

[37] 郭连瑞,谷涌泉,等.自体骨髓干细胞移植治疗糖尿病足13例报告.中华糖尿病杂志,2004,12(5):313.

[38] GuYongquan,Guo lianrui,Qi Lixing,et al. Autologous transplantation of bone-marrow mononuclear cells for treating patients with severe lower limb ischemia. Inter Angio,2004,23(6):147.

[39] Skóra J,Baré P,Pupka A. Transplantation of autologous bone marrow mononuclear cells with VEGF gene improves diabetic critical limb ischaemia. Endokrynol Pol,2013,64(2):129-138.

[40] Fadini GP,Sartore S,Agostini C. Significance of endothelial progenitor cells in subjects with diabetes. Diabetes Care,2007,30(5):1305-1313.

[41] Yongquan Gu,Lianrui Guo,Lixing Qi,et al. Autologous stem cell therapy for chronic lower limb ischemia. Regenerative Medi-cine in China. A Sponsored Supplement to Science,2012:62-63.

[42] 谷涌泉,张建,齐立行,等.不同移植浓度自体骨髓干细胞治疗下肢缺血临床疗效的影响.中国修复重建外科杂志,2006,20(5):504-506.

[43] 谷涌泉,张建,汪忠镐,等.糖尿病下肢缺血外科治疗方法的选择.中国糖尿病杂志,2007,15(4):193-195.

[44] 国际血管联盟中国分会糖尿病足专业委员会.糖尿病足诊治指南.介入放射学杂志,2013,22(9):705-708.

[45] 中华医学会医学工程学分会干细胞工程专业委员会,中华医学会外科学分会血管外科学组.自体干细胞移植规范化治疗下肢慢性缺血性疾病的专家共识,中华细胞与干细胞杂志:电子版,2012,2(1):1-4.

[46] 谷涌泉,张建,齐立行,等.自体骨髓单个核细胞移植治疗慢性下肢缺血94例不同病变分期患者的效果比较.中国临床康复,2005,9(38):7-10.

[47] 谷涌泉,张建,齐立行,等.自体骨髓单个核细胞不同移植浓度对治疗下肢缺血的临床疗效的影响.中国修复重建外科杂志,2006,5(20):149-152.

第二章 糖尿病足诊断

第一节 概　述

根据中国糖尿病协会 2008 年的调查发现,中国的糖尿病发病率高达 9.7%。而糖尿病患者中有 5%~20% 在其病程中发生足溃疡或坏疽,糖尿病足是糖尿病晚期的一种严重并发症,有很强的致残性和致命性。"糖尿病足"概念是由 Oakley 在 1956 年首先提出,在 1972 年 catterall 将糖尿病足定义为因神经病变而失去感觉,因缺血而失去活力,并且合并感染的足。

按照发病原因不同,糖尿病足在临床上分三种类型:Ⅰ型,缺血型:足部的临床表现是由于下肢动脉病变造成的缺血所致;Ⅱ型,神经型:足部的临床表现是由于糖尿病性神经病变所致;Ⅲ型,混合型:足部的临床表现是由于缺血和神经病变共同作用的结果。我国的糖尿病足类型以Ⅰ型和Ⅲ型为主,单纯的神经型少见,目前对缺血型糖尿病足的治疗可以取得较理想的结果。

第二节 流行病学现状

国际血管联盟中国分会糖尿病足专业委员会 2013 年发布的《糖尿病足诊治指南》中表明:①在所有的非外伤性低位截肢手术中,糖尿病患者占 40%~60%;②在糖尿病相关的低位远端截肢中,有 85% 发生在足部溃疡后;③在糖尿病患者中,5 个溃疡中有 4 个是因为外伤而诱发或恶化;④糖尿病患者中足部溃疡的患病率为 4%~10%。我国多中心资料为 50 岁以上糖尿病人群下肢动脉病变的比例为 19.47%。根据王玉珍发表的《中国南方与北方地区糖尿病足病危险因素分析》表明,60 岁以上糖尿病人群下肢动脉病变的比例为 35.36%。解放军总医院潘长玉教授组织的对北京 5 家大医院内分泌科糖尿病患者的研究发现:北京地区多中心研究 2 型糖尿病下肢血管病变发生率高达 90.8%,其中重度以上者占 43.3%。具体的我国流行病学资料有专门的章节介绍,这里不再赘述。

第三节 糖尿病性血管病变的特点

糖尿病足的病变基础是血管病变和神经病变,机体持续处于高血糖与蛋白质的非酶糖化状态,脂代谢紊乱,血液的高黏稠高凝状态,以及下肢循环等因素,使糖尿病患者的下肢动脉容易发生动脉硬化、管壁增厚或管腔狭窄(闭塞)。同时,微血管和微循环也有不同程度的障碍,使下肢供血减少,下肢远端组织缺血缺氧,组织营养障碍,导致组织缺损。

糖尿病造成血管病变的病理改变根本上来说动脉粥样硬化,管腔狭窄或闭塞。相对非糖尿病患者发生的动脉硬化改变而言,糖尿病患者发生动脉硬化具有以下特点:①发病年龄更小;②无性别差异(非糖尿病性动脉硬化男女发病率约4∶1);③发病率更高,有资料显示:糖尿病患者发生动脉硬化的机会是非糖尿病患者的19倍,在50岁以上的糖尿病患者可高达40倍;④动脉病变更容易发生于股浅动脉以远,特别是膝下的小腿动脉,近年来的研究显示,髂、股动脉也能到受病变累及;⑤动脉硬化具有多节段的特点,其中股浅动脉以远病变为主的病例及全程动脉广泛受累的病例在糖尿病患者中更为常见,以动脉中膜严重钙化为特点。

第四节 糖尿病足的临床表现

足部的一般表现:由于神经病变,患肢皮肤干而无汗,肢端刺痛、灼痛、麻木、感觉迟钝或丧失,呈袜套样改变,行走时脚踩棉絮感。下肢缺血主要表现为皮肤营养不良、肌肉萎缩,皮肤干燥弹性差,皮温下降,色素沉着,肢端动脉搏动减弱或消失,患者可合并有下肢间歇跛行症状,随着病变进展,间歇跛行距离逐渐缩短,直至在静息状态下也发生肢体疼痛,称之为静息痛。可在趾端出现坏疽、在足跟或跖趾关节受压部位出现皮肤溃疡,部分患者可表现为溃疡或肢体感染。

糖尿病足的分级:1级,低危人群,无神经和血管病变;2级,高危人群,有神经或者血管病变,加上危险因素,如胼胝、水肿和足畸形;3级,溃疡形成;4级,足感染;5级,坏疽;6级,无法挽救的足。

第五节 糖尿病足的辅助检查

一、神经系统检查

温觉[Tip-Therm(Germany)凉热感觉检查器](图2-2-1)、痛觉(图2-2-2)、震动觉(音叉震动检查)(图2-2-3)及神经传导速度MCV,SCV,F波测定,阳性结果显示为传导速度减慢。具体详见本书第一篇第三章。

二、血管病变检查

1. 通过触诊,扪及股、腘、足背动脉和(或)胫后动脉搏动了解足部血管病变。约有20%~25%的糖尿病患者足背动脉和(或)胫后动脉搏动明显减弱或消失,这些患者需要被进一步检查(图2-2-4)。

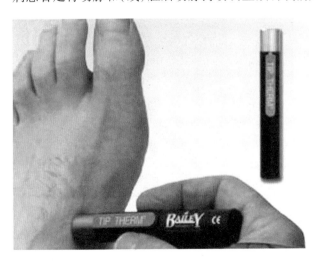

图2-2-1 Tip-Therm(Germany)凉热感觉检查器

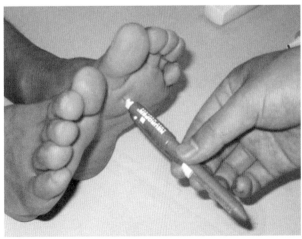

图2-2-2 保护性疼痛觉——局部针刺痛、热痛检查

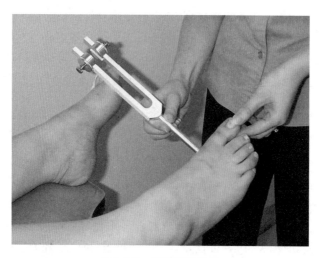

图 2-2-3　音叉震动检查

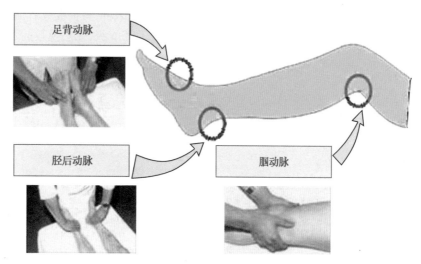

图 2-2-4　动脉触诊

2. 糖尿病足表皮温度检查　红外线皮肤温度检查是一种简单、实用的评估局部血供的方法（图 2-2-5）。

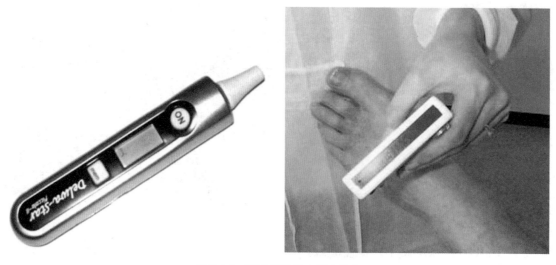

图 2-2-5　糖尿病足表皮温度检查

三、踝动脉-肱动脉血压比值（Ankle Brachial Index，ABI）

ABI（图2-2-6）检查是一种简便、无创的检查，是反映下肢血压与血管状态的非常有价值的指标，ABI是通过测量踝部胫后动脉或胫前动脉以及肱动脉的收缩压，得到踝部动脉压与肱动脉压之间的比值。但是ABI检查不能准确的定位血管病变部位，ABI反映的是肢体的血运状况，正常值为0.9～1.3，<0.9为轻度缺血，0.5～0.7为中度缺血，<0.5为重度缺血，重度缺血的患者容易发生下肢（趾）坏疽。正常情况下，踝动脉收缩压稍高于或等于肱动脉，但如果踝动脉收缩压过高，如高于200mmHg或ABI大于1.3，则应高度怀疑患者有下肢动脉钙化，导致ABI出现结果假阳性，此时可以通过平板运动试验来矫正结果，若下肢动脉有病变，则活动后的ABI会降低。

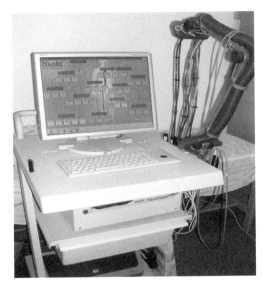

图 2-2-6　无创 ABI 检查平台

早在20世纪80年代ABI在国外已被应用于糖尿病足的筛查，2010年中国糖尿病防治指南亦将ABI作为评价糖尿病下肢动脉病变的一种重要方法。对于一般人群，ABI≤0.9诊断PAD的敏感度和特异度分别高达95%和100%。然而在糖尿病患者，由于其下肢动脉中层易发生钙化尤其是踝部动脉，ABI测量时气袖加压因动脉硬化弹性降低使其不易关闭，从而导致踝动脉压升高、ABI正常或异常增高，出现假阴性。沈琴等研究发现，ABI≤0.9诊断糖尿病PAD的敏感度、特异度和准确度分别为75.00%、96.80%和91.12%，κ值为0.76。虽然其敏感度、特异度均比一般人群要低，但已经达到了较好的水平，与彩色多普勒超声检查具有极好的一致性。其研究中还见到ABI>1.3占15.91%，提示糖尿病患者下肢动脉钙化普遍存在。

其他检查包括趾/肱动脉压（toe-brachial index，TBI）和趾脉冲容积描记（pulse volume recordings，PVR）不受下肢动脉钙化的影响，可能更适合于糖尿病足的诊断，然而其必须在专门的血管实验室才能完成，不适合广泛推广。尽管多普勒ABI检测存在一定假阴性，然而较单独临床评价更为有效，由于其操作简便、无创、价格便宜，仍然是糖尿病人群初步筛查的理想检查项目。

四、经皮氧分压（Transcutaneous oxygen pressure，TcPO$_2$）

经皮氧分压测定（图2-2-7）是皮肤被经皮监测仪的特殊电极（CLARK电极）加热，氧气从毛细血管中

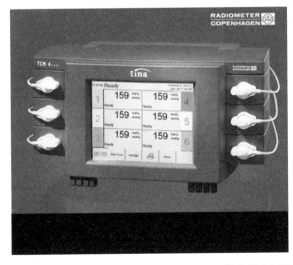
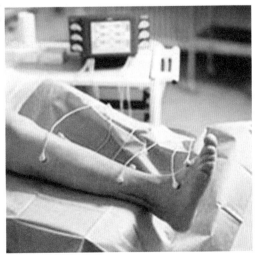

图 2-2-7　丹麦雷度 TCM400 经皮氧监测仪

弥散出来,扩散到皮下组织、皮肤,电极监测到皮肤的氧分压,反映出皮肤组织细胞的实际氧供应量,故$TcPO_2$能对肢体供血做出定量评估,且可以直接反映微血管功能状态,直接反映血管向组织供氧情况。正常人足背$TcPO_2$:大于40mmHg,如小于30mmHg提示周围血液供应不足,足部易发生溃疡,或已有的溃疡难以愈合。$TcPO_2$:小于20mmHg,足溃疡几乎没有愈合的可能。

五、X 线检查

X线检查可发现肢端骨质疏松、脱钙、骨髓炎、骨质破坏、骨关节病及动脉硬化,也可发现气性坏疽感染后肢端软组织变化,对于需要清创甚至截肢(趾)的患者,有助于确定手术范围。

六、血管影像检查

血管影像检查(图2-2-8)包括动脉血管彩色多普勒检查、CTA、MRA和血管造影(DSA)。其中DSA是血管检查的金标准,但属于侵入性血管检查,具有一定的风险,可以准确显示动脉堵塞状况及侧支循环建立情况,对外科治疗方案的选择有重要作用。血管彩色多普勒检查具有无创、简便的特点,可以了解动脉硬化斑块状况及有无动脉狭窄或闭塞,适用于血管病变大范围筛查。CTA和MRA具有成像清晰特点,可以显示血管有无狭窄或闭塞,但准确率低于DSA。

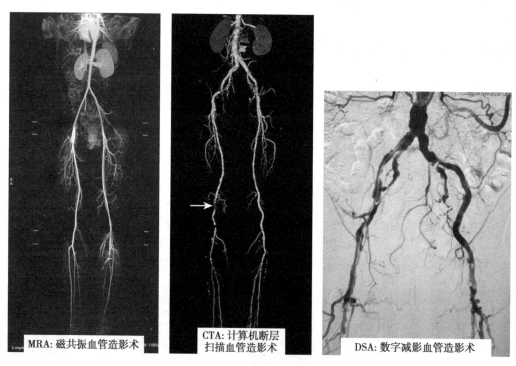

图 2-2-8　下肢动脉常用的的 3 种影像学检查:MRA、CTA 和 DSA

第六节　糖尿病足的诊断

糖尿病足是一组足部病变的综合征,不是单一的症状。它应当具备几个要素:第一,是糖尿病患者;第二,应有足部组织营养障碍(溃疡或坏疽);第三,伴有一定的下肢神经和(或)动脉病变。三者兼具,方可称之为糖尿病足。1999年WHO对糖尿病足病定义是:与下肢远端神经异常和不同程度的周围血管病变相关的足部感染、溃疡和(或)深层组织破坏。在缺血状态及糖尿病双重因素作用下,足部组织的溃疡或坏疽非常容易合并感染,但感染不是诊断糖尿病足的必需条件。根据王爱红等研究发现:我国的糖尿病足溃疡合并感染率高达70%。因此糖尿病足的诊断并不困难。

(谷涌泉 齐一侠)

参 考 文 献

[1] 许樟荣,敬华,译.糖尿病足国际临床指南,北京,人民军医出版社,2003,6-9.

[2] 许樟荣.糖尿病足病变研究进展.中国医师杂志,2004,6(1):1-4.

[3] 谷涌泉,张建,许樟荣,等.糖尿病足病诊疗新进展.北京:人民卫生出版社,2006:44.

[4] 管珩,刘志民,李光伟,等.50岁以上糖尿病人群周围动脉闭塞性疾病相关因素分析.中华医学杂志,2007,87(1):23-27.

[5] 王爱红,许樟荣.糖尿病合并下肢动脉病变及其危险因素的调查分析.老年医学与保健,2005,11(3):147-149.

[6] 潘长玉,高妍,袁申元,等.2型糖尿病下肢血管病变发生率及相关因素调查.中国糖尿病杂志,2001,9(6):323-325.

[7] 谷涌泉,TongYi-Sha.双下肢动脉硬化远端动脉的影像学特点的研究.中国实用外科杂志,2003,3(3):165-166.

[8] Pataky Z,Vischer U. Diabetic foot disease in the elderly. Diabetes & Metabolism,2007,33(1):S56-S65.

[9] Ploeg AJ,Lardenoye JW,Vrancken Peeters MP,et al. Contemporary series of morbidity and mortality after lower limb amputation. Endokrynol Pol,2013,64(2):129-138.

[10] 谷涌泉,张建,齐立行,等.糖尿病下肢动脉粥样硬化特点及相关因素的研究.中华老年多器官疾病杂志,2007,6(4):266-268.

[11] 齐立行,谷涌泉,俞恒锡,等.糖尿病性和非糖尿病性动脉硬化下肢血管造影特点比较及其临床意义.中华糖尿病杂志,2005,6:412-416.

[12] 国际血管联盟中国分会糖尿病足专业委员会.糖尿病足诊治指南,介入放射学杂志,2013,22(9):705-708.

[13] 中华医学会医学工程学分会干细胞工程专业委员会,中华医学会外科学分会血管外科学组.自体干细胞移植规范化治疗下肢慢性缺血性疾病的专家共识.中华细胞与干细胞杂志:电子版,2012,2(1):1-4.

第三章 糖尿病足的超声诊断

第一节 引 言

随着人口老龄化和人们生活模式的改变,近年来糖尿病患病率明显上升。据 WHO 估测,根据国际糖尿病联盟(IDF)2015 年发布的糖尿病地图报告,全球糖尿病患者人数 2015 年是 4.15 亿人,2040 年将是 6.42 亿人;我国的糖尿病患者人数 2015 年是 1.096 亿人,2040 年将是 1.507 亿人。糖尿病足是糖尿病最常见的并发症之一,也是导致糖尿病患者截肢致残的重要原因。糖尿病足是指糖尿病患者足或下肢组织破坏的一种病理状态,是下肢血管病变、神经病变和感染共同作用相互影响而引起的一系列临床症状。

下肢血管无创伤性检查的目的,是在临床病史和体格检查的基础上提供客观信息,从而决定下一步的检查和治疗方案。临床上最为常用的无创伤性血管检查技术为多普勒-显像超声(duplex ultrasound)。与传统的创伤性血管检查如血管造影相比较,其主要优点为:①无创伤,无穿刺或插管所产生的并发症,容易被者接受;②无放射线和造影剂毒性或过敏反应引起的并发症;③能同时反映血管的解剖形态学和血流动力学的变化,为血管疾病的辅助诊断、程度评估、治疗方法选择以及治疗后随访提供较为全面的资料;④在某些血管疾病的诊断上正在挑战血管造影的黄金标准地位,成为临床上首选的检查方法。

第二节 仪 器 设 备

彩色多普勒超声包括二维灰阶显像系统、彩色血流成像及多普勒频谱分析。一般体型正常成年人,下肢动脉常采用 5、7.5 或 10MHz 探头。在保证有足够穿透深度的前提下,尽量选用高频探头。

检查时先用二维超声显示被检血管的形态,然后采用多普勒超声检测血管内血流速度。彩色多普勒超声能够同时反映血管的解剖形态学和血流动力学的变化,已成为下肢动脉疾病诊断和研究的重要工具。

第三节 下肢动脉多普勒评价

一、检查技巧

一项完整的下肢动脉超声检查,应从腹主动脉开始探查,扫查腹主动脉直至远端分叉处,再分别检查髂动脉至腹股沟水平,然后自股动脉远心端依次检查双下肢动脉直至足背动脉。二维灰阶显像能显示肢体动脉形态和动脉内斑块,但动脉狭窄程度的判断仍依靠多普勒分析。

任何位置彩色多普勒观察到血流速度增快或血流紊乱时,均应采集频谱脉冲多普勒进一步评价。另外,常规在以下标准部位采集频谱:①腹主动脉远端;②髂总、髂内、髂外动脉;③股动脉及股深动脉;④股浅动脉近段、中段、远段;⑤腘动脉;⑥胫、腓动脉近段及远段;⑦足背动脉。

二、正常下肢动脉血流特点

正常下肢动脉的多普勒波形具有典型高阻血流的特征,为外周动脉三相频谱。多普勒和彩色血流成像均可观察到这种血流特征,外周阻力下降,正常肢体反应性充血或温度升高时,反向血流频谱可以消失。而当动脉严重阻塞性病变远端,反向血流频谱消失。

三、异常动脉血流模式

根据正常与异常多普勒频谱特征,人们建立了下肢动脉阶段性病变程度的分级标准。下表所列为股动脉动脉狭窄和闭塞的超声诊断标准。其他肢体动脉狭窄和闭塞的超声诊断一般也以此为参考(表2-3-1)。

表 2-3-1 肢体动脉狭窄和闭塞的超声诊断标准

肢体动脉	动脉狭窄处收缩期流速峰值(cm/s)	动脉狭窄处收缩期流速峰值与其近端动脉收缩期流速峰值之比
正常	<150	<1.5
狭窄程度		
30%~49%	150~200	1.5~2
50%~75%	200~400	2~4
75%~99%	>400	>4
闭塞	无彩色或脉冲多普勒信号	

二维灰阶显像能显示肢体动脉形态和动脉内斑块。彩色多普勒血流成像的优势在于可以显示整个图像范围内的血流信息,而频谱多普勒可以得到血流方向和许多参数,如峰值流速、平均值、频谱形态等。三者需相互结合,才能提高超声诊断的准确性。(图2-3-1~图2-3-3)

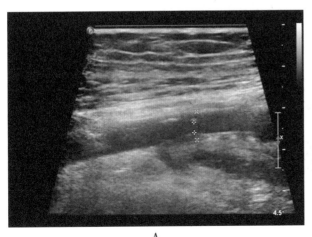
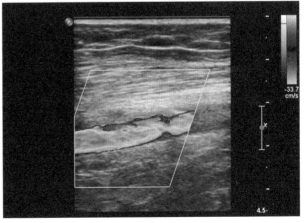

A   B

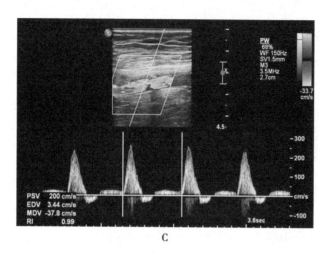

图 2-3-1　下肢动脉狭窄(30%~49%)二位灰阶显像(A)、彩色显像(B)、频谱多普勒显像及狭窄远段频谱多普勒显像(C)

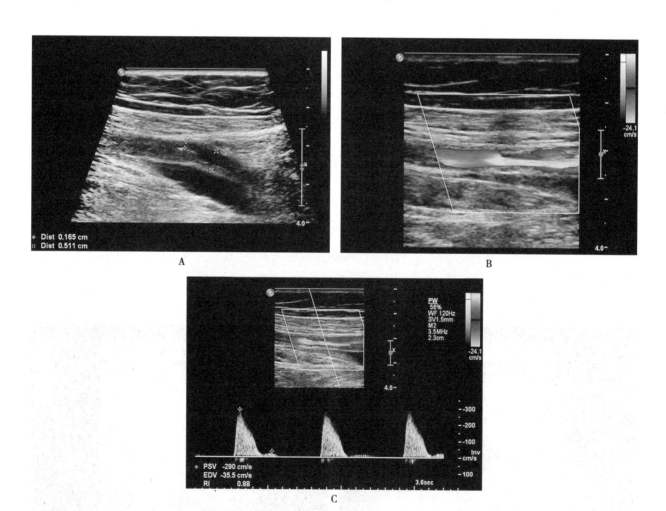

图 2-3-2　下肢动脉狭窄(50%~75%)二位灰阶显像(A)、彩色显像(B)、频谱多普勒显像及狭窄远段频谱多普勒显像(C)

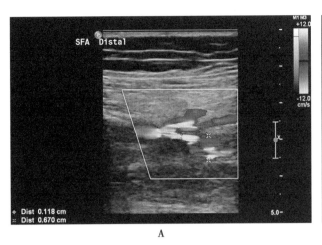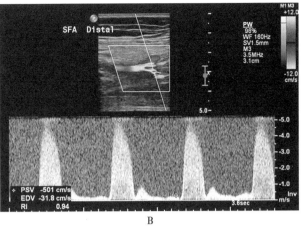

图 2-3-3　下肢动脉狭窄(76%~99%)彩色显像(A)、频谱多普勒显像及狭窄远段频谱多普勒显像(B)

　　动脉直径狭窄率≥50%,即后段伴有血流紊乱,是一个重要征象。动脉主干闭塞时,闭塞近心端和远心端可能有侧枝循环形成。对于多发狭窄,诊断第二个及其以远的动脉狭窄,应用血流速度比值较流速绝对值更有意义。

第四节　临床应用

　　超声检查在糖尿病足患者中的临床应用,可分为筛查、明确诊断和随访。

　　筛查的目的是在糖尿病患者中检出下肢动脉病变的患者,所以筛查的方法应该经济、安全、有效。确诊方法可以为治疗方案提供准确的解剖和生理学信息。尽管血管造影一直是动脉疾病诊断的金标准,但血管造影检查费用高和有创性的缺点,不适合作为筛查和随访的手段。随访的目的,是了解病情进展或复发情况,需要在一定时间内多次检查。

　　超声具有安全、无创、价格低廉、可以在短时间内反复多次检查的特点。随着彩色多普勒超声诊断准确率不断提高,超声在临床上被广泛应用,并成为一种标准医疗模式。

(张　蕾)

参 考 文 献

[1] 中国医师协会超声医师分会.血管和浅表器官超声检查指南.北京:人民军医出版社,2011.

[2] Zwiebal WJ,Pellerito JS.血管超声经典教程.第5版.温朝阳,主译.北京:人民军医出版社,2008.

[3] 谷涌泉,张建,许樟荣.糖尿病足病诊疗新进展.北京:人民卫生出版社,2006.

第四章 糖尿病下肢血管病变的抗血小板治疗

随着人们生活水平的提高,膳食结构的改善,动脉硬化性血管病的发病率越来越高。医学上将动脉硬化所导致的全身动脉阻塞性疾病,统称为外周动脉硬化闭塞性疾病(peripheral arterial occlusive disease, PAD)。很多老年人不同程度地患有动脉硬化性疾病,动脉硬化性血管疾病是一种全身性疾病,动脉硬化斑块阻塞血管可遍及心、脑、肾和四肢等部位。在糖尿病高发的时代,糖尿病的血管病变是一种特殊的病变,糖尿病足最常见,62%足部难愈溃疡与缺血有关,46%截肢与缺血有关,且下肢缺血使肢体对感染的抵抗力降低,因此严重的动脉硬化闭塞症(arteriosclerosis obliterans, ASO)是难愈性溃疡、静息痛和截肢的最常见病因,ASO的闭塞程度也是伤口能否愈合、是否需截肢、决定截肢平面的主要因素。第64届ADA大会Banting奖得主Dr. Brownlee指出"如果糖尿病没有血管并发症,糖尿病将不再是一个重大的公共健康难题"。因此,我们必须高度重视糖尿病血管病变的预防和控制。

糖尿病性血管病变分为两大类:微血管和大中血管病变。其中微血管病变的发生、发展与糖尿病病程和高血糖代谢紊乱紧密相关,它是糖尿病的特异性病变,已被糖尿病视网膜病变和肾脏的微血管病变所证实。糖尿病性大中血管病变其本质上是动脉粥样硬化性闭塞,在病理上很难与非糖尿病患者相区别,但在临床发病和流行病学上与非糖尿病患者有区别:糖尿病患者动脉粥样硬化的发生与非糖尿病人群相比,发病早、范围广、病情重。糖尿病性动脉硬化性变化使血管壁高度障碍,多见全身性的动脉内膜高度肥厚及中膜钙化导致了血管扩张能力降低。患者红细胞变形能力降低、血液性状的异常表现为凝血功能亢进、纤溶能力下降、血小板功能亢进。使凝血系统呈活化状态。说明抗栓治疗是最关键的基础治疗。

一、控制动脉硬化闭塞症的基础治疗

1. 控制血糖　糖尿病可导致小动脉病变,因此,有效地控制糖尿病患者的餐后血糖是治疗下肢缺血的关键。

2. 控制高血压病　50%～70%的ASO病例合并有高血压病,高压血流对动脉壁产生张力性机械性损伤,内膜屏障作用降低。

3. 降血脂治疗　食物中含大量的脂肪酸,摄入过多的动物脂肪会使血中的总胆固醇、低密度脂蛋白胆固醇、低密度脂蛋白、甘油三酯等含量增加,促使动脉硬化加速形成。可根据不同情况服用苯氧酸类(非诺贝特等)和羟甲基戊二酸单酰辅酶A(HMG-CoA)还原酶抑制剂(乐伐他汀和普伐他汀等)来降低总胆固醇和甘油三酯。研究表明,他汀类药物可以有效地预防和延缓动脉硬化斑块的发生和发展。

4. 戒烟　80%的ASO与吸烟有关。吸烟使交感神经兴奋,血管活性物质增加,引起血管痉挛,血管内皮细胞损伤。吸烟使血浆黏度、纤维蛋白原增加、增强血小板活性,使血小板释放平滑肌细胞增生物质,促使平滑肌细胞向血管内移行,造成动脉狭窄。吸烟影响脂代谢,使血浆中游离脂肪酸和LDL增加,加速ASO的形成,加重肢体缺血。

5. 微量元素　铬、硒、锌、锰、钒等元素摄入过少,铝、镉、钴等摄入过多与ASO有关。

6. 其他　肥胖、缺氧、维生素C缺乏、精神紧张、情绪激动等也是ASO的易发因素,需有效控制。

二、糖尿病血管病变的药物治疗概述

药物治疗贯穿治疗的始终。无症状患者的侵入性治疗是不恰当的。无症状患者治疗应直接针对系统性并发症预防,如心肌梗死和脑卒中。有轻度或中度跛行者可采用传统的治疗措施如功能锻炼。药物治疗可作为联合治疗以提高跛行距离。目前尚无一种药物具有公认效果,而且间歇性跛行的药物治疗在各国差异较大。临床试验中一些药物如己酮可可碱、萘呋胺、西洛他唑等可能是目前较有效的。慢性濒临坏死的肢体,有报道前列腺素 E1 等能减轻静息痛和治愈缺血性溃疡,但结果并不一致。中西医结合治疗是整体治疗外周动脉闭塞性疾病的一种方法,也为药物治疗提供了一种途径,并可提高疗效。是我国外周动脉闭塞性疾病治疗的特色。

药物治疗的原则是抗凝、抗血小板、祛聚、扩张血管、溶栓、增加侧支循环以及镇痛治疗等。

目前可用于糖尿病血管病变主要的抗血栓药物有:

1. 抗血小板药物

(1) 环氧化酶抑制剂:阿司匹林。

(2) ADP 受体拮抗剂:噻氯匹定、氯吡格雷。

(3) 血小板糖蛋白Ⅱb/Ⅲa 受体拮抗。

(4) 5-HT2 受体拮抗剂:沙格雷酯(安步乐克)。

(5) 磷酸二酯酶(PDE)的抑制剂:西洛他唑。

(6) 贝前列腺素:德纳、凯那。

2. 抗凝(血酶)类药物

(1) 间接凝血酶抑制剂:肝素、低分子肝素。

(2) 直接凝血酶抑制剂:阿加曲班、比伐卢定和水蛭素。

(3) Ⅹa 因子抑制剂:利伐沙班、磺达肝癸钠。

(4) 维生素 K 拮抗剂:华法林。

3. 溶栓药物

(1) 非特异性纤溶酶原激活剂:UK,SK。

(2) 特异性纤溶酶原激活剂:rt-PA。

三、关于抗血小板药物治疗

查阅国际、国内各类抗血小板治疗的指南,均强调了抗血小板治疗的重要性:

1. TASC Ⅱ抗血小板治疗的指南(Recommendations for antiplatelet in PAD)

(1) 无论是否伴有其他心血管疾病病史,所有症状性 PAD 患者应长期抗血小板治疗以降低心血管并发症和死亡率。

(2) 阿司匹林对合并有心脑血管疾病的 PAD 患者有效。

(3) 对 PAD 患者即使无临床证据证明伴有心脑血管疾病,也可考虑阿司匹林治疗。

(4) 合并心脑血管疾病的症状性 PAD 患者,应用氯吡格雷可降低不良血管事件。

2. ACCP 抗血小板治疗指南(Recommendations for antiplatelet in PAD)

(1) 合并症状性心脑血管疾病的 PAD 患者推荐终生抗血小板治疗。

(2) 合并非症状性心脑血管疾病的 PAD,建议 75～100mg/d 的阿司匹林治疗,优于氯吡格雷。

(3) 胃肠不能耐受阿司匹林者,推荐氯吡格雷。

阿司匹林是首个被证实有抗血小板效应的药物,通过阻断血栓烷 A2(TXA2)的形成而实现对血小板功能持续抑制。它是各类指南强烈推荐的 PAD 患者的抗血小板药物。抗血小板治疗还可以降低 PAD 患者心肌梗死、脑卒中等不良事件发生率,一项抗血小板治疗的国际临床荟萃总结报道(antithrombotic trialists' collaboration meta-analysis)包括 42 项临床试验,9214 名 PAD 的患者,心血管事件降低 23%。间歇性跛行、动脉搭桥、内膜剥脱、经皮血管成形(PTA)患者获得相同程度的收益。临床实践发现阿司匹林单一的抗血小板效应不足以使高危 ACS 患者获益,另一种更强效的口服抗血小板药物 P2Y12 受体抑制剂应运而生。P2Y12 受体抑制剂的主要机制为干扰二磷酸腺苷(ADP)介导的血小板活化,从而发挥抗血小板效应。1991 年,首个 P2Y12 受体抑制剂噻氯匹定首先获得美国食品与药物管理局(FDA)批准。然而,噻氯匹定因起效慢、骨髓抑制等不良事件(AEs)发生率高被 1997 年获批上市的 P2Y12 受体抑制剂氯吡格雷所替代。关于阿司匹林和氯吡格雷抗血小板治疗的优劣有很多临床试验,其中较权威的有 CAPRIE 试验,它是一个大规模、多中心、前瞻性、随机、双盲设计的临床试验,目的是对比氯吡格雷和阿司匹林二级预防中的优劣共入选近 2 万例近期发生心肌梗死、脑卒中和 PAD 患者平均随访 2 年,主要终点是心脑血管事件的发生,评估了氯吡格雷和阿司匹林疗效和安全性,证实氯吡格雷组缺血性卒中、急性心肌或血管性死亡发生率显著低于阿司匹林组,胃肠道出血等 AEs 发生率也低于阿司匹林组。其后的 CURE 研究证实,与阿司匹林单药治疗相比,阿司匹林基础上联合氯吡格雷双联抗血小板治疗(DAPT)显著降低 ST 段抬高型 ACS(NSTE-ACS),患者心血管死亡、非致死性 MI 或卒中的主要复合终点事件发生率达 20%,且患者致死性出血事件或出血性卒中发生率无显著差异。CURE 研究肯定了阿司匹林基础上联合 P2Y12 受体抑制剂氯吡格雷的优越性。长期以来被广大心血管医师认可和应用于临床。但是抗血小板药物的研发一直没有停止。与氯吡格雷同属噻吩吡啶类的前体类 P2Y12 受体抑制剂普拉格雷,以及非前体类 P2Y12 受体抑制剂如替格瑞洛、坎格雷洛和依诺格雷等相继研发和获批问世,这些新型 P2Y12 受体抑制剂显示了更强的抗血小板效应。例如,替格瑞洛作为活性药物,能够直接、可逆地作用于 P2Y12 受体并抑制腺苷摄取,抗血小板作用强。然而,更强的抗栓效应能否带来更佳的获益/风险比尚需进一步研究验证。在中国本土的循证证据无疑对临床实践更具启示作用。与其他 P2Y12 受体抑制剂相比,氯吡格雷有最多的中国患者研究证据和使用经验。据阜外医院杨跃进教授介绍国内阜外医院等开展的 COMMIT-CCS2 研究共纳入 45 852 例发病 24 小时内入院的 MI 患者,其中大部分为 ST 段抬高型心肌梗死(STEMI)。研究表明,与阿司匹林单药相比,氯吡格雷联合阿司匹林能够显著降低复合终点(死亡、再发 MI 和卒中)的相对风险 9% 和死亡风险 7%,无论接受溶栓治疗与否均可获益,氯吡格雷组致死性出血、需输血的出血或颅内出血风险较阿司匹林单药无显著差异。另一项我国参与的 CURRENT-OASIS7 研究共纳入 25 086 例(其中中国患者 2000 多例)计划接受早期(<72 小时)有创治疗策略的 ACS 患者,证实 PCI 患者接受负荷 600mg 剂量后用 150mg 剂量 6 天,继以 75mg 维持方案较标准剂量的氯吡格雷显著降低主要终点事件风险 14% 和确定的支架内血栓形成风险 46%。与之相比,新型 P2Y12 受体抑制剂则需要更多来自中国人群的证据。随着抗血小板治疗理念和策略的进一步发展,精准抗血小板和个体化抗血小板时代已逐步到来。更高的抗血小板治疗标准,要求我们在临床实践中不仅要考虑药物的疗效,更应当权衡风险,获得更高的获益/风险比。

四、临床常用抗血小板药物

1. 抗血小板类药物

(1)肠溶阿司匹林:50~100mg,1 次/日。

(2)双嘧达莫(潘生丁):能够抑制血小板的功能,0.1~0.4mg/d,与阿司匹林合用效果佳。但对伴有冠心病的患者慎用,此药物可以诱发心肌缺血。

(3)氯吡格雷(波立维 75mg,1 次/日)和噻氯匹定(抵克力得 250mg,2 次/日):有效的抗血小板作用,延缓动脉硬化的发展,有效地预防介入或手术治疗后的再狭窄。此类药物有骨髓抑制作用,文献报道氯吡格雷较噻氯匹定效果更佳,副作用发生率低。

(4)西洛他唑(cilostazol):是 2-(1H)羟基喹啉为骨架的一种衍生物,可抑制磷酸二酯酶而达到抑制血小板聚集作用和扩张周围动脉的双重作用,西洛他唑 50~100mg/次,2 次/日。由于其同时具有扩张小动脉的作用,在口服的药物中对慢性肢体缺血的治疗上效果比较好。同时有文献报道西洛他唑与肠溶阿司匹林同时应用具有良好的预防再狭窄的作用,但是出血的风险增加。要注意充血性心力衰竭患者禁用西洛他唑。

2. 5 羟色胺(5-HT$_2$)受体阻滞剂　安步乐克(anplag)具有降低血小板聚集和抑制血管收缩作用,同时还具有增加侧支循环和减轻患肢疼痛和冷感的作用。100mg/次,口服,3 次/日。

3. 前列腺素类药物

(1) 前列腺素 E1(PGE1):前列腺素不仅具有较强的扩张血管的作用,还可抑制血小板聚集和释放。应用时刺激性较大,可导致静脉炎,停药即可缓解。100 ~ 200μg 静脉滴注,1 ~ 2 次/日,每日不超过 400μg。

(2) 前列地尔(alprostadil,凯时):为脂溶性前列腺素,肺灭活少,控制释放,靶向作用较强。10μg + 5% 葡萄糖溶液(或生理盐水)100ml 或 250ml 静脉滴注,1 ~ 2 次/日。

(3) 贝前列素钠:环磷酸腺苷(cAMP)的活化剂。这类药物具有保护血管内皮和抑制细胞增殖的双重作用,可抑制术后再狭窄。其代表药物有凯那、德纳等。

4. 基因治疗　基因治疗目的在于显著促进血管新生和侧支循环的建立。还具有扩张血管、增加纤溶酶活性和防止血栓形成以及血管再狭窄的作用。临床实验显示,血管内皮生长因子(vascular endothelial growth factor,VEGF)可刺激新生血管的生成,提高踝肱比,减轻静息痛、促进缺血性溃疡的愈合。基因治疗的目的基因包括血管内皮生长因子(vascular endothelial growth factor,VEGF)、血管调理素(angiotropin)和肝细胞生长因子(hepatocyte growth factor,HGF),又称离散因子(scatter factor)。血管内皮生长因子能够促进血管新生和侧支循环的建立,还具有扩张血管、增加纤溶酶活性和防止血栓形成以及血管再狭窄的作用。肝细胞生长因子能够刺激血管内皮细胞增殖,提高局部血液循环。血管调理素有刺激毛细血管内皮细胞迁移的作用。基因导入途径包括血管内水凝胶球囊法和肌内直接注射法或缝线法。实验室发现其有促进血管新生和侧支循环建立的效果。干细胞注射治疗下肢缺血在临床上也有报道,但效果不确切,也无远期的随访报道。从理论上说治疗性血管生成可诱导肿瘤细胞的生长,而且基因转染率低等基因技术仍有待进一步提高。

糖尿病的血管病变是一种特殊的病变,糖尿病合并 PAD 患病率高,危险性大,是糖尿病血管病变的主要危险因素,也是糖尿病患者发生心血管事件的危险标识。因此我们要牢记糖尿病患者"病在下肢,险在心脑"的警示。在强调糖尿病患者抗血小板治疗的同时,还要重视糖尿病患者的全身药物治疗。早期无明显症状的糖尿病血管病变患者易漏诊,很难得到早期预防性药物的治疗。我们要争取多做早期识别并给予干预治疗的工作,以争取更加显著地改善糖尿病血管病变患者的预后。

(吴庆华)

参 考 文 献

[1] Stoffers HE,Rinkens PE,Kester AD,et al. The prevalence of asymptomatic and unrecognized peripheral arterial occlusive disease. Int J Epidemiol,1996,25:282-290.

[2] Meijer WT,Hoes AW,Rutgers D,et al. Peripheral arterial disease in the elderly:the Rtterdam Study. Arterioscler Throm Vasc Biol,1998,18:185-192.

[3] Aquino R,Johnnides C,Makaroun M,et al. Natural history of claudication:Long-term serial follow ~ up study of 1244 claudicants. J Vasc Surg,2001,34:962-967.

[4] The ICAI Group. Long ~ term mortality and its predictors in patients with critical leg ischemia. Euro J Vasc Endovasc Surg,1997,14:91-95.

[5] CAPRIE Steering Committee. Arandomized,blinded trial of clopidogrel versus aspirin in patiens at risk of ischaemic events. Lancet,1996,348:1329-1339.

[6] Leng GC,Lee AJ,Fowkes FG,et al. Incidence,natural history and cardiovascular events in sympytomatic and asymptomatic peripheral arterial disease in the general population. Int J Epidemiol,1996,25:1172-1181.

[7] Ingolfsson IO,Sigurdson G,Sigvaldason H,et al. A marked decline in the prevalence and incidence of intermittent claudication in Icelandic men 1968-1986:a strong relationship to smoking and serum cholesterol-the Reykjavik study. J Clin Epidemiol,1994,47:1237-1243.

［8］ Cheng SW,TingAC. Lipoprotein（a）level and mortality in patients with critical lower limb ischaemia. Eur J Vasc Endovasc Surg,2001,22（2）:124-129.

［9］ Sobel M,Verhaeghe R. Antithrombotic therapy for peripheral artery occlusive disease:American College of Chest Physicians Evidence Based Clinical Practice Guidelines（8th Edition）. Chest,2008,133（6Suppl）:8155-8435.

［10］ Hoshino J,Ubara Y,Hara S,et al. Quality of life improvement and long term effects of peripheral blood mononuclear cell transplantation for severe arteriosclerosis obliterans in diabetic patients on dialysis. Circ J,2007,71（8）:1193-1198.

［11］ van Weel V,van Tongeren RB,van Hinsbergh VW,et al. Vascular growth in ischemic limbs:a review of mechanisms and possible therapeutic stimulation. Ann Vasc Surg,2008,22（4）:582-597.

［12］ Dagher NN,Modrall JG. Pharmacotherapy before and after revasculari-zation:anticoagulation,antiplateletagents,andstatins. Semin Vasc Surg,2007,20（1）:10-14.

第五章　糖尿病足外科治疗的临床评价

糖尿病患者因神经病变使足部感觉减退甚至失去感觉,并可出现畸形;又因血管病变,使足部缺血,局部组织失去活力,容易发生严重的损伤、溃疡、坏疽和感染,有的需行截肢。上述足部的病理变化,统称为糖尿病足。简而言之,糖尿病足是糖尿病患者因神经病变失去感觉和因组织缺血失去活力且合并感染的足。

目前糖尿病足的治疗倡导多学科的综合治疗,但是对于存在缺血病变的患者,外科血运重建仍然是治疗的重点。外科治疗主要包括腔内血运重建、开放动脉旁路移植(静脉桥或人工血管)和血管新生疗法。很多濒临截肢的患者,正是因为接受了上述治疗,血运改善得以保肢。本章节主要是介绍外科治疗相关的临床评价工具和指标。

一、常用临床评价的基本概念

对于糖尿病足可供选择的多种外科治疗而言,客观地比较其疗效是非常困难的。随着技术、器材、医生的熟练程的不断改进提高,出现了一些客观的基本的,而且能够获得公认的临床评价的指标。这些基本概念的提出正是为了对不同术式及治疗方式进行比较衡量。因此了解这些基本概念,对于临床评价至关重要。

1. 基本概念

(1) 靶血管重建(target vessel revascularization,TVR):即首次手术后,对于同一血管的任何再干预。

(2) 靶病变重建(target lesiou revascularization,TLR):即首次治疗后,对于同一病变的任何再干预。此概念对于评估腔内移植物尤其重要,有助于量化再狭窄和观察最初治疗病变的再通。

(3) 一期通畅率(primary patency):指在无须干预的情况下,血管保持通畅状态。

(4) 一期辅助通畅率(primary assisted patency):指血管在未达到闭塞状态前,已经出现了症状,这些症状提示该血管即将出现闭塞状态,在这种情况下实施了干预。换句话说,就是虽然血管一直保持通畅状态,但是仍需要实施某种类型的干预。

(5) 二期通畅率(secondary patency):指血管闭塞之后,再进行外科干预。

(6) 晚期管腔丢失(late lumen loss):该概念使用的范围相对较小。指手术时和随访时,支架或腔内干预的病变节段血管直径的变化,单位是毫米(mm)。

任何对于治疗的比较研究往往都包含一种或多种上述的基本概念。

2. 其他临床手术结果相关概念　下面的临床结果被广泛用于手术治疗效果的评估,我们选择最具代表性的几个概念,为大家进行解读。

(1) 无截肢生存率(Amputation free survival):是指研究对象无截肢生存的比率,一般时限为术后6个月。此处的截肢一般指的是踝以上水平的截肢。

(2) 保肢率(limb salvage):是指需要截肢的肢体经适当的干预后成功保肢的比率。此概念不仅仅反映广义上的截肢事件频率的降低,同样也包括截肢范围或程度的减少,比如跖骨截肢要优于膝下截肢。

（3）生存率(survival)和死亡率(mortality):这两个概念的提出主要是基于合并外周动脉疾病(peripheral artery disease)的患者死亡率更高这一事实。5 年生存率是衡量治疗是否成功的最常用远期(long term)指标。一般而言,间歇性跛行患者的自然 5 年生存率约为 75% ~80% ,而下肢严重缺血患者的 5 年生存率只有约 50% 。因此,衡量术后 5 年的长期生存率是非常有意义的。

（4）生活质量(quality of life):很多生活质量量表有助于评估血管病患者的术后生活状态,其中最有代表性的量表为简明健康调查量表(SF-36)(表 2-5-1)。

表 2-5-1 简明健康调查量表(SF-36)

姓名: 住院号: 填表时间: 临床诊断:手术名称:

1. 总体来讲,您的健康状况是:
①非常好 ②很好 ③好 ④一般 ⑤差

2. 跟 1 年以前比您觉得自己的健康状况是:
①比 1 年前好多了 ②比 1 年前好一些 ③跟 1 年前差不多 ④比 1 年前差一些 ⑤比 1 年前差多了
(权重或得分依次为 1,2,3,4 和 5)

健康和日常活动

3. 以下这些问题都和日常活动有关。请您想一想,您的健康状况是否限制了这些活动? 如果有限制,程度如何?
（1）重体力活动。如跑步举重、参加剧烈运动等:
①限制很大 ②有些限制 ③毫无限制
(权重或得分依次为 1,2,3;下同)
（2）适度的活动。如移动一张桌子、扫地、打太极拳、做简单体操等:
①限制很大 ②有些限制 ③毫无限制
（3）手提日用品。如买菜、购物等
①限制很大 ②有些限制 ③毫无限制
（4）上几层楼梯:
①限制很大 ②有些限制 ③毫无限制
（5）上一层楼梯:
①限制很大 ②有些限制 ③毫无限制
（6）弯腰、屈膝、下蹲:
①限制很大 ②有些限制 ③毫无限制
（7）步行 1500 米以上的路程:
①限制很大 ②有些限制 ③毫无限制
（8）步行 1000 米的路程:
①限制很大 ②有些限制 ③毫无限制
（9）步行 100 米的路程:
①限制很大 ②有些限制 ③毫无限制
（10）自己洗澡、穿衣:
①限制很大 ②有些限制 ③毫无限制

4. 在过去 4 个星期里,您的工作和日常活动有无因为身体健康的原因而出现以下这些问题?
（1）减少了工作或其他活动时间:
①是 ②不是
(权重或得分依次为 1,2;下同)
（2）本来想要做的事情只能完成一部分:
①是 ②不是
（3）想要干的工作或活动种类受到限制:
①是 ②不是
（4）完成工作或其他活动困难增多(比如需要额外的努力):
①是 ②不是

5. 在过去 4 个星期里,您的工作和日常活动有无因为情绪的原因(如压抑或忧虑)而出现以下这些问题?

(1) 减少了工作或活动时间:

①是　②不是

(权重或得分依次为 1,2;下同)

(2) 本来想要做的事情只能完成一部分:

①是　②不是

(3) 干事情不如平时仔细:

①是　②不是

6. 在过去 4 个星期里,您的健康或情绪不好在多大程度上影响了您与家人、朋友、邻居或集体的正常社会交往?

①完全没有影响　②有一点影响　③中等影响　④影响很大　⑤影响非常大

(权重或得分依次为 5,4,3,2,1)

7. 在过去 4 个星期里,您有身体疼痛吗?

①完全没有疼痛　②有一点疼痛　③中等疼痛　④严重疼痛　⑤很严重疼痛

(权重或得分依次为 6,5.4,4.2,3.1,2.2,1)

8. 在过去 4 个星期里,您的身体疼痛影响了您的工作和家务吗?

①完全没有影响　②有一点影响　③中等影响　④影响很大　⑤影响非常大

(如果 7 无 8 无,权重或得分依次为 6,4.75,3.5,2.25,1.0;如果 7 有 8 无,则为 5,4,3,2,1)

您的感觉

9. 以下这些问题是关于过去 1 个月里您自己的感觉,对每一条问题所说的事情,您的情况是什么样的?

(1) 您觉得生活充实:

①所有的时间　②大部分时间　③比较多时间　④一部分时间　⑤小部分时间　⑥没有这种感觉

(权重或得分依次为 6,5,4,3,2,1)

(2) 您是一个敏感的人:

①所有的时间　②大部分时间　③比较多时间　④一部分时间　⑤小部分时间　⑥没有这种感觉

(权重或得分依次为 1,2,3,4,5,6)

(3) 您的情绪非常不好,什么事都不能使您高兴起来:

①所有的时间　②大部分时间　③比较多时间　④一部分时间　⑤小部分时间　⑥没有这种感觉

(权重或得分依次为 1,2,3,4,5,6)

(4) 您的心理很平静:

①所有的时间　②大部分时间　③比较多时间　④一部分时间　⑤小部分时间　⑥没有这种感觉

(权重或得分依次为 6,5,4,3,2,1)

(5) 您做事精力充沛:

①所有的时间　②大部分时间　③比较多时间　④一部分时间　⑤小部分时间　⑥没有这种感觉

(权重或得分依次为 6,5,4,3,2,1)

(6) 您的情绪低落:

①所有的时间　②大部分时间　③比较多时间　④一部分时间　⑤小部分时间　⑥没有这种感觉

(权重或得分依次为 1,2,3,4,5,6)

(7) 您觉得筋疲力尽:

①所有的时间　②大部分时间　③比较多时间　④一部分时间　⑤小部分时间　⑥没有这种感觉

(权重或得分依次为 1,2,3,4,5,6)

(8) 您是个快乐的人:

①所有的时间　②大部分时间　③比较多时间　④一部分时间　⑤小部分时间　⑥没有这种感觉

(权重或得分依次为 6,5,4,3,2,1)

(9) 您感觉厌烦:

①所有的时间　②大部分时间　③比较多时间　④一部分时间　⑤小部分时间　⑥没有这种感觉

(权重或得分依次为 1,2,3,4,5,6)

10. 不健康影响了您的社会活动(如走亲访友):

①所有的时间　②大部分时间　③比较多时间　④一部分时间　⑤小部分时间　⑥没有这种感觉

(权重或得分依次为 1,2,3,4,5)

总体健康情况

续表

11. 请看下列每一条问题,哪一种答案最符合您的情况?

(1) 我好像比别人容易生病:

①绝对正确 ②大部分正确 ③不能肯定 ④大部分错误 ⑤绝对错误

(权重或得分依次为1,2,3,4,5)

(2) 我跟周围人一样健康:

①绝对正确 ②大部分正确 ③不能肯定 ④大部分错误 ⑤绝对错误

(权重或得分依次为5,4,3,2,1)

(3) 我认为我的健康状况在变坏

①绝对正确 ②大部分正确 ③不能肯定 ④大部分错误 ⑤绝对错误

(权重或得分依次为1,2,3,4,5)

(4) 我的健康状况非常好:

①绝对正确 ②大部分正确 ③不能肯定 ④大部分错误 ⑤绝对错误

(权重或得分依次为5,4,3,2,1)

二、症状分级及疼痛评分

(一) 症状分级

糖尿病足的外科治疗大多数情况下是指外科对于下肢缺血进行的干预,因此症状方面也主要是缺血这一导致糖尿病足的主要因素方面进行阐述。

间歇性跛行(intermittent claudication)是糖尿病足患者早期的临床表现之一,是指行走后产生的局限于下肢特定肌群的疲乏、不适或疼痛,停止活动后上述症状可缓解。再次行走后症状可重复出现。

缺血性静息痛(rest pain)是糖尿病足引起肢体严重缺血的主要临床表现之一,也是糖尿病足人群最为典型的临床表现。是指缺血严重时,肢体在静息状态下有持续性疼痛。

严重下肢缺血(critical Limb Ischemia,简称CLI)指糖尿病足下肢缺血的严重阶段,典型的临床表现包括静息痛、溃疡、坏疽等。这个阶段治疗效果较差、截肢率和死亡率(心脑血管意外)较高。

了解糖尿病足下肢缺血的临床分类和分级,有助于判断临床进展和严重程度,作为药物、介入或手术的治疗参考。临床上,较为常用的症状分级有两种,分别是Fontaine分级和Rutherford分级。

1. Fontaine 分级

Ⅰ期:无症状

Ⅱa期:轻度间歇性跛行;

Ⅱb期:中、重度间歇性跛行;

Ⅲ期:静息痛;

Ⅳ期:组织溃疡、坏疽。

2. Rutherford 分级

0级:无症状;

1级:轻度间歇性跛行;

2级:中度间歇性跛行;

3级:重度间歇性跛行;

4级:静息痛;

5级:轻微组织缺损;

6级:组织溃疡、坏疽。

(二) 疼痛评分

临床上对于疼痛分级最为常用,也最简单易行的评分方法为数字评分法(VAS)是将疼痛的程度用0~10共11个数字表示,0表示无痛,10代表最痛,患者根据自身疼痛程度在这11个数字中挑选一个数字代表疼痛程度。

0 分:无疼痛;

3 分以下:有轻微的疼痛,患者能忍受;

4 ~ 6 分:患者疼痛并影响睡眠,不能忍受,应给予临床处置;

7 ~ 10 分:患者有强烈的疼痛,疼痛剧烈或难忍。

三、踝肱比值(ankle brachial index,ABI)及相关检查

在糖尿病足远端血运评估方面,踝肱比值/趾肱比值检查是一项简单可行且准确率较高的项目。是反映下肢血压与血管状态非常有价值的指标,ABI 是通过测量踝部胫后动脉或胫前动脉以及肱动脉的收缩压,得到踝部动脉压与肱动脉压之间的比值。但是 ABI 检查不能准确地定位血管病变部位,ABI 反映的是肢体的血运状况,正常值为 0.9 ~ 1.3,<0.9 为轻度缺血,0.5 ~ 0.7 为中度缺血,<0.5 为重度缺血,重度缺血的患者容易发生下肢(趾)坏疽。正常情况下,踝动脉收缩压稍高于或等于肱动脉,但如果踝动脉收缩压过高,如高于 200mmHg 或 ABI 大于 1.3,则应高度怀疑患者有下肢动脉钙化,导致 ABI 出现假阳性,此时可以通过平板运动试验来矫正结果,若下肢动脉有病变,则活动后的 ABI 会降低。

其他检查包括趾/肱动脉压(toe-brachial index,TBI)和趾脉冲容积描记(pulse volume recordings,PVR)不受下肢动脉钙化的影响,可能更适合于糖尿病足的诊断,然而其必须在专门的血管实验室才能完成,不适合广泛推广。尽管多普勒 ABI 检测存在一定假阴性,然而较单独临床评价更为有效,由于其操作简便、无创、价格便宜,仍然是糖尿病人群初步筛查的理想检查项目。

四、经皮氧分压

经皮氧分压(transcutaneous oxygen pressure,$TcPO_2$)测定是皮肤被经皮监测仪的特殊电极(CLARK 电极)加热,氧气从毛细血管中弥散出来,扩散到皮下组织、皮肤,电极监测到皮肤的氧分压,反映出皮肤组织细胞的实际氧供应量,故 $TcPO_2$ 不仅可以反映大循环的状况,且可以直接反映微血管功能状态。在糖尿病足外科治疗的临床评价方面,主要在以下三个方面起作用。

(一) 对血运重建治疗进行评价

Caselli 等的研究表明:在成功的经皮腔内血管成型术后 $TcPO_2$ 值迅速上升,第 1 周有 38.5% 患者 $TcPO_2$ 超过 30mmHg,在第 3 ~ 4 周达到高峰值,约 75% 患者 $TcPO_2$ 超过 30mmHg;而对于经皮腔内血管成型术后溃疡仍不能愈合的患者,$TcPO_2$ 往往表现为在术后有短暂轻度升高趋势但未能再继续上升。

$TcPO_2$ 值的测定可以协助选择需行进一步积极治疗的对象,对于行血管旁路移植术的患者,Amyo 等通过检测其术后的 $TcPO_2$ 值,发现有 50% 患者在术后第 3 天 $TcPO_2$ 值超过 30mmHg,明显高于术前水平(术前所有患者 $TcPO_2 \leq 30mmHg$),而对于另外 50% $TcPO_2$ 值仍未达 30mmHg 者,随着观察时间延长也有不同上升趋势,故认为旁路移植术后最少要等待 3 日或更长时间,以使组织得到更多的灌注及氧供应后才决定是否行更积极的外科治疗。而 Faglia 等的研究发现:$TcPO_2$ 低于 34mmHg 的患者需要行血管重建术;超过 34mmHg 而低于 40mmHg 者可以采取相对保守治疗,但仍有相当一部分患者最后需要行血管重建术;而超过 40mmHg 者,是否行血管重建术主要取决于局部组织病变的严重程度。监测 $TcPO_2$ 有助于判断病情及协助下一步决策的制订。

(二) 对截肢平面进行评价

$TcPO_2$ 是指导选择截肢平面的可靠指标。截肢术后伤口能否愈合很大程度上依赖于伤口附近组织的氧供情况,通过检测肢体 $TcPO_2$ 值的水平,可以选择最佳截肢平面,减少过多截除灌注良好的组织或避免再次截肢。Faglia 等报道,$TcPO_2$ 低于 34mmHg 的糖尿病足患者,有 9.7% 需要行截肢术,对于 $TcPO_2$ 超过 40mmHg 只有 3% 需要截肢,$TcPO_2$ 低于 20mmHg 选择在肢体近端进行截肢,而超过 20mmHg 可在远端截肢,敏感性 88.2%,特异性 84.6%,预测效果优于彩色多普勒超声检查,截肢前行经皮氧分压监测可以为

选择最佳截肢平面提供量化信息,减少医疗费用及改善患者预后。

Poredos 等学者也认为:以 $TcPO_2$ 处于 $25 \sim 36mmHg$ 之间作为截肢平面只有 15% 的患者需要行二次截肢,而以 $TcPO_2$ 低于 $15mmHg$ 为截肢平面,几乎 100% 需行二次截肢,选择 $TcPO_2$ 较高的部位为截肢平面显著提高截肢的成功率。

(三) 对糖尿病足溃疡伤口进行评价

与足趾血压测定相比,$TcPO_2$ 在预测糖尿病足溃疡更具优势。$TcPO_2$ 低于 $25mmHg$ 时溃疡愈合的可能性很低,如果以 $TcPO_2 = 25mmHg$ 作为溃疡能否愈合的界限点,其敏感性和特异性分别为 85% 和 92%,其阳性预测值(positive predictive value,PPV)为 79%,而足趾血压预测溃疡的 PPV 仅为 67%;加用一些刺激性操作方法也有助于预测溃疡的愈合,仰卧位时 $TcPO_2$ 低于 $20mmHg$ 表示溃疡不能愈合,需行外科血管重建或截肢;而高于 $40mmHg$ 的溃疡可能愈合,单纯保守治疗即可;对 $TcPO_2$ 值处于 $20mmHg$ 至 $40mmHg$ 之间,抬高腿 $30°$ 至 $40°$ 后,如 $TcPO_2$ 值下降小于 $10mmHg$,则 80% 的溃疡会愈合,如下降大于 $10mmHg$,80% 的溃疡不会愈合;在吸入 100% 纯氧后 $TcPO_2$ 值低于或等于 $30mmHg$ 也预示溃疡将难以愈合,PPV 为 89%,阴性预测值(negative predictive value,NPV)为 47%,联合基线值和吸入纯氧后的 $TcPO_2$ 值可以更好判断溃疡的预后。

五、溃疡情况的判定

足部溃疡是糖尿病最常见和严重并发症之一,发生率约为糖尿病患者的 25%,糖尿病病程超过 20 年者发生率几近 50%,周围神经营养障碍和肢体缺血是糖尿病患者并发足部溃疡的主要原因。

对溃疡情况的观察和评估有助于对病情的判断,也有助于对外科治疗效果进行评价。由于糖尿病足溃疡表现多种多样。可为表浅和深部溃疡。在表浅溃疡,可以计算其溃疡的表面积,通过观察此面积的变化来评估溃疡的预后;当为深部溃疡时则要同时计算溃疡内的体积。因此在治疗前及在治疗中需分别计算溃疡的表面积或者体积以评估溃疡情况,用以指导临床治疗决策。

(一) 足溃疡面积的计算

1. 公式法　目前足溃疡的面积通常是通过将溃疡的长度与宽度相乘来计算的。此种方法快速,简便,不需要特殊设备,临床花费少。但是此法的局限也不容忽视,由于溃疡的形状,使其不可避免地存在着不准确性。例如,如果将一个类圆形的溃疡按矩形来计算面积,用长度乘以宽度后,其计算的面积将会比真实面积放大 25%;如果一个类椭圆形的溃疡用长度与宽度相乘计算,仍会出现轻度的放大。

2. 数码照相计算法　近年来由于数码技术的发展,通过数码照相机可以很方便地记录溃疡在不同时段时的变化情况。为了进一步更准确地通过数码照片计算溃疡面积,一些图像处理软件也被更多地应用于医学领域。但是它们之中的大部分存在价格高,操作复杂等缺点。一个理想的图像处理软件应该价格便宜,支持自动分析功能且能应用于多操作系统,以及符合医学数字成像和通信标准(DICOM)的图像资料。近来,美国国立卫生研究所(NIH)提供了一个免费的不规则图像分析软件,Image J,为我们评估糖尿病足溃疡提供了一个符合 DICOM 标准的公用医学图像分析软件平台。此法适合应用于表浅溃疡,对创面的计算精度要求不高的患者,优点在于快速、简便、易行。但是存在一些问题,如对拍摄角度的要求及创面条件的要求等。值得指出的是,在使用此法时,必须保证相机与溃疡面垂直,而对它们之间的距离无特殊要求。根据数码相机成像原理,每个电荷耦合元件(CCD)感光后生成一个像素,众多像素组成一幅照片,因此实际物体的成像大小与像素成正比,在不变焦的情况下与距离成反比。因此在保证溃疡面有标尺对照时,可以忽略距离的因素,因为标尺的实际大小也与拍摄的距离成反比。但如果溃疡面为一凹陷面,则可能因拍摄的原因忽略对凹面边缘面积的计算。在此需要强调,在使用此软件时,对溃疡边缘的描点应遵循同一标准。临床评估溃疡面边缘是通过颜色的不同来分辨,其中红/黄/黑系统已得到大家的共识。此种方法简单、易学,但是却存在着难以定性和定量的缺点。Image J 虽自带边缘分析功能,但是在应用于糖尿病足溃疡时显得很不适用,因为糖尿病足溃疡多为慢性创伤,溃疡内不同位点的损伤和恢复程度(上皮细胞覆盖)存在极大差异,这样组织间的色泽变化及锐度差异等就极不规则,很难用其自带边缘分析功能来分析边缘。因此,糖尿病足溃疡更适合人工操作来勾勒边缘。

3. 无菌薄膜勾边法　此法适用于溃疡面有一定深度,对溃疡面计算要求较高患者。用于治疗中的疗效观察。此方法为用一无菌薄膜紧贴创面,勾勒出创面的边缘,于标尺一起扫描,对扫描成像进行分析。其扫描图像仍可采用 Image J 软件。此方法的优点在于其准确性,即能够对被平面摄像所忽略的凹面边缘部分一同计算。

（二）足溃疡体积的计算

对于深部足溃疡仅仅计算面积显然不够,还需要计算溃疡体积,这样才能比较客观地评价病变情况。对于溃疡体积的计算也可以分为如下数种方法:公式法、媒介填充法、CT 足部扫描法、其他方法。

1. 公式法　深部溃疡是一个不规则三维形状,与球体具有高度相似性,因此在计算体积时可以按照球体体积公式:$V = (2/3)\pi(a/2)(b/2)c$,a 为长径,b 为短径,c 为深度。溃疡深度的测量可以用无菌棉签插入溃疡最深处测试。但是此法存在明显的误差,只有在精度要求不高的情况下可使用。

2. 媒介填充法　考虑到患者经济承受能力,可以使用此法来粗略估算溃疡的体积。将生理盐水注入溃疡内部,注满为止,记录注入生理盐水的体积。此法虽然快速、方便、便宜,但是存在一些误差:如溃疡对生理盐水的吸收,然而由于生理盐水的注入时间短,此时的损失可以忽略。当然还可以通过填充其他媒介物来计算溃疡的体积,通常选择潮湿的藻酸钙或者 Jeltrate 牙磨材料,将其填入溃疡进行塑形,通过测量模型的重量来计算体积,但是此法费时且易诱发感染,而且患者在接受此法时很痛苦。

3. CT 足部扫描法　此法是应用 CT 对足部扫描,再进行三维成像,计算深部溃疡体积。由于深部溃疡与空气接触,存在着密度的差异,因此用 CT 进行深部溃疡体积的计算技术上成熟,缺点是价格高,花费较大,患者不易接受。

4. 其他方法　1989 年 Kundin 发明了一种可以用于测量规则或不规则创伤体积的仪器,即 Kundin 仪,其具有三个互相垂直的轴,即 X、Y、Z 轴分别用于测量创伤的长、宽及深度,然后计算创伤内体积。也有人将立体摄影测量(stereophotogrammetry,SPG)应用于深部创伤的测量,该方法要求具备一台数码相机、安装有创伤测量系统软件(wound measurement system,WMS)的电脑以及一只鼠标用于图形的点选;具体操作方法是用相机拍摄创面,在照片上用鼠标划出长度与宽度,然后用一无菌棉签测量创面深度,再通过创伤测量系统软件进行体积的计算。有试验对比了 Kundin 仪和 SPG 在深部溃疡体积计算方面的应用,这两种方法的共同之处在于都基于同一个计算公式即长(L)×宽(w)×深(D)乘以系数(c = 0.327)。报道称 SPG 具有更高的准确性和可重复性,但价格昂贵,限制了其在临床上的应用。

六、动脉多普勒

彩色多普勒超声检查糖尿病下肢动脉病变实时、无创、敏感,可作为糖尿病下肢动脉病变的常规检查手段。通过二维、彩色及频谱多普勒测量分析可早期对下肢动脉病变做到早期诊断,明确动脉病变程度与部位。彩色多普勒超声可检查髂股动脉、股浅动脉、腘动脉、胫前动脉、腓动脉及胫后动脉,检测内容包括动脉内中膜厚度、斑块大小、斑块数目、管径狭窄度、收缩期峰值流速(VMB)、动脉内径(R)及血流量(Q)等指标。糖尿病患者对比非糖尿病患者,下肢动脉内径(R)减小更明显,血流量(Q)下降更显著。而与健康体检者相比,糖尿病合并下肢缺血患者的动脉内径(R)、收缩期峰值流速(VMB)及血流量(Q)均显著下降。超声通过多方面评价下肢血管的各节段,能初步诊断动脉硬化症的不同程度及不同阶段。糖尿病患者下肢动脉硬化以动脉壁内中膜增厚、斑块形成为特点,二维超声显示远端小动脉细小针尖样密集强回声。彩色多普勒显示血流信号变细或消失。频谱多普勒可见高速湍流波谱,频带增宽,并舒张期逆向波峰速降低甚至消失,动脉管腔内可出现彩色暗淡血流信号。超声检查的局限性在于对操作者依赖性强、空间分辨率较差、解剖关系显示不够明确,不能全程显示病变动脉。

七、动脉断层扫描

糖尿病足的 Wagner 分类方法未对病变血管狭窄或闭塞程度和范围进行评价,因此对治疗方案的实施不能提供有效的信息。下肢动脉断层扫描(CTA)可以清楚显示血管狭窄或闭塞,以及病变程度和范围、钙化情况、远端流出道情况。CTA检查全面、直观、无创,可以为治疗方案的选择提供准确的信息。我们可以根据CTA所见,预先制订手术方案,比如CTA所显示的局限性血管狭窄病变,可以考虑腔内斑块切除治疗;对于弥漫性血管狭窄闭塞病变且同时远端流出道不佳的病变,可以尝试腔内开通或者血管新生疗法。

随着CT扫描速度、时间和空间分辨率的显著提高,以及CTA技术的成熟及其强大的后处理功能,为诊断血管病变及术后复查提供了一种无创、便捷、准确的影像学检查方法;可清晰显示血管解剖、病变血管腔内及管壁情况,显示斑块性质及狭窄程度。主要优势为:①图像显示空间解剖关系明确,血管清晰、立体感强;②最大密度投影(MIP)图像可以任意旋转观察,并能较好地显示管壁钙化斑块及细小分支血管;③曲面重建(CPR)图像可在同一平面上任意角度观察病变血管,全程暴露,具有直观的特点;④轴位图像与多平面图像(MPR)相结合,可显示斑块大小、形态及溃疡形成,判定斑块性质。CTA可全方位、多角度观察病变部位、范围、程度以及侧支循环的情况;⑤强大的后处理功能,多种成像技术结合。可从多个角度对病变血管进行观察。不仅能显示血管腔内病变,还可以显示血管壁的情况,如钙化和斑块等;⑥损伤较小,无须动脉穿刺,并发症小;⑦存在一定的延迟时间,可以显示闭塞血管远端的血管;⑧扫描速度快,检查时间短。CTA虽然尚未达到选择性动脉造影小分支显示水平,但作为一种无创检查方法,在疾病筛查中具有很高的临床应用价值,且对于支架植入术后复查患者,CTA可以清晰显示支架形态,观察支架内附壁血栓及管腔再狭窄情况,为临床诊治提供准确依据。但CTA也有其不足之处:①管壁局部大量钙化斑块时,会遮蔽实际管腔,影响管腔观察效果,管腔狭窄率诊断受限。②检查时需大剂量静脉滴注含碘造影剂,存在一定安全风险。③扫描时机把握要求严格,只有在目标动脉造影剂浓度较高时,才能取得较好成像效果。

除CTA外,磁共振动脉成像(MRA)和数字化血管减影成像(DSA)也是可以考虑的影像学检查。尤其是后者,因为其可以动态三维显影,是目前公认的诊断动脉病变的"金标准"。但其不作为术后评估的常规手段,在这里我们不做单独陈述。DSA的优点为能反映血管形态改变的动态信息,图像清晰,细小的血管分辨率高,且不受管壁钙斑影响;缺点为有创,昂贵,只能显示腔内情况、不能对管壁斑块的成分、管腔周围的情况进行观察,无法多角度观察病变和并发症,仅显示管腔投影,对腔内偏心性斑块诊断不准确等缺点。此外,MRA的局限性也很明显,其扫描时间长、空间分辨率不高、对钙化灶不敏感、图像信噪比差。

八、震动感觉阈值测定

糖尿病周围神经病变(DPN)与糖尿病足溃疡的发生高度相关,而糖尿病足的治疗以预防为主,早期诊断,早期治疗可起到事半功倍的效果。同时,DNP程度的判定,也可以反映外科干预的效果。国外研究表明震动感觉阈值(VPT)为临床筛查DPN及评价糖尿病足溃疡风险的主要指标。目前临床采用的DPN筛查方法如神经传导速度(NCV)受临床症状影响且检查程序烦琐,定量感觉试验(QST)设备昂贵,不能在筛查工作中良好地应用。而VPT检查对DPN的诊断敏感性及特异性高,并具有所需设备花费小,使用简单,检查结果相对稳定可靠,为糖尿病足的筛查和疗效判定提供了一个良好的手段。

临床上有许多仪器和工具可以用来测量震动感觉,电子类仪器包括Neurothesiometer,Vibrameter,Vibratron,Sensiometer,Maxibibrometer等;其他工具包括标准128Hz音叉和刻度音叉。检查时通常取大脚趾末端检查三次求其平均值。根据具体设备,VPT可以设定临界值,以判断长期并发症风险的高低。基于电子类仪器的VPT检查,如果任意一足的VPT>25V,提示其发生神经性溃疡为高风险;如果VPT在16~24V之间,提示中度风险;如果VPT<15V,则为低风险。神经病变发展到后期,大、小神经纤维都将受累,VPT检查结果也将会随着年龄和病程的增长而增加。

2009年美国糖尿病学会(ADA)在糖尿病诊疗指南中指出,对于所有糖尿病患者,每年进行一次全面的足部检查以确定糖尿病足的危险因素,从而预测糖尿病足溃疡和截肢的发生,这其中就包括VPT检查。VPT检查为定量指标可早期发现DPN,并客观地评估2型糖尿病患者糖尿病足的溃疡风险,临床中对患者实施糖尿病足病护理和健康教育,并针对性制订治疗方案,从而达到防止或延缓糖尿病足溃疡的发生,避免截肢,提高患者生活质量,减少医疗费用。

英国曼彻斯特大学糖尿病中心 Young 等开展了一项 VPT 预测糖尿病足溃疡的前瞻性研究,其结果提示 VPT>25 Volts 的糖尿病人群,其未来发生足溃疡的危险性是 VPT<15 Volts 人群的 7 倍。这一结论在学术界得到广泛地认可,并一直以来被引用将 VPT>25 Volts 作为评判足溃疡风险的重要指标。

(郭连瑞　郭建明)

参 考 文 献

[1] 沈琴,邓雁北,潘宗美.踝肱动脉压比值在糖尿病周围动脉病变诊断中的应用价值.中国血液流变学杂志,2013,23(02):274-276,283.

[2] 翁焕,严励.经皮氧分压测定在糖尿病足中的临床应用.国际内科学杂志,2008,35(7):387-389,430.

[3] Caselli A,Latini V,Lapenna A,et al. Transcutaneous oxygen tension monitoring after successful revascularization indiabetic patients with ischaemic foot ulcers. Diabet Med,2005,22(4):460-465.

[4] Arroyo CI,Tritto VG,Buchbinder D,et al. Optimal waiting period for foot salvage surgery following limb revascularizatior. J Foot Ankle Surg,2002,41(4):228-232.

[5] Faglia E,Clerici G,Caminiti M,et al. Predictive values of transcutaneous oxygen tension br above. the. ankle amputation in diabetic patients with critical limb ischemia. Eur J Vasc Endovasc Surg,2007,33(6):731-736.

[6] Poredos P,Rakovec S,Guzic-Salobir B. Determination of amputation level in ischaemic limbs using TcPO2 measurement. Vasa,2005,34(2):108-112.

[7] Carter SA. Tate RB. The relationship of the transcutaneous oxygen tension,pulse waves and systolic pressures to the risk for limb amputation patients witll peripheral arterial diseases and skin ulcers or gangrene. Int Angiol,2006,25(1):67-72.

[8] 陆民,黄新天,蒋米尔,等.糖尿病足部溃疡研究近况.临床外科杂志,2000,8(02):110-112.

[9] Maklebust J. Pressure ulcer assessment. Clin Geriatr Med,1997,13:455-481.

[10] Kundin JI. A new way to size up a wound. Am J Nurs,1989,89(2):206-207.

[11] 姜小飞,冉兴无.糖尿病足溃疡面积及体积计算的方法学介绍.华西医学,2008,23(01):114-115.

[12] 林丽晴.彩色多普勒超声在 2 型糖尿病患者下肢动脉病变评估中的价值.贵州医药,2015,39(5):459-460.

[13] 啜彦,谢毛霞,郑海芬.下肢动脉硬化闭塞症的超声表现与分析[J].中国超声诊断杂志,2005,6(11):860-862.

[14] 郭春朴.16 层螺旋 CT 在糖尿病下肢动脉硬化闭塞症评估中的应用价值[J].医学影像学杂志,2011,21(6):897-899.

[15] 娄琳,郭德安,张志芳,等.螺旋 CT 动脉造影在糖尿病下肢动脉闭塞性病变中的应用[J].中国糖尿病杂志,2011,19(2):116-118.

[16] 司成海,李春志,兰静,等.MSCTA 评估糖尿病下肢动脉病变血管狭窄程度的价值.山东医药,2014,54(26):84-85.

[17] 舒毅,陈幼萍,曾春平,等.震动感觉阈值测定评估 2 型糖尿病患者糖尿病足的溃疡风险.实用医学杂志,2012,28(7):1094-1096.

[18] Abbott C A,Vileikyte L,Williamson S,et al. Multicenter study of the incidence of and predictive risk factors for diabetic neuropathic foot ulceration. Diabetes Care,1998,21(6):1071-1075.

第六章 血管造影诊断技术在糖尿病下肢血管病变的应用

糖尿病性血管病变是糖尿病足的重要发病因素,约有5%的糖尿病患者在1年内发生周围血管症状;其中约12.6%的男性患者有间歇性跛行;晚期病变的截肢致残率高达38%。因此,糖尿病血管病变的治疗关键是早期预防、早期诊断、早期治疗。血管造影技术和血管腔内介入治疗技术为糖尿病血管病变的"三早"提供了更加准确、微创和安全的诊断治疗方法,现已被广泛应用到糖尿病血管病变的诊断治疗中。

第一节 血管造影技术总论

血管造影及血管内介入治疗不同于常规外科手术,具有两个明显特征:远离病灶操作导管、借助X线下的可视性操作。这些技术要求独特的经皮导管技术、特殊的工作环境、特殊的介入材料。因此进行血管造影和血管内介入治疗要求具备三个条件:血管介入治疗室、血管造影设备、导管/影像学技术。

一、血管介入治疗室配置

血管介入治疗室又称导管室,是为患者提供血管造影诊断与介入治疗的关键场所。导管室的合理设计与设备的配置,对血管内治疗过程有重要影响。理想的能满足基本需求的导管室应具备以下条件。

（一）环境

血管介入治疗室的环境要求洁净,等同无菌手术室,所有的操作都要在严格的无菌术下完成。应配备专用的麻醉与监护设备,必要的抢救与常用药物,以及保存生物制剂(肝素、鱼精蛋白)等低温冷藏设备。

（二）血管造影设备

血管造影系统随着介入治疗的发展而获得不断地进步。能够满足基本需求的血管造影系统应具备数字减影功能。目前血管造影系统有固定式与可移动式两种类型。

固定式"C"臂造影系统:是理想的血管造影设备。能够提供极好的成像质量,可调节X线源与增强器的距离,图像处理获得迅速,构建快捷,有较长的使用周期。所用射线和造影剂剂量少,应用方便,操作简单。但要求医学显像存储处理等适配系统,价格成本较高。

移动式造影系统优点是设备轻巧、灵活、价格便宜,不需特殊配备,适合不同场地的需求。缺点是成像质量和图像分辨率较差,X线源与增强器间距固定,构建速度较慢。对要求较高的介入治疗常不能满足需要。

造影剂高压注射器是血管造影的标准配置

所有血管造影系统设备能够保证满足目前和将来血管造影与血管内治疗手术的需要。

（三）造影剂

在诊断性血管造影技术中最主要的显影药物是造影剂。理想的造影剂具有高成像浓度、低黏稠度、无毒、无生物活性、能快速排出体外的特点。

1. 造影剂分类　目前所用的造影剂均是在三碘苯环的基础上改进而成。

（1）非离子型造影剂:非离子化的非盐类的三碘苯甲酸衍生物,碘海醇（欧乃派克,碘苯六醇）等为分子型溶液,溶液渗透压接近或等于血浆渗透压;同时非离子型造影剂另一特点为不具有阳离子的生物学特性,不含有钙的螯合物,不影响血浆中钙离子浓度,获得临床广泛使用。

（2）离子型造影剂:泛影葡胺（三碘苯甲酸盐）为代表,其高渗性是造成造影剂反应的重要因素。

2. 造影剂反应　造影剂不良反应随着造影剂的不断改进而减少,尤其是非离子型造影剂的应用使反应的发生率显著降低。常见的轻度反应可表现为恶心、呕吐、灼热感、皮肤潮红、荨麻疹等,较重反应可发生支气管痉挛、喉部水肿、血压下降、心律失常等,严重的造影剂反应可导致肝肾衰竭,甚至死亡。

造影剂不良反应分为与剂量无关性和相关性两类。

（1）剂量无关性反应:为特异质反应或免疫变态反应,是诊断性血管造影引起死亡的最严重的并发症。注射 1~2ml 即可发生反应,甚至死亡。发生反应的机制尚不完全清楚,可能与抗原抗体反应、凝血系统、激肽系统、补体系统以及纤溶系统激活有关。

（2）剂量相关性反应:主要由于造影剂的高渗性、阳离子及化学毒性引起。常见于以下改变。

1）血管内皮细胞与红细胞:造影剂的高渗性可引起细胞脱水变形、甚至变性坏死,可造成血管内皮细胞的急性损伤,导致凝聚因子的释放,产生血栓和血栓性炎症改变。

2）血脑屏障:造成血脑屏障损害的原因尚不清楚,可能通过细胞膜的饮液作用或液体吸收过程增强,以及毛细血管内皮损伤后通透性增高所致。血脑屏障的损害,将是具有毒性的物质接近脑细胞,产生神经毒性作用。造成血脑屏障损害的程度取决于造影剂渗透压的高低与化学毒性大小。

3）液体平衡:血管内注入大量高渗性造影剂后,血管外液体会进入血管内,组织和细胞内脱水;循环血量急剧增加,导致左心负荷过重,甚至造成急性左心功能不全。常见于术前禁水的轻度脱水者。

4）血管扩张:所有高渗性造影剂均会引起全身血管明显扩张。临床上表现为皮肤潮红、发热、疼痛、甚至血压下降。血管扩张的程度与造影剂渗透压成正比。

5）心肺功能:高浓度造影剂可以引起肺血管痉挛收缩,导致肺动脉高压,加上红细胞脱水、变形,从而加重肺毛细血管阻塞,加重肺动脉高压,引起右心功能不全,甚至死亡。

6）血钙浓度:离子型造影剂中所含的稳定剂枸橼酸钠可与血浆中的钙离子形成螯合物,可造成低钙血症,引发或加重心脏功能紊乱。

7）肝肾功能:大剂量或高浓度造影剂可直接作用于肾小管,引起肾小管坏死、尿酸盐结晶沉积阻塞。同时红细胞脱水、变形、肾微循环障碍,肾小球滤过率降低及肾素等综合作用,可造成肾功衰竭。离子型造影剂可使 GPT 等增高,严重时可发生肝细胞坏死。

3. 造影剂反应的预防和处理

（1）造影剂反应预防

1）预防造影剂不良反应的有效措施是使用非离子造影剂。

2）高危患者可采用术前三天口服泼尼松 15mg/d,手术当日造影前静脉应用地塞米松 10mg。

3）控制和减少造影剂用量是减少造影剂反应的最有效措施,儿童用药量应控制在 1~2ml/kg/总量,成年人应控制在≤5ml/kg/总量,患有心肺功能不全、肝肾功能不全、糖尿病、多发性骨髓瘤、脱水状态、哮喘等情况时应慎用、减少造影剂用量。

（2）造影剂反应处理

1）轻度反应:一般不需治疗。

2）中度反应:如出现荨麻疹、眶周水肿、轻度支气管痉挛等,皮下注射 0.5~1.0mg 肾上腺素,必要时可重复注射。

3）严重过敏反应:即刻静脉注射肾上腺素 0.5~1.0mg,出现喉头痉挛水肿,呼吸道阻塞者,应行气管内插管,保持呼吸道通畅及供氧;心搏骤停应立即施行心脏复苏、起搏等。

（四）材料

完成血管造影与介入治疗离不开导管材料。临床上常使用不同的穿刺针、导管鞘、导管、导丝和球囊导管与支架等材料。因此在导管室应有常规、固定的储备。

1. 穿刺针　理想的穿刺针为针尖锋利，切缘光滑和粗细适中，可以减少血管损伤。皮肤穿刺针通常使用 18G(内径 0.042 英寸、外径 0.048 英寸 = 1.22mm)，壁薄且不切割组织。长度为 7~10cm。分为单壁、双壁两大类。

2. 导管鞘　导管鞘主要应用于引导诊断性导管、球囊导管或其他介入器材顺利进入血管,同时主要用于导管交换,对穿刺部血管起到良好的保护作用。

导管鞘由带有灌注侧孔的外鞘、扩张器与导丝组成,有不同规格的长度和直径。临床上通常使用内径 5F,长度 10~11cm 的短鞘,即可完成诊断性血管造影检查。介入治疗常需要使用长鞘或导引导管(guiding catheter)。

3. 导丝　也称为导引导丝(guide wire),是血管造影与介入治疗必不可少的材料。导丝的作用:

(1) 引导并支撑导管通过皮下、血管壁组织,经穿刺孔进入血管。

(2) 引导导管通过迂曲、硬化的血管,选择性进入目标血管。

(3) 加强导管硬度,利于导管的操控。

(4) 交换导管等。

导丝最基本的特征是要具备一定的硬度、柔软性、光滑性、可视性及可操控性。

4. 扩张器　一般采用 Teflon 制成。其作用在于扩张导管进入血管的通路,减轻血管损伤,减少导管头端的磨损。

5. 导管　导管是血管造影诊断与介入治疗所需的关键材料。导管应具备适宜的硬度、弹性、柔软性、扭力。具有形状记忆。内外管壁光滑,具有最低的血栓形成性能。同时要具有良好的不透 X 线性能和优良的血管内跟踪性能。导管的规格采用法制标准:1F=0.013 英寸=0.33mm。常用诊断性导管为 5F。

6. 球囊　是一种特殊血管成形导管。球囊导管一般为单囊、双腔、端孔导管。一个腔用于抽-充球囊,另一个腔作为测压、注射造影剂和通过导引导丝。球囊呈圆柱状,球囊材料具有一定抗压性,并预制成各种规格供临床选用。在导管头端内管壁上相当于球囊两端部位有不透 X 线的金属标记环,便于透视下血管内定位。

7. 其他材料　包括血管内支架、血管内栓塞剂等介入材料。

二、经皮穿刺技术

(一) Seldinger 经皮穿刺插管技术

介入诊断与治疗是从穿刺血管开始到封闭血管结束。许多并发症与穿刺技术和封闭穿刺点有关,熟练掌握穿刺技术至关重要。经皮穿刺技术是 Seldinger 于 1953 年发明的安全、方便的穿刺针-导丝-导管穿刺交换技术,使用带针芯(双壁)穿刺针经皮穿透血管前(后)壁,退出针芯,缓缓向外拔针至血液从针尾射出即引入导丝,退出针外鞘,通过导丝引入导管进入血管内的方法,使进入血管内的过程更加简单、可靠,极大地推动了血管内诊断和治疗技术的发展。Seldinger 经皮穿刺技术是血管内介入治疗最关键的技术。因此,从事血管腔内介入治疗的医生必须掌握穿刺针、血管鞘、诊断性导管以及血管内治疗导管的应用。

Seldinger 技术操作时要遵守的重要原则:

1. 绝对不要带阻力推送导丝。

2. 绝对不要将带亲水涂层的导丝穿过金属穿刺针,有可能在退出导丝时亲水涂层被金属针头刮伤,甚至脱落造成亲水膜在血管腔内滞留栓塞。

3. 所有导丝的推进或退出操作均应在 X 线透视下进行。

(二) 动脉穿刺技术

1. 股动脉　股动脉是最理想的穿刺点,大多数经皮血管内诊断和治疗采取经股动脉入路。需要注意的是股动脉逆行穿刺点一定要在腹股沟韧带下方 1~2cm 处。过高的穿刺点可能会带来不可控制的出血风险,因为腹膜后压迫止血非常困难。顺行的股动脉穿刺要求有熟练的经皮穿刺经验。穿刺角度:与冠状面呈 30°~45°。

2. 肱动脉 穿刺点选择左侧肘窝以上 5cm 范围内,一般在 2~3cm,上肢呈 30°~45°外展位。穿刺针与上臂成 20°~30°。

3. 腋动脉 穿刺点位于胸大肌三角肌沟下后方,腋窝部皮肤皱褶的外侧。注意拔管后止血要准确。血肿并发症的发生高于经股动脉、肱动脉的穿刺点。血肿处理不及时可发生臂丛神经受压导致臂丛神经损伤。

三、围术期处理

(一) 手术者术前准备

腔内血管介入技术虽然比较安全、可靠,但也是有创性检查和治疗。要求手术者必须具有外科手术操作技能、内科药物治疗基础和影像学诊断能力。必须熟练掌握 Seldinger 经皮穿刺、选择性插管技术,做好以下几点:

1. 造影适应证的评估与选择。

2. 患者知情同意 实事求是地向患者与家属说明血管造影检查与腔内介入治疗的方法及可能发生的并发症;取得患者与家属的同意与合作。

3. 制订预案包括操作程序、造影剂量的确定、一次性材料准备与不良反应应急措施等。

4. 手术后的临床观察与处理。

(二) 患者术前准备

1. 常规准备

(1) 患者的各项必要检查包括凝血系统、心肺与肝肾功能的评价。

(2) 停用抗凝、抗血小板聚集药物。

(3) 对糖尿病与肾功能不全、脱水患者的适当补液治疗(水化)。

(4) 控制血压、血糖。

2. 手术日准备

(1) 术前 4 小时禁食不禁水。

(2) 穿刺部位皮肤准备。

(3) 手术前 30 分钟皮下注射鲁米纳 0.1g 和阿托品 0.5mg。

3. 造影术前准备

(1) 开放静脉通道。

(2) 碘过敏试验。

(3) 常规心电、呼吸、血压和血氧饱和度监测。

(4) 常规肝素抗凝:在凝血机制正常者,一般在完成经皮穿刺置入血管鞘后,由血管鞘灌注侧孔注入或静脉滴注 3000~5000 单位肝素,保证全身低剂量肝素化;同时用肝素盐水(1~5U/ml)冲洗液定时冲洗导管,防止凝血。凡进入血管腔的导管、导丝等介入器材均应先用肝素盐水冲洗。肝素在肝内破坏,其生物半衰期为剂量依赖性。正常情况下,肝素的生物半衰期为 60~90 分钟。

肝素除可引起出血、血肿等并发症外,约有 1%~5% 的患者在使用肝素后出现血小板减少。发生原因可能同肝素相关的抗血小板抗体有关,部分患者出现血栓形成,由血小板-纤维蛋白聚集构成。肝素应用到栓子出现时间约为 5~15 天。对这种肝素诱发的血小板减少要给予足够的警惕。

(三) 拔管技术

血管造影和介入治疗完成后,退出造影导管,拔除血管鞘后压迫止血技术应给予足够重视,处理不当可造成严重出血、血肿甚至血管损伤等严重并发症。

拔管压迫止血技术要点:

1. 三指法压迫最佳,即用示、中和环指分别压迫皮肤穿刺点、血管穿刺点、血管穿刺点近端三点。

2. 初始 3~5 分钟压迫稍重,以阻断减少动脉血流。

3. 3~5 分钟后可稍放松压迫力度,另一只手触摸检查穿刺侧肢体远端动脉搏动,如无搏动(非闭塞性病变)应适度放松压力直至远端动脉搏动恢复。

4. 正常情况下应压迫穿刺点不少于 15 分钟。

5. 如无出血,弹力绷带加压包扎(以能触及远端动脉搏动为宜)。

(四) 术后处理

1. 保持穿刺侧肢体制动 8 小时。

2. 术后连续 2 小时内每 15 分钟检查穿刺侧肢体远端动脉搏动及血运情况。

3. 随时观察穿刺部位有无出血及渗血。

4. 根据情况适当补充液体。

5. 观察尿量。

6. 监测呼吸循环系统变化。

四、并发症

随着穿刺技术的日臻成熟,介入材料的不断更新发展,相关插管并发症的发生率显著降低。主要有:

1. 血肿　发生原因:

(1) 穿刺技术不当造成血管损伤;

(2) 创伤性推进导丝或导管鞘等;

(3) 粗大导管的使用;

(4) 拔管后压迫止血技术不当;

(5) 肝素用量过多,中和不当;

(6) 患者自身的凝血机制障碍、动脉硬化等。

预防与处理:正确的穿刺置管与拔管止血技术是预防血管损伤与血肿发生的关键。压迫不能止血的血肿常常需要手术缝合血管的穿刺口。

2. 血管痉挛　常见于反复的穿刺置管和粗暴的导丝、导管交换。常常影响血管内操作,并可导致血流速度减慢,甚至血栓形成,因此应注意避免。肱(桡)动脉穿刺的发生率较高。

3. 血栓形成与栓塞　常见于血液高凝状态、动脉粥样硬化、导管停留在血管内时间过长、肝素用量不足、拔管后压迫止血不当等;血栓形成多在术后 2 小时内出现明显临床表现:肢冷、苍白或眼睛发花、动脉搏动减弱或消失。常需紧急处理,溶栓或手术取栓等。

4. 血管穿孔或急性夹层　过高的造影压力、粗暴的操作都可能造成血管的严重损伤,造成血管内膜下剥离(夹层)、甚至血管撕裂、穿孔等严重并发症。

5. 假性动脉瘤与动静脉瘘　发生原因:

(1) 动脉壁的原有病变;

(2) 损伤性操作;有时可同时损伤动脉、静脉,造成动静脉瘘;

(3) 不正确的压迫止血。

小的搏动性包块可加压处理,观察;较大的假性动脉瘤和动静脉瘘需采用介入或外科手术处理。

6. 感染。

7. 导管与导丝并发症　导管与导丝的缠结、断裂及异位栓塞等采用介入方法或手术取出。

第二节　下肢动脉造影技术

下肢动脉造影检查应包括腹主动脉、腹主动脉远端分叉和双下肢动脉的连续性造影检查,以全面了解下肢血管病变的部位、范围、程度以及病变近端流入道和远端流出道的情况,为腔内介入治疗或外科手术提供重要依据。

一、下肢动脉造影术

(一) 适应证

1. 髂总动脉及髂外动脉下肢动脉狭窄-阻塞性病变。

2. 髂总动脉及髂外动脉下肢动脉动脉瘤病变及动静脉畸形者。

3. 肢体肿瘤需明确供血血管者。

4. 盆腔出血性病变紧急控制出血者。

5. 下肢外伤性出血治疗止血者。

(二) 禁忌证

1. 碘过敏者。

2. 严重肝、肾衰竭者。

3. 心力衰竭,顽固性心律不齐者。

4. 各种出血性疾患。

5. 月经期。

6. 发热,全身感染症状者。

7. 大动脉炎活动期。

(三) 造影方法

设备及器械:

1. 带有影像增强器-电视系统的心血管造影机。

2. 高压快速注射器。

3. 心电图监护仪,电压力计,起搏器,除颤器,麻醉机,吸引器。

4. 穿刺针(18～20G)。

5. 鞘管(5～7F)。

6. 侧孔导管或猪尾导管(5～7F)等。

7. 0.035 英寸(150cm)导丝。

8. 药品　造影剂:非离子造影剂(如 Omnipaque300,欧苏等)或 60%～76%泛影葡胺;麻醉药品:利多卡因,安定,肝素等。

(四) 术前准备

1. 询问病史。

2. 了解心电图、超声心动图、X 线片及有关化验结果。

3. 体检及熟悉四肢血管情况。

4. 与患者及家属谈话并办理知情同意签字手续。

5. 仔细审阅申请单,根据临床诊断及要求,合理设计造影方法。

6. 备皮及做碘过敏试验。

7. 术前 4 小时禁食水。

(五) 操作步骤

1. 局麻或全麻下穿刺股动脉置入血管鞘。

2. 0.035/150cm 导丝引导猪尾造影导管,先端位于 L_1 水平腹主动脉造影。

3. 导管尾端与高压注射器连接,连续注射造影剂进行腹主动脉与上下肢动脉造影。

4. 为减少造影用量和获取更加清晰的影像学图像,可行选择性股动脉、甚至腘动脉穿刺插管造影。

5. 一般摄正位,必要时摄侧位。

6. 正常造影建议造影剂注射量见表2-6-1。

表2-6-1　正常造影建议造影剂注射量

部位	总量(ml)	造影剂流量(ml/s)
腹主动脉	20～30	12～15
腹主动脉分叉	15～20	8～10
髂动脉	12～15	6～8(导管头位于股总动脉)
股动脉	8～10	6～8(导管头位于股总动脉)
腘动脉	12～15	6～8(导管头位于股总动脉)
胫动脉	12～15	6～8(导管头位于股总动脉)
足弓动脉	15～18	6～10(导管头位于股总动脉)

（六）并发症及处理

1. 造影剂过敏反应　轻者可用地塞米松5～10mg静脉推注;异丙嗪25mg,苯海拉明25mg肌内注射;必要时吸氧等。重者可按过敏性休克处理。

2. 心律失常、心衰　酌情药物处理。

3. 导管打结,导管或导丝断裂造成心血管内异物　采用介入方法或手术取出。

4. 穿刺部血栓形成　肝素、尿激酶溶栓治疗。

二、下肢缺血性病变的影像学特征

（一）动脉粥样硬化性病变

1. 表现为动脉不规则偏心性狭窄或阶段性闭塞(图2-6-1)。

2. 局限性狭窄病变远端有或无扩张性改变。

3. 重者可见沿血管壁形成的条索状钙化灶。

4. 病变主要累及大、中型动脉如主动脉、头臂动脉、腹主动脉远端分叉、髂动脉、股动脉、腘动脉等。

（二）多发性大动脉炎

1. 血管全层的弥漫性增厚表现为管腔的向心性狭窄、僵硬,甚至闭塞。

2. 局限性狭窄远端动脉的扩张性改变。

3. 病变主要累及主动脉及主动脉分叉起始部,受累依次为锁骨下动脉、颈动脉、肾动脉、降主动脉、腹主动脉、冠状动脉、肺动脉及髂动脉等。

（三）血栓闭塞性脉管炎

1. 影像学特点为病变近远端动脉壁光滑、无扭曲及扩张段。

2. 受累动脉表现为节段性向心性狭窄或闭塞(图2-6-2)。

（四）糖尿病性血管损害

1. 以腘动脉以远小动脉(胫动脉)受累为主要表现。

2. 下肢受累动脉常呈对称性改变。

3. 可伴有动脉粥样硬化性血管改变。

4. 部分病例仅表现足部动脉血管改变。

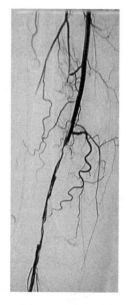

图2-6-1　下肢动脉硬化性闭塞造影

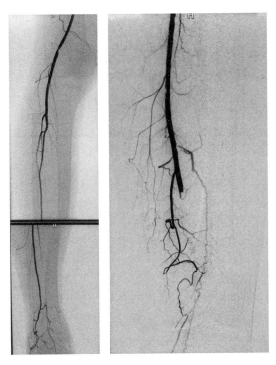

图 2-6-2　血管闭塞性脉管炎造影（同一患者的双下肢）

（张建　谷涌泉）

参 考 文 献

［1］谷涌泉,张建.下肢血管外科.北京:人民卫生出版社,2010.

［2］克罗妮韦特,约翰斯顿.卢瑟福血管外科学.第 7 版.郭伟,符伟国,陈忠,主译.北京:北京大学医学出版社,2013.

［3］谷涌泉,张建,齐立行,等.糖尿病下肢动脉粥样硬化特点及相关因素的研究.中华老年多器官疾病杂志,2007,6（4）:
266-268.

［4］齐立行,谷涌泉,俞恒锡,等.糖尿病性和非糖尿病性动脉硬化下肢血管造影特点比较及其临床意义.中华糖尿病杂志,
2005,13（6）:412-416.

［5］国际血管联盟中国分会糖尿病足专业委员会.糖尿病足诊治指南,介入放射学杂志,2013;22（9）:705-708.

第七章 糖尿病患者足底压力的测定及临床应用

第一节 足底压力测定的发展简史

步行是人类最基本、最简单的运动形式之一,人体步行中的双足起着至关重要的作用,足由 26 块骨头、33 个关节、20 多条肌肉和 100 多条韧带组成。美国足部医学会的研究报告显示,一个正常人每天平均大约要行走 8000 步,人一生所走的距离约为地球周长两周半以上,而在步行时足部所承受的地面反作用力达到 1.5 倍体重,跑步时更达到体重的三四倍。人体足底压力及分布综合反映了足部的结构、功能及整个身体姿势控制等情况。正常人的足底压力参数和分布有一定的规律,疾病状态时足部畸形或功能异常将导致足底压力改变和分布异常。研究显示正常人无论在站立位还是行走时,左、右足底压力峰值(maximum pressure picture,MPP)和压力分布基本相同,说明正常人站立和行走时步态正常,双足承受压力对称,从而避免了出现异常高足压。

100 多年前,人们已认识到通过测量足底和支撑面之间的压力及分布可以为研究足部的结构、功能和体态控制提供大量有用的信息,同时还可以利用这些信息对一些足部疾病作出合理的解释。足底压力分析以牛顿第三定律为理论基础,研究足与支持面之间的相互作用力。早在 1882 年,英国人 Beely 即开始了足底压力的测量,随着科学技术的发展,足底压的测量经历了由粗略(肉眼观察)到精细(计算机精确量化分析)、由静态转为动静结合、由简单(平面图像)到多维(三维仿真模拟)的发展过程,使足底压的检测结果更适合临床使用。目前计算机量化的三维动态足压力步态分析系统已成为临床研究的首选工具,该系统分为平板式足压测量仪和内置鞋垫式足压测量仪,前者可检查裸足与地面之间的足底压力,后者可测量足与鞋子间的足底压力,还可用于足矫形器疗效的监测,可观察足矫形器能否减轻全足或局部压力负荷及纠正分布异常。目前常用的有德国 Novel 公司的 Emed 平板系统和 Pedar 鞋垫系统、美国 TeKscan 公司 F-scan 系统、比利时 Footscan 公司的分析系统、瑞士 Kistler 测力台等。另外,国内有些机构使用自行设计生产的测力仪。

足底压力是单位面积的足底和地面之间的总体相互作用力。它是足底所承受的压强,分静态和动态足两种,分别代表人在静态站立和动态行走时的足底压强。其测量包括三部分:垂直压力、前后的剪切力、中间和外部的剪切力。剪切力在足溃疡的发生中起重要作用,行走时各方向的剪切力之间的相互作用导致组织伸展明显大于组织聚集,更易引起组织损伤,导致溃疡发生,但目前所用的测力仪均不能直接反映剪切力。故目前大部分研究仅检测了足底的垂直压力。单位面积的力即为压力。应用足底压力平板系统或鞋内压力分析系统测定分析足底不同部位的压力及分布,可了解患者有否存在压力的异常。国内外研究均采用足底平均峰值压力 MPP 来表示足底压力,大多数以 kPa 为单位,少数以 N/cm^2 表示。

1. 足印技术 最初是依据人足在石膏、橡胶等易变形物质上留下的足印或痕迹,对足底的压力及分布做出定性判断;之后利用复印技术记录足迹;80 年代初出现了用铝箔取代墨水和纸张作为复印介质的改进技术,这一技术不仅可以得到即时可见的足部印痕,还可以通过光学扫描得到量化结果。

2. 足底压力扫描技术 此技术是随着电影拍摄技术的发展而发展的,应用 Kinetograph 电影摄像机,在一块玻璃的两端安置光源,玻璃上放置橡胶弹性垫,当足踩上弹性垫后,由于光在玻璃内全反射,受压的弹性垫即可在玻璃下产生一个清晰的足印象,由于影像机得到的图像的光强度与压力成正比,通过摄影机记录下即时的压力曲线(barogram),从而获得足底压力分布的图像。据此定性分析足底压力及分布。第二代自动压力计出现在 1950 年前后,它应用的是另一种光学原理,Pedoparograph 系统是这一技术的代表,该系统首次使用了显示器和图像处理技术,可以通过黑白或彩色图像进行局部压力分析。随后,研究人员又利用光弹性作为压力转换方式,研制出 Photoelastopodometry 系统。Cavanagh 和 Michiyosh I 用类似的技术并加以计算机处理得到了准三维压力曲线,曲线上各点的纵向坐标值与足底该点处的压力成比例,直观地反映了足底压力分布状况。近年来,计算机和图像处理技术的不断发展为这一领域的研究开拓了更为广泛的前景,动态压力分布的测量和量化分析已经成为可能。

3. 力板或压力板　是在换能器、传感器基础上发展起来的足底压力测量系统。虽然压力分布测量技术从 1882 年起开始研究,但真正对步态进行系统地动力学研究和临床研究则直到 20 世纪 50 年代才开始,但现已成为生物力学代表性的研究方向。力板可以准确测量足或鞋底压力及分布,早期的压力板由于力板与测力台的面积较小,通常只能测量人体站立或一个单步的压力参数,因此无法评定足-鞋之间的受力情况,尤其是日常生活中足部受力及分布情况。近年压力板改进及计算机技术发展,测力台的面积明显扩大,可测定走路时足连续压力参数。

4. 鞋内垫测量技术　研究人员为了对日常活动的足部载荷加以记录,设计了嵌入鞋内垫的压力转换装置。由于鞋或鞋垫与足底贴服,可以测量足-鞋之间压力的连续参数,并进行实时监测和反馈。鞋内垫测量可以对足部与鞋的接触反应作出评价,对设计具有特殊功能的鞋类有重要指导意义。更重要的是,鞋内垫装置可以连续记录行进中的足部压力。

由于足压测量仪价格较贵,足底压力检测在国内多数单位还不能作为糖尿病患者的常规检查项目。国外几项足底压力研究均采用德国 Novel 公司生产的 EMED-SF 平台系统(传感器 $0.5/cm^2$)。高分辨率压力测试平板能准确记录和评估接触表面所承受的动态压力分布。其测量方法是基于标准化电容传感器,平板由多达 6000 个传感器构成,可测量参数包括总足及各区域的压力、力、接触时间、接触面积等。并能够以每秒 150 000 传感器扫描频率,记录动态数据,真实地测量出运动时足部压力,多元化的分析软件可对测量的压力数据进行详细全面地分析,并加以量化。

由于各种测量仪敏感性和特异性不同,重复性也有待改进,故使用不同测量仪所得的检测结果间可能有差异。

第二节　糖尿糖人足底压力测定及意义

一、足底压力测定的意义

糖尿病足是糖尿病的常见慢性并发症之一,是患者致残、致死的重要原因。15% 以上的糖尿病患者将在其生命的某一时期发生足溃疡或坏疽。足生物力学异常是糖尿病周围神经病变的常见结果,并导致足底压异常,已知足底压力升高是足溃疡发生的独立危险因素,足底压力最高处往往最早出现神经性溃疡,大量临床观察证实,两者相关性高达 70% ~90%。足底压力异常增高由于机械压力直接破坏组织、使足底毛细血管闭塞造成局部组织缺血破坏、反复持续的机械压力使组织发生无菌性、酶性自溶,从而导致足溃疡。所以应用足底压力平板系统或鞋内压力分析系统检测糖尿病患者的足底压力和分布,可了解患者是否压力异常变化,预测足溃疡发生的危险性,早期诊断糖尿病足、筛查发现其高危人群、判断足病的病因及其严重程度,为早期干预及指导治疗提供证据。矫正足压力异常的基本原则是增加足底与地面的接触面积,尽量减少局部受压点的压力,避免发生压力性溃疡。积极有效的压力缓解措施如全接触石膏、治疗性鞋袜等,可降低足底压力,缩短溃疡愈合的时间。保护性鞋、鞋袜、鞋垫已用于足溃疡的预防,可将足部压力降至发生溃疡的阈值之下,据报道,可预防60%~85%患者的溃疡复发。

发达国家已开展正常人和病态足底压力检测多年,积累了大量数据。他们发现足底压力升高和异常分布与糖尿病患者足溃疡的发生有显著关系。足底压力升高作为足溃疡的预测因子具有较高的敏感性和特异性。我国在此领域的研究起步较晚,近年才开始涉足此研究领域,近五年也有相关研究报道,但目前仍处于探索阶段。

二、常用的足底压力参数

1. 足底最大峰值压力(peak pressure of maximum pressure picture,MPP)(kPa)
2. 足底所承受最大力(maximum force)(N)
3. 足底与地面接触时间(contact time,CT)(ms)
4. 足底与地面接触面积(contact area,CA)(cm)
5. 足底压力-时间积分(pressure-time integrals,PTIs)(kPa·s)

三、影响糖尿病患者足底压力的主要因素

影响糖尿病患者足底压力的原因是多方面的,是解剖结构和功能异常共同作用的结果。主要影响因素有以下几方面:

1. 糖尿病周围神经病变　是糖尿病足的主要危险因素。糖尿病状态下,不但足底压增高,且足底压力分布不均衡。感觉神经病变使足失去自我保护机制,容易损伤;运动神经病变使足部小肌肉萎缩,足(趾)畸形和跖骨头突出,前足的纤维脂肪垫前移,前足和跖骨头部位局部压力增高,且前足/后足压力比增高,这与临床上胼胝和压力性溃疡多发生在前足掌相一致;运动神经病变还可致步态异常、足和踝关节运动受限、胼胝形成,最终致溃疡发生。周围神经病变不但导致糖尿病患者足底压力升高,也是高足底压力发生足溃疡的最重要协同因素。Craig认为,糖尿病患者合并周围神经病变并出现足底压力升高时更易于发生足溃疡。然而单纯高足压本身并不会引起足溃疡的发生,如类风湿关节炎患者足底压力明显升高,但因没有伴神经病变很少发生溃疡;而糖尿病患者由于合并周围神经病变,保护性感觉消失,步行时的反复外伤不能被感知与足底压力升高、剪切力等共同作用,最终导致溃疡的发生。Caselli等进行了为期两年半的前瞻性研究,发现糖尿病合并周围神经病变者,前后足压力均增加,而前后足底压力比值(F/R)增高仅见于有严重糖尿病神经病变者,F/R比值大小与糖尿病周围神经病变的严重程度几乎呈线性关系,若F/R>2对预测发生足部溃疡有较高的特异性。

Armstrong和Lavery等报道在Charcot关节患者中MPP为(1000±85)kPa,合并足溃疡病史的周围神经病变(DPN)患者MPP为(900±188)kPa,无足溃疡病史的DPN患者MPP为(650±256)kPa,无DPN病变及足溃疡病史的糖尿病患者MPP为(450±80)kPa。国内袁刚等人亦发现与正常人相比,虽然糖尿病患者MPP分布无差异,无DPN的DM患者仅表现为第2跖骨和足弓压力轻微升高,当出现明显DPN时,第2跖骨压力进一步增高。我们研究发现,合并DPN的糖尿病患者总足MPP比正常人增大,足弓、前足MPP较正常人升高,以第2、3跖骨头明显,前足/后足压力比值增高。但与无合并DPN的糖尿病患者比较,合并DPN的糖尿病患者总足MPP、最大力差异均无统计学意义。不同研究结果有差异可能与研究人群合并神经病变严重程度和比例不同有关,也可能与我们一般只以感觉神经病变评价患者有否神经病变,而对影响足底压更大的运动神经病变缺乏敏感和精确的评价方法有关。

2. 关节活动度　也是影响足底压力的主要因素之一。糖尿病患者关节软组织及皮肤内蛋白质的糖基化引起关节活动受限,导致足底压力增高。跟矩关节活动受限后不能有效吸收足部的震动,丧失了维持正常足底压力的能力,在行走中引起压力升高。白种人较其他人种的关节活动度差,Frykberg等利用Footscan系统对251例不同种族糖尿病人群的足底压力进行前瞻性溃疡风险预测研究,发现足底压力增高是发生足溃疡的独立危险因素,但在白人、黑人之间存在一定差异,白人足底压力高于黑人,发生足溃疡风险

也相应增大。

3. 骨折和截肢　骨折可导致足承重和承重传递的改变。Cavanaghet 等发现糖尿病合并周围神经病变患者12%发生骨折(多为趾骨柄),8%有 Charcot 骨折,这些患者大多数被漏诊。这些未被发现的骨损伤成为足底压力升高和发生足溃疡的危险因素。

截肢(或趾)显著改变了足的结构、功能和压力分布。有研究发现:糖尿病患者第1趾被截去后,引起同侧第2、3趾畸形、跖趾关节活动度降低,足底压力的分布明显改变,截肢足与对侧相比,第1、4跖骨头和第4趾的压力升高,增加了患者发生新溃疡及再次截肢的风险。

4. 胼胝　足底压增高使局部角化细胞的活性增高,渐形成胼胝,胼胝形成后又反过来使局部压力增高,最终导致溃疡形成。Lawerence 等发现有足底胼胝的糖尿病患者比无胼胝患者足底压力高2.4倍;去除胼胝后足底压力降低。我们检测了1003例正常人的足底压,发现有胼胝者的总足底 MPP 高于没有胼胝者,单因素相关分析显示胼胝与总足的最大峰值压力正相关;尤其在前足、第二跖骨头、第3~5趾等区域的 MPP 增高更明显,这些区域与临床上常形成胼胝的部位较一致。在1025例糖尿病患者中发现有无胼胝者间 MPP 无显著性差异,但进一步分析发现糖尿病患者足有胼胝的部位压力明显高于正常人,而无胼胝部位压力显著低于正常人,研究中观察到糖尿病患者胼胝好发部位为第2趾、第2、第3和第5跖骨,与局部 MPP 增高的区域相符合。说明胼胝虽然不一定导致糖尿病患者全足足底压力的改变,但可引起局部区域压力升高,从而导致局部溃疡的发生。胼胝还显著减少足底除第1跖骨头外所有跖骨头软组织厚度,增加相应部位跖骨头的压力。

5. 鞋、袜、鞋垫　糖尿病患者日常穿着的鞋袜在足溃疡的发生和预防中起很重要作用。鞋袜以生物力学机制影响足部溃疡的发生,生物力学异常是糖尿病神经病变的结果并导致足底压力异常。鸡眼及胼胝是由于摩擦及挤压所致,多因穿不合脚的鞋袜引起,所以要穿合脚、软底的鞋袜。具有周围神经病变或足底压力增加证据的糖尿病患者应该给予适当的处理,如穿合脚的步行鞋及去除胼胝。我们的研究证实,通过穿治疗鞋可明显减低足压力,预防高足底压力糖尿病患者发生足溃疡。

另外,患者平时的穿鞋习惯对足底压力也有影响:有研究发现穿高跟鞋行走时足前掌受力明显增加,足底压力中心前移,支撑时间增加。我们的研究数据也显示,平时习惯穿高跟皮鞋的糖尿糖人裸足 MPP 值高于其他各组,尖头皮鞋组次之,圆头皮鞋组最小。考虑长期穿高跟皮鞋及尖头皮鞋可能使其足部发生了一定的结构改变,故出现了足底压力增高的趋势。考虑到这两种鞋均可使人体足部压力更多地转移至前足,故仍建议糖尿病患者避免穿高跟皮鞋和尖头皮鞋,以免造成前足压力增高而导致足部溃疡的发生。另外,我们研究发现:患者穿着糖尿病护足鞋后,高足压可明显减低。故国外已有专为糖尿病患者设计的生物力学鞋垫和糖尿病鞋,通常还配特殊的鞋垫,支持生理足弓,分散足底压力,提高舒适性和抗疲劳性,有利于治疗和预防糖尿病足溃疡。

6. 体重　国外关于体重对足底压力参数的影响结果各有不同。Gravante G 检测了肥胖者(平均 BMI 为37)和非肥胖者(平均 BMI 为22.2)站立时的静态足底压力,发现肥胖者的足底最大压力、接触面积大于非肥胖组,前足最大横径与中足最小横径的比值亦大于非肥胖组,主要是由于足弓的接触面积增大所致。

体重是足底所受最大力的重要决定因素,体重增大足底各部位所受力均增加。但多数研究显示足底峰值压力与体重无明显相关,可能由于体重和身高为正相关,而身高与足的大小即足的接触面积也呈正相关,因此体重较大者的足接触面积也较大,从而将高体重对足的压力分散以致不出现明显高足压。在我们的研究中糖尿病患者足底最大力随 BMI 增大而升高,由于随 BMI 增加足底接触面积也增大,所以不同 BMI 组总足 MPP 无显著性差异,说明体重及 BMI 对糖尿病患者足底无明显影响。

7. 年龄　国外研究显示幼儿、儿童与成人的足底压力特征并不相同。Bertsch C 等研究认为,4岁时幼儿足底压力的大小和分布特征已接近成年人。学龄期儿童足底各区域的足底峰值压力均比成人低、这是由于儿童足底接触面积相对其体重比成人大,压力相对分散至较大面积故压强减低。随着年龄增加,人体足弓会发生退行性改变,可能影响足底压力和分布。在老年人,由于足底表面、关节活动度、本体感受器发生改变和肌肉、足底脂肪垫的萎缩、鹰状趾、锤状趾的增多,足与地面接触面积减少,在行走过程中可能促进足底压力升高,但一般认为年龄所致的改变在 70 岁以后才较显著。

我们的研究未发现正常人和糖尿病患者总足 MPP 随年龄增加出现增加或降低的趋势,但前足和足跟的最大压力随年龄增加逐渐降低,足弓和足趾各区最大压力则随年龄增加逐渐上升;前/后足底压力比值(F/R)在糖尿病患者不同年龄组已发生变化,老年组、中年组和年轻组分别为 1.97、1.65 和 1.28。提示由于老年人前足压力增加,F/R 比值增大,即使在总足底压力无增高时,也比年轻人更容易出现足部溃疡。

8. 足溃疡史　有研究将足底分为第 1 趾、前足内、中、外侧 4 区,发现无并发症的糖尿病对照组、糖尿病合并周围神经病变组和有足溃疡史的糖尿病组 3 组,前足内、中侧的最大压力均升高。与其他组相比,有足溃疡史的糖尿病组 4 区的压力均升高;且与糖尿病对照组相比,前足外侧压力显著升高,这与大多数足溃疡发生在第 4、5 跖骨头处相符。但我们的研究显示既往有足溃疡史的糖尿病患者足底压力与无溃疡史者相比无明显增高,这可能一方面与我们患者中有无溃疡史的人数相差较悬殊使结果出现偏性,也可能与溃疡的发生还与其他多种因素有关。有研究发现发生足溃疡的压力阈值为 $40N/cm^2$(鞋内压力);另一研究发现,$87.5N/cm^2$(平台压)为发生足溃疡的最佳截点,高足底压力的糖尿病患者以后发生足溃疡的可能性是低足底压力患者的 2 倍。国外研究发现有足底神经性溃疡病史的糖尿病患者比无溃疡病史及 DPN 的糖尿病患者关节活动度更差,足底压力更高。

9. 剪切力　在足溃疡的发生中起重要作用。行走时各方向剪切力之间的相互作用导致组织伸展明显大于组织聚集,更易引起组织损伤,导致溃疡发生。但目前所用的测力仪均不能直接反映剪切力,故有关剪切力与糖尿病足溃疡发生间的关系有待进一步的研究明确。

10. 外周血管病变　糖尿病患者常存在广泛的微循环障碍,其可以导致出汗减少和皮肤干燥,引起足底部位形成胼胝,而胼胝又反过来进一步增加足底压力。但现一般认为糖尿病外周血管病变与足底压增高无直接关系。Ayzin-Rosoky 检测了有间歇性跛行的糖尿病患者的足底压,发现两者间无明显关系。我们的结果也显示,有否外周血管病变及其程度对糖尿病患者 MPP 及其分布无明显影响。

四、我国足底压研究现状和存在问题

发达国家开展正常人和病态足底压力检测多年,国内近年才开始涉足,在此领域的研究起步较晚,尽管近五年也有相关研究报道,但目前仍处于探索阶段,主要存在以下问题:①由于足压测量仪价格较贵,足底压检测在国内多数单位还不能作为糖尿病患者的常规检查项目。目前国内所报道的研究样本量均较小,且多数研究分析欠细致。故急需多中心、多地域、大样本的研究,以建立我国正常人足底压参数的数据库和探讨糖尿病患者足底压的变化和影响因素,为进一步建立矫形系统打下基础。②各种测量仪敏感性和特异性不同,重复性也有待改进,故使用不同测量仪所得的检测结果间可能有差异;国内有些学者使用自行设计的压力测量仪,所获得的结果难以与国际资料比较。③由于人体的生物力学非常复杂,足底压受诸多因素影响,在疾病状态下变化更大,以致不同学者报道的结果不统一,甚至出现相反的结果,所以每个研究室应建立各自的正常值。④所检测的结果还不能很好地应用于临床实践。大多数的研究认为足底压力的截点值可帮助临床上判断糖尿病患者发生足溃疡的危险,但各研究报道的截点值有差异。国人发生足溃疡的截点值是多少? 还不清楚,有待更多的临床资料明确。⑤治疗性鞋或鞋垫可用于预防足溃疡发生和促进溃疡愈合,但各家报道的效果有差异,且由于生产数量少、原材料价格较贵致价格昂贵、夏天不适合穿着等限制了其使用,急需研发适合我国国情的糖尿病治疗鞋。

(严　励)

参 考 文 献

[1] 糖尿病足工作组编,糖尿病足国际指南.许樟荣,译.北京:人民军医出版社,2003,5.
[2] 王爱红,李家兰,许樟荣,等.2 型糖尿病患者的足底压力研究.中华内分泌代谢杂志,2005,21(6):500-501.
[3] 袁刚,张木勋,张建华.糖尿病患者足底压力研究.中国糖尿病杂志,2002,10:262-264.
[4] 吴俊豪.足踝生物力学与足踝辅具之相关研究.第四届世界生物力学学年会,2002.

[5] Effect of intensive nursing education on the prevention of diabetic foot ulceration among patients with high-risk diabetic foot：a follow-up analysis. Diabetes technology and therapeutics. Diabetes Technol Ther,2014,6(9)：576-581.

[6] Variation of plantar pressure in Chinese diabetes mellitus. Wound repair and regeneration. Wound Repair Regen,2015,23(6)：932-938.

[7] 王永慧,严励,等.不同年龄组健康人足底压力参数的比较.中华老年医学杂志,2005,24(10)：761.

[8] 严励,王永慧,杨川,等.非糖尿病人群足底压力的研究.中山大学学报：医学科学版,2006,27(2)：197-199.

[9] 肖辉盛,严励,陈黎红,等.糖尿病患者足底压力参数的改变及其影响因素.中华医学杂志,2007,87(26)：1825-1827.

[10] Antonella C,David GA,Hau R,et al. The forefoot-to-rearfoot plantar pressure ratio is increased in severe diabetic neuropathy and can predict foot ulceration. Diabetes Care,2002,25：1066-1071.

[11] Armstrong DG,Lavery LA. Elevated peak plant at pressures in patients who have Charcot arthropathy. J Bone Joint Surg,1998,(80A)：105-108.

[12] Armstrong DG,Peters EJG,Athanasiou KA. Is there a critical level of plantar foot pressure to identify patients at risk for neuropathic foot ulceration?. J Foot Ankle Surg,1998,37：303-307.

[13] Richard EA,Roya M,Jason R,et. A prospective analysis on dynamic plantar pressure and diabetic ulcers. Disease Management and Clinical Outcomes,1998,4：142-146.

[14] Dchard MS,Shayne RJ,Loya M,et al. The role of dynamic plantar pressure in diabetics foot ulcers. Diabetes Care,1997,20：855-858.

[15] Lobmann R,Kasten G,et al. Association of increased plantar pressure with peripheral sensorimotor and peripheral autonomic neuropathy in type 2 diabetic patients. The journal of Diabetes,Nutrition & Metabolism,2002,15：165-168.

[16] Murray MP. Gait as a total pattern of movement. Am. J Phys Med,1967,46：290.

[17] Warren GL,Maher RM,Temporal patterns of plantar pressures and lower-leg muscle activity during walking：effect of speed. Gait Posture,2004,19(1)：91-100.

[18] Gross TS,Bunch RP. Discrete normal plantar stress variations with running speed. J Biomech,1989,22：699.

[19] Mohamed O,Cerny K,Jones W,et al. The effect of terrain on foot pressures during walking. Foot Ankle Int,2005,26(10)：859-69.

[20] Hennig EM,RosenbaumD. Pressure distribution patterns under the feet of children in comparison with adults. Foot & Ankle,1991,15：35-40.

[21] Rosenbaum D,Hautmann S,Gold M,Claes L. Effects of walking speed on plantar pressure patterns and hindfoot angular motion. Gait & Posture,1994,2：191-197.

[22] Nilsson J,Thorstensson A. Ground reaction forces at different speeds of human walking and running. Acta Physiologica Scandinavica,1989,136：217-227.

[23] Skinner SR,Barnes LA,Perry J,et al. The relationship of gait velocity to the rate of lower extremity loading and unloading. Transactions of the Orthopaedic Research Society,1980,5：273.

[24] Burnfield JM,Few CD,et al. The influence of walking speed and footwear on plantar pressures in older adults. Clinical Biomechanics,2004,19：78-84.

[25] Unger H,Rosenbaum D. Gender-specific differences of the foot during the first year of walking. Foot Ankle Int,2004,25(8)：582-587.

[26] Bertsch C,Unger H,et al. Evaluation of early walking patterns from plantar pressure distribution measurements. First year results of 42 children. Gait Posture,2004,19(3)：235-242.

[27] Judge JO,Ounpuu S,Davis RB. Effects of age on the biomechanics and physiology of gait. Clin Geriatr Med,1996,12(4)：659-678.

[28] Tuna H,Yildiz M,Celtik C,et al. Static and dynamic plantar pressure measurements in adolescents. Acta Orthop Traumatol Turc,2004,38(3)：200-205.

[29] Gravante G,Russo G. et al. Comparison of ground reaction forces between obese and control young adults during quiet standing on a baropodometric platform. Clinical Biomechanics,18(2003)：780-782.

[30] Delbridge L,Perry R,ManS,et al. Limited joint mobility in the diabetic foot：relationship to neuropathic ulceration. Diabet Med,1988,5：333-337.

[31] Lawrence AL,David CL,Terri L,et al. Increased foot pressures after great toe amputation in diabetes. Diabetes Care,1995,18：

1460-1462.

[32] Mohamed O,Cerny K,Jones W,Burnfield JM. The effect of terrain on foot pressures during walking. Foot Ankle Int,2005,26 (10):859-869.

[33] Delbridge L,Perry R,ManS,et al. Limited joint mobility in the diabetic foot:relationship to neuropathic ulceration. Diabet Med,1988,5:333-337.

[34] Craig R,Deborah T,Kathryn M. et al. Determinants of plantar pressures in the diabetic foot. Journal of Diabetes and Complication,2002,16:277-283.

[35] Hills AP,Hennig EM,et al. Plantar pressure differences between obese and non-obese adults:a biomechanical analysis. Int J Obes Relat Metab Disord,2001,25(11):1674-1679.

[36] Birtane M,Tuna H. The evaluation of plantar pressure distribution in obese and non-obese adults. Clin Biomech (Bristol, Avon),2004,19(10):1055-1059.

第八章 糖尿病下肢缺血的抗血栓药物治疗

糖尿病除了危害心脏、脑、肾脏等重要内脏器官外,对下肢的危害也相当严重,临床上称为糖尿病足下肢血管病变。糖尿病足下肢血管病变是糖尿病最严重的并发症之一,据统计,糖尿病住院患者中,约十分之一以上患者出现下肢动脉供血不足表现,包括脚冷、脚趾疼痛、脉搏消失、足趾溃烂、脚部向上蔓延的变黑、坏死等,发生后如果处理不恰当,轻则惨遭截肢,重则性命不保。

糖尿病足下肢血管病变引起的下肢动脉缺血并发症的发生原因,有很大一部分应该归咎于动脉内的血栓形成,以前除了手术取栓或机械吸栓以外,治疗动脉内的血栓形成办法不是很多,效果也较差。近年来,随着新型抗血栓药物的不断出现,糖尿病足下肢血管病变的抗血栓药物治疗的效果也得到很大的发展。

糖尿病足下肢血管病变的血栓形成与通常我们所讲的血栓形成的机制相同,主要包括三个步骤:①循环血液暴露于血栓易形成的表面,如损伤的血管内皮;②血小板黏附、聚集,同时释放某些物质进一步促进血小板聚集,并引起血管收缩;③内源性和外源性凝血系统的激活。

治疗糖尿病足下肢血管病变的抗血栓药物可分为三大类:即抗血小板药物、抑制凝血系统的药物和溶栓药物。

一、血小板的代谢及抗血小板药物

人们发现血小板已有一个多世纪,虽然它是血液有形成分中最小的一个,但是它在血栓形成中的重要作用,促使在100多年内对血小板的生化、形态、功能及其在临床上的意义做了广泛深入地研究,对其了解也已进入到分子生物学的水平。

(一) 血小板的代谢

血小板的代谢十分活跃,能量主要来源于无氧酵解,其次为有氧酵解及6G旁路。血小板糖酵解的速度约为红细胞的15倍,肌肉的4.7倍;作为能量来源的葡萄糖可由血浆中摄取,其中40%~50%转变为糖原或提供血小板中的能量。

1. 血小板核苷酸代谢 在血小板中存在2个核苷酸池:代谢池和贮存池。前者存在于胞浆和线粒体中,进行核苷酸的代谢;后者存在于致密颗粒中,代谢十分不活跃。ATP在2个池中平均分布,而ADP和AMP在贮存池中占80%,在代谢池中占20%。这些核苷酸在两池之间存在缓慢地交换。

在血小板中ATP可由腺苷酸激酶促使ADP和AMP转变而成,而ATP则可在腺嘌呤转磷酸核糖基酶和腺苷激酶作用下转变为核苷酸,并使次黄嘌呤转变为腺嘌呤核苷。

2. 血小板钙 血小板含有高浓度的钙,约60%贮存在致密颗粒内,能分泌到血浆中。在静息状态的血小板中,胞浆中的钙浓度极低。大多数钙离子贮存在致密管道系统,可以通过依赖血栓素 A_2(TXA_2)与不依赖 TXA_2 途径使这些贮存的钙离子释放到胞浆中。钙离子通过ATP酶而被致密管道摄取,通过刺激 cAMP 及 cAMP 依赖的激酶再摄取。血小板中的钙调蛋白调节钙离子的输送及利用。胞浆钙离子可刺激肌球蛋白轻链激酶、磷脂酶 C、磷脂 A_2 及二酯酰甘油酶功能。

3. cAMP　抑制血小板反应的主要机制之一是刺激腺苷环化酶的作用,使细胞内 cAMP 浓度升高。该酶定位于致密管道及开放管道。腺苷、PGI2、PGE、PGD 可刺激该酶的功能,使 cAMP 浓度升高。TXA_2 及前列腺素内过氧化物可以抑制 PGI2 及 PGE 的上述刺激作用,而钙离子、ADP 及肾上腺素能物质则抑制腺苷环化酶,使血小板 cAMP 浓度下降导致血小板聚集。磷酸二酯酶则能使 cAMP 降解,起到降低 cAMP 浓度的作用。cAMP 能抑制血小板聚集、纤维蛋白原结合、释放反应及血小板在血管壁的黏附。这些作用可能是抑制了钙流动或促进钙的再吸收有关。

4. 花生四烯酸代谢　血小板的花生四烯酸来源于膜磷脂,譬如磷脂酰胆碱、磷脂酰乙醇胺、磷脂酰丝氨酸、磷脂酰肌醇等。结合在上述磷脂中的花生四烯酸在二脂酰甘油酶、磷脂酶 C 或者通过钙活化的磷酸酯酶 A_2 的作用下从磷脂中分裂出来。一旦释放出来后,花生四烯酸通过环氧化酶或脂氧化酶的作用即可转化成各种产物。

花生四烯酸通过环氧化酶的作用,形成了前列腺素内过氧化物 PGG_2、PGH_2,其中一小部分通过相应的酶而转化成 PGF、PGE_2、PGD_2,而大部分在 TXA_2 合成酶的作用下转变成 TXA_2,这种产物非常不稳定,在体液中的寿命仅 30 秒,而迅速变成稳定产物 TXB_2。TXA_2 是一个强烈的血管平滑肌收缩剂及血小板聚集诱导剂。在 TXA_2 刺激下,可直接引起血小板的聚集及 ADP 的释放。

TXA_2 的其他作用包括降低其他诱导剂的活化阈值,使钙离子从细胞贮存池释放,促进细胞外钙的内流,通过钙离子或钙调蛋白而活化血小板收缩蛋白,起到钙的载体作用。

(二)抗血小板药物

血小板的黏附和聚集在血栓形成中起重要作用,抗血小板治疗是指通过药物抑制血小板活化从而阻止血小板参与血栓形成。理想的抗血小板药物应具有:①在体外及体内均有抑制血小板黏附、聚集和释放的作用;②能抑制血小板血栓形成;③能延长病理状态下寿命缩短的血小板的生存时间;④能延长出血时间但不引起过度出血;⑤口服有效,无明显副作用。针对血小板激活的不同途径,抗血小板药物可以从多步骤干扰血小板的激活,抑制血小板聚集的过程,包括附着、释放和(或)聚集,在治疗和预防动脉栓塞方面的作用已很明确。抗血小板药物种类较多,但有些药物因为其安全性、有效性和可行性等问题限制了它们的临床应用。

抗血小板药物应用于糖尿病足下肢血管病变主要有两个目的:用于糖尿病足下肢血管病变的血栓形成的一级和二级预防;在动脉旁路或支架成形术后预防血管闭塞。目前临床应用的抗血小板药物主要有以下几类①抑制花生四烯酸代谢的药物,其代表药物是环氧化酶抑制剂,如阿司匹林;②抑制血小板膜受体的药物,如二磷酸腺苷(ADP)受体拮抗剂噻氯匹定、氯吡格雷;纤维蛋白原受体抑制剂,如糖蛋白拮抗剂阿昔单抗(abciximab)、埃替巴肽(eptifibatide)、替罗非班(tirofiban);③5-羟色胺受体拮抗剂,如:沙格雷酯;④升高 cAMP 的药物,如:腺苷酸环化酶刺激剂前列地尔(贝前列素钠、前列腺素 E、PGI_2、依前列醇)和磷酸二酯酶抑制剂西洛他唑;⑤血小板膜糖蛋白(GP)IIb/IIIa 受体拮抗剂,如:替罗非班、阿昔单抗、埃替非巴肽、拉米非班;⑥其他类抗血小板药物,如:氯贝丁酯、钙拮抗剂、鱼油、硝酸类药物、维生素 E、PFA 拮抗剂;⑦具有抗血小板作用的中草药等。具体有相关章节详细介绍,这里不再赘述。

二、抗凝系统

(一)抗凝药

1. 肝素　肝素是一种硫酸化的糖胺聚糖,它可从哺乳动物组织尤其是肥大细胞中被分离。静脉注射肝素后,它可与血浆抗凝血酶III(AT III)结合,介导 AT III-2 对凝血酶(IIa)、活化的 X、Xa 因子的抑制。在高浓度肝素条件下,它可介导血浆肝素辅因子 II 对凝血酶的抑制。快速抑制凝血途径中的蛋白酶,可产生一种有效的抗凝作用。在正常血管内膜,内皮源性肝素显然可抑制血液凝固,并可能发挥其他多种生物学功能。

肝素应用于临床已逾半个世纪。1939 年,加拿大和瑞典研究者报道用肝素成功地处理了复发性血栓形成和肺栓塞。从那以后,肝素的临床使用范围进一步扩大到血管外科、体外循环、血栓栓塞病的预防等多个领域。

（1）普通肝素：通常指在临床上普遍使用的普通肝素钠从猪肠黏膜或牛肺中分离出来。在分离这类肝素过程中，需移除核心蛋白，这可导致糖胺聚糖的轻度降解，所得到的肝素片段是分子量大小不一的异质体（平均分子量：12 000，范围 5000～30 000）。不同商家来源的肝素制剂，其生物学活性相似。

（2）低分子肝素：是指平均分子量为 4000～6500 的一种肝素。低分子肝素是普通肝素酶解或化学降解的产物，它是从标准肝素中，通过凝胶过滤层析或乙醇沉淀方法得以分离；也可通过硝酸或其他化学技术使标准肝素部分解聚而得以分离。当低分子肝素剂量相当于常规肝素剂量时，低分子肝素可加速对凝血因子Ⅹa 的灭活速率，而对凝血酶的抑制作用很弱。低分子肝素有以下特点：①抗凝血因子Ⅹa 作用较强；②生物利用度高，半衰期长，故可皮下给药；③一般无须作因子Ⅹa 监测检查；④一般不出现自发性出血。值得指出的是：由于低分子肝素制剂在化学成分及分子量大小方面的差异，难以标准化，临床上低分子肝素的剂量常以抗凝血因子Ⅹa 活性单位计算。

同普通肝素一样，低分子肝素的抗凝作用亦主要依赖于抗凝血酶Ⅲ。由于分子量减小，多数分子不具有抗凝血因子Ⅱa 活性，这使得抗凝血因子Ⅹa 与抗凝血因子Ⅱa 活性比例增加，而且对于和血小板结合了的因子Ⅹa 亦有抑制作用，因此，低分子肝素抑制凝血酶产生的作用大于抑制凝血酶活性的作用。由于低分子肝素分子大小的不同，仍有部分分子大于 5400，抗凝血因子Ⅱa 仍为其主要抗凝机制。低分子肝素不易被血小板 4 因子灭活，很少与血浆蛋白结合，与内皮细胞、巨噬细胞和细胞外基质的结合和灭活减少，生物利用度高，生物半衰期延长，是普通肝素的 2～4 倍，抗凝效果呈明显的剂效关系。低分子肝素对血小板功能影响减小，减少了因影响血小板功能而致的出血并发症的发生，血小板减少症的发生罕见。

低分子肝素由于其良好的生物利用度和抗凝效果的可预见性，对血小板影响减少，临床常规治疗剂量皮下注射，无须实验室监测。由于应用方便，无须监测，低分子肝素可在门诊甚至出院后家里应用，长期用药也变得方便、可行。由于抗因子Ⅱa 作用减轻，常规治疗剂量的低分子肝素不延长 APTT，如监测应使用抗凝血因子Ⅹa 和抗凝血因子Ⅱa 活性单位，低分子肝素的剂量就是按抗凝血因子Ⅹa 活性单位计算的。

低分子肝素的出现为临床提供了更为方便、安全和有效的抗凝剂。也应该看到，低分子肝素的作用同样有赖于抗凝血酶Ⅲ，抗凝血酶Ⅲ的异常必然影响它的疗效，在抑制凝血酶的活性方面弱于肝素；两者同样对和纤维蛋白（血栓）结合的凝血酶无效；目前推荐应用的剂量尚小，大剂量和普通肝素一样有引起出血的危险；也有引起血小板减少的报道；长期用药的疗效和安全性还需进一步观察。

（3）超低分子肝素：超低分子肝素是在低分子肝素的基础上开发的又一个新品种的抗血栓药物，分子量 1600～3000。超低分子肝素可以抑制凝血因子Ⅹa/抗凝血因子Ⅱa 的活性，适合于抗凝、抗血栓的临床使用。由于其半衰期更长，给药方法为成人每天一次 20～100mg 皮下注射。

与超低分子肝素相比，其抗血栓作用强，皮下注射易吸收，无毒副作用。超低分子肝素具有较低分子肝素更高的抗凝血因子Ⅹa/凝血因子Ⅱa 活性比值，因此抗栓应用比当前的低分子肝素有一定的优势。国外研究者很早已开始研制，国内起步较晚：如早期法国的 CY222，其平均分子量为 2500；意大利的 OP2000，其平均分子量为 2000。超低分子肝素除具有一般低分子肝素的作用外，更重要的是抗血栓作用更突出，且几乎没有出血的风险，几乎不需要监测即足以达到安全治疗的目的。此外，研究还发现超低分子肝素对谷氨酸和叠氮钠诱发的大鼠皮质神经元化学损伤有一定的保护作用，这是对抗栓抗凝作用以外的活性研究。可见，超低分子肝素的研究是肝素类抗凝药物一个较有前景的方向。

（4）肝素诱导的血小板减少症：肝素诱导的血小板减少症（heparin-induced thrombocytopenia，HIT）是应用普通肝素和低分子肝素抗凝时少见但严重的副作用之一。HIT 可引起血栓形成，导致器官组织缺血坏死，严重者可危及生命。国外研究发现，发生 HIT 的危险外科高于内科，普通肝素高于低分子肝素。

HIT 的发生率在应用普通肝素的患者中为 1%～5%，低分子肝素中<1%。HIT 分为 2 型：Ⅰ型为非免疫性反应，可表现为早期血小板的轻度降低，通常很少<80×10⁹/L，不会出现出血和栓塞并发症，即使继续应用普通肝素和低分子肝素，血小板也可自行恢复正常；Ⅱ型即临床特指的 HIT，是一种免疫介导的抗体反应，应用肝素后血小板被激活产生血小板因子 4，免疫介导肝素与之结合形成复合物抗体，即 HIT 抗体。

Ⅱ型多发生在应用普通肝素或低分子肝素后的 5~10 天,血小板计数可明显下降(>50%),可导致危及生命的血栓栓塞综合征,包括心、脑、肢体血管的血栓形成和肺动脉栓塞等。

血小板因子 4 是存在于巨核细胞和血小板 α 颗粒中的一种特异性蛋白,呈高正电荷状态,而肝素分子带负电荷从而可以与血小板因子 4 高度结合,形成血小板因子 4/肝素复合物。形成复合物后,血小板因子 4 的构象发生改变,在第 3、4 半胱氨酸残基之间暴露出多个抗原表位,促使机体发生免疫反应,刺激免疫球蛋白的产生。进一步触发自身或邻近血小板活化、引起血小板凝集、形成血栓素,增强凝血反应。而活化的血小板又释放更多的血小板因子 4,形成更多的血小板因子 4/肝素复合物的形成,使上述反应迅速放大,最终导致血小板数量下降及高凝状态。同时,抗体也可作用于存在于血管内皮细胞上的血小板因子 4/肝素复合物,引起内皮损伤,增加血栓形成的风险。

血小板计数进行性下降是 HIT 患者的最初表现。当患者应用肝素 3~15 天后或在使用过程中,出现血小板计数下降至 $<100 \times 10^9$/L,或从原来水平下降超过 30%~50%,则应高度怀疑 HIT。根据使用肝素后发生血小板减少的时间,HIT 可分为速发型、经典型和迟发型。如发生于使用肝素后 5~10 天的血小板下降则为经典型 HIT,大部分患者属于此型;血小板计数减少发生于使用肝素后 24 小时以内为速发型,此类患者多于近期应用过肝素,体内已产生血小板抗体;迟发型 HIT 罕见,多于停用肝素后 3 周以上出现血小板减少。

虽然 HIT 导致血小板减少,但出血并发症并不多见,更多表现为血栓栓塞事件。深静脉血栓形成和肺栓塞是 HIT 患者最常见的栓塞事件,其他还包括静脉性肢体坏疽、脑及肢体动脉栓塞、肝素注射部位的皮肤坏死性改变、出血性肾上腺坏死等。体内存在血小板抗体的患者再次静脉注射肝素后,可于 30 分钟以内发生急性系统性反应,如发热、寒战、心动过速、高血压、呼吸困难、呼吸循环骤停、头痛、腹泻等症状。

HIT 的诊断主要依据患者的临床表现、血小板计数减少情况,肝素诱导的血小板聚集实验和 HIT 抗体检测结果。临床确诊 HIT 主要依据以下几条标准:①应用肝素类药物 3~15 天内,血小板减少到 $<100 \times 10^9$/L,或从原来水平下降超过 30%~50%;②可并发血栓栓塞性疾病;③HIT 抗体阳性;④停用肝素后,血小板计数可恢复正常;⑤除外血小板减少的其他原因。

由于 HIT 致血栓形成的高危险性,一旦确诊,应立即治疗。HIT 的治疗可总结为:①立即停用并避免再次接触肝素,包括普通肝素和低分子肝素以及肝素化的导管等;②应用除华法林以外的其他药物抗凝治疗;③监测 HIT 抗体以证实诊断;④避免输注血小板;⑤等待血小板恢复;⑥评估下肢血管血栓形成情况。

另外,有一些药物或措施需要绝对避免,包括:①华法林:早期可导致维生素 K 依赖的蛋白 C 水平的迅速下降,在没有其他药物抗凝的情况下可导致肢体静脉性坏疽,应在血小板计数恢复正常后应用;②输注血小板:此时输注血小板等于"火上浇油",加重血栓形成;③腔静脉滤器:可导致破坏性的腔静脉、髂静脉及下肢深静脉血栓形成;④低分子肝素:HIT 时会与普通肝素产生交叉反应。

目前用于治疗 HIT 的药物包括直接凝血酶抑制剂和凝血因子Ⅹa 抑制剂。二者通过抑制凝血酶活性或凝血酶的生成起抗凝作用,对血小板均无影响。直接凝血酶抑制剂来匹卢定和阿加曲班已被美国 FDA 批准用于治疗 HIT。来匹卢定通过与凝血酶结合来抑制其活性,通过监测 APTT 来判断疗效,通常 APTT 需维持在正常值的 1.5~2.5 倍。该药通过肾脏排泄,肾功不全患者慎用或禁用。另外来匹卢定具有一定的出血风险和过敏反应。阿加曲班与凝血酶活性部位可逆结合以发挥其抗凝作用,亦需将 APTT 需维持在正常值的 1.5~2.5 倍。阿加曲班半衰期短,停药 2~4 小时后凝血指标即可恢复至用药前水平,通过肝脏排泄,可用于肾功能不全患者。该药物不增加出血风险,也无过敏反应,应用更为安全。凝血因子Ⅹa 抑制剂包括达那肝素(danaparoid)、磺达肝癸钠(fondaparinux)和利伐沙班(rivaroxaban)等。利伐沙班是一种高选择性、直接抑制因子Ⅹa 的口服药物,通过抑制因子Ⅹa 可以中断凝血瀑布的内源性和外源性途径,抑制凝血酶的产生和血栓形成。利伐沙班吸收迅速,服用后 2~4 小时达到最大血药浓度,约 2/3 通过代谢降解,然后其中一半通过肾脏排出,另外一半通过粪便途径排出。其余 1/3 用药剂量以活性药物原型的形式直接通过肾脏在尿液中排泄。对于轻度(肌酐清除率:50~80ml/min)或中度肾脏损害(肌酐清除率:30~49ml/min)的患者,无须调整药物剂量。利伐沙班口服方便,安全性高,无须监测,与华法林相比不增加出血风险。血小板恢复正常($>150 \times 10^9$/L)后,可改为华法林抗凝或继续应用利伐沙班,依据病情抗凝治疗 3 个月或更长时间。

总之,HIT 是临床应用普通肝素和低分子肝素遇到的严重并发症,可继发严重后果,临床上需提高对其重视程度,以降低致残及致死率。应用普通肝素和低分子肝素抗凝时需常规监测血小板计数,一旦确诊 HIT,立即应用非肝素类抗凝药物进行替代治疗,以避免血栓栓塞并发症的发生。

(二) 维生素 K 拮抗剂
华法林

华法林属于双香豆素类抗凝药的一种。双香豆素类药用于抗凝治疗已近 90 年的历史。对它的研究始于 20 世纪 20 年代在美国大平原地区困扰当地农牧民的一种牛出血性疾病,该病以低凝血酶原血症为特点。患病的牛群通常食用一种腐烂的三叶草干料,这类干草料被一种特殊毒素所污染。有人从腐烂的干草料污染的细菌中纯化出一种复合物——双羟基香豆素,该复合物可引起类似维生素 K 缺乏综合征。到 40 年代,双羟基香豆素———种维生素 K 拮抗剂,作为抗凝药用于临床;以后,一系列与维生素 K 拮抗剂有关,而药理学性质有区别的抗凝药被发展。

目前,临床上应用最多、最重要的这类抗凝药是华法林。华法林在体内有对抗维生素 K 的作用,可以抑制维生素 K 依赖性凝血因子 Ⅱ、Ⅶ、Ⅸ、Ⅹ 的在肝脏的合成。此外,华法林也影响维生素 K 依赖性调节蛋白,如蛋白 C、蛋白 S 翻译后的修饰。华法林的抗凝作用取决于具有生物学活性的 Ⅱ、Ⅶ、Ⅸ、Ⅹ 凝血因子合成的降低;以及使用华法林前体内对具有生物活性的上述凝血因子的正常清除率。值得注意的是:使用华法林并不会产生即时的抗凝效果,其治疗作用常常在给药后 4~5 日发生。

华法林口服生物利用度好,起效和作用时间可以预测,在健康个体中,口服 90 分钟后血药浓度达到高峰,半衰期为 36~42 小时,在血浆中主要与白蛋白结合。华法林的抗栓作用有赖于凝血酶原(凝血因子 Ⅱ)的明显下降,凝血酶原的半衰期为 72 小时,因此口服华法林真正起作用至少需要 3 日,此时体内原有的凝血因子 Ⅱ 水平才会明显下降。在开始服用华法林的 72 小时内,由于凝血因子 Ⅶ 和蛋白 C 的半衰期短 6~8 小时,应用华法林后,凝血因子 Ⅶ 和蛋白 C 水平很快下降,此时测定的凝血酶原时间主要反映血浆凝血因子 Ⅶ 的水平,而此时测得的国际标准化比值(INR)不能反映体内真实的抗栓水平。增加华法林的初始剂量不能快速达到有效的抗栓水平,因为华法林不能加快原来已经合成的凝血因子 Ⅱ 的清除,高的初始剂量反而会因为蛋白 C 和蛋白 S 的合成减少和迅速清除而导致用药初始阶段呈高凝状态,甚至出现血栓并发症。

华法林主要影响外源性凝血系统,因此口服华法林后主要通过监测凝血酶原时间来反映抗凝的效果以调整剂量。凝血酶原时间检测是在体外将类似组织因子的试剂加入到血浆中,启动外源性凝血系统,观察血浆凝固的时间,因此凝血酶原时间代表的是外源性凝血系统的活性。由于凝血酶原时间检测过程中使用的试剂促凝活性不同,因此同一份血浆使用不同的试剂检测,得出的凝血酶原时间值不同,无法进行比较。临床使用标准化了的凝血酶原时间,即国际标准化比值(INR)来调整华法林的用药剂量。

中国人华法林的初始剂量建议为 2.5~3mg,目标 INR 依病情而定,一般为 2.0~3.0;75 岁以上的老年人和高危出血患者,初始剂量应从口服 2mg 开始,每天一次,目标 INR 可以调低至 1.6~2.5。一定要注意的是,在不具备监测条件的地方不要使用华法林。国内有部分单位以固定小剂量不监测使用华法林,已经有实验表明,这种方法效果不好,也不是绝对安全,因此不应提倡。用药前应常规测定 INR,用药第 3 天也必须测定 INR,如果此时 INR<1.5,应该增加 0.5mg/d;如果 INR>1.5,可以暂时不增加剂量,等待 7 天后 INR 测定的结果。如果 INR 与基础水平比较变化不大,可以增加 1mg/d。服用华法林 1 个月内,应每周复查 INR,在 INR 达到目标值并稳定后,每 4 周复查一次。

有些药物与华法林之间产生相互作用,会增强或减弱华法林的抗凝效果,在临床应用中应注意。广谱抗生素抑制肠道菌群,使体内维生素 K 含量下降,会增强华法林的疗效;抗血小板药物与华法林有协同作用,会使出血副作用增加。水合氯醛、羟布宗(羟保泰松)、甲苯磺丁脲、奎尼丁等可因置换血浆蛋白,使血浆华法林的浓度升高,作用增强;水杨酸盐、丙米嗪、甲硝唑、西咪替丁等因抑制肝脏药酶,减少华法林的肝脏代谢,使口服抗凝药的作用增强;巴比妥类、苯妥英钠、卡马西平、利福平等因素诱导肝药酶,增加华法林的代谢,使其作用减弱;口服避孕药物有可能增加凝血活性,使华法林的作用减弱。

99

影响因素

富含维生素K的食物,如莴苣、西兰花、菠菜、花菜、动物肝脏、酱油、豆腐等,会削弱华法林的抗凝作用。如果日常饮食中已经包含上述食物,建议每天均匀食用就可。

华法林耐受

华法林耐受并不常见。发生华法林耐受的表现为:①先前用过华法林,再次使用常规剂量时出现耐受;②从一开始就对华法林产生耐受。当患者服用华法林剂量超过 15~20mg/d,才能维持治疗所要求的 INR 值,可考虑华法林耐受。

华法林耐受的分子基础仍不清楚。在确定华法林耐受以前,应该排除患者不经意地摄入了大量维生素K的可能性;譬如非肠道性营养补充,或经肠道的营养产品摄入。某些患者有着特殊的饮食爱好,如摄入大量的十字花科类蔬菜,包括菠菜、卷心菜或花茎甘蓝,由于这些蔬菜含有大量的维生素K,可表现对华法林耐受。当排除了上述因素后,仍存在华法林耐受,其机制不明,没有证据表明存在抗华法林抗体。遗传性华法林耐受罕见,特征是即使华法林达到非常高的血浆浓度,但不影响血浆维生素K依赖性凝血因子的合成,有研究表明:体内维生素K过氧化物还原酶对华法林不敏感可能系其机制之一。

对华法林产生耐受者仍可用华法林,但所需的剂量较大。在密切观察下,可逐步增加华法林的剂量,直到 INR 值延长至治疗范围。通常,这类患者的华法林剂量阈值高于正常人,也容易发生不良反应。如果患者所要求的华法林剂量达到 50mg/d,可出现常规剂量华法林不易见到的不良反应,此时,最好改用其他抗凝药物治疗。

（三）间接的Ⅹa因子拮抗剂

磺达肝癸钠是第一个人工合成的Ⅹa因子选择性抑制剂,化学合成型戊糖类似物。磺达肝癸钠通过非共价键以 1:1 的比例与抗凝血酶Ⅲ(ATⅢ)上的戊糖结构可逆性结合诱导产生可抑制Ⅹa因子的构象改变从而间接抑制因子Ⅹa。

磺达肝癸钠对凝血因子Ⅹa的抑制作用影响了凝血级联反应的进程,并抑制了凝血酶的形成和血栓的增大。但与普通肝素和低分子肝素不同的是,磺达肝癸钠不仅不影响 ATⅢ 对凝血酶(Ⅱa因子)的抑制,对于组织因子途径抑制物也没有影响,此外,磺达肝癸钠与血小板亦没有相互作用,也不影响出血时间,临床上罕有 HIT 发生。磺达肝癸钠对于已经形成的前凝血活酶中的凝血因子Ⅹa没有抑制作用。磺达肝癸钠还能剂量依赖性的抑制组织因子/凝血因子Ⅶa,以及凝血因子Ⅶa的产生和活性。除抗凝血酶外,磺达肝癸钠与血浆蛋白仅有极少量的非特异性结合,其皮下注射后的生物利用度接近100%,半衰期约为 17 小时,因此,磺达肝癸钠可以固定剂量每天一次皮下注射给药而无须抗凝监测,药物临床试验推荐的最佳剂量为 24 小时皮下给药 2.5mg。

磺达肝癸钠几乎完全是以原型尿从肾脏排泄。在肾功能受损和低体重患者中清除率下降,因而可能需要调整剂量。目前磺达肝癸钠的抗凝作用不能被鱼精蛋白中和,但体外及健康人的研究已证实重组Ⅶa因子可以逆转其抗凝作用。

（四）直接Ⅹa因子拮抗剂

1. 利伐沙班　抗凝药物在抗血栓事件中发挥重要作用,但传统的抗凝药物如肝素需胃肠道外给药,院外使用不便。口服抗凝药如华法林治疗安全窗窄,需经常监测 INR,也给患者使用带来不便。新型口服抗凝剂利伐沙班是直接Ⅹa因子抑制剂,具有使用方便、无须监测的优点。

2. 利伐沙班的作用机制　凝血因子Ⅹa是凝血过程中内源性和外源性激活途径共同通路的上游交点,即凝血级联反应共同通路的起始,它能将凝血酶原转化为凝血酶,最终导致纤维蛋白凝块的形成。利伐沙班是一个新合成的小分子抗凝药,作为一种口服的特异性的凝血因子Ⅹa直接抑制剂,能选择性和竞争性地与凝血因子Ⅹa的活性位点结合,对血小板聚集无影响,竞争性抑制游离和结合的凝血因子Ⅹa以及凝血酶原活性,延长凝血酶原时间和部分活化凝血活酶时间。

利伐沙班给药后起效迅速,给药后 2.5~4.0 小时达到血浆峰浓度。多次给药后,时间-浓度曲线下面积呈剂量相关性增加,且在稳态(第7天)时未发现药物蓄积,其半衰期为 5.7~9.2 小时。利伐沙班主要经以下途径排泄:66%通过肾脏途径,其中约36%以原型从尿中排出,还有28%经粪便/胆汁排泄。利伐沙班的清除与肌酐清除率有关,轻度(肌酐清除率为 50~79ml/min)、中度(30~49ml/min)、重度(<30ml/min)肾功能障碍时,Xa因子抑制程度分别增加 50%、86% 和 100%,凝血酶原时间分别延长 33%、116% 和 144%。利伐沙班可剂量依赖性地抑制 Xa因子活性,延长部分凝血活酶时间和凝血酶原时间,抑制凝血酶的产生。最低和最高剂量药物对 Xa因子活性抑制作用的峰值波动于 22%~68%;剂量大于 5mg 时,抑制作用可维持 12 小时。

口服 Xa因子抑制剂利伐沙班出血发生率很低,故服药期间且无须监测。且在食物、药物相互作用方面,有研究表明食物摄入可以在一定程度上增加利伐沙班的吸收,但并不影响其排泄,且能够降低个体之间的药代动力学差异,因此建议患者餐后服药;利伐沙班与阿司匹林、萘普生、抗酸药和雷尼替丁等药物不发生具有临床意义的相互作用,与上述药物合用时,利伐沙班抑制 Xa因子的活性、凝血酶原时间和凝血活酶时间不受影响。

(五) Ⅱa因子拮抗剂

1. 阿加曲班 阿加曲班是一种直接凝血酶(凝血因子Ⅱa)抑制剂。它的特点是直接灭活凝血酶的活性,对凝血酶的产生没有直接作用,其作用不依赖抗凝血酶;它不但灭活液相凝血酶,还能够灭活与纤维蛋白血栓结合了的凝血酶而且在治疗剂量下对血小板功能无影响,不导致血小板减少症。

阿加曲班是化学合成药物,是精氨酸的衍生物,属于低分子抑制物,分子量527。阿加曲班直接与凝血酶的催化活性位点(包括丝氨酸-组氨酸-精氨酸结构)结合,灭活凝血酶。阿加曲班与凝血酶结合的速度非常快,而且是一种完全可逆的过程,同时阿加曲班对凝血酶具有高度亲和性,阿加曲班在血液中大约有54% 与血浆蛋白结合。由于阿加曲班分子量小,它能进入到血栓内部,直接灭活已经与纤维蛋白结合的凝血酶。此外,阿加曲班还调节内皮细胞功能,抑制血管收缩,下调各种导致炎症和血栓的细胞因子。

阿加曲班的半衰期只有数分钟,停药后短期凝血活酶时间或者活化凝血时间即可恢复,这点有点像降压药物硝普钠,起效快,停药后很快恢复,容易控制或者滴定药物抗凝的水平,虽然如此,阿加曲班抑制凝血酶产生和活性的作用却能持续较长的时间。

静脉应用,低剂量使用凝血活酶时间监测,大剂量使用活化凝血时间监测,具有较好的量效关系,剂量与抗栓水平呈线性关系。不干扰血小板功能,不引起血小板下降,不引起出血时间延长。阿加曲班具有良好的剂量耐受性,在相当宽的剂量范围或者抗栓水平内无出血等不良反应,无明显的副作用。

阿加曲班停药后凝血活酶时间在 2~4 小时内恢复到正常,清除半衰期 39~51 分钟,而且不受年龄、性别和肾功能的影响。阿加曲班在肝脏代谢,通过胆汁粪便排出,肾功能不全时不需要减量,但肝功能不全时应当加强监测,并适当减量。在中等肝功能损害的患者,阿加曲班的清除降低大约 4 倍,清除半衰期增加 3 倍(达到 152 分钟),剂量应相应调低 4 倍。

阿加曲班无免疫原性,与肝素抗体没有任何交叉反应。阿加曲班不产生任何中和或者非中和抗体,效价恒定,除非有要求,在用药过程中无须任何剂量调整。阿加曲班与常用药物(包括阿司匹林)之间不存在相互作用和干扰,合并用药不需要调整剂量。与华法林同时应用可使国际标准化比值(INR)明显延长,此时阿加曲班的剂量应限制在 2μg/kg/min 以下,INR 超过 4 需要停用阿加曲班。

阿加曲班与肝素或水蛭素比较抗栓的作用更强,尤其是与纤维蛋白结合的血栓。其他直接凝血酶抑制剂(如水蛭素)有抗原性,可以产生抗体;主要从肾脏排泄,肾功能不全时需要减低剂量;安全性及安全有效范围不及阿加曲班更宽;停药后短期凝血活酶时间恢复的特点使得阿加曲班即便过量也很快自然恢复凝血功能,迄今所有直接凝血酶抑制剂还没有中和的药物。

2. 比伐芦定 比伐卢定是由 20 个氨基酸组成的多肽,相对分子量为 2180,为一种直接的凝血酶抑制剂。比伐卢定与凝血酶的结合是可逆的。比伐卢定通过与血栓上游离凝血酶的催化位点和阴离子外围识别位点特异性结合发挥直接抑制作用,同时凝血酶也可通过酶解比伐卢定使其失活,因此比伐卢定对凝血酶的抑制作用是可逆、短暂的,停药后出血风险较小。

比伐卢定可延长正常人血浆活化部分凝血活酶时间、凝血酶时间和凝血酶原时间,比伐卢定经静脉"弹丸式"注射可在 5 分钟内达到峰浓度,肾功能正常者其半衰期为 25 分钟,上述凝血参数可在短期(治疗结束后 1~2 小时)内恢复正常,所以比伐卢定在使用中具有良好的可控性。其清除与肾小球滤过率密切相关,轻微肾功能损伤不影响其清除,肾功能中重度损伤(肌酐清除率<60ml/min)的患者其清除率下降约20%,透析患者下降低约80%,所以肾功能损伤的患者在用药时,应适当减量并监测活化凝血时间。比伐卢定能够显著降低出血风险,提升用药期间的安全性。

3. 舒洛地特　舒洛地特是一种对动脉和静脉均有较强抗血栓形成作用的葡糖胺聚糖。

舒洛地特与血浆抗凝血酶Ⅲ(ATⅢ)即丝氨酸蛋白酶抑制剂结合为复合物,而对多个活化凝血因子譬如:Ⅹa因子、Ⅸa因子、Ⅷa因子、Ⅴa因子、Ⅱa因子(凝血酶)抑制,这些因子的活性中心均含有丝氨酸残基,都属于氨基酸蛋白酶,ATⅢ分子上的精氨酸残基,可以与这些酶活性中心的丝氨酸残基结合,而使之失活。舒洛地特正是由于上述不同的作用机制而相互协同增效,发挥抗凝作用的。

三、溶栓疗法

溶栓疗法是通过溶栓剂,将纤溶酶原激活为纤溶酶,纤溶酶裂解纤维蛋白,或药物本身裂解纤维蛋白,溶解已形成的血栓,从而达到治疗血栓栓塞性疾病的一种方法。通过30多年的研究和实践,溶栓疗法取得了较大的进展,也积累了丰富的经验。

根据发现的先后和研究的结果,可将溶栓药物分为以下三代制剂。

(一) 第一代制剂

1. 链激酶　链激酶于1933年被发现,1955年最早用于临床。它是从P-溶血性链球菌培养液中提取的一种非酶性单链蛋白,分子量为48 000。链激酶不能直接活化纤溶酶原,其激活纤溶酶原的机制是间接的,分为三步:①链激酶与纤溶酶原按1:1的比率结合形成复合物;②该复合物中纤溶酶原的构形发生变化,变为链激酶-纤溶酶复合物,且有类似尿激酶的活性;③链激酶-纤溶酶复合物活化结合于纤维蛋白表面和游离状态下的纤溶酶原,生成纤溶酶。因此,链激酶的活性不需要纤维蛋白的存在,而且链激酶-纤溶酶原复合物的活性也不受α_2-抗纤溶酶的抑制。

然而,血液中游离状态的纤溶酶,可能被血液中的α_2-抗纤溶酶所灭活。只有当血液中α_2-抗纤溶酶耗尽后,剩余的游离纤溶酶才可降解血液中的纤维蛋白原和凝血蛋白(如因子Ⅴ、Ⅷ等)。由于链激酶为细菌产物,故会引起机体的免疫反应。一般患者在链激酶治疗后的8~9天,体内会产生大量抗链激酶的抗体,抗链激酶抗体滴度可维持4~6个月。有溶血性链球菌感染史的患者,体内亦可存在抗链激酶的抗体,因此小部分患者接受治疗后可出现血压下降和皮肤潮红等过敏现象。

由于链激酶以上的这些特点,目前临床上在使用链激酶时,一般倾向于先注射部分链激酶,以中和已有抗体,并观察患者对链激酶是否有过敏反应,随后,再大剂量链激酶进行静脉滴注。链激酶的代谢途径除少量被抗体中和之外,大部分被肝脏摄取水解,一部分链激酶在肾脏被水解,以多段片段从尿中排出。链激酶不能穿越胎盘屏障、也极少进入乳汁,故对胎儿和婴儿无影响。

2. 尿激酶　目前临床上所用的尿激酶是从人尿或肾细胞组织培养液中提取的一种丝氨酶蛋白酶,属双链尿激酶型纤溶酶原激活剂,其中约4/5的量为分子量55 000的高分子量尿激酶,1/5量为分子量33 000的低分子量尿激酶。尿激酶无抗原性,故无过敏反应。尿激酶可以直接裂解纤溶酶原,使无活性的单链纤溶酶原转变为有活性的双链纤溶酶。纤溶酶可裂解凝血块表面上的纤维蛋白,也可裂解游离于血液中的纤维蛋白原,故尿激酶与链激酶一样对纤维蛋白无选择性。进入血液中的尿激酶,可被循环中的纤溶酶原激活剂抑制物所中和,生成的纤溶酶也可被血液中的α_2-抗纤溶酶所灭活;只有大量应用尿激酶和大量生成纤溶酶,使纤溶酶原激活剂抑制物和α_2-抗纤溶酶耗尽,才能发挥尿激酶和纤溶酶的溶栓作用。

尿激酶在体内的半衰期约为15分钟,约一半被肾脏清除,其余由肝脏摄取分解。尿激酶可被体内的纤溶酶原激活抑制物中和。但在溶栓治疗中,由于纤溶酶原激活抑制物很快被耗尽,故对溶栓效果不会产生很大影响。由于尿激酶不会产生无过敏反应,当患者对链激酶有免疫反应时,可用尿激酶替换。

(二) 第二代制剂

1. 组织型纤溶酶原激活剂(t-PA)　最初是从人黑色素瘤细胞培养液中提取,目前用基因工程技术制备(recombinant t-PA,rt-PA)的均为单链t-PA。它是一种由517个氨基酸组成的单链丝氨酸蛋白酶,分子量66 000~72 000,半衰期为8分钟。

由于t-PA的结构中含两个环状结构(K结构),尤其是K2对纤维蛋白有特异性的亲和力,故可选择性地激活血凝块上的纤溶酶原,且生成大量纤溶酶,致使t-PA有较强的局部溶栓作用。血凝块上,由于纤溶酶原的赖氨酸结合部位及其活性中心已被纤维蛋白所占据,故α2-抗纤溶酶只能缓慢地使纤溶酶灭活。但是进入血循环的t-PA可被纤溶酶原激活剂抑制物所灭活,只有用量较大,使纤溶酶原激活剂抑制物耗尽才能发挥t-PA的作用。

体外实验证明rt-PA的生化特性基本符合提纯的t-PA。rt-PA的半衰期较t-PA更短,前者5分钟。rt-PA不需要经过纤溶酶反馈活化,故溶栓速度比t—PA更快。由于rt-PA的半寿期短,因此给药途经是持续静脉滴注,并要维持滴注一段时间(3~4小时)。rt-PA在大剂量使用后,可出现全身性纤溶酶血症,纤维蛋白原下降以及出血意外。

单纯使用rt-PA无法防止再通后的血管由于新血栓形成而引起的血管再次闭塞。已有报道,使用rt-PA+阿司匹林的联合用药优于单纯的溶栓治疗。

2. 乙酰化纤溶酶原-链激酶活化复合物 这是一种经过化学方法处理链激酶-纤溶酶原复合物后所获得的改良型溶栓药物。进入血液的乙酰化纤溶酶原-链激酶活化复合物,其活性中心被乙酰基封闭,并弥散到血栓部位,通过纤溶酶原的赖氨酸结合部位结合到纤维蛋白表面;此时原被封闭的乙酰基逐渐去乙酰化,从而激活结合在纤维蛋白表面的纤溶酶原,使纤溶酶原活化成纤溶酶,达到溶解血栓的目的。

乙酰化纤溶酶原-链激酶活化复合物是纤维蛋白选择性的溶栓剂,很少致全身性纤溶活性增强,故出血少。但因含链激酶,故具抗原性,可致过敏反应。

3. 单链尿激酶型纤溶酶原激活剂 由人尿、血液或某些条件培养液中提取,近年来也已采取基因工程技术制备。它是含411个氨基酸的单链糖蛋白。单链尿激酶型纤溶酶原激活剂对结合在纤维蛋白凝块上的赖氨酸纤溶酶原具有高度的亲和力,使纤溶酶原转变成纤溶酶,从而发挥其溶栓作用。与t-PA相同,在血凝块上生成的纤溶酶,由于其赖氨酸结合部位和其活性中心已被纤维蛋白所占据,故它很少被纤溶酶原激活剂抑制物所灭活,但是游离在血液中的单链尿激酶型纤溶酶原激活剂仍可被纤溶酶原激活剂抑制物所中和。本品有较强的溶栓作用,也可致出血并发症,不具抗原性,无过敏反应。

(三)第三代溶栓剂

第三代溶栓剂是指正在开发或研制中的溶栓剂,其目的是通过基因工程技术,改良天然溶栓药物的结构,提高它们选择性溶栓效果,延长其半衰期,减少用药剂量和不良反应。

1. 瑞替普酶(r-PA) 是国内唯一可获得的第三代溶栓药物,为重组组织型纤溶酶原激活剂(rt-PA)的变异体,具有很强的纤维蛋白选择性,突变导致半衰期延长至18分钟,从而使r-PA可静脉注射给药。与其他溶栓药相比,r-PA起效快,给药方便,间隔30分钟两次静脉注射给药,有着较高的相关血管再通率和安全性。不需按个体质量调节剂量,使用方便、开通率高。

瑞替普酶在结构上进行了创新,是在第二代溶栓药物rt-PA的基础上进行了缺失突变得到的改进体,降低了与肝细胞受体的亲和力,从而延长了药物在肝脏内被灭活的时间,延长了半衰期。所以瑞替普酶可以使用静脉推注这种更方便的给药方式。由于其分子量更小,使得药物不仅仅能附着在血栓表面,还可渗透入血栓内部溶栓,里应外合,溶栓速度更快。所以改构后得到的瑞替普酶相对于rt-PA来说具有溶栓更快速、给药更方便的特点。有研究表明,瑞替普酶在糖尿病足下肢缺血溶栓治疗中是安全、有效的。由于瑞替普酶在溶栓治疗中效果好,见效快,给药方法简单,具有广泛的应用前景。

(金 毕)

参 考 文 献

[1] ANSELL J,HIRSH J,POLLER L,et al. The pharmacology and management of the vitamin K antagonists:the seventh ACCP conference on antithrombotic and thrombolytic therapy. Chest,2004,126(3):204-233.

[2] 许俊堂,胡大一. 使用口服抗凝药物出血的处理与预防. 中国医药导刊,2001,3(5):361-362.

[3] GOLDHABER S Z. Modern treatment of pulmonary embolism. Eur Respir J Suppl,2002,35:22-27.

［4］ BECATTINI C,VEDOVATI MC,AGNELLI G,et al. Old and new oral anticoagulants for venous thromboembolism and atrial fibrillation：A review of the literature. Thromb Res,2012,129(3):392-400.

［5］ PERZBORN E,STRASSBURGER J,WILMEN A,et al. In vitro and in vivo studies of the novel antithrombotic agent BAY 59-7939--an oral,direct factor Ⅹa inhibitor［ J］. J Thromb Haemost,2005,3(3):514-521.

［6］ ROEHRIG S,STRAUB A,POHLMANN J,et al. Discovery of the novel antithrombotic agent 5-chloro-N：an oral,direct factor Ⅹa inhibitor. J Med Chem,2005,22,48(19):5900-5908.

［7］ KUBITZ A D,BECKA M,VOITH B,et al. Safety,pharmacodynamics,and pharmacokinetics of single doses of BAY 59-7939,an oral,direct factor Ⅹa inhibitor. Clin Pharmacol Ther,2005,78(4):412-421.

［8］ KUBITZA D,BECKA M,WENSING G,et al. Safety,pharmacodynamics,and pharmacokinetics of BAY 59-7939--an oral,direct Factor Ⅹa inhibitor--after multiple dosing in healthy male subjects. Eur J Clin Pharmacol,2005,61(12):873-880.

［9］ AHMAD Y,LIP GY. Stroke Prevention in Atrial Fibrillation：Where are We Now?. Clin Med Insights Cardiol,2012,6:65-78.

［10］ HANKEY GJ,PATEL MR,STEVENS SR,et al. Rivaroxaban compared with warfarin in patients with atrial fibrillation and previous stroke or transient ischaemic attack：a subgroup analysis of ROCKET AF. Lancet Neurol,2012,11(4):315-322.

［11］ 许俊堂,胡大一,唐朝枢,等. 内皮素-内皮素受体在凝血酶促进血管平滑肌细胞增殖中的作用. 微循环杂志,2002,12:38-39.

［12］ 许俊堂,唐朝枢,张波,等. 不同损伤时期血管内膜的增殖和凝血酶的影响. 中国循环杂志,1999,14:289-291.

［13］ LaMonte MP. Argatroban in thrombotic stroke. Pathophysiol Haemost Thromb,2002,32(suppl 3):39-45.

［14］ Lewis BE,Matthai WH Jr,Cohen M,et al. ARG-216/310/311 Study Investigators. Argatroban anticoagulation during percutaneous coronary intervention in patients with heparin-induced thrombocytopenia. Catheter Cardiovasc Interv,2002,57:177-184.

［15］ Howell MD,Powers RD. Utility of thrombocytopenia as a marker for heparin allergy in adult ED patients. Am J Emerg Med. 2006,24(3):268-270.

［16］ Jappe U,Juschka U,Kuner N,et al. Fondaparinux：a suitable alternative in cases of delayed-type allergy to heparins and semisynthetic heparinoids? A study of 7 cases. Contact Dermatitis. 2004,51(2):67-72.

［17］ 孙雪峰. 如何选择血液透析的抗凝治疗方案. 中国血液净化,2008,7(6):335-337.

［18］ Kubitza D,Becka M,Mueck W,et al. Effects of renal impairment on the pharmacokinetics,pharmacodynamics and safety of rivaroxaban,an oral,direct Factor a inhibitor. Br J Clin Pharmacol. 2010,70(5):703-712.

［19］ EINSTEIN Investigators,Bauersachs R,Berkowitz SD et al. Oral rivaroxaban for symptomatic venous thromboembolism. N Engl J Med,2010,363:2499-2510.

［20］ Eikelboom JW,Mehta SR,Anand SS,et al. Adverse impact of bleeding on prognosis in patients with acute coronary syndromes. Circulation,2006,114:774-782.

［21］ Eikelboom JW,Quinlan DJ,Mehta SR,et al. Unfractionated and low-molecular-weight heparin as adjuncts to thrombolysis in aspirin-treated patients with ST-elevation acute myocardial infarction：a meta-analysis of the randomized trials. Circulation. 2005,112(25):3855-3867.

［22］ Stone GW,Witzenbichler B,Guagliumi G,et al. Bivalirudin during primary PCI in acute myocardial infarction. N Engl J Med,2008,358(21):2218-2230.

［23］ Mehran R,Lansky AJ,Witzenbichler B,et al. Bivalirudin in patients undergoing primary angioplasty for acute myocardial infarction (HORIZONS-AMI)：1-year results of a randomised controlled trial. HORIZONS-AMI Trial Investigators. Lancet,2009,374(9696):1149-1159.

［24］ Stone GW,Witzenbichler B,Guagliumi G,et al. Heparin plus a glycoprotein Ⅱb/Ⅲa inhibitor versus bivalirudin monotherapy and paclitaxel-eluting stents versus bare-metal stents in acute myocardial infarction (HORIZONS-AMI)：final 3-year results from a multicentre,randomised controlled trial.

［25］ O'Gara PT,Kushner FG,Ascheim DD,et al. 2013 ACCF/AHA guideline for the management of ST-elevation myocardial infarction：a report of the American College of Cardiology Foundation/American Heart Association Task Force on Practice Guidelines. American College of Emergency Physicians；Society for Cardiovascular Angiography and Interventions. J Am Coll Cardiol,2013,61(4):e78-140.

［26］ Steg PG,James SK,Atar D,et al. ESC Guidelines for the management of acute myocardial infarction in patients presenting with ST-segment elevation. Task Force on the management of ST-segment elevation acute myocardial infarction of the European Society of Cardiology (ESC). Eur Heart J. 2012,33(20):2569-2619.

［27］ Shahzad A,Kemp I,Mars C,et al. Unfractionated heparin versus bivalirudin in primary percutaneous coro nary intervention (HEAT-PPCI):an open-label,single centre,randomised controlled trial. Lancet,2014,22;384(9957):1849-1858.

［28］ Schulz S,Richardt G,Laugwitz KL,et al. Bavarian Reperfusion Alternatives Evaluation (BRAVE) 4 Inve stigators. Eur Heart J,2014,35(34):2285-2294.

［29］ Steg PG1,van 't Hof A,Hamm CW,et al. Bivalirudin started during emergency transport for primary PCI. N Engl J Med. 2013,369(23):2207-2217.

［30］ Stone GW,Ware JH,Bertrand ME,et al. Antithrombotic strategies in patients with acute coronary syndromes undergoing early invasive management:one-year results from the ACUITY trial. JAMA,2007,298(21):2497-2506.

［31］ Linoff AM,Bittl JA,Harrington RA,et al. Bivalirudin and provisional glycoprotein Ⅱb╱Ⅲa blockade compared with heparin and planned glycoprotein Ⅱb╱Ⅲa blockade during percutaneous coronary interventi on:REPLACE-2 randomized trial. JAMA, 2003,289(7):853-863.

［32］ Adnan Kastrati,M. D. ,Franz-Josef Neumann,et al. Bivalirudin versus heparin in patients planned for percutaneous coronary intervention:a meta-analysis of randomised controlled trials. N Engl J Med,2008,359:688-696.

第九章 糖尿病足病的内科治疗

第一节 糖尿病足病的定义和概况

糖尿病足病的定义是发生在糖尿病患者的与局部神经异常和下肢远端外周血管病变相关的足部感染、溃疡和（或）深层组织破坏。糖尿病足溃疡是糖尿病足病最常见的形式，也是造成糖尿病截肢的主要原因。其他的糖尿病足病形式还有糖尿病神经关节病（即夏科关节病）等。糖尿病是许多国家截肢的首位原因，美国每年实施6万多例非创伤性手术中50%为糖尿病患者。2010年的调查显示，我国三甲医院非创伤性截肢患者中约有三分之一为糖尿病所致。在发展中国家，足溃疡和截肢很常见，发现比较晚，常合并广泛的感染。我国的糖尿病足溃疡合并感染率高达70%。

国际糖尿病联盟高度关注糖尿病足病，2005年在全球范围内提出"Put feet first"的口号，强调在全球范围内，截肢是一个常见的问题。该年的国际著名杂志Lancet杂志出了糖尿病足的专刊，指出在世界范围内，每30秒钟就有1例因为糖尿病而失去肢体的患者。最近，国际糖尿病足工作组已经将这每30秒就有1例截肢修改为每20秒就有1例因为糖尿病而截肢。最近，*Lancet*杂志关注我国的糖尿病足病防治，特邀我国学者发表述评，介绍中国的糖尿病足病防治工作。

在糖尿病足病和截肢方面，以下的信息十分重要。①糖尿病患者发生足溃疡很常见。约有25%的糖尿病患者会在其一生的某个时候发生足溃疡。②超过85%的下肢截肢是由足溃疡引发的，糖尿病是西方国家非创伤性截肢最重要的原因。③预防是防止糖尿病足病和降低截肢率最重要的一步。高达85%的糖尿病截肢是可以预防的。④只有当包括患者及其家属在内的所有的有关方面人员都认识到这点，截肢率方可下降。糖尿病神经病变患者失去痛觉就容易发生足溃疡，这些患者常常在足溃疡合并严重的感染时仍在继续行走。⑤预防足溃疡的战略是具有很好的疗效-费用比值，可以节省医疗费用，重点是针对那些已经合并有危险因素将要发生足病的患者实施教育与管理。⑥糖尿病是西方国家夏科神经关节病最常见的原因，在我国糖尿病合并夏科关节病也并非十分罕见。

第二节 糖尿病足病溃疡是糖尿病慢性并发症的局部表现

糖尿病足病是糖尿病患者合并慢性并发症的局部表现，而且是晚期并发症的表现。一般而言，合并有足病的糖尿病患者至少有3种以上的糖尿病慢性并发症或并存疾病，如眼底病、肾病、神经病、下肢血管病、高血压和血脂异常等。

了解足溃疡发生发展的危险因素，非常重要。足溃疡的发生是许多导致皮肤及其深部组织损伤因素共同作用的结果，发生前存在着许多预示溃疡的征兆或危险因素。糖尿病合并足溃疡并不是必然的结果，足溃疡无例外地发生于下肢特殊病因与环境危险因素作用情况下。诊治糖尿病足病时，首先要对患者做出全面地评估，包括基础的即全身状况的和局部的评估。基础评估包括一般情况如年龄、性别、职业、文化程度、经济条件、生活习惯如吸烟饮酒等;血糖治疗方案及其控制情况;糖尿病并发症如肾病、视网膜病变、神经病变等;心脑血管危险因素和心脑血管疾病如高血压、血脂异常、心绞痛、心肌梗死、心力衰竭、脑血管病变;其他系统疾病及患者的营养状况、预期寿命等。只有做好全面的评估,才能对患者的下一步治疗如是否需要截肢做出科学判断和经济合理的治疗,如严重的低蛋白血症和营养不良必须得到纠正、高血糖和高血压必须得到良好控制。

一、糖尿病合并 PAD 的内科治疗

相当多的合并轻度 PAD 病变的糖尿病患者并没有下肢缺血的临床表现。有些患者即使有行走距离长而出现下肢肌肉酸痛等的表现,往往也并不意识到这是下肢缺血所致。PAD 具有发病率高、确诊率低、治愈率更低的特点。严重的 PAD 患者可以有跛行、静息性疼痛和缺血性难以愈合的足溃疡。

不愈合的溃疡常常开始于轻微的创伤(例如脚趾被椅子碰撞或穿的鞋子过小)之后。一些病例无任何创伤的病史而发生溃疡,其中部分溃疡不经治疗发展到坏疽。缺血性溃疡常常发生于足趾或足,典型的发生于与鞋子接触密切的那几个点。因此,将这些溃疡与静脉性溃疡鉴别很容易,后者往往在踝部和小腿部。静息时疼痛、不愈合溃疡和(或)坏疽常常被称之为危象性缺血(critical ischemia)。

对于难愈合性的足溃疡,一定要认真检查是否合并 PAD。2015 年发布的《国际糖尿病足病工作组关于糖尿病患者合并周围动脉病变的诊断、预后和处治临床指南》特别强调,"糖尿病患者应该每年接受检查以明确是否合并周围动脉病变,检查项目应该至少包括询问病史、检查足部动脉搏动";"评估糖尿病合并足溃疡是否存在 PAD。作为系列检查一部分,测定动脉搏动图、踝部血压和踝肱动脉压指数(ABI)";"当经过合适的治疗后,6 周内足溃疡没有改善时,无论床边检查结果如何,都要考虑血管的造影检查和再通治疗"。

大多数合并 PAD 的糖尿病患者不需要采取有创的经皮血管成形术(percutaneous transluminal angioplasty,PTA)和(或)传统的开放的外科治疗。但由于这些患者心血管并发症(心、脑)的风险远远高于截肢的危险,因此治疗主要是采取预防性措施阻止动脉粥样硬化病变的进展。保守的再血管化措施对于糖尿病患者特别重要,因为这些患者外科手术并发症风险增加和外科手术预后差。但对严重下肢缺血的糖尿病患者实行积极的再血管化治疗能挽救肢体。

运动治疗已经被证实有效,能够改善行走距离,定期锻炼 3 个月能增加200%～250%的行走距离。运动能够减少心血管致残率和死亡率,因而其重要性毋庸置疑。运动增加行走距离的效果很明显,因此在采用其他干预措施之前,总是应该首先考虑运动。但在下列情况下,应该尽早考虑介入治疗:①患者的行走距离很短,不能够坚持日常的生活如走路;②患者处于截肢的危险之中(静息性痛、足溃疡不愈合)。

这些糖尿病患者有下肢缺血症状,这标志着他们有很高的心血管风险性,其风险严重程度甚至超过了下肢。一般人认为,下肢动脉粥样硬化性病变不如其他部位那样来得凶险,这是错误的。间歇性跛行的药物治疗包括扩血管药物和他汀类药物。这些治疗都被证实能够改善行走距离30%～50%,进而能够减少心血管危险性。

扩血管药物治疗:主要用于病变早期和轻中度的患者以及无法行下肢血管重建的患者,可以提高患者生活质量,减轻间歇跛行的严重程度,提高肢体的生存能力。

己酮可可碱,是甲基黄嘌呤的衍生物,1982 年第一个被美国 FDA 认可治疗间歇性跛行的药物,早期研究显示服用己酮可可碱 24 周,能改善无痛行走距离45%,最大行走距离32%,但近期的研究显示,己酮可可碱改善间歇性跛行的效果很小。

西洛他唑,是选择性磷酸二酯酶Ⅲ抑制剂,可抑制 cAMP 的降解,从而提高体内 cAMP 的浓度,cAMP 能够抑制血小板的聚集,并有扩张血管的功能,另外,cAMP 增多还可抑制 TXA2、5-HT 等物质的释放。1999 年被美国 FDA 认可用于治疗间歇性跛行,能增加最大行走距离的41%,而且能改善血脂,增加高密度脂蛋白胆固醇 HDL-C 约10%,减低甘油三酯(TG)水平约15%,对于基础 TG 水平高的患者效果更明显。北京多中心的应用西洛他唑 12 周治疗糖尿病合并 PAD 患者51 例,与双嘧达莫对照组比较,间歇性跛

行改善率增加 26.5%，静息痛改善率增加 22.4%，而患者下肢麻木、冷感、沉重感有效率达 92.9% ~ 100%。西洛他唑推荐剂量为 50 ~ 100mg，2 次/天。沙格雷酯是一种 5-HT_{2A} 受体拮抗剂，通过选择性地抑制血小板及血管平滑肌上的 5-HT_{2A} 受体，抑制血小板的聚集及平滑肌收缩。5-HT 为一种单胺类神经递质，可促进 ADP、TXA2 等物质对血小板的聚集，也可作用于血管平滑肌，引起血管收缩。一项荟萃分析 4 项对照研究显示，沙格雷酯组最大行走距离增加 71.0m，而己酮可可碱组最大行走距离增加 43.8m。王玉珍等报告，应用沙格雷酯治疗 12 周，与阿司匹林对照组比较，最大行走距离及无痛行走距离均显著增加。沙格雷酯未被美国 FDA 批准用于治疗间歇性跛行，但在欧洲的间歇性跛行治疗指南中推荐此药，推荐剂量为 100mg，3 次/天。

前列腺素 E_1 的本质结构是前列烷酸，具有强烈扩张血管、使部分僵硬红细胞易于通过毛细血管、抑制血小板凝集以及改善末梢血循环的作用，但由于一个肺循环灭活 80% 的前列腺素 E_1，因此以往该药难以应用于临床。脂微球包裹的前列腺素 E_1 的半衰期明显延长，药物能选择性地聚集在损伤的血管和炎症部位起作用。缓慢地释放而延长药效。国内研究显示，脂微球包裹的前列腺素 E_1 使间歇性跛行患者的无痛行走距离及最大行走距离分别增加了 67.7% 和 56.7%，改善 PAD 的自觉症状，而且排除调脂药物的作用后，该药治疗还可降低胆固醇的水平。一项多中心、随机、开放、活性药物对照研究进一步证实脂微球包裹的前列腺素 E1 制剂在改善行走距离方面有良好的治疗效果。该药的治疗剂量根据患者病变程度推荐为 10 ~ 20μg，1 次/天，静脉滴注，疗程 14 ~ 21 天。

前列腺素 E1 疗效确切，但因为静脉注射限制了其应用。贝前列素钠是首个口服的前列环素衍生物。该药化学性质很稳定，口服进入体内后，其药理作用和依前列醇完全相同，而且避免了静脉应用时降低血压的副作用。王爱红等的研究证实，贝前列素钠治疗组中 90% 的患者下肢麻木、冷感、下肢疼痛等症状好转，无痛行走距离增加 31.7%，最大行走距离增加 55.9%，较传统的抗血小板药物阿司匹林组（分别增加 7.1% 和 6.4%）均显著提高。停药后 12 周再次随访，与阿司匹林组比较，贝前列素钠组患者无痛及最大行走距离增加值亦均显著增加。荟萃分析结果显示，贝前列素钠组的无痛步行距离的加权均数差为 69m，最大步行距离的加权均数差为 119m，而西洛他唑组无痛步行距离的加权均数差仅为 39.75m，最大步行距离的加权均数差仅为 52.19m。可见，贝前列素钠对无痛及最大步行距离的改善均显著优于西洛他唑。贝前列腺素钠的剂量根据患者病变程度推荐为 20 ~ 40μg，2 ~ 3 次/天。

原则上，内科药物治疗适合于轻中度 PAD 患者，对于步行距离不足 200 米、ABI<0.4 或足部经皮氧分压小于 30mmHg 的糖尿病合并重度 PAD 患者，内科药物治疗基本无效，应该将这些患者转诊给血管外科进一步处治。

二、糖尿病神经病

糖尿病神经病是最为常见的糖尿病慢性并发症，影响着神经系统的各个部分，具有广泛的不同的临床表现。最常见的神经病变是慢性感觉运动性远端对称性多支神经病和自主神经病。感觉运动神经病和周围自主神经病并存，成为足溃疡发生的重要病因。

（一）感觉运动神经病

这种神经病变非常常见，大约有高达 50% 的老年 2 型糖尿病患者合并此症，临床检查中有感觉缺失或明显减退的证据。这些患者处于无感觉的足损伤的高度危险之中，常常有袜套样的感觉缺失和小肌肉的萎缩。一些患者可有典型的神经病症状例如烧灼感、针刺感、麻木和夜间加重。另一些患者有感觉缺失，无任何症状。还有一些患者可以有"疼痛—无痛的"的足、一种自然的继发于神经病症状的不舒适，但是，在检查时这些患者同时有小、大神经纤维的感觉缺失，这些患者更容易发生无痛的糖尿病足病。

神经病变的患者临床表现各异，一部分患者表现为剧痛，另外一些患者则表现为无痛。两种患者都有明显的感觉缺失。最具有临床挑战性的是那些感觉缺失且无症状的患者，这些患者因无不适而没有意识到自己正处于发生足病的高度危险之中，这些患者很难做到定期的足病筛查。重要的信息是，神经病变的症状与感觉缺失相关很差，症状的缺乏绝不意味着不发生足病。因此，评估足病风险应该总是让患者脱鞋脱袜进行仔细的检查,而与有否神经病变病史无关。

医患双方都应该认识到,双足失去感觉就意味着足部失去了警报信号—痛觉,失去痛觉就是失去了足保护的功能。对于那些没有受过专业培训的人而言,关注失去感觉的足是个挑战。有时很难理解,一位患者会购买过小的鞋子,以至于穿鞋后出现由于鞋子不适当引起的足溃疡。实际上,解释很简单,这就是感觉减退,非常紧的鞋子压迫神经末端。英国的前辈教授 Brand 曾经作为外科医生和传教士在南印度工作,他将疼痛描述为是上帝赐予人类的礼物。他给他的学生强调,任何有足底溃疡的患者走进诊所时没有跛行的,肯定合并有神经病变。

（二）糖尿病自主神经病

下肢交感神经病导致出汗减少,引起皮肤干燥以致更容易开裂;动静脉短路引起局部血流增加和皮温升高(如果没有大血管堵塞的话),见图 2-9-1、图 2-9-2。

图 2-9-1、图 2-9-2 是典型的糖尿病神经病变足,由于神经病变导致的肌肉萎缩,引起足趾、足弓变形,足底压力增加发生胼胝,足趾呈现爪形趾,足底和趾背容易发生溃疡。

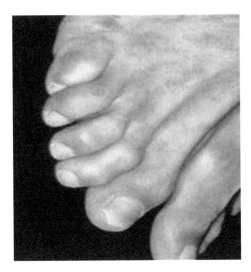

图 2-9-1　趾间肌肉萎缩

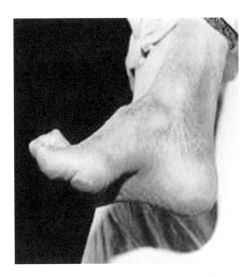

图 2-9-2　肌肉萎缩、高弓足、爪形趾、胼胝

（三）神经性足溃疡的发病率

糖尿病足病溃疡与神经病的关系已经被了解长达数十年。来自人群的和临床研究的数据显示,糖尿病患者的神经病变患病率大约在 25% ~ 30%。DCCT 研究中神经病变的发病率是强化组 7% ,常规组5%。在 DCCT 结束时再评估神经病变,强化组是 22% ,常规组 28%。

EURODIAB IDDM 并发症研究获得的基线是 1 型糖尿病患者的足神经病变患病率是 28% ,其中四分之一的患者已经有远端周围神经病变超过 7 年。The North-West Diabetes Foot Care Study 估计,与神经病变有关的足溃疡发病率是 6% ,而没有神经病变的那些患者足溃疡发病率是 1.1%。The North-West Diabetes Foot Care Study 中,神经病变发生于 90% 的足溃疡患者,有关震动觉阈值的研究发现中度到重度感觉缺失的患者与有正常感觉的患者相比,前者足溃疡的年发病率是后者的 7 倍。神经性糖尿病足病溃疡的患者,在随访 10 年中,截肢危险性增加 7%。

（四）识别高危的糖尿病足

糖尿病神经病变患者已经失去了一种机制,即连接个体及其双足与环境的机制。一旦失去这种联系,足就容易受损。为了避免足受损,可以通过视觉来监测足的完整性。这个任务就由健康服务人员来执行,实施年度检查,但是患者必须定期监测他们自己的足,如果患者能够如此做的话。美国糖尿病学会(ADA)的指导"全面的糖尿病足病部检查"清晰地提供了这种检查的结构和内容。

1. 评估 ADA 报告"全面的糖尿病足病检查"　这包括了仔细的采集病史和临床神经血管的评估。请患者脱下鞋袜,进行足部检查是糖尿病足病筛查的关键。

2. 病史

（1）以往的和现在的神经病症状史；

（2）任何的下肢血管病病史（间歇性跛行/静息痛/既往搭桥或血管成形术病史）；

（3）既往的足溃疡或小/大截肢病史；

（4）社会因素（独立生活、血糖控制、是否吸烟等）；

（5）其他的糖尿病并发症—特别是视力受损和终末期肾衰（透析或肾移植）。

3. 临床检查

（1）皮肤状态—颜色、增厚、胼胝、干燥；

（2）任何足趾间的细菌或真菌征象；

（3）任何皮肤裂口/溃疡；

（4）足的结构改变，即爪形趾、跖骨头突起、失去足底的保护性组织；

（5）出汗减少或无汗；

（6）小的肌肉萎缩、高弓足；

（7）皮温。单侧温暖肿胀的足、皮肤完整、要考虑或排除夏科关节病；

（8）鞋袜是否合适。

4. 神经病评估　评估保护性感觉的缺失采取两种检查。第一种是采用10克尼龙丝测定压力觉，这已经被多项研究证实可以预测糖尿病足病溃疡。测定部位是第1、第3和第5跖骨头和大足趾的足底。在一个点以上测不出压力感觉视为异常。

单丝检查的结果需要通过采用以下检查中的任何一种检查来进一步证实。

（1）128Hz音叉：可以在双侧大足趾的足底测定。

（2）针刺觉：使用一个针刺大足趾的趾尖。

（3）踝反射：踝反射消失是异常的。

（五）糖尿病神经病的治疗

糖尿病神经病变的治疗最重要的就是尽早地长期安全稳定地控制好高血糖、高血压，纠正血脂异常，吸烟的患者应该戒烟。目前临床上使用的多种治疗糖尿病神经病的药物都可以使用，如抗氧化应激的药物如硫辛酸类药物、改善周围供血的药物如前列地尔、神经修复类药物如甲钴胺类和生长因子、醛糖还原酶抑制剂依帕司他等及营养神经类药物如肌醇、神经节苷脂和亚麻酸等。需要强调的是，尽早长期控制好高血糖是治疗神经病的基础，神经治疗药物中没有一种是特别有效的治疗药物或者是优选的药物，糖尿病神经病变患者对于这些药物的反应是不同的。对于合并周围神经病变的糖尿病患者，要特别重视足的保护和护理，防治患者足损伤。

三、糖尿病足病溃疡的其他危险因素

其他危险因素中，足溃疡既往史很重要。许多研究发现，足溃疡患者中约50%以上为复发的足溃疡。足病危险因素有：周围神经病包括感觉和自主神经病、周围血管病、既往足溃疡病史、慢性并发症（如终末期肾衰、视力缺失等）、足底胼胝、足畸形、水肿、体力劳动者、经济条件差和文化水平低等。最近文献报告，存在微小损伤是强有力的预测足溃疡复发指标。

（一）其他的长期并发症

有其他糖尿病晚期并发症的患者，特别是肾病，足溃疡的危险性明显增加。最大风险性的患者是那些因为终末期肾病开始做透析的患者。接受肾脏移植或近期内肾脏-胰腺联合移植的患者通常处于发生足溃疡的高度危险中，即使胰腺移植后血糖已经处于正常，他们发生足病危险性并不下降。

（二）足底胼胝

胼胝的形成是由于干燥的、不敏感和反复地在局部皮肤承受压力的结果。其作用如同异体压力作用于局部，容易引起溃疡。没有感觉或感觉明显减退的足底常合并有胼胝，这就提醒医生该患者有发生足溃疡的风险,应该有足医或者受过专业训练的医护人员除去胼胝。

(三) 增高的足压

许多研究已经证实,异常的压力在足溃疡形成过程中起着病因学的作用。研究已经证明,有足病危险因素的糖尿病患者虽然足承受的总压力没有明显改变,但是压力分布明显异常,局部压力明显增高的区域是容易发生溃疡的部位。避免足底局部承担过多的压力是预防足溃疡的基本措施。

(四) 足畸形

运动神经病、手关节病变和步态异常被认为是神经病足高危因素,患者往往合并有鹰爪样足趾、跖骨头突起、高足弓和小肌肉萎缩。

(五) 社会因素和性别

男性较女性发生足溃疡的风险性增加 1.6 倍。来自欧洲的数据说明,足溃疡更好发于欧洲人,例如英国西北糖尿病足病研究显示,年龄调整的糖尿病足病溃疡患病率在欧洲人、南亚人和非洲-加勒比人群中分别为 5.5%、1.8% 和 2.7%。有关这些种族差别的理由还需要进一步研究。相比较于祖先来自欧洲的美国人,美国南部的足溃疡更多见于拉丁裔和土著美国人。然而,最近的数据证实,拉丁裔的这种风险性增加,但他们的足底压力实际是下降的。总体上,糖尿病足病溃疡好发于社会地位低、文化程度差、经济条件差和医疗卫生保健能力差的患者,尤其是老年患者。我国的数据也证实这点。

四、糖尿病足溃疡形成的过程

糖尿病足溃疡的病因及其发病过程和影响因素是高度不均一的,足溃疡形成的过程并不是单一的线性发病模式。其发病主要的危险因素有周围神经病、周围血管病、足畸形和行走时的压力改变。最常见的发病因素是周围神经病伴有足畸形,然后轻度的创伤。单独的一种病因并不至于发生糖尿病足溃疡。但是,当并有其他因素例如轻度创伤,足够的病因可以导致足溃疡发展。这种模式允许不同的病因组合,例如,足病感觉病变的患者,爪形趾穿着不合适的鞋,可以出现足背的溃疡。这里的因素有神经病—畸形—创伤。轻微的创伤可以单独引起足溃疡。

足压及其分布的异常有助于发生溃疡,特别是足底溃疡。行走时极端高的足压来自内在的、外在的或行为因素例如足结构的改变,包括软组织、不适当的鞋子、创伤或赤足行走。足压的升高最常见在前足,虽然中足和足跟也可以被累及。

其他病变的患者例如类风湿关节炎也可以引起足底压力异常,但一般不至于发生溃疡。这是由于这些患者能够调整他们的步态以避免负荷集中于某一区域。伴有糖尿病和周围神经病变的患者失去了保护性感觉,即不能够迅速调整步态或选择合适的软的鞋袜。持续的负荷增加、反复暴露于高压,足的局部可以发生溃疡。

需要注意的是,临床上不少糖尿病足溃疡患者起病于如水疱处理不当、鞋子不合适乃至足底或趾背、足跟受压出现胼胝及其溃疡以及烫伤等。由于这些患者往往并有下肢缺血,一旦溃疡发生,则使局部血供的供需矛盾更加突出和恶化,足溃疡迅速发展到合并感染及其坏疽。一般而言,发生于富裕地区的老年糖尿病患者的往往是神经缺血性溃疡,有些高龄患者的足溃疡可以严重缺血性坏疽即所谓的干性坏疽为突出表现。发生于贫困地区的中年及青年的足溃疡往往是压力性及神经性溃疡,这些患者往往有明确的诱因,由于发生足溃疡后患者本人不重视及其部分患者自行在家处治或基层医务人员处治不当,乃至在溃疡基础上合并严重感染,表现为溃疡创面的恶臭、大量渗出脓液,全身感染征象严重,如持续高烧、严重高血糖和血白细胞升高、血沉快、血 C-反应蛋白高、严重的低白蛋白血症和贫血。对于这部分患者必须全身的治疗如控制高血糖、抗生素使用和营养支持与局部的处理如清创引流等外科治疗,包括必要时及时截趾甚至截肢。只有密切的内外科合作和科学规范全面的治疗,才能挽救这些患者的肢体甚至生命。

五、糖尿病足病合并感染的处理

处理感染的第一步是了解是否确实存在感染。所有的足溃疡都应该被取样做细菌培养。这点已经被国际糖尿病足病工作组强调,但是,感染的诊断和处理仍然是依靠临床。因此,有临床感染征象如脓性渗出、红肿、局部温度升高和水肿,则说明需要适当的治疗。

(一) 临床上非感染的溃疡

足溃疡没有合并感染,如神经性溃疡(UT 分级 1A、2A),不需要用抗生素。随机临床实验证明,这类溃疡只要处理创面得当,全身用不用抗生素没有差别。在处理神经性溃疡方面,清创、去除胼胝和减压是必需的。如果有感染的征象,就需要用抗生素。对于缺血性溃疡,患者往往没有明显的感染征象,这部分患者中大多数需要抗生素治疗,因为糖尿病足溃疡时缺血与感染并存很常见,最终可以导致截肢。

(二) 临床感染的溃疡

在国外,非威胁肢体的足溃疡感染,一般在门诊治疗、根据药敏结果口服广谱抗生素。但在国内大多数医院,足溃疡合并感染往往住院治疗,这一方面是为了更好地控制好糖尿病及纠正其他因素如低蛋白血症、贫血、血脂异常等,另一方面是为了方便清创和减压处理。Lipsky 等起草的有关糖尿病足病溃疡感染的国际指南已经发表并翻译成中文和得到解读。这些指南的一个重要内容是定义糖尿病足病感染的分类和严重程度。一般而言,轻度的感染是表浅和局限的;中度的感染是累及较深部组织;严重感染往往伴有全身感染征象和代谢紊乱。任何有临床感染证据的溃疡都应该被取样做细菌培养和药敏。不建议常用的表面拭纸取样的方法,从清创后的溃疡深部组织取样做细菌培养为首选以明确诊断。国内学者证明,感染的足溃疡创面经过清创后,从基底部刮取标本后培养的细菌特异性高,且与组织培养的结果无异(华西医院糖尿病足病中心,尚未正式发表)。

大多数足溃疡感染是多种细菌,常常混合有厌氧菌和需氧菌。遗憾的是,有关糖尿病足溃疡感染的文献复习说明,只有很少的合适的经过设计的随机对照研究。因此,很难说明哪种抗生素更适合哪个感染。然而,只要怀疑有骨髓炎(足趾有香肠样的特征或者探针能探及骨组织),患者都应该接受 X 线检查,甚至进一步的检查。临床上有感染的但不威胁肢体的没有骨髓炎的感染应该根据组织培养的药敏试验结果选用抗生素。如果已经知道药敏结果,那就可以选用窄谱的抗生素。一旦确诊临床有感染时,在等待细菌培养时应该尽快开始使用适当的广谱抗生素治疗,包括克林达霉素或阿莫西林-克拉维酸联合治疗或给予厄他培南等。

(三) 威胁肢体的感染

威胁肢体的感染通常有全身症状和体征,需要住院治疗和静脉用抗生素。应该做深部组织取样和血液培养,采用非创伤性方法评估周围血供,常需要静脉胰岛素滴注控制高血糖。部分病例需要尽早外科清创,最初用的抗生素应该是广谱的直到获得细菌培养结果。最早的抗生素应用包括:克林达霉素、环丙沙星或氟氯西林、氨苄西林和甲硝唑、厄他培南。一个重要的问题是分离出的细菌是是否为真正的感染细菌。PCR 方法在识别别致病菌方面更有效。法国的研究说明,使用这种新技术能够迅速区分定居菌还是致感染的细菌。

抗生素抵抗的细菌例如耐甲氧西林青霉素的金葡菌(MRSA)是糖尿病足病临床的一个问题。在多数病例,MRSA 是伴随长时期广谱抗生素治疗而来的定居菌。如果 MRSA 成为致病菌,一些新的药物是有效的,如利奈唑胺是有效抗这类细菌的药物,可以口服也可以静脉用。在清除糖尿病足溃疡合并严重感染方面,包括 MRSA 感染,蛆虫治疗是有效的。

(四) 骨髓炎

骨髓炎的诊断是有争议的话题。一些诊断试验已经被推荐。在这些试验之中,"探针探及骨组织"有相对高的预测价值。X 线片在骨髓炎的早期诊断中是不敏感的。然而,在大多数病例,最终的诊断还是由足的 X 线片决定(图 2-9-3)。溃疡面积超过 2cm×2cm、探针能探及骨组织、血沉快和 X 线检查异常在诊断糖尿病足病合并骨髓炎方面是最有帮助的,而磁共振检查阴性则有可能排除骨髓炎。有关这方面的最近的文献复习说明,临床和实验室结合能明显地改善糖尿病足病骨髓炎诊断的正确性。溃疡深并有血清炎性标志似乎是特别敏感的。一些局部的骨髓炎可能需要长时间(10～12 周)抗生素治疗,然而,在适当抗生素治疗后去除局部的骨组织仍然是最常用的方法。那些骨髓炎局限在一处骨组织且没有关节累及和没有周围血管病变的骨髓炎对于抗生素治疗反应良好。必须强调指出的是,有关骨髓炎治疗的随机对照试

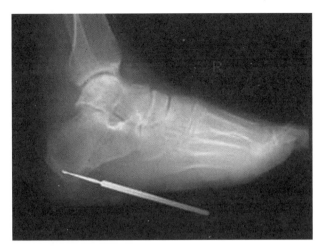

图 2-9-3 探针经过溃疡探及骨组织,基本明确骨髓炎诊断

验非常有限。所有的提示有感染的足溃疡都应该拍摄 X 线片,因为骨髓炎的有否直接关系到治疗方案的选择。

(五)辅助治疗

近 20 年来,一些新的方法可以促使糖尿病足病溃疡的愈合。以下仅讨论一部分,更多的已经由国际糖尿病足病工作组的有关糖尿病足溃疡创面愈合的文献复习所讨论。

1. 生长因子 许多生长因子和其他类似物质被用于修复创面床或其周围组织的生物化学异常。但这些并没有被普遍接受而用于日常医疗工作中。血小板凝胶治疗难愈性足溃疡已经应用于临床,并取得了较好的临床效果,提高了难愈性足溃疡的治愈率,缩短了患者的住院时间和减少了医疗费用。

2. 高压氧 高压氧(HBO)应用于难愈性足溃疡的愈合已经多年,尤其是在美国。但在许多方面,这些研究设计很差或无对照,影响到这种治疗的推广应用。但有一些小样本设计很好的随机对照研究评估了 HBO 在缺血性糖尿病足病溃疡的疗效。2011 年,国际糖尿病足病工作组的文献系统综述认为,HBO 是可以接受的,因为有一些支持该疗法的证据。但 2013 年 Diabetes Care 发表了一项大样本的队列研究,证明高压氧治疗糖尿病足溃疡并无明显获益。该研究选入对象是无严重下肢缺血的患者,因此其研究结果受到质疑。目前,欧洲正在开展一项随机对照大样本的有关高压氧治疗糖尿病足溃疡的多中心研究,其结果将在 2019 年国际糖尿病足病大会公布。

3. 创面负压治疗 近些年来,利用辅助的真空闭合负压的创面负压治疗(NPWT)已经较为普遍地应用于治疗复杂的糖尿病足病溃疡。以往的研究已经发现,该疗法能改善创面的血供、减轻局部水肿、除去过多的液体和炎症前的渗出液。已经有对照的临床研究支持糖尿病足溃疡术后用该疗法。这种治疗能够促进肉芽组织生长,但其花费限定了其通常应用于复杂的糖尿病足溃疡创面和对常规治疗无效的创面。

4. 生物工程皮肤替代品 一些证据支持在非感染的神经性足溃疡使用生物工程皮肤替代品,但价格问题限定了其使用。但 2015 年国际糖尿病足病工作组的系统综述认为仍需要更多的文献来进一步评估其使用,在现阶段临床上并不推荐。

第三节 糖尿病足病防治中的防治结合、分级管理和多学科合作

糖尿病足病的防治必须贯彻三项基本原则,即多学科合作、专业化处治和预防为主。糖尿病足病的发生发展涉及多方面的因素,需要多学科人员的共同关注和合作处理。在足溃疡发生发展的不同阶段,参与诊治的医学专业人员可以有所不同,基础治疗如控制高血糖、高血压和纠正血脂异常、营养不良以及对症处理是必需的,糖尿病专科医生护士发挥着基础的管理教育和治疗的作用。然而,在去除足病危险因素如胼胝处理、压力异常的矫正、下肢缺血的改善和血管重建以及足溃疡合并感染的治疗甚至截肢方面,分别需要足医、血管外科医生、感染科、骨科等多方面专业人员的参与。

由足医(podiatrist)或糖尿病足病专科护士定期修剪趾甲和皮肤保护对于预防高危神经病变足是必需的。有报告一些病例自我处理引起溃疡,因此,不鼓励患者自己处理胼胝。实际上,老年糖尿病患者由于视力障碍和弯腰等活动困难,自我处理胼胝十分困难。足医和矫形医生应该加入足病防治队伍,教育患者如何处理足病。全球有 18 个国家设有专门培养足医的学院(podiatrist college)。但在亚洲各国没有这样的学院,因此,培养具有医学专业背景的足病护理专业人员担任足医的部分工作至关重要。

不适当的鞋袜是常见的引起感觉丧失或减弱的足发生溃疡的常见原因。好的鞋袜确实能够降低足溃

疡的发生。文献中有足够的证据支持使用特殊的鞋袜降低足压和避免高危的神经病变的足发生溃疡。我国近些年也开展了这方面的临床研究工作,尽管与欧美发达国家相比有相当大的差距。

有时,在足溃疡形成或皮肤破坏之前,受累的足局部温度因为炎症而升高。Lavery 等随机将有神经性足溃疡的患者进入 3 组,主要的干预是自我监测双足的皮肤温度的作用。该研究清楚地显示,那些监测皮温和到足病临床随访的患者显著地降低了足溃疡的复发率(8% 对 30%)。因此,红外线皮温家庭检测仪检查糖尿病患者足皮温有助于设别溃疡前的高危足和允许在发生急性皮肤破坏前给予干预。更新的研究已经进一步支持这点。

在糖尿病足高压区域注射液体聚硅酮已经在美国应用多年,并得到随机对照试验的支持,这些试验证实,接受活性物质的患者降低了足压和增加了前足高压区域的皮下组织。这种治疗已经在欧洲一些国家开展。随访研究证实,注射的矫形方法疗效持续 2 年,虽然注射的剂量可能需要多次。

糖尿病足病防治应该贯彻分级管理的原则,实施分级管理有利于提高糖尿病足病的愈合率、降低截肢率以及降低医疗费用。

初级医疗单位如社区医疗中心,应该完成糖尿病患者的足病风险评估,对于有足病危险因素的患者实施有效的教育与管理,预防糖尿病足溃疡的发生发展。国外的经验证明,有效的预防措施可以使一半的患者不发生足溃疡或截肢。这种预防的关键是尽早识别出有糖尿病足高度危险因素的患者,预防糖尿病足溃疡、合理地治疗足溃疡并防止溃疡复发。对有足溃疡危险因素的患者加强糖尿病教育和定期筛查是保证这些预防措施行之有效的前提。临床上询问病史和临床体检发现有糖尿病足溃疡危险因素者要给予特别的注意,加强筛查和随访以采取有效的防治措施。

二级医院具备一定的处理足溃疡条件和诊治糖尿病及其足病的能力,适合轻症糖尿病足病的处治。所谓轻症足病,主要是单纯的表浅的没有感染的糖尿病足溃疡,患者年轻且血糖控制良好、无明显的糖尿病并发症。对于这类足溃疡,主要是制动、控制好有关影响足溃疡愈合的因素、避免局部感染等。

对于合并严重感染和(或)缺血的糖尿病足溃疡患者,一般的二级医院不一定具备处治这类患者的能力,需要及时将患者转诊到具备血管外科、骨科、创面外科、矫形外科和糖尿病专科等相关专业的综合性医院,由多学科合作的团队进行糖尿病足病的综合治疗,以提高足病愈合率和降低截肢率。对于糖尿病足病的认识不到位、处理不专业、转诊不及时、合作不密切,这些都是造成糖尿病足病患者截肢的因素。对于严重的感染、缺血的糖尿病足溃疡而言,时间就是组织,时间就是生命。及时正确的处治至关重要。一旦本科室本院不具备这方面的软硬件条件,及时转诊是必需的。

国际糖尿病足工作组正在全球范围内推广糖尿病足病的及早识别、规范诊治和分级管理。中华医学会糖尿病学分会糖尿病足与周围血管病学组也在全国范围内推动有关医务人员的培训和糖尿病足病的规范化诊治及分级管理,并编写出版了糖尿病足病规范化诊治手册。中华医学会创伤学分会组织修复委员会和国际血管联盟中国分会糖尿病足专业委员会等学术团体都在全国范围内积极培训专业人员和推广糖尿病相关的慢性创面及有关病变的规范化处治及其预防截肢的工作,开展相关研究,并取得了积极有效的成果。

尽管我们努力尽早发现尽早预防和积极治疗糖尿病足病,但糖尿病足病的发病率将在未来的数十年内必然持续增加,这是因为 2 型糖尿病的发病率剧增和人口的老龄化。糖尿病及其足病和周围血管病都好发于老年人。

糖尿病足病的处理和预防必须体现多学科协作的理念。内分泌科的医生在严格控制血糖、血压上发挥主导作用,与心血管科医师的协作可以使血压保持在理想水平和减少心血管事件率;与整形外科和骨科合作可以降低截肢水平,保证手术成功;选择适当的时机进行血管介入或外科治疗可以促使足溃疡的愈合和降低截肢率或降低截肢平面。对于大的创面,有时需与烧伤科、创面外科或矫形外科合作进行植皮或皮瓣移植手术。对于合并感染的糖尿病足溃疡患者,尤其是溃疡合并耐甲氧西林酶金葡菌的感染,在抗菌药物的选用上需要感染科医生的指导和帮助。糖尿病足溃疡的处治是由多学科协作的团队来完成的,这是国际糖尿病足病工作组和许多从事糖尿病足病及其相关学科的专业人员共同强调的。尤其要强调的是,糖尿病足病不是与某个专科专业独立相关的疾病,而是一种糖尿病慢性并发症的局部表现。内科医生在糖尿病足病的预防、筛查、早期诊断、及早科学地综合治疗方面起着主要的作用,外科医生在严重复杂急危的以严重感染缺血为突出表现的糖尿病足溃疡处治方面有着不可替代的作用。外科医生及早参与可以明显地提高足溃疡愈合率和降低截肢率,尤其是降低大截肢率。另一点需要强调的是,溃疡愈合不是临床治疗的唯一目标,治疗的过程中还需要考虑患者足和下肢生理功能的保持和改善(改善患者的生活生命质量)以及防止溃疡的复发和减少患者的医疗费用。多学科合作基础上的个体化治疗可以有效地降低糖尿病截肢率。

糖尿病足病治疗困难,但预防很有效,且能明显减少患者的医疗花费。预防的关键在于识别糖尿病足病的高危因素。对于这类患者加强足病防治知识的教育和管理甚为重要。由于超过85%的截肢是起因于糖尿病足溃疡,因此预防和及早治疗糖尿病足溃疡是降低糖尿病截肢率的关键。糖尿病足病的防治和糖尿病截肢率的下降不需要高深的技术和昂贵的设备,需要的是医务人员的专业精神、协作精神,需要的是热情认真、耐心细致地对足病高危患者的筛查、管理和教育以及及时科学的处治。随着这方面知识的普及和专业人员的培训以及及时处治有关危险因素和发病因素,糖尿病足病尤其是糖尿病截肢率下降将成为可能。

（许樟荣）

参 考 文 献

[1] 王爱红,许樟荣,纪立农.中国城市医院糖尿病截肢的临床特点及医疗费用分析.中华医学杂志,2012,92(4):224-227.

[2] 王爱红,赵湜,李强,等.中国部分省市糖尿病足调查及医学经济学分析.中华内分泌代谢杂志,2005,21(6):496-499.

[3] Xu Z,Ran X. Diabetic foot care in China:challenges and strategy. Lancet:Diabetes and Metabolism. 2016;in press.

[4] Boulton AJM. Foot problems in patients with diabetes.//Holt RIG, Cockram CS, Flyvbjerg A, Goldstein BJ. Textbook of diabetes. 4th ed. Oxford:Blackwell,2010:727-742.

[5] 姜鹏,费军,姜玉峰,等.糖尿病夏柯足临床特点分析.中国全科医学,2012,15(5C):1741-1743.

[6] Hinchliffe RJ,Brownrigg JR,Apelqvist J,et al. IWGDF Guidance on diagnosis,prognosis and management of peripheral artery disease in patients with foot ulcers in diabetes. Diabetes Metab Res Rev,2016,32(Suppl 1):37-44.

[7] Strano A,Davi G,Avellone G,et al. Double-blind,crossover study of the clinical efficacy and the hemorheological effects of pentoxifylline in patients with occlusive arterial disease of the lower limbs. Angiology,1984,35:459-466.

[8] Schainfeld RM. Management of peripheral arterial disease and intermittent claudication. J Am Board Fam Pract,2001,14:443-450.

[9] 袁戈恒,高妍,冯琦,等.西洛他唑治疗糖尿病合并下肢血管病变的临床观察.中国临床药理学杂志,1999,15(6):421-424.

[10] Girolami B,Bernardi E,Prins MH,et al. Treatmen to intermittent claudication with physical training,smoking cessation,pentoxifylline,ornafronyl:a meta-analysis. Arch Intern Med,1999,159:337-345.

[11] 王玉珍,李翔,许樟荣,等.沙格雷酯与阿司匹林治疗糖尿病下肢血管病变的随机对照临床研究.中华内分泌代谢杂志,2009,25(6):595-597.

[12] 王爱红,许樟荣,许永杰,等.前列腺素E脂微球载体制剂治疗糖尿病下肢动脉病变的临床观察究.中华老年多器官疾病杂志,2005,4:22-25.

[13] 王爱红,姬秋和,徐向进,等.前列地尔注射液治疗2型糖尿病并发下肢动脉闭塞症的临床研究-多中心、随机、双盲、阳性药平行对照研究.中华内分泌代谢杂志,2009,25(6):608-609.

[14] 王爱红,程玉霞,牛文芳,等.贝前列素钠治疗2型糖尿病下肢动脉病变的随机对照研究.中华糖尿病杂志,2011,3(4):301-304.

[15] Hashiguchi M,Ohno K,Saito R. Studies on the effectiveness and safety of cilostazol,beraprost sodium,prostaglandin E1 for the treatment of intermittent claudication. Yakugaku Zasshi,2004,124(6):321-332.

[16] Abbott CA,Garrow AP,Carrington AL,et al. Foot ulcer risk is lower in South-Asian and African-Caribbean compared with European diabetic patients in the UK:the North-West Diabetes Foot Care Study. Diabetes Care,2005,28:1869-1875.

[17] Boulton AJM,Armstrong DG,Albert SF,et al. Comprehensive foot examination and risk assessment. Diabetes Care 2008,31:1679-1685.

[18] Waaijman R,Haart M,Arts MLJ,et al. Risk Factors for Plantar Foot Ulcer Recurrence in Neuropathic Diabetic Patients. Diabe-

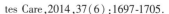

tes Care,2014,37(6):1697-1705.

[19] Vileikyte L. Strss and wound healing. Cin Dermatol,2007:25:49-55.

[20] 王玉珍,王爱红,赵湜,等.中国南方与北方地区糖尿病足病危险因素分析.中华医学杂志,2007,87(26):1817-1820.

[21] 牛文芳,姜玉峰,刘志国,等.难愈性糖尿病足的临床应对——4例典型病例与治疗体会.中华内分泌代谢杂志,2012,28(4):340-343.

[22] Lipsky BA,Aragón-Sánchez J,Diggle M,et al. IWGDF Guidance on the diagnosis and management of foot infections in person with diabetes. Diabetes Metab Res Rev,2016,32(Suppl 1):45-74.

[23] 许樟荣.《国际糖尿病足工作组关于糖尿病足感染的诊断与处理指南》解读.中华糖尿病杂志,2015,7(7):403-404.

[24] Xu ZR,Ran XW,Xian Y,et al. Ertapenem versus piperacillin/tazobactam for diabetic foot infections in China:a Phase 3,multicentre,randomized,double-blind,active-controlled,non-inferiority trial. J Antimicrob Chemother,2016,71(6):1688-1696.

[25] Sotto A,Richard J-L,Jourdan N,et al. Miniaturised oligonucleotide arrays:a new tool for discriminating colonization from infection due to Staphylococus aureus in diabetic foot ulcers. Diabetes Care,2007,30:2819-2828.

[26] Sun X,Chen J,Zhang J,et al. Maggot debridement therapy promotes diabetic foot wound healing by up-regulating endothelial cell activity. Journal of Diabetes and Its Complications,2016,30:318-322.

[27] 李兰,王椿,王艳,等.自体富血小板凝胶治疗糖尿病慢性难愈合皮肤溃疡的住院时间和住院费用分析.四川大学学报:医学版,2012,43(5):762-765.

[28] 班绎娟,王爱红,许樟荣.富血小板凝胶治疗难愈性糖尿病足溃疡的随机对照研究中华糖尿病杂志,2015,7(5):306-310.

[29] Margolis DJ,Gupta J,Hoffstad O,et al. Lack of Effectiveness of Hyperbaric Oxygen Therapy for the Treatment of Diabetic Foot Ulcer and the Prevention of Amputation:A cohort study. Diabetes Care,2013,36(7):1961-1966.

[30] 牛文芳,许樟荣.封闭式负压引流促进糖尿病足溃疡愈合的研究进展.中国糖尿病杂志,2012,20(3):229-231.

[31] 刘丹,肖辉盛,杨川,等.糖尿病周围神经病变患者足底压力变化.中华糖尿病杂志,2011,3(4):291-295.

[32] Lavery LA,Higgins KR,Lanctot DR,et al. Skin temperature monitoring reduces the risk for diabetic foot ulceration in high-risk patients. Am J Med,120:1042.

[33] 许樟荣,冉兴无.糖尿病足病规范化诊疗手册[M].北京:人民军医出版社,2015.

第十章 糖尿病足的抗感染治疗

第一节 概 论

糖尿病足感染(diabetic foot infection,DFI)是糖尿病最常见、最严重的并发症之一。糖尿病足溃疡容易感染,我国的糖尿病足溃疡合并感染率高达70%。一旦感染就应该当做急诊进行处理。因为由于神经病变和缺血,感染的症状和体征可能不明显,但是其进展过程很快,容易导致组织坏死,使得干预的时间窗有限。对糖尿病足的早期诊断和早期治疗非常重要,这样可以避免不必要的截趾或者截肢。

一、糖尿病足感染的诊断

推荐国际糖尿病足工作组(IWGDF)或美国感染学会(IDSA)等经过循证医学验证的感染的严重程度分级(表2-10-1)帮助决定疾病的预后。

表 2-10-1 美国感染学会和国际糖尿病足工作组 DFI 分类

感染的临床表现	IWGDF 分级	IDSA 感染严重程度分级
没有感染症状或体征	1	未感染
至少有以下两项表现: • 局部肿胀或者硬结 • 创面周围红肿在 0.5~2cm • 局部疼痛 • 局部发热 • 流脓 仅皮肤和皮下组织(没有深层组织累及,并没有下文所述的全身表现) 排除皮肤炎症反应的其他原因(如创伤、痛风、急性神经性骨关节病、腓骨骨折、血栓形成、静脉淤血)	2	轻度
局部感染(如上所述),红斑>2cm,或累及比皮肤深的结构和皮下组织(如脓肿、骨髓炎、化脓性关节炎、筋膜炎) 没有全身感染的症状和体征(如下所述)	3	中度
局部感染(如上所述)伴≥2 以下 SIRS 标志: • 体温>38℃或<36℃ • 心率>90 次/分 • 呼吸频率>20 次/分或 PaCO$_2$<32mmHg • 白细胞计数>12×10^9/L 或<4.0×10^9/L 或者不成熟(杆状核)细胞 10%	4	重度

糖尿病足感染必须是临床诊断而不是细菌学诊断,因为所有的皮肤溃疡都有大量的微生物。诊断要基于患者出现典型的体征(发红、热感、肿胀、触痛或疼痛)或溃疡中有脓液流出、恶臭、坏死、创面难以愈合。全身的症状和体征如发热、寒战、心动过速提示严重的 DFI。伴有血管病变时,甚至轻度的感染也能造成严重后果。缺血性糖尿病足溃疡往往会导致感染的诊断和治疗都更加困难。

由于糖尿病患者存在神经病变,所以红肿热痛的炎症反应不典型,这时需要结合血液学指标,主要有白细胞计数(WBC),C 反应蛋白(CRP)和红细胞沉降率(ESR)。约有 50% 的老年糖尿病患者,WBC 计数一般不高,而 CRP 和 ESR 相对敏感。对于深部感染,有些患者 CRP 也不一定会升高。

X 线片对于软组织感染,气性坏疽及异物的诊断有帮助。MRI 在需要进一步评估时再进行。

二、糖尿病足感染的微生物学特点

表浅的感染通常是单个微生物,通常是金黄色葡萄球菌和 β 溶血性链球菌。然而深部的感染常常是多个微生物,如大肠埃希菌,变形杆菌属,铜绿假单胞菌,肺炎克雷伯菌。伴有足部缺血或者坏疽,厌氧菌感染,如梭状菌属,拟杆状菌属的混合感染的患者比较常见。如果既往使用过抗生素,耐甲氧西林的金黄色葡萄球菌(MRSA)为常见病原菌。

为了恰当的抗生素治疗,分离病原微生物并作抗生素敏感试验非常重要。创面培养的精确性基于恰当的标本采集。这需要无菌操作同时选择样本的最佳部分。用创面的拭子做培养常常是不可信的也不被推荐。脓性样本的搜集应采用针吸的方法。其他情况,创面应该被清创,深部组织标本通过刮取获得或者深部组织被送活检。标本应该进行革兰染色图片和需氧及厌氧培养。

第二节　糖尿病足感染的治疗

一、常规治疗

(一)基础治疗
DFI 患者首先要对其全身性疾病进行治疗,比如代谢紊乱(高血糖、血脂异常、高血黏度、),并发症(糖尿病肾病、糖尿病视网膜病变)及并发症(高血压、心脑血管疾病等)。营养神经及抗凝治疗。

(二)血运重建
要给予患者改善血运(重度缺血的患者要建议血管外科会诊,必要时先进行血运重建),轻到中度缺血的患者可以使用扩血管药物治疗。

(三)减压治疗。
对于 DFI 的患者,根据足溃疡的部位,选择合适的支具或者其他减压装置减压,在没有支具的情况下,要尽量避免患者下地行走。

(四)抗生素治疗
并非所有的糖尿病足溃疡患者均需常规应用抗生素。有感染临床症状或体征或(和)细菌培养结果阳性的患者应用抗生素;无临床感染症状且细菌培养结果阴性的创面一般不用抗生素。

细菌培养结果未出来之前,应首先选择经验性抗生素治疗。在经验性抗生素应用之前,应先对 DFI 患者进行评估、分级,充分了解患者的病史、抗生素的使用情况、最常见的分离菌、当地的流行菌群及感染的严重程度等。对近期未接受抗生素治疗的、溃疡时间较短的轻、中度 DFI 患者应选用对革兰阳性菌敏感的抗生素为主的治疗,对重度 DFI 患者应选择广谱抗生素为主的治疗,而且需要联合用药,然后根据分泌物培养结果及药敏试验选择合适的抗生素。一般建议轻度糖尿病足感染患者给予口服抗生素,大部分中度感染和重度感染患者建议开始静脉用药,待感染症状缓解后转换为口服。

建议临床医师在使用抗生素 2~3 天后,应评估患者创面感染变化情况,并结合评价结果调整治疗方案。如果药敏试验显示对某种抗生素耐药,但临床上应用此种抗生素后患者全身感染症状及局部创面改善,如创面分泌物减少、肉芽组织生长良好等,则可继续应用,并随时根据创面变化调整治疗方案,必要时再次行分泌物培养及药敏试验。如果药敏试验耐药,临床治疗效果差,则根据药敏试验调整用药。如果药敏试验敏感,但是临床治疗效果差,在清创不到位、下肢缺血未改善等情况下,有可能会影响抗生素使用疗效,因此要综合各种因素,决定是否需要更改抗生素。

轻度 DFI 患者抗生素治疗时间一般为 1~2 周,中、重度一般为 2~4 周,如果患者存在广泛感染、坏疽或坏死组织区域较大、血运较差的患者,可能需要延长抗生素的治疗时间;如果患者同时给予清创、坏死组织切除或截趾(肢)时,抗生素疗程可以缩短,一般不主张创面愈合的整个过程均应用抗生素。

(五)创面的处理

DFI 的治疗中创面的处理是必不可少的,其在 DFI 感染中的地位与抗生素治疗等同。

当患者存在以下几种情况时,推荐紧急外科干预治疗:①DFI 合并深部组织脓肿伴随骨筋膜室综合征或者存在大量坏死的软组织感染;②全身合并脓毒血症;③局部感染伴随有大疱、瘀斑而极度疼痛时。

当伤口存在干性的黑痂时,特别是患者合并缺血的情况下,不推荐立即手术清除坏死组织。此时应对患者缺血情况进行评估,经适当的药物及手术改善下肢血供治疗后再给予清创。一般不推荐将大截肢作为首选的治疗方式,除非患侧肢体已没有功能,且合并致命的感染时(如气性坏疽或者坏死性筋膜炎);DFI 合并重度缺血的患者可推荐早期采用血管重建手术治疗;踝肱指数(ABI)是衡量下肢缺血的可靠指标,中度缺血(ABI 为 0.5~0.9)可不考虑血管性手术。

创面的处理中需要重视的一点是肌腱的处理。对于坏死的肌腱,一定要充分清创后,确定肌腱完全坏死后张力性切断。如果没有完全坏死,可以采用削薄的方法去除坏死部分,保留相对正常的部分。肌腱在没有充分清创的前提下切断,会医源性的把感染带到足的深层组织,这样会导致感染进一步扩散而加大治疗难度。同时没有必要的肌腱完全切断会导致足部力学平衡失调,诱发畸形和再次溃疡。

DFI 患者广泛清创或部分截趾术后使用,使用负压吸引可有效改善糖尿病患者足溃疡愈合。

高压氧是糖尿病足溃疡治疗的一个选项,国际糖尿病足工作组对于高压氧没有给予推荐,考虑还是证据不够,但是并没有反对使用,所以在有条件的医院,可以使用。

碘制剂和银制剂的杀菌作用非常的确切,但是要注意的就是,对于后期进入组织修复期的溃疡创面,要尽量少用,或者仅仅做短暂消毒用,不能停留创面时间过长。

局部抗生素的使用主要是由于证据的不足,但是也没有反对使用。所以临床医生对于一些特殊的创面,可以考虑适当的使用。

对于渗出多的创面,推荐使用胶体、水凝胶或聚氨酯,对于过度渗出的创面,推荐使用藻酸盐敷料和亲水纤维敷料。

复合中药制剂(如生肌长皮膏、玉红膏、去腐生肌膏)外敷能抗感染,促进伤口愈合。

DFI 患者伤口愈合缓慢,感染基本解除后,进入组织修复期和重塑期时,医生可考虑高压氧、生长因子、粒细胞集落刺激因子、生物工程皮肤。

二、糖尿病足骨髓炎的诊断与治疗

骨质暴露及 PTB 提示有骨髓炎。

骨髓炎在 X 线片上的表现为骨膜反应、骨组织的吸收、骨皮质受侵袭、死骨的形成、骨硬化,且常伴随软组织的肿胀。然而,这些改变常常会延迟骨感染两周甚至更长时间出现,所以病变在早期难以做出确切诊断。连续拍片(每 2 周到 1 个月一次),动态观察,结合足部临床表现,来综合判断,诊断价值更大。

MRI 被认为是评估软组织感染及骨感染最有效的成像技术。糖尿病足骨髓炎的 MRI 表现主要包括受累骨 T_1 加权影像的信号强度减弱、T_2 加权和强化后影像信号强度增强,另外还有一些非特异性及继发性的表现:骨皮质的破坏、临近皮肤的溃疡、软组织肿胀、窦道的形成、软组织的炎症及水肿。由于 MRI 花费较高,因此临床中并未作为 DFI 诊断的一线检查手段,但是对于怀疑深部脓肿、骨髓炎但足部 X 线片却不能判定或者抗生素治疗失败的 DFI 患者,应该同时考虑行 MRI 的检查。

放射性核素检查常采用^{99m}Tc-MDP(亚甲基二磷酸盐)标记的方法,该方法的敏感性高,但却是非特异性的。但是对于存在 MRI 检查禁忌证的患者,放射性核素扫描仍是一个相对不错的选择。

总之,目前各项指南都不把"金标准"骨活检或者骨培养作为诊断骨髓炎的必要依据,因为创伤较大,早期不宜获得,所以骨质暴露,探针探及骨试验联合影像学(连续足部拍片)就可以做出骨髓炎的诊断,当需要确定骨髓炎的具体病变,与神经性骨关节鉴别时,MRI 是首选。

骨髓炎的治疗目前也有很大的争议。对于前足的骨髓炎,仅仅使用抗生素治疗有很多的循证医学证据,但是并没有否定创面处理的重要性,对于坏死的骨质仍然要去除,但是不做整个足趾的切除。

对于没有去除感染骨的骨髓炎,推荐至少使用 6 周,甚至 12 周或者更长。如果去除了感染的骨,国际糖尿病足工作组的指南提出抗生素的疗程要按照软组织感染疗程,就是 2 周左右。

对于骨髓炎患者单纯抗生素治疗还是抗生素结合外科截趾(肢)的各自的适应证还没有达成明确的共识。但是总体的趋势是尽量不截趾(肢),尽可能多的保留足趾,这样对于患者的以后生活质量、下地行走都有重要的意义。

(徐俊 王鹏华)

参 考 文 献

[1] Lipsky BA, Berendt AR, Cornia PB, et al. 2012 Infectious Diseases Society of America Clinical Practice Guideline for the Diagnosis and Treatment of Diabetic Foot Infections. Clinical Infectious Diseases, 2012, 54: 1679-1684.

[2] The IWGDF Working Group on Foot Infection. IWGDF Guidance on the diagnosis and management of foot infections in persons with diabetes. [2016-08-06]. http://www.iwgdf.org/files/2015/website_infection.pdf

[3] 王鹏华,褚月颉,于德民,等. 216 例糖尿病足感染患者血清超敏 C 反应蛋白的变化及临床意义. 中国糖尿病杂志, 2006, 14: 429-431.

[4] 冯书红,王鹏华,褚月颉,等. 糖尿病足感染患者病原菌分布及耐药性分析. 中国糖尿病杂志, 2009, 17: 293-295.

[5] 冯书红,王鹏华,褚月颉,等. 感染耐甲氧西林金黄色葡萄球菌的糖尿病足溃疡患者的临床特点及分析. 中国糖尿病杂志, 2009, 17: 818-821.

[6] Lipsky BA, Peters EJ, Senneville E, et al. Expert opinion on the management of infections in the diabetic foot. Diabetes Metab Res Rev, 2012, 28 Suppl 1: 163-178.

[7] 邓晓龙,肖立虎,陈大伟,等. 糖尿病足溃疡伴感染无菌棉拭子擦拭取样及深部组织活检取样细菌培养的一致性研究. 中华糖尿病杂志, 2014, 6: 504-508.

[8] Lipsky BA. Medical Treatment of Diabetic Foot Infections. Clin InfectDis, 2004, 39: S104-114.

[9] Lipsky BA, Berendt AR. Hyperbaric oxygen therapy for diabetic foot wounds: has hope hurdled hype? Diabetes Care, 2010, 33: 1143-5.

[10] Loredo R, Rahal A, Garcia G, et al. Imaging of the diabetic foot diagnostic dilemmas. Foot Ankle Spec, 2010, 3: 249-264.

[11] Sanverdi SE, Ergen BF, Oznur A. Current challenges in imaging of the diabetic foot. Diabet Foot Ankle, 2012, 3: 18754.

[12] Kapoor A, Page S, Lavalley M, et al. Magnetic resonance imaging for diagnosing foot osteomyelitis: a meta-analysis. Arch Intern Med, 2007, 167: 125-132.

[13] Ertugrul MB, Baktiroglu S, Salman S, et al. The diagnosis of osteomyelitis of the foot in diabetes: microbiological examination vs. magnetic resonance imaging and labelled leucocyte scanning. Diabet Med, 2006, 23: 649-653.

[14] Berendt AR, Peters EJ, Bakker K, et al. Diabetic foot osteomyelitis: a progress report on diagnosis and a systematic review of treatment. Diabetes Metab Res Rev, 2008, 24 Suppl 1: S145-161.

第十一章　糖尿病下肢血管病变的腔内治疗

第一节　概　　论

　　糖尿病足(diabetic foot,DF)是糖尿病的严重并发症之一,是一种慢性、进行性累及血管、神经、肌腱、骨骼的病变。引起糖尿病足的主要原因是下肢血供障碍,常发生足部溃疡及坏疽,甚至危及生命。随着经济的发展和人们生活方式的改变,糖尿病患病率急剧上升,糖尿病足发病率也逐渐增高,已成为非创伤性截肢的主要原因。糖尿病足不仅使患者的生活质量严重下降,而且治疗相当困难,治疗周期长,医疗费用高。糖尿病所致的外周动脉粥样硬化性狭窄、闭塞主要以膝下动脉为主,呈现多节段、弥漫性狭窄或闭塞,所引起的下肢慢性缺血,轻者表现为间歇性跛行,严重者表现为静息痛,并可合并足部溃疡、感染甚至坏疽。患者常需要截肢,甚至是高位截肢。糖尿病下肢血管病变特点是范围广,常累及双侧数支动脉,并呈节段性弥漫分布,糖尿病足患者膝以上血管多以轻中度狭窄为主,膝以下血管则多以重度狭窄乃至完全闭塞为主。下肢血管病变不仅是糖尿病足部溃疡的主要原因之一,而且也是影响疗效及预后非常重要的因素,改善糖尿病患者下肢血流状态将有助于足部溃疡的愈合。糖尿病下肢血管病变不仅对足部溃疡的形成起了十分重要的作用,而且在相当大程度上影响着足部溃疡的疗效和预后。

　　传统的介入腔内治疗技术,包括球囊扩张和支架植入,因其具有出血少、创伤小、并发症少、术后恢复快等优点,对于年老体弱、并发症较多、不能耐受血管搭桥或存在手术禁忌的患者,具有明显的优势,因此在膝上动脉的狭窄和闭塞性病变中被广泛应用,几乎可取得和人工血管旁路移植术相同的疗效,甚至作为首选方法。但由于下肢胫前动脉及胫后动脉血管较髂股动脉而言管径较小,甚至大多数病例缺乏理想的流出道血管,传统的腔内治疗技术难以奏效,且部分高龄的糖尿病患者不能耐受外科手术,故为外科旁路手术治疗糖尿病足带来困难。近年来,由于新材料和新技术的不断开发,特别是小直径长的顺应性球囊的问世,使具有微创、安全、可重复操作的介入技术,在糖尿病外周血管病变的治疗上发挥重要的作用,尤其是膝下/踝下动脉病变血管通过介入方法使患者的症状缓解,感染易于控制,并可以最大限度地保全肢体或降低截肢平面,介入治疗已逐渐成为糖尿病外周血管病变的首选方案。

第二节　糖尿病下肢血管病变的腔内介入治疗

一、介入术前准备

　　患者入院后完善各项生化检查,行 CTA 检查评估病变血管情况,对于肾功能差的患者行无造影剂的MRA 血管检查。采用胰岛素或口服药物控制血糖接近正常水平或达正常水平。合并高血压患者口服药物控制血压接近正常水平或达正常水平。术前均采用抗血小板治疗。若血脂偏高则给予口服药物降脂治疗。对于肾功能不全的患者,术前给予水化,术中应用等渗造影剂,同时尽量减少造影剂的用量。足部合并溃疡及坏疽的患者视病情给予适合抗生素口服或静脉输液控制感染,防止脓毒血症发生,同时定期局部换药清创,保持局部清洁。各项指标符合入组标准后则行介入腔内治疗,根据术前 CTA 或 MRA 的结果制订手术方案,包括手术入路、穿刺方法及术中应用的设备和器械,充分评估手术的风险及并发症。

二、手术入路

局麻下常规采用 Seldinger 技术穿刺同侧或对侧腹股沟区的股动脉。穿刺入径分为两种,一种为顺行穿刺,另一种为逆行穿刺。顺行穿刺主要治疗股动脉或股动脉以远的血管病变,如糖尿病足的膝下血管病变多采用同侧顺行穿刺,穿刺点通常位于腹股沟韧带上方;逆行穿刺就技术而言较顺行穿刺简单,主要用于治疗腹主动脉、髂总动脉、髂外动脉部位的病变以及对侧下肢血管的病变,但是对于需要处理对侧肢体足底弓动脉的患者,由于缺乏足够长的导管,采用该穿刺法往往无法完成腔内操作,穿刺点多位于腹股沟韧带的下方。术前通过 CTA 或 MRA 评估双侧髂动脉和股动脉的通畅情况,决定手术的穿刺方式。对于髂股动脉无明确狭窄闭塞的患者,通常采取顺行穿刺入路;若患肢髂动脉或股动脉合并狭窄闭塞,则采用对侧逆行穿刺,先处理入路血管病变,若同期无法处理膝下远端流出道动脉的患者,则可择期取同侧顺行穿刺二期处理。一些糖尿病足患者膝下血管弥漫闭塞,且腓动脉与胫前动脉和胫后动脉间无明显的侧支血管,经股动脉入路内膜下顺行成形难以返回远端真腔,但造影可见远端足背动脉及胫后动脉的真腔显影,这时对于近端血管如腘动脉等尚正常的病例,可尝试采用经足背动脉或胫后动脉逆行穿刺,双向内膜下开通闭塞动脉,可大大提高膝下/踝下动脉内膜下成形的成功率。该方法的关键是成功穿刺足背动脉及胫后动脉,一般技巧是经股动脉顺行插入的导管中注入造影剂制作路径,明确远端足背动脉和胫后动脉的位置,在透视下穿刺足背动脉及胫后动脉,可提高穿刺的成功率。

三、介入腔内成形技术

(一)膝下血管单纯球囊扩张

随着科学技术的进步和介入血管医生腔内治疗水平的提高,介入腔内治疗糖尿病足得以广泛的开展。特别是长的顺应性球囊(如 DEEP 球囊)和支架的问世,明显提高了膝下重建血管的通畅率,避免了患者截肢的结局或尽可能降低了截肢平面,同时介入腔内治疗糖尿病足无须全身麻醉,而且具有创伤较小、住院时间短、并发症少和死亡率低等优点,故该技术同样适用于高龄且合并有高危基础疾病的糖尿病足患者,较血管旁路技术(Bypass)有明显优势,可作为治疗膝下血管狭窄闭塞病变的首选治疗手段,而外科旁路可作为腔内治疗失败后的二线治疗方案。经皮血管腔内成形(Percutaneous transluminal angioplasty,PTA)技术主要是将球囊送至指定病变部位,通过外力作用扩张球囊挤压动脉粥样斑块使斑块壳破裂达到恢复血管内径、重建血流的作用。目前专门用于膝下病变的长球囊长度可达 120mm,直径 1.5~4.0mm,可使长段或多节段血管病变一次扩张,避免反复扩张所引起的动脉夹层和斑块脱落栓塞末梢血管。此外,球囊的低剖面,使其易于通过闭塞性病变而无须预扩。新型超柔软球囊材料使得球囊在弯曲的血管内也可充分扩张,不会造成扩张血管的过度牵拉和损伤;球囊的 over-the-wire 结构可方便导丝全程通过球囊,有助于提高球囊的支撑力,更易通过重度狭窄和闭塞病变,在通过重度狭窄和闭塞病变后,抽出导丝后直接注射对比剂及药物,使得术中操作简便、快捷。球囊扩张后对于残存狭窄大于 50%,或伴有明显的夹层,可使用较大直径的球囊或增大扩张压力、延长扩张时间。

对于普通球囊难以扩张的严重钙化斑块,可以选择切割球囊。其由 1 枚球囊和 3~4 把沿球囊纵轴排列的高度为 0.20~0.33mm 的微型刀片组成,随着球囊的加压,附着于球囊的刀片暴露出来并切开病变部位的内、中膜,继之由于球囊逐渐加压,血管壁以切开部位为中心被均衡地加压扩张。切割球囊操作时对血管壁施加的压力更小,造成的损失也更小,血管内膜增生的程度相对较轻,但更易引起血管穿孔,切割球囊更适用于血管成形术后内膜增生引起的再狭窄。为防止如远端动脉栓塞等并发症可通过对吻球囊技术避免发生,可将双导丝分别送入膝下动脉分支,引入双球囊扩张病变血管。该技术主要适合于糖尿病足患者膝下血管多发病变,如累及腘动脉或胫腓干分支的病变,单一球囊治疗可能导致斑块脱落和动脉夹层发生,累及临近正常的血管。

为了降低对支架的依赖,对于如髂动脉分叉部病变或动脉开口处病变、腘动脉病变(需要保留重要的膝关节分支)和胫腓动脉病变(管径细,易再狭窄),可以使用冷冻成形术(冷冻球囊),它是低温疗法和PTA的结合,在球囊扩张同时对血管壁辅以低温治疗,低温疗法的主要作用就是诱导增殖细胞特别是平滑肌细胞凋亡,减少术后再狭窄的发生;同时短暂降温使弹力纤维发生暂时的形态学改变,减少了弹性回缩,可通过防止血管夹层、弹性回缩和再狭窄来提高PTA效果。

目前还有新兴的药物洗脱球囊(DEB),通过在球囊表层涂雷帕霉素、西罗莫司、紫杉醇等抗细胞增殖的药物,扩张后可均匀分布于血管壁上,通过药物的缓释技术以抑制血管平滑肌细胞的增殖,从而减少术后再狭窄的发生。DEB是基于无聚合物和均一药物释放理念设计的新器械,其备受关注的优势可能包括:①药物在血管壁的均匀分布;②局部药物的高浓度在介入初始即干预内膜增殖;③无多聚物载体,减少慢性炎性反应和晚期血栓形成风险;④保存了血管(尤其是小血管和分叉病变)原有的解剖形态,避免了对血流模式的影响;⑤缩短了抗血小板治疗的疗程;⑥为某些支架植入不允许或没有必要的特定条件下提供了药物治疗方法。研究发现,与普通球囊相比,DEB能明显降低长段膝下动脉疾病的早期再狭窄率,但这种差异是否可以改善患者临床预后尚需其他随机试验来证实。此外,新一代的DEB正试图解决各种问题以便其更好应用于外周血管疾病,比如加强药物递送,制作膝下动脉专用导管,减少因长球囊上药物剂量的增加而导致的药物毒性,使药物在不同组织非均匀吸收,避免因药物涂层裂解引起的末端微循环栓塞等。目前药物球囊及药物支架尚在完善之中,还需要大样本的随机双盲对照研究和长期的随访循证医学来评价其疗效。此外,DEB因缺乏金属骨架而无法抵抗血管的急性弹性回缩,亦无法解决血管撕裂形成的急性夹层及血栓,而且DEB能否导致晚期血管负性重构尚不明确(图2-11-1)。

(二)膝下动脉内膜下成形技术

糖尿病下肢慢性缺血患者常是由于胫前动脉或胫后动脉的长段闭塞,同时合并足底动脉、足背动脉的闭塞。对于这种长段闭塞(长度>10cm)病变,腔内成形技术的失败率较高。内膜下成形术最先应用于股腘动脉的长段闭塞,由于糖尿病足膝下血管病变通常为长段弥漫性闭塞,为提高手术的成功率,血管介入医师尝试将该技术应用于糖尿病足的治疗并取得了成功,目前内膜下成形技术已经广泛应用于膝下动脉闭塞性疾病的治疗中。通过在闭塞动脉的近端用"J形"导丝的头端建立一个裂孔,导丝顺此裂孔进入内膜下间隙,然后沿着内膜下间隙到达闭塞动脉的远端,再穿破内膜返回到动脉真腔,最后使用适当直径的长球囊对建立的腔外通道进行扩张,从而建立一个类似旁路的血流通路,提高动脉远端的血流灌注,改善临床症状及保肢。内膜下腔道比动脉硬化斑块中开通的管腔更为光滑,不易发生斑块脱落、血栓形成及内膜增生。另外,内膜下成形失败后仍可以行外科旁路手术重建足部血供。内膜下成形是腔内成形技术的重要组成部分,是治疗糖尿病足安全有效的技术。

虽然内膜下技术应用于下肢动脉阻塞性疾病,为完全闭塞性病变提供了一种治疗选择,但由于其有些时候远端再次重返真腔非常困难,在病变远端如果返回不了真腔再持续、盲目的推送导丝,可能损伤患者原有的真腔,甚至直接推送破坏腘动脉真腔,人为在跨膝关节处增加了病变,医源性的增加了病变的长度,增加了腔内术后再狭窄及闭塞的可能。随着内膜下技术的逐渐开展应用,保护患者原有真腔的意识也在不断增强,常用重返真腔的经验如:将影像放大、多角度透视、导丝头端塑形、回撤导丝,重新于近端选择层次等。腔内超声探头、Outback等重返真腔器械的出现,也为内膜下技术发展提供了支持。下面讲述的逆行穿刺及双球囊技术的出现,则为内膜下技术提供了决定性的保障。

(三)逆向穿刺、经足底足背动脉环技术双向内膜下动脉成形

一些糖尿病足患者膝下血管弥漫闭塞,且腓动脉与胫前动脉和胫后动脉间无明显的侧支血管,且经股动脉入路内膜下顺行成形难以返回远端真腔,但造影可见远端足背动脉及胫后动脉的真腔显影。对于膝上动脉的内膜下成形可以辅以Outback导管或双向内膜下血管成形术使导丝进入腔,但膝下动脉/踝下动

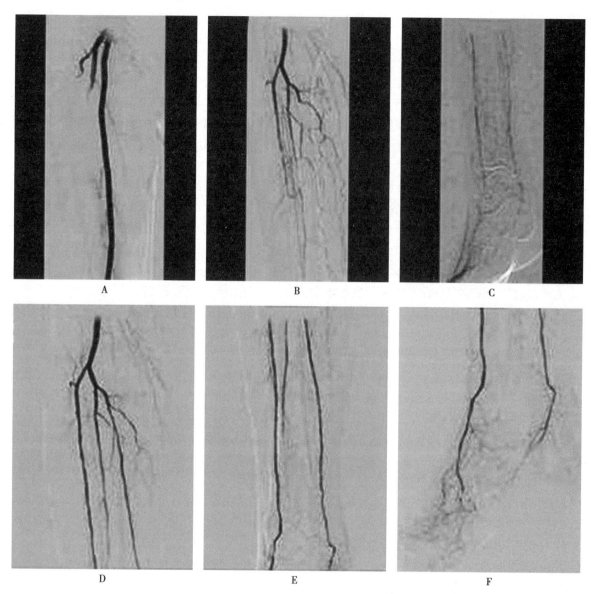

图 2-11-1　男性,76 岁,右下肢糖尿病足,右足第 1、2、3 趾破溃 1 个月
A ~ C. 术前造影见股腘动脉通畅,膝下动脉多节段狭窄闭塞;D ~ F. 经成功腔内成形后,胫前动脉、胫后
动脉及腓动脉显影良好,足部血供较术前明显改善

脉管径细,无法使用 Outback 导管,这时对于近端血管如腘动脉等尚正常的病例,可尝试采用经足背动脉或胫后动脉逆行穿刺,双向内膜下开通闭塞动脉,可大大提高膝下/踝下动脉内膜下成形的成功率。当顺行通过闭塞病变受阻,应用内膜下技术无法跨越病变进入远端真腔时,如果患者存在远端、足部流出道,可经膝下动脉远端、足部流出道等位置穿刺,逆行置入导丝、导管,顺行和逆行置入的导丝、导管在血管内互为标志物,利用逆行通路技术的优势或通过导丝和导管对接通过闭塞病灶。其技术要点包括:经造影明确膝下动脉远端流出道的精确位置,以微穿刺针穿刺,可利用路图指引或利用射线下显影的钙化管壁,有助于确定动脉位置及时调整方向。如果穿刺失败。可采取直接切开皮肤暴露动脉后,直视下穿刺置入导丝导管,建立逆行通路,但由于膝下远端、足部血管多纤细,周围组织较少,切开缝合后多存在狭窄可能,故行逆行穿刺时应尽量避免切开直视下穿刺。在对接环节难以完成时,考虑近、远端导丝不位于同一血管壁层次内,可由近远端分别引入球囊,同时扩张,行近远端双球囊技术撕破血管内膜,使近远端导丝进入同一层次,必要时可使用鹅颈抓捕器由近端抓捕远端导丝。该方法的关键是成功穿刺足背动脉及胫后动脉,可经股动脉顺行插入的导管中注入造影剂制作路径,明确远端足背动脉和胫后动脉的位置,在透视下穿刺足背动脉及胫后动脉,可提高穿刺的成功率(图 2-11-2)。

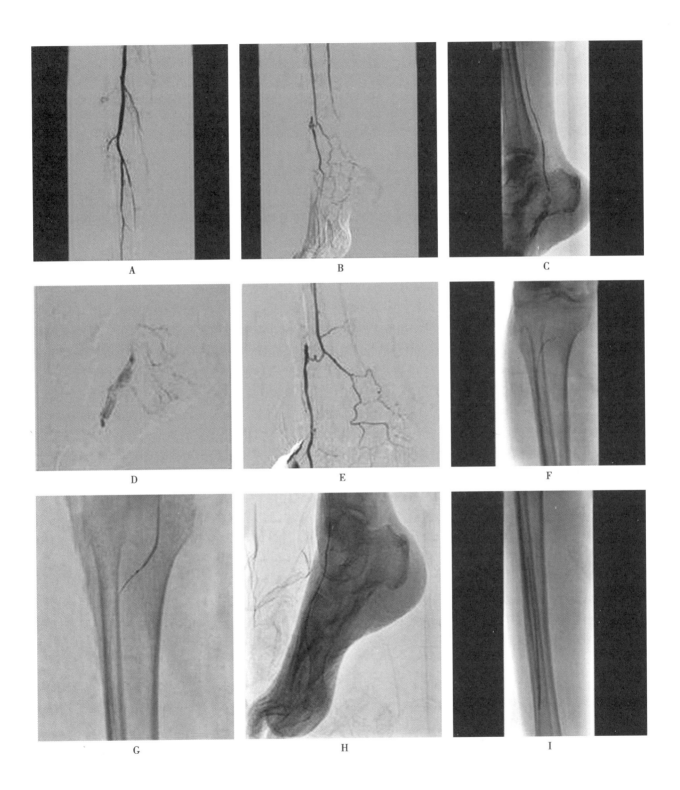

A

B

C

D

E

F

G

H

I

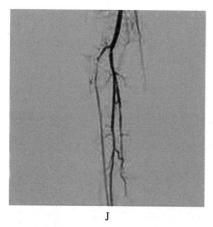
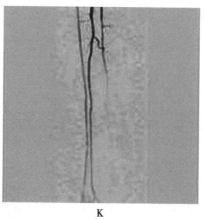
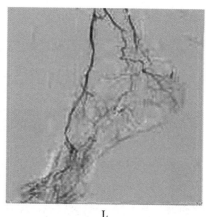

J　　　　　　　　　　　　K　　　　　　　　　　　　L

图 2-11-2　经足背动脉逆行穿刺内膜下成形术

女性患者,82 岁,右足趾破溃 1 月余。A、B. 术前造影见胫前动脉及胫后动脉闭塞,远端足背动脉可见显影;C、D. 利用足底环路技术开通胫前动脉未成功,以长球囊扩张胫后动脉;E、F. 采用足背动脉逆行穿刺:内膜下开通胫前动脉;G. 将经足背动脉引入的导丝送入上方位于胫腓干真腔的导管中;H、I. 以长球囊全程扩张胫前动脉;J ~ L. 术后见胫前动脉血流通畅

(四)　经膝下动脉侧支血管腔内成形

按照标准的 PTA 技术,在治疗膝下动脉完全闭塞的病例中,手术失败率较高。但通过膝下动脉侧支技术可提高手术的成功率。当患者的胫前动脉或胫后动脉完全闭塞,而腓动脉显影,此时血管介入医生可利用腓动脉侧支与胫前动脉和胫后动脉之间的交通侧支血管,选择合适的导管、导丝经腓动脉侧支血管进入闭塞的胫前动脉或胫后动脉真腔,最后使用适当直径的长球囊对其进行扩张,从而打通闭塞的血管。该方法治疗糖尿病足安全有效,为进一步提高手术成功率及保肢率提供了新的方法,能有效提高患者的生活质量。

(五)　膝下动脉内支架植入

糖尿病足患者病变血管严重钙化,球囊扩张后可能出现弹性回缩,甚至导致局限性夹层出现,这些因素可能导致球囊扩张失败,导致重建血管闭塞的可能。而且膝下动脉广泛闭塞的病例,球囊扩张后再狭窄率发生率较高,而且通常为早期发生。基于上述因素,当在治疗过程中可能出现血管弹性回缩,残余狭窄>30%,或出现明显的夹层,在这些情况下可考虑使用膝下支架。但是膝下动脉的支架放置再狭窄发生率高,需谨慎对待。裸金属支架会刺激血管平滑肌细胞增生,引起血管腔的狭窄或支架萎陷,药物洗脱支架(如西罗莫司、紫杉醇等)可通过药物的局部释放以抑制血管平滑肌细胞的增殖,生物可降解支架则避免支架长期对血管壁的刺激,均可减少再狭窄的发生。由于最终支架可以完全降解,血管可恢复正常的弹性,不存在药物洗脱支架所出现的迟发性血栓,也就不需要延长抗血小板治疗的时间。

在更细的血管植入膝下支架也意味着更差的远期通畅率,因此膝下支架植入部位通常选在具有足够的远端流出道的胫腓干脉,此外,供应足部未愈合溃疡区域的血管以及参与构成足底动脉弓的胫动脉也是优先治疗的血管。支架植入前应确保患者在膝下及足部有足够的远端流出道,否则易导致血栓形成并降低支架通畅率。同时膝上股腘动脉的病变也应积极处理以提供良好的流入道。在植入支架前动脉应进行充分的球囊扩张,这将有利于支架正确的释放,并且防止支架被拉伸延长,从而减少术后再狭窄和支架断裂的可能。尽量避免在踝部远端植入支架,因为那里胭动脉没有肌管的保护,容易因关节运动而发生支架移位和损坏。根据随机的研究证据显示,药物洗脱支架可以被推荐用于长度<40mm 的膝下动脉病变,其疗效明显优于单纯 PTA 或金属裸支架。

(六)　经皮斑块切除术、准分子激光内膜切除术

对于开口部位严重狭窄,严重钙化斑块,长段闭塞性病变者,易导致远端栓塞的血管开口病变,或者导丝可以穿过但低剖面球囊导管无法穿过的闭塞病变,不适于常规的球囊扩张或支架植入。对于这些病变可以使用经皮斑块切除术(percutaneous atherectomy,PA),如 SilverHawk 或准分子激光消融。PA 是穿刺后将带有旋切刀片的导管送入病变部位管腔内,激活旋切刀片并多次推送导管通过病变部位,切除管壁斑块并储存在导管头端,切割完成后取出。该法尤其适用于开口段硬的纤维斑块或钙化斑块,其优势在于不仅可以直接清除斑块,恢复血流,而且术后血管内不留下任何异物。准分子激光消融可以破坏和消融血管开口病变,减少远端栓塞的风险。这两种方法可以在闭塞病变段打开通道,然后行球囊成形术,而且在术后,球囊扩张需要的压力更小,可减少血管夹层发生的概率。下面重点介绍一下 SilverHawk 斑块旋切系统的应用。

Silverhawk 旋切器包括切割装置和主干导管,由电池驱动。切割装置部分包括位于导管远端用于收集斑块的锥形容器及其近端的碳质切割刀片,旋开电池手柄的开关后,刀片以 8000 转/分钟的速度旋转。主干导管长 135cm,可改变长度以调节弯曲度,导管末端近切割装置处有一双重弯曲点,刀片暴露并工作时,锥形容器顶住一侧管壁并将旋切刀片顶到另一侧管壁,使其与斑块充分接触。锥形容器具有机械压缩装置,能不断压缩切下的斑块碎屑,从而增加斑块收集容量。容器内的斑块可用盐水冲出或用配套机械除栓装置清除。通常对一个狭窄段要对不同象限进行旋切。

如病变段位于髂动脉、股总动脉及近端股浅动脉,通常行对侧股动脉穿刺,采用"翻山"技术进行治疗,对于股浅动脉中段以远的病变则行顺行穿刺,顺行穿刺有操控性好,切割窗口方向调节更容易等优点,条件允许时,尽可能采用此入路。对于双侧髂股动脉病变的部位,术前应评估好介入操作的路径,动脉穿刺的方法,一般先处理病变较重的一侧肢体,术前估算穿刺部位至目标血管的距离(SilverHawk 有效工作长度最长为 132cm),先行处理好较重一侧的肢体后,二期再通过翻山技术处理对侧的髂股动脉病变。依据造影结果评估 TASC Ⅱ 分类并选择合适的 SilverHawk 型号,全身肝素化后,5F 单弯管结合 0.035in 超滑导丝通过病变段后,交换 0.014in 导丝,对于 SilverHawk 导管头端通过病变段困难的病例,可先予合适球囊预扩张或先选择小号的 SilverHawk 导管(SS 型)处理后再选择合适的旋切系统处理病变段。在路径模式下将斑块切割系统通过病变段,缓慢匀速推进(1～2mm/s),切割约 5cm 后关闭电源收回刀头,压缩斑块进入回收仓,当回收仓快满时及时退出体外清除斑块,变换刀头角度再切割(4～6 次);造影后观察动脉管腔残余狭窄≤30% 结束切割。穿刺点可采用闭合器封闭。术后常规应用低分子肝素抗凝 7 天,出院后口服阿司匹林肠溶片、西洛他唑及阿托伐他汀等抗血小板、降脂治疗 1～3 个月。

Silverhawk 患者的选择,适应证和禁忌证:根据 SVS(世界血管外科学会)2007 年制定选用 Silverhawk 斑块旋切系统治疗的标准:SVS 下肢缺血分级 5～6 级中有组织坏死;SVS 分级 4 级伴静息痛及 SVS 分级 2～3 级伴钙化斑块。下肢关节附近血管(股动脉及腘动脉)病变是 Silverhawk 导管旋切系统一类最好的适应证。使用斑块切割可明显减少病变区的支架植入,避免了支架植入后再狭窄及关节附近支架断裂等并发症的发生。对于那些被认为不适合血管腔内治疗的患者,应用 Silverhawk 斑块旋切术可避免外科手术治疗,尤其对于 TASC 分级 C 级患者,斑块旋切术的疗效得到肯定。同样,在膝下动脉的治疗中,应用 Silverhawk 斑块旋切术可避免 PTA 及 PTS 治疗;后两种方法治疗后的肢体远端小动脉远期通畅率低,其疗效有待提高。斑块切割同样适用于支架内再狭窄的治疗。切除的斑块可以用于从组织学到基因组学的多方面分析,可在分子水平上对斑块沉积和合成过程进行监测,并标记可能发生再狭窄和斑块形成的部位。对于钙化严重的斑块,由于斑块过硬,不利于旋转刀片通过,应用斑块旋切系统存在一定局限性。此外,对于一些管径太小或钙化严重的血管,即使在适当的球囊扩张后,也不适合使用 Silverhawk 斑块旋切系统(图 2-11-3)。

(七) 足底环路技术及区域供血概念

根据区域供血(Angiosome)的概念,目前认为膝下动脉(胫前动脉、胫后动脉及腓动脉)三分支供应足踝部 6 个不同区域血液,为根据溃疡区域明确病变动脉,进一步开通靶血管提供依据。膝下足踝部 angiosome 解剖分区共 3 个源动脉 6 个区,其中胫后动脉沿 3 个主要动脉分支分为 3 区:足底内侧动脉区、足底外侧动脉区、内侧跟骨支动脉区;胫前动脉 1 个分区:胫前足背动脉区;腓动脉沿 2 个终末分支分为 2 区:前穿支动脉区及外侧跟骨支动脉区。膝下 3 支动脉主干(胫前、胫后及腓动脉)间因各自发出的肌营养支而在肌肉内存在交通,在踝关节周围亦存在广泛的交通:包括内踝动脉网(胫前动脉前内踝支-足背动脉的跗内侧支-胫后动脉的跟骨内侧支-足底内侧动脉浅支)、外踝动脉网(胫前动脉前外踝支-足背动脉的跗外侧支-腓动脉前穿支及跟骨外侧支-足底外侧动脉小分支)、腓动脉前穿支与胫前动脉足背支沟通、腓动脉后穿支与胫后动脉末端沟通。在足部存在的交通分为前后循环间的交通、足背内外侧交通及足底内外侧交通 3 类,前循环主要指胫前足背动脉系统,后循环主要指胫后足底动脉系统。前后循环交通有:足底内

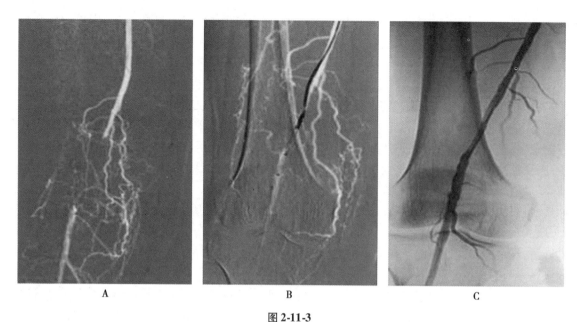

A　　　　　　　　　　　B　　　　　　　　　　　C

图 2-11-3
A. 术前造影是股腘动脉闭塞,远端流出道通畅;B. 导丝通过病变段,SilverHawk 斑块切除系统处理病变段;
C. 术后造影,病变段血流恢复通畅,狭窄<30%

侧动脉浅支与足背动脉跗内侧支之间存在细小交通、在网状间隙(web space)及足趾两侧同时接受足背动脉系统及足底外侧动脉系统双重供血而存在细小交通、足背动脉深穿支在第一跖骨间隙与胫后动脉的足底外侧支交通,即足底弓(plantar arch),是足部前后循环最大、最主要、最具有临床意义的交通。至此,由足背动脉-深穿支-胫后动脉足底外侧支-胫后动脉末端-腓动脉后穿支-腓动脉前穿支-足背动脉,形成一个功能上类似于颅内 Willis 环的足底动脉环路(pedal-planter loop)。足背内外侧交通主要有:足背动脉的2支跗外侧支与弓动脉(arcuate artery)之间构成的动脉环路(足浅弓);足底内外侧交通有:胫后动脉跟骨内侧支与腓动脉跟骨外侧支之间存在细小交通、足底内侧动脉与足底外侧动脉通过足深弓、十字交通(cruciate anastomosis)及足底跖动脉间的交通(图 2-11-4)。

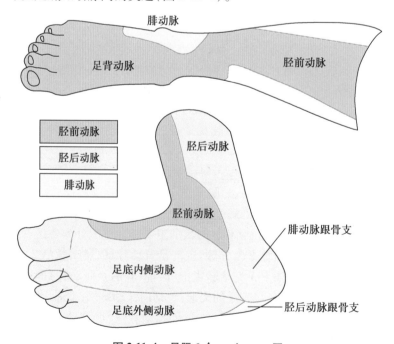

图 2-11-4　足踝 6 个 angiosome 区
(Osamu Iida, Masaaki Uematsu et al. the angiosome concept, ENDOVA-SCULAR TODAY,2010;09;96-100.)

在区域供血理念的指导下,足底环路技术目前已应用于糖尿病足的治疗。足底环路技术(pedal-plantar loop technique,PPL)是指利用胫前动脉、胫后动脉及腓动脉与足底弓动脉之间存在广泛交通,经足底弓动脉途径开通靶血管的技术。尤其在糖尿病足患者中,膝下主干动脉多为多支弥漫狭窄闭塞,按照传统的介入方法可能达不到理想的治疗效果。但应用足底动脉环路技术往往难题迎刃而解,如导丝导管配合经胫后动脉通过足底动脉环路开通胫前动脉及腓动脉等。甚至一些病例足背环路完全闭塞,通过介入方法开通此环路,能有效提高膝下动脉之间的代偿和显著改善足部血液的循环,对溃疡愈合和缓解临床下肢缺血症状有重要意义。

四、介入术中并发症及其处理

对于糖尿病足,药物治疗及功能锻炼效果有限,传统外科旁路手术创伤大,风险高,且患者往往手术耐受性差。血管腔内治疗技术传统手术相比风险较低,但仍有一定的并发症发生率,首先积极控制基础疾病在围术期尤为重要。糖尿病外周血管病变患者常合并高血压、冠心病、脑血管病、高脂血症等基础疾病,不能放松对基础疾病的治疗。围术期药物控制血糖、血脂、血压水平十分重要,还需正规抗凝、抗血小板治疗,对于有心肌梗死病史、极高危高血压等患者,更应维持围术期血流动力学的稳定,注意术后及时强心、利尿等治疗,术前和术后充分水化保护肾功能,选择合适造影剂。腔内治疗应尽可能缩短时间,以减少对患者全身的影响。

(一)急性动脉栓塞或血栓形成

急性动脉栓塞或动脉血栓形成主要表现为肢体疼痛,皮温降低,皮色苍白,远端动脉搏动减弱或消失。其发生原因主要有:①穿刺点压迫不当;②导管、导丝、球囊对动脉壁的损伤、动脉血管痉挛、附壁血栓或硬化斑块脱落;③围术期抗凝、抗血小板药物用量不足。尤其是动脉栓塞,该并发症发生率较低,但发生后肢体会出现严重缺血,若斑块脱落数量多,累及血管广泛则可能导致截肢的危险。处理方法:注意围术期药物用量,术中给予全身肝素化并及时追加,若造影发现局部急性血栓形成,可经导管注入20万~30万U的尿激酶等溶栓药物溶解新鲜血栓,必要时可留置溶栓导管局部溶栓1~2日,溶栓时警惕胃肠道出血及脑出血的发生。对于动脉栓塞,可先尝试用导管抽吸方法吸出栓子,若吸栓效果不好或较大的栓子可行手术取栓。

(二)动脉夹层和穿孔

动脉夹层也是介入腔内成形常见的并发症,同时动脉夹层形成后也可导致动脉内急性血栓形成。主要是术中不谨慎操作所致,多数由于在开通长段闭塞病变或球囊扩张时易将内膜撕起形成夹层,应选择合适的导管、导丝通过病变段,并进行适当的球囊扩张。可选择较细的导管和导丝,先进导丝,再跟进导管,避免盲目导管前进,必要时以路径图指引;对于长段闭塞段或伴有较严重的钙化病变,常规方法难以通过,需应用内膜下技术,从病变血管的内膜下进入远端真腔;对于长段病变或相邻的多个短段病变,可选用12~22cm的长球囊扩张,避免用短球囊分次反复扩张。若出现夹层影响血流时,可植入覆膜支架。

动脉穿孔是较严重但少见的腔内治疗并发症,临床表现为肢体肿痛,血管造影表现为对比剂外溢,严重者出现血压下降;也可能表现为在术后数日发生的亚急性表现。动脉穿孔轻则局部血肿,重则危及生命。常见原因是操作不当,动作粗暴,或选择球囊直径过大,压力过高。出现穿孔时少量出血可导入球囊暂时阻断血流,局部压迫止血,并在相应位置外用绷带加压包扎,或采用微导管超选入出血动脉以少许弹簧圈或栓塞剂栓塞,出血多可停止。若球囊扩张后出现的动脉裂口较大,出血严重,可用球囊控制近端血流,再植入覆膜支架准确定位后释放覆盖出血点,或行外科手术修复。耐心细致的操作是预防该并发症发生的关键。

(三)血管痉挛

球囊扩张和导丝导管操作时,可一过性刺激血管壁出现血管痉挛,造影表现为远端血管不显影,严重可出现远端肢体缺血。在糖尿病足膝下血管腔内治疗中该并发症较常见,尤其在扩张膝下动脉或足底弓动脉时,由于该动脉管径较细小,球囊扩张后极容易出现动脉痉挛。另外选择过大直径的球囊扩张和操作时间过长也会增加血管痉挛的发生率。由于血管痉挛可导致急性动脉血栓形成,应尽量减少术中操作对血管的刺激,减少操作时间。出现动脉痉挛时,可经导管缓慢注入扩血管药物,如硝酸甘油10mg或罂粟碱30mg缓解血管痉挛。

(四)动脉再狭窄或闭塞

动脉再狭窄或闭塞与术中球囊扩张不充分、支架贴壁不良或明显残余狭窄,平滑肌细胞过度增生、管壁弹性回缩及血管重塑、血栓形成等有关,常伴肢体缺血加重。围术期患者血糖控制欠佳,合并肾功能减退或凝血功能亢进、停用抗血小板药物患者的危险性增高。对于防治再狭窄、闭塞,加强随访非常重要,对症状复发、ABI下降、彩超提示血流减慢者,应尽早行抗凝、抗血小板药物治疗。对于伴明显下肢缺血症状的再狭窄患者,可再次行腔内治疗,通常可缓解症状。

(五)穿刺部位并发症

包括出血、血肿、假性动脉瘤等,也可引起严重后果。局部出血和血肿表现为穿刺部位肿胀、皮下瘀斑,与高位穿刺、操作者技术不熟练而反复穿刺,或压迫不确切、未有效制动患肢及使用抗凝、溶栓药物等有关。预防措施包括避免穿刺点超过腹股沟韧带、正确压迫或使用血管缝合器,注意使用抗凝、溶栓药物避免过量。若血肿或皮下瘀斑范围较小,一般可自行吸收;若范围扩大或出现腹膜后出血,引起血流动力学不稳定,应予以手术缝合止血或采用覆膜支架进行封闭。假性动脉瘤主要由于压迫穿刺点不佳所致。对于直径<3cm者可重新压迫或超声引导下压迫,并可在瘤腔内注射凝血酶;对于直径≥3cm、且上述方法无效时,需手术或植入覆膜支架。精准穿刺、拔除鞘管后加以有效压迫是防止出现假性动脉瘤的良好方法。

(六)插管所致血管迷走反射(VVR)

VVR系因患者紧张或疼痛的刺激作用于下丘脑,使胆碱能自主神经张力增高,引起内脏及肌肉小血管强烈扩张而使血压降低,一旦发现应紧急处理:首先保持平卧位,避免坐位。血压正常而以心率减慢为主,可给予阿托品0.5~1mg静脉注射,若血压降低(90/60mmHg),则可给予多巴胺5~10mg静脉注射,同时静脉快速补液。对VVR的预防主要是针对病因:①术前消除患者的紧张心理,必要时给予镇静剂;②手术结束时充分扩容,同时行心电图、血压监护;③术后1~4小时,特别是10分钟内密切观察心率、血压、面色出汗与否等变化,及时发现并处理。

五、介入术后处理

1. 首先积极治疗原发病,控制血糖是术后最基础的措施。采用饮食疗法、运动疗法、精神疗法、药物疗法(口服降糖药物或胰岛素治疗),使空腹血糖控制在5~7mmol/L,血糖不易降得过低,以免发生低血糖反应。

2. 为防止重建血管早期发生再狭窄,介入术后予以低分子肝素皮下注射抗凝3~7日,继续抗血小板治疗,通常阿司匹林100mg,一日1次,口服,长期服用,西洛他唑50mg,一日2次,口服,氯吡格雷75mg,一日1次,口服,服用时间6~12个月,需要延期服用的患者根据随访情况而定。另外还可应用活血、促纤溶、扩张血管等药物,采用患肢血管直接注射疗法,可以较快地改善血液循环和微循环。早期还可配合适当的外用药物,可以改善患肢的症状。药物治疗是巩固糖尿病肢体血管病变手术疗效、防止其发生恶化、提高患者生命质量的重要疗法。

3. 足部合并溃疡坏死的患者,除积极控制血糖及抗感染外,还要配以无菌换药,以防治感染;感染控制后,疮面坏死组织较多者,需去除腐烂、坏死组织,后期可选用促进肉芽生长、加速疮面愈合的外用药物。

4. 患者的健康宣教　使患者充分认识到保护肢体的重要性,避免一切损伤性治疗,注意患肢的保暖,避免外伤,穿宽松舒适的鞋袜等。同时还要戒除不良的生活习惯,如戒烟、酒等。

六、术后随访

糖尿病足患者由于其糖类及脂类代谢紊乱,故介入术后难免发生重建的血管弹性回缩、再狭窄,所以术后加强随访尤为重要,争取做到早发现、早治疗,避免截肢等严重并发症发生。术后 1 个月、3 个月、6 个月及 1 年加强随访,可通过患者的临床症状、测量踝肱指数(ABI)、血管彩超及 CTA 判断重建血管是否通畅。(一期通畅率是指术后重建血管在未进行手术情况下一直保持通畅者;而二次通畅率为重建血管或支架内闭塞或狭窄,通过外科或介入治疗后保持血管通畅者。)

(李晓强　胡楠)

参 考 文 献

[1] Marinescu V,Mirowska KK,Schreiber T,et al. Insights into endovascular revascularization in limb salvage procedures:"antegrade-retrograde" technique in chronic total occlusion. Rev Cardiovasc,2011,12(1):42-47.

[2] Cotroneo AR,Pascali D,Iezzi R. Cutting balloon versus conventional balloon angioplasty in short femoropopliteal arterial stenoses. J Endovasc Ther,2008,15:283-291.

[3] Ahmed H,Neuzil P,Skoda J,et al. The permanency of pulmonary vein isolation using a balloon cryoablation catheter. J Cardiovasc Electrophysiol,2010,21(7):731-737.

[4] Diehm NA,Hoppe H,Do DD. Drug eluting balloons. Tech Vasc Interv Radiol,2010,13(1):59-63.

[5] Schmidt A,Piorkowski M,Werner M,et al. First experience with drug-eluting balloons in infrapopliteal arteries:restenosis rate and clinical outcome. J Am Coll Cardiol,2011,58(11):1105-1109.

[6] Karnabatidis D,Spiliopoulos S,Katsanos K,et al. Below-the-knee drug-eluting stents and drug-coated balloons[J]. Expert Rev Med Devices,2012,9(1):85-94.

[7] Garg S,Serruys PW. Coronary stents:Looking forward. J Am Coll Cardiol,2010,56(10 Suppl):S43-S78.

[8] R. Ferraresi,M Centola,M Ferlini,et al. Long-term Outcomes after Angioplasty of Isolated,Below-the-knee Arteries in Diabetic Patients with Critical Limb Ischaemia. J Vasc Endovasc Surg,2009,37,336-342.

[9] Hansen A,Krawzcynski H,Lacher F. Retrograde transpedale recanalisation of tibial artery occlusion. Vasa,2009,38(3):249-253.

[10] Manzi M,Fusaro M,Ceccacci T,et al. Clinical results of below-the knee intervention using pedal-plantar loop technique for the revascularization of foot arteries. J Cardiovasc Surg(Torino),2009,50(3):331-337.

[11] Verzini F,Rango P,Isernia G,et al. Result of the "endovascular treatment first" policy for infrapopliteal disease. J Cardiovasc Surg,2012,53(Suppl):179-188.

[12] 李文东,李晓强,桑宏飞,等. SilverHawk 斑块切除系统在股浅动脉支架内再狭窄中的应用. 中国血管外科杂志(电子版),2013,5(2):112-115.

[13] 张晔青,李晓强. SilverHawk 斑块切除治疗下肢动脉硬化闭塞症 42 例分析. 实用医学杂志,2013,29(6):956-958.

[14] Taylor GI,Palmer JH. The vascular territories(angiosomes)of the body:experimental study and clinical applications. Br J Plast Surg,1987,40(2):113-141.

[15] Georgescu AV. Propeller perforator flaps in distal lower leg:evolution and clinical applications[J]. Arch Plast Surg,2012,39(2):94-105.

[16] 丁荣. 经皮血管腔内成形术治疗糖尿病足的临床研究. 大连医科大学,2012.

第十二章 复杂糖尿病下肢动脉病变的腔内治疗

第一节 概 论

随着人们生活水平的不断提高,糖尿病的发病率也越来越高。2008 年 Yang WY 等报道我国糖尿病患者已接近 1 亿人。根据国际糖尿病联盟(IDF)2015 年发布的糖尿病地图报告,全球糖尿病患者人数 2015 年是 4.15 亿人,2040 年将是 6.42 亿人;其中亚太区 2015 年是 1.532 亿人,2040 年将是 2.148 亿人;我国的糖尿病患者人数 2015 年是 1.096 亿人,2040 年将是 1.507 亿人。一般来讲,在发病 5~8 年后就会陆续出现一些并发症,其中糖尿病足就是最容易发生的严重并发症之一。其病理基础是糖尿病性动脉粥样硬化性闭塞症,此种动脉硬化 90% 以上累及膝以下的外周血管。在糖尿病外周血管病变的早期,适当的内科治疗即可取得较满意的效果。但是当出现间歇性跛行或坏疽时,则应考虑外科的干预措施,主要包括血管腔内介入、下肢动脉旁路移植及血管的新生疗法。目前,血管腔内治疗已成为治疗糖尿病性下肢血管病变的主要方法,不仅对简单的病变起到很好的治疗效果,对糖尿病复杂下肢病变的治疗也发挥巨大的作用。本文结合本中心治疗体会详细讲述腔内治疗在糖尿病足复杂病变的应用。

一、糖尿病下肢慢性缺血的特点

糖尿病足分为三种类型:缺血型、神经型和缺血神经型(即混合型)。有研究发现,我国糖尿病足的类型以混合型为主,其次为缺血型,而单纯神经型比较少见。通过下肢血流重建治疗缺血型和混合型是可行和有效的措施,糖尿病足缺血病变的基础是下肢动脉硬化闭塞导致的,而且其与单纯下肢动脉硬化闭塞导致的下肢动脉慢性缺血有一些区别。在糖尿病足国际临床指南中指出,与非糖尿病患者的动脉硬化相比,糖尿病患者的动脉硬化具有以下几个特点:①更为常见;②发病年龄更小;③没有性别的差异;④多个节段发生病变;⑤病变发生在更远端。在本医疗中心的研究中也发现了类似的特点,并且发现在小腿动脉病变中最先累及的是胫前动脉,其次是胫后动脉,最后才是腓动脉,这与国外文献报道的小腿动脉病变的累及先后顺序有些不同,他们认为,胫后动脉受累机会较胫前动脉更大,腓动脉均是最后受累。

二、糖尿病下肢动脉复杂病变概念

糖尿病所致的复杂下肢动脉病变是指,治疗困难、风险大的下肢动脉病变,同时具备以下几个条件之一:①多个节段动脉病变;②曾经接受过开放手术且手术失败者(曾经接受过下肢动脉旁路移植,且移植血管闭塞者;股腘人造血管搭桥术后远端流出道狭窄的介入治疗);③平肾动脉的主髂动脉完全闭塞处理;④严重钙化病变。

三、糖尿病下肢动脉病变腔内治疗概念

腔内治疗作为一种微创手段，尤其是当患者年老体弱或伴有其他疾病无法耐受动脉搭桥手术创伤打击者，可以作为首选。具体方法主要包括经皮穿刺动脉内成形术（主要指单纯球囊扩张术），经皮穿刺将带球囊的导管插入动脉腔内，到达病变部位后，充盈球囊，反复扩张狭窄段至接近正常；球囊扩张的基础上支架成形术，即动脉狭窄部位扩张完毕后，将有支撑作用的金属支架置于该处，以使 PTA 的疗效更加巩固和持久。这种方法优点是可在局麻下完成，损伤小，疗效可靠。目前首都医科大学宣武医院血管外科已治疗包括主髂动脉病变在内 3000 余例这类患者，取得了较好的疗效，使大多数患者保住了肢体。

四、糖尿病足下肢动脉闭塞病变腔内治疗指征

目前腔内技术主要用于：有较好的下肢动脉流入道和流出道的患者；由于年老体弱或者合并其他疾病而无法耐受手术的患者；虽然动脉流出道较差，但是近端有局限性病变（狭窄或闭塞）时，也可以考虑。不过，最近几年来，由于腔内治疗的微创性和良好的效果（Casella 研究后认为腔内治疗的疗效不差于手术），越来越受到医生和患者的青睐，目前已经成为治疗糖尿病足下肢动脉闭塞病变的首选治疗。

第二节　糖尿病足复杂病变的腔内治疗

一、多节段动脉病变的腔内治疗

糖尿病足下肢动脉病变，常多节段串联狭窄或闭塞，一般分为主、髂、股动脉病变；髂、股、腘动脉病变；股-腘动脉全程病变；股动脉和小腿动脉病变。为腔内治疗带来了困难，病变过长，导丝开通困难，容易进入假腔，导丝、导管支撑力不够以及跨关节病变，这些对腔内治疗提出了更高的要求，常常需要多腔内治疗技术联合应用。

对于主、髂、股动脉病变的病例治疗的难点在于（图 2-12-1）：导管、导丝的支撑力不够，失败可能性大；容易进入假腔；扩张时容易导致髂动脉的破裂。这一类病变可通过以下措施处理：通过放置动脉鞘管，保持一定的支撑力，使导丝和导管顺利向前推进，或经上肢穿刺，推进导丝及导管；部分病例进入假腔在所难免，如果进入假腔，可尝试单个球囊扩张返回真腔，进一步可采用双球囊联合应用，协助导丝返回真腔，大多数病例可以得到很好的解决；不过，治疗时要特别注意髂动脉破裂可能，术中把握好球囊扩张程度，如果扩张困难，不可强行扩张，一旦出现破裂，准备好覆膜支架或者开腹止血。

1. 髂、股、腘动脉病变的难点在于跨关节病变的治疗，远期通畅率较低，支架断裂发生率较高，目前尚存较大的争议，下面分别介绍一下跨髋、跨膝关节病变的治疗情况。

（1）跨髋关节病变腔内技术进行治疗时，支架需跨腹股沟韧带，目前报道较少，且无远期随访结果。Calligaro 等对 16 例患者共 17 处髂股动脉移行部病变进行了腔内治疗，均植入 Viabahn 覆膜支架（Gore 公司，美国），其中 1 例覆盖股深动脉，其余支架远端位于股总动脉，随访 1～58 个月（平均 12.3 个月），支架均保持通畅，其中 2 例患者需要再次腔内治疗流入道或流出道狭窄性病变。2

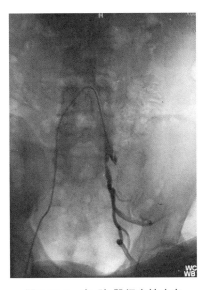
图 2-12-1　主、髂-股闭塞性病变

133

年的一期通畅率为93.8%,辅助一期通畅率为100%,治疗效果令人满意。但目前关于跨腹股沟韧带支架植入治疗髂股动脉移行部病变的报道并不多,且均为小样本短期随访的结果。因此,此部位的病变是否适合腔内治疗尚需更多的研究来证实,或研制出柔顺性及抗折性能更好的支架以适应跨髋关节病变的形态学特征。髂股动脉移行部位病变的治疗目前仍以杂交技术为主。只有极少数高危患者才考虑腔内治疗,而其效果尚需进一步的研究证实。

（2）腔内治疗在跨膝关节动脉病变中应用广泛。国内目前可用于近跨膝关节病变的支架有美国的Everflex,德国的Lifestent等。与膝上段股腘动脉相比,跨膝关节支架有较高的再闭塞率及支架断裂率。韩国Chang等选用普通自膨式支架治疗13例跨膝关节腘动脉病变患者第1、3、6个月的一期通畅率分别为94%、61%及44%。León等报道39例腘动脉闭塞的患者应用Supera支架进行腔内治疗,随访12.7个月,一期通畅率、辅助一期通畅率及二期通畅率分别为79.2%、88.1%和93%,上述研究显示支架的选择至关重要,进一步研发柔顺性和抗折性更好的支架是提高治疗效果的关键。此外,术者的操作技巧也会影响通畅率,行跨膝关节的腔内治疗前后,一定要行屈膝位的侧位造影,明确屈膝时腘动脉的走行及迂曲位置。支架不要放置于动脉拐角处,以免刺激内膜加快增生过程,另外,P2段及P3段植入支架后,腘动脉扭曲等形态改变明显,会显著影响通畅率,因此,如有可能,尽量使支架末端位于P1段。

2. 对于股、腘动脉长段闭塞的病变(图2-12-2)治疗的难点在于:①髂外远段、股总动脉闭塞,进入到浅动脉比较困难;股浅动脉开口处闭塞,如何找到开口有一定困难;②股浅动脉全程闭塞,腘动脉近段闭塞,一旦进入假腔回不到真腔,容易将动脉的假腔撕裂到膝关节以下的腘动脉,将不得不考虑在膝关节处支架。这类病变通过以下措施处理:先处理近段病变(髂外动脉、股总动脉);变换DSA的角度,正位看,开口处闭塞,斜位观察有残端,从不同角度观察,结果不同。

3. 股动脉和小腿动脉病变(图2-12-3)治疗难点在于:导丝导管进入小腿病变困难,小腿动脉纤细,扩张后容易再狭窄。在腔内治疗时,可以先开通股动脉,打开进入小腿动脉的通路。根据小腿病变情况,可通过以下几种方式开通小腿动脉。

（1）内膜下血管成形术:用0.018英寸(0.46mm)或0.014英寸(0.36mm)的超滑导丝,前端呈襻状,从内膜下到达远端真腔。然后根据血管直径选用球囊,多为直径2.5～3.5mm和长度40～120mm的球囊,在4～10个大气压下进行扩张,持续1～2分钟。保证小腿三支血管至少一支血管通畅直达足部,管腔残留狭窄<30%;或保证足动脉弓血流灌注。

（2）Re-Entry技术:内膜下成形术的困难在于导丝能否顺利进入病变段远端的真腔,导丝在内膜下不能进入真腔直接影响技术成功率,因此Re-Entry装置应运而生,其原理是引导导丝在内膜下进入真腔,现

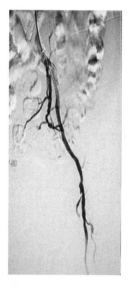

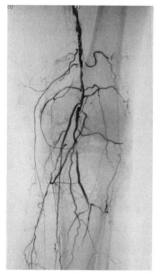

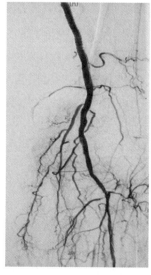

图2-12-2 股动脉及腘动脉长段闭塞

图2-12-3 小腿病变

已应用于临床。除了 Re-Entry 装置以外也有学者采用双球囊技术来解决这一难题，当导丝不能进入远端真腔后，建立路径，逆行穿刺远端流出道，置入导丝进入病变段内膜下，当两根导丝相遇后分别跟进直径2.5mm 或 3mm 的球囊，同时进行扩张，撕开内膜，建立内膜下通路。

（3）支架技术：膝下动脉由于管径较细、钙化严重、血流缓慢等原因，球囊扩张后易出现弹性回缩或夹层而继发血栓形成。20 年前，Dorros 等受到冠脉植入支架的启发，首次将 Palmz-Schatz 金属支架成功应用于膝下动脉，解决了弹性回缩及夹层后继发血栓形成的问题。但由于膝下动脉管径细、受肌肉挤压等特点，相比膝上动脉，膝下动脉支架植入术后发生血栓形成等并发症发生率较高，因此也出现具有针对性的支架，如抗血栓形成支架、抗内膜增生支架、生物可吸收支架等。

二、曾经接受过开放手术且手术失败患者的腔内治疗

人工血管旁路移植术是治疗下肢动脉硬化闭塞症（ASO）的有效方法，特别是治疗动脉长段闭塞病变。随着人口逐渐老年化，下肢硬化闭塞症患者在逐渐增多，人工血管旁路移植手术数量和移植血管闭塞（图2-12-4）的患者数量也在相应增加。对移植血管闭塞的患者，如何选择再次手术的方式，是血管外科医师不得不面对的难题。国外学者认为：经皮血管腔内血管成形（PTA）是处理腹股沟以远吻合口狭窄的最佳方法。Enrique 等认为对于人工血管出现的吻合口狭窄，PTA 是首选的治疗方法，术后可出现再狭窄，常需要再次行 PTA 治疗。置管溶栓、球囊扩张、支架置入等腔内治疗方式，其创伤小，疗效确切，是搭桥术后移植物闭塞患者较好的选择，尤其对于并发症较多的老年患者，应作为首选手术方式。

1. 旁路手术后再闭塞的主要原因　下肢旁路移植治疗后再闭塞与多因素有关，临床上将术后 30 天以内发生的闭塞称为早期闭塞，术后30 天以后的闭塞称为远期闭塞。国内外学者研究认为人工血管闭塞与下列因素有关：①原有病变，如动脉硬化的进一步发展导致移植人工血管的流入道或流出道吻合口的狭窄或闭塞；②持续吸烟，持续吸烟是导致人工血管闭塞的主要原因之一；③不规律使用或停用抗凝药物，术后持续有效的抗凝治疗对于保持移植血管通畅有着至关重要的作用；④脱落的栓塞物堵塞人工血管，栓塞物可以是心源性的也可以是血管源性的；⑤机械性外力压迫移植血管，特别应当注意跨关节部位的人工血管易受机械性外力压迫导致狭窄或闭塞；⑥患者凝血机制变化，如血小板增多症、高血脂症等；⑦呕吐、腹泻、脱水及利尿药物的应用等原因导致患者脱水时血液黏稠度增加；⑧血管吻合技术差，吻合口的大小是否合适，是否都是全层、外翻缝合，人工血管与宿主动脉吻合的角度是否合适等；⑨原有术式、手术时机及移植血管材料、口径等选择不正确；⑩患者是否遵医嘱定期复查，以便及时得到医师的正确治疗。

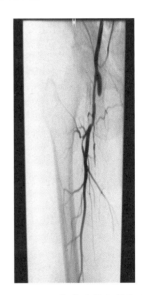

图 2-12-4　旁路移植血管闭塞

2. 旁路移植术后移植血管闭塞的腔内治疗　旁路术后移植血管的闭塞多是在吻合口狭窄或内膜增生的基础上血栓形成导致的。动脉插管溶栓作为血管介入的基础治疗方法，可针对继发于动脉狭窄或闭塞形成的血栓进行溶栓治疗。目前临床应用较多的是使用多侧孔溶栓导管进行动脉内接触性溶栓，将导管的侧孔段置于血栓内，使溶栓药物均匀地从侧缝溢出，保证血栓局部持续有足够浓度的溶栓药物，最大效能地发挥溶栓作用，其作用及安全性明显优于传统溶栓方法。局部导管溶栓的优势：①损伤小，全身并发症少；②结合血管造影可同时明确病变性质和流出道情况，为后续必要时的腔内/手术治疗提供依据；③能使原本泛大西洋协作组织（TransAtlantic Inter-Society Consensus，TASC）—Ⅱ分级的 D 级病变转化为 B级病变。

3. 旁路移植术后远端流出道狭窄的腔内治疗（图 2-12-5）　旁路移植术后远端流出道狭窄与近端吻合口不同，远端吻合口建立在相对较细的自身动脉上，一旦内膜过度增生，即可引起血流动力学变化，血管腔内治疗主要用于股-腘动脉人工血管转流术后远端吻合口狭窄。对于近端吻合口狭窄，由于和股深动脉

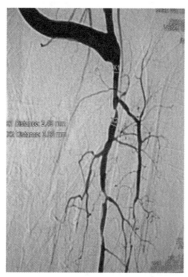
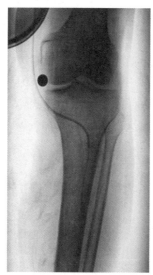
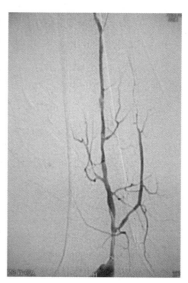

图 2-12-5　远端流出道狭窄球囊扩张

邻近,球囊扩张可以损伤股深动脉,还是传统手术较好。发现吻合口狭窄后应尽快处理,否则会导致整条移植物内血栓形成而需要行外科切开取栓。

针对血管旁路移植术后吻合口狭窄的腔内治疗方法主要有经皮腔内血管成形术、经皮腔内斑块旋切术、支架植入术、切割球囊成形术等。对位于关节附近的吻合口再狭窄血管,尽量采取球囊扩张而不植入支架,除非出现不能贴壁的夹层或扩张效果不佳的病变才考虑植入支架。支架应选用大小合适的球扩支架,精确定位。新型 VIABAHN 覆膜支架(Gore 公司,美国)具有较好的柔顺性及径向支撑,可用于旁路血管。下肢动脉旁路术后再狭窄及闭塞是一种复杂病变,不仅需要根据病变的部位、形态,还要根据患者全身综合情况来选择合适的治疗方式。此类患者治疗的关键是如何进行个体化和微创化治疗。腔内治疗不用将吻合口解剖出来,局部麻醉即可,只要解剖出一小段人工血管,就可以大大降低手术难度,最大程度减少对侧支循环的破坏,操作简便易行,切口小,出血少,手术时间短,患者恢复快。各种新型介入材料和方法提高了腔内介入治疗下肢旁路术后再闭塞的通畅率,降低了截肢率。

三、近肾动脉的主髂动脉完全闭塞处理

按照泛大西洋学会联盟 TASC(Trans-Atlantic Inter-Society Consensus)Ⅱ的治疗原则,建议主-髂动脉硬化性闭塞症中的 A 型和 B 型病变介入治疗,C 型和 D 型病变行开放外科手术治疗。然而,随着腔内技术的发展和腔内治疗器材的不断完善,尤其对于年老体弱患者,平肾主髂动脉闭塞腔内形成也是可以接受的措施之一,而且国内外已经有一些学者采用此项技术治疗平肾主髂动脉闭塞病变(图 2-12-6)。介入治疗成功率高,死亡率及发生并发症的比率低。虽然通畅率低于外科开放手术血管重建,但是通过经皮再次干预的再通畅率与手术治疗比较无统计学差异。

(一)预防肾动脉栓塞技术

1. 溶栓降低平面　血管外科医生采用多种方法保护肾动脉。近年来溶栓技术不断发展,在周围动脉闭塞病变中应用越来越广泛,并且取得了良好的效果。溶栓后有效清除血栓,降低闭塞平面,减少操作对肾动脉的影响。对于溶栓药物的选择,有国外文献报道使用链激酶、尿激酶、组织纤溶酶原激活物(tissue-type plasminogen activator,t-PA)及重组组织型纤溶酶原激活剂(rt-PA),各有其优缺点。链激酶因其出血风险高,并不常用于溶栓治疗。t-PA 及 rt-PA 溶栓治疗效果明确,但出血风险大,且费用较高,一般并不常规使用。尿激酶由于较好的疗效以及较低的价格被广泛应用,小剂量尿激酶持续溶栓治疗,得到了满意且安全的效果。通常认为血栓形成急性期溶栓效果好,病程延长后溶栓效果欠佳,国内赵俊来研究后认为病

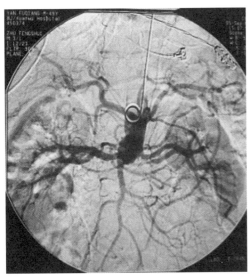

图 2-12-6 平肾主动脉闭塞

程最长 72 个月的患者,予以溶栓治疗后也取得了良好的效果。因此即使病程长的患者亦可尝试溶栓治疗。

2. 覆膜支架的运用及肾动脉支架植入 以前多数学者采用金属裸支架成形治疗主髂动脉闭塞,我们知道此病变大多是在动脉硬化狭窄基础上的血栓形成,使用金属裸支架经常会出现血栓被裸支架切割进入支架内,导致支架远端的栓塞,形成垃圾脚等严重后果。近年来随着覆膜支架的问世,其应用逐渐增多,使用覆膜支架的作用在于隔绝血栓,使血栓无法介入支架内,同时将血栓和斑块一起挤压在覆膜支架与血管壁之间,既保证了血管的通畅,又预防了远端的栓塞或者垃圾脚的形成。国内谷涌泉对覆膜支架治疗主髂闭塞有过报道,实践证明是一种非常有用的方法。由于闭塞段平肾动脉,在平肾位置进行球囊扩张时,要注意保护肾动脉以免出现肾动脉的栓塞。可通过在肾动脉内放置支架保持肾动脉的通畅,这在保护肾动脉上收到了很好的效果。

（二）多点穿刺进入真腔

介入治疗主-髂动脉硬化性闭塞症的常见入路有经股动脉逆行途径、经对侧股动脉"翻山"途径、经肱动脉逆行穿刺沿主动脉顺行途径。复杂主-髂动脉硬化性闭塞症的介入治疗常常需要多个入路的联合应用(图 2-12-7),才可能治疗成功:①病变仅累及髂总动脉开口时残余管腔短浅,经对侧股浅动脉逆行翻山途径无法为导丝和鞘管提供足够介入操作的支撑力,即使是翻山鞘管有时候也难以提供足够的支撑力进行介入操作。因此病变累及髂动脉开口时,可以选择股股联合入路或者单肱单股联合入路,必要时可以选择单肱双股联合入路;②单侧长段病变时,选择对侧股动脉入路,必要时在路径图引导下增加患侧股动脉入路,即股股联合入路;③双侧长段病变时选择单肱单股入路或单肱双股入路。由于导丝有时难以通过长段病变,需要双向尝试通过闭塞病变。

在开通闭塞段的过程中可能有一定困难,可以采用以下技术:①为了避免血管破裂、动脉夹层、斑块脱落导致栓塞等并发症,有时可应用小球囊技术进行预扩张,之后应用较大球囊扩张恢复血管内径;②动脉搏动减弱或消失时,穿刺失败率高,并发症多,应用路径图技术可以明显增加穿刺成功率及减少并发症,不建议应用盲穿技术;③多角度透视技术可以随时监控导丝是否在血管内行进,可以避免导丝穿透血管造成动脉夹层、假性动脉瘤或血肿形成;④当导丝经过正向或逆向均不能通过闭塞病变时,导丝不能进入真腔且确定只能进入内膜下时,内膜下成型技术也可以作为改善远端血流的选择之一,但是要严格控制精度。当术中造影发现造影剂漏至血管外时,应及时给予球囊压迫,避免血肿形成。由于内膜下成型技术容易形成夹层、血肿及假性动脉瘤,因此不建议选择内膜下成型。如果导丝进入内膜下,应退出,多次尝试,结合多角度造影,导丝进入真腔的可能将大大增加。

（三）主-髂动脉硬化性闭塞症介入治疗的并发症

主-髂动脉硬化性闭塞症介入治疗的过程中有可能出现严重的并发症,包括动脉夹层、假性动脉瘤、动脉破裂、血肿形成、动脉栓塞、血栓形成、造影剂肾病、肱动脉痉挛和神经损伤等急性并发症,也包括支架断裂、支架移位、支架内血栓形成、支架内膜增生及闭塞等远期并发症。介入技术并发症的发生与介入医师术前、术中、术后的处理不当相关。全面的术前评估、术前准备、术中术后处理及熟练的操作可以预防并发症的发生,尤其是围术期并发症。一般情况下,术前

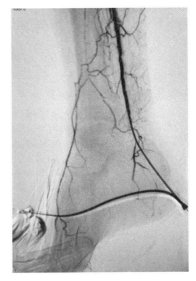

图 2-12-7 逆穿胫后动脉

应备好大小适宜的止血球囊、覆膜支架等物品。①出现动脉夹层、假性动脉瘤及动脉破裂时,立即应用大小适宜的止血球囊压迫止血,然后应用覆膜支架盖住裂口并再次以球囊扩张使支架与血管壁之间贴合良好;②出血较多且难以止血或者血管裂口较大,在止血球囊压迫的情况下急诊转外科手术治疗;③一旦出现动脉栓塞或血栓形成,立即导管取栓或导管溶栓,并给予规范的抗栓治疗。

(四) 其他技术

动脉硬化斑块或血栓栓子堵塞肾动脉,平肾动脉水平的主髂动脉长段闭塞为血管腔内治疗的难点,目前平肾动脉水平主髂动脉长段闭塞的血管腔内治疗方兴未艾,对于如何保护内脏动脉的新技术、新措施相继涌现,如内脏动脉球囊保护技术;内脏动脉烟囱保护技术;内脏动脉脑保护伞保护技术。

四、动脉严重钙化的处理技术

糖尿病足的下肢缺血患者常常合并动脉严重钙化,其中严重肢体缺血患者常常需要治疗,而严重钙化病变的腔内治疗是一个巨大挑战,采用目前的常规技术,开通的成功率低,并且斑块脱落,容易导致远端栓塞。在内膜下开通技术中有一些帮助返回真腔的器械和设备,但是由于价格昂贵,限制了使用。如何成功开通严重钙化的血管并有效地预防斑块脱落导致的远端栓塞是值得进一步讨论的话题。我们在多年的临床实践中总结了一下经验及技术。

(一) 提高血管开通成功率的技术

1. 借助长鞘的力量提高推送力　严重钙化的血管导丝开通困难,尤其距离入路远处的病变,导丝导管缺乏支撑,在必要时我们可以借助动脉长鞘,提高支撑力,对开通严重钙化的血管有一定帮助,术中不可暴力操作,以免血管破裂。(图2-12-8)

2. 通过病变远端动脉的逆行穿刺　膝上动脉硬化闭塞性病变时,病变近端钙化严重在真腔顺行开通时往往不能成功,即使内膜下开通也常因为导丝不能顺利返回真腔而失败,而病变远端质地偏软容易开通,所以我们常常借助于远端动脉的逆行穿刺开通血管。具体手术程序如下:①小腿动脉穿刺技术(图2-12-9):逆穿中我们常常取小腿的胫前动脉、胫后动脉及腓动脉作为入路;②双球囊技术破膜技术(图2-12-10):为了使导丝返回真腔,采用双球囊同时扩张撕破内膜;③导丝贯通技术(图2-12-11):术中通过抓捕器使导丝贯通,为进一步治疗做好前期准备。

斑块切除系统的应用:糖尿病下肢动脉硬化病变的斑块质地较硬,球囊扩张后弹性回缩严重,并且常常需要更高的球囊充盈压,进一步导致血管再狭窄,而斑块切除系统为我们提供了治疗方案,宣武医院成功开展Silverhawk斑块切除术。对于钙化严重的患者我们建议选择Turbohawk,比较两个斑块切除系统我

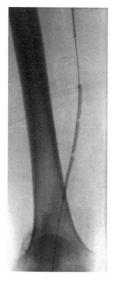
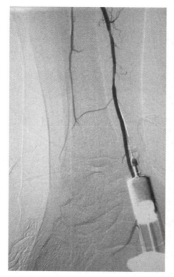
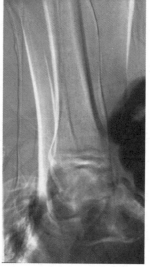

图2-12-8　动脉长鞘技术　　　　　图2-12-9　小腿动脉逆行穿刺技术

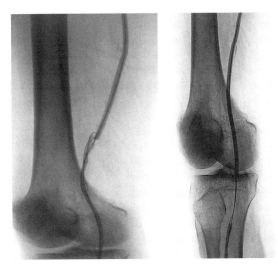

图 2-12-10 双球囊破膜技术

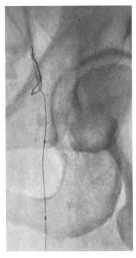
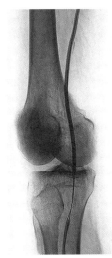

图 2-12-11 导丝贯通技术

图中可见近端抓捕器捕获了从远端逆行穿刺点
逆行开通而来的导丝,从而建立了贯穿导丝

们发现 Turbohawk 转速高于 Silverhawk,并且增加了刀片数量,这一系统的设计更适合严重钙化的病变。

（二）斑块脱落的处理

1. 斑块是否容易脱落　糖尿病是下肢动脉硬化闭塞的高危因素,而且病情复杂,进一步促进斑块的形成,不稳定的动脉硬化斑块脱落导致下肢缺血,在防治下肢缺血时,准确判断斑块的稳定性有重要意义。及早判断斑块的性质有助于预防和降低下肢缺血的发生率。超声检查因其具有无创、简便易行和可重复等优点而成为诊断动脉斑块的首选影像学方法。以斑块回声的高低区分斑块的稳定性,低回声或伴有少量强回声的混合回声的斑块多为不稳定斑块,强回声斑块多为稳定斑块。也可通过血管内超声来检测斑块性质。

2. 斑块脱落处理　在腔内治疗过程中,部分斑块可能脱落,导致远端栓塞。我们常规采用以下处理方式:①动脉鞘关注扩血管药物和抗凝药物,此方法常用于远端动脉的小斑块脱落导致的栓塞,患肢缺血不十分严重,术后通过药物治疗常常得到改善;②抽吸脱落的斑块,用动脉长鞘抽吸脱落的斑块也是常用的方法,这一技术要求斑块直径小于长鞘内径,且栓塞血管直径可以容下长鞘直径;③远端切开取栓,上述两种方法都行不通时,如果患肢缺血严重,必要时可以远端切开取栓,但创伤较大;④支架的植入,通过支架植入将斑块挤压于支架与血管壁之间,也可开通栓塞的血管。

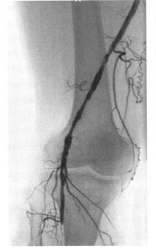
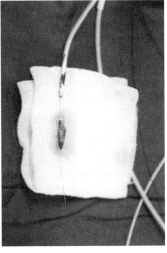

图 2-12-12 在斑块旋切技术中使用 Spider 保护伞捕获到术中脱落的栓子

3. 斑块脱落的预防　斑块脱落和术中操作有一定关系,要想更好的预防斑块脱落,我们在术前做好充分评估。在对狭窄部位进行球囊扩张时选择较小尺寸的球囊,一定程度上可以减少斑块脱落;在斑块切除时最好应用保护伞(图 2-12-12),因为严重钙化斑块,在切除时容易形成碎块,导致远端栓塞,宣武医院谷涌泉报道的两例斑块切除病例中,保护伞均捕获了部分脱落的斑块。

第三节　小　　结

　　随着穿刺技术不断进步及设备的不断更新,越来越多的下肢动脉病变可以通过腔内技术解决。对于糖尿病复杂的下肢血管病变也得到了很好的治疗,如平肾动脉的主髂动脉完全闭塞的腔内处理,曾经接受过开放手术且手术失败的腔内治疗以及多节段动脉病变的腔内治疗,有越来越多腔内治疗成功的报道。总之复杂的糖尿病血管病变处理有一定困难,虽然通过介入技术不能全部开通目标血管,但介入治疗作为微创技术有其独特的优势,其大大缩短了手术的操作步骤和操作时间,从而降低手术风险和并发症的发生率。而合理的入路选择、操作技术的综合应用、全面的术前评估,通过腔内治疗使复杂手术简单化,开通闭塞的血管,最终使患者的肢体得以保存。

(谷涌泉　刘一人)

参 考 文 献

[1] Yang WY,Lu JM,Weng JP,et al. Prevalence of diabetes among men and women in China. N Engl J Med,2010,362(12):1090-1101.

[2] 谷涌泉,张建,汪忠镐.糖尿病下肢缺血外科治疗方法的选择.中国糖尿病杂志,2007,15(4):193-195.

[3] 王爱红,赵湜,李强,等.中国部分省市糖尿病足调查及医学经济学分析.中华内分泌代谢杂志,2005,1(6):496-499.

[4] 许樟荣,敬华,钱荣.糖尿病足国际临床指南.北京:人民军医出版社,2003:6-9.

[5] 谷涌泉,张建,赵峰,等.老年人糖尿病下肢动脉粥样硬化临床特点及相关因素的研究.中华老年多器官疾病杂志,2007,6(5):325-328.

[6] 齐立行,谷涌泉,俞恒锡,等.糖尿病性和非糖尿病性动脉硬化下肢血管造影特点比较及其临床意义.中华糖尿病杂志,2005,13(6):412-413,415.

[7] Orchard TJ,Strandness DE Jr. Assessment of peripheral vascular disease in diabetes. Report and recommendations of an international workshop sponsored by the American Heart Association and the American Diabetes Association 18-20 September 1992,New Orleans,Louisiana. Diabetes Care,1993,16(8):1199-1209.

[8] Casella IB,Brochado-Neto FC,Sandri Gde A,et al. Outcome analysis of infrapopliteal percutaneous transluminal angioplasty and bypass graft surgery with nonreversed saphenous vein forindividuals with critical limb ischemia. Vasc Endovascular Surg,2010,44(8):625-632.

[9] Calligaro KD,Balraj P,Moudgill N,et al. Results of polytetrafluoroethylene-covered nitinol stents crossing the inguinal ligament[J]. J Vasc Surg,2013,57:421-426.

[10] Chang IS,Chee HK,Park SW,et al. The primary patency and fracture rates of self-expandable nitinol stents placed in the popliteal arteries,especially in the P2 and P3 segments,in Korean patients[J]. Korean J Radiol,2011,12:203-209.

[11] León LR Jr,Dieter RS,Gadd CL,et al. Preliminary results of the initial United States experience with the Supera woven nitinol stent in the popliteal artery. J Vasc Surg,2013,57:1014-1022.

[12] 陈忠,王盛.跨关节病变下肢动脉硬化闭塞症的腔内治疗[J].中国血管外科杂志.2014,6(4):202-203.

[13] Artari S,Zattoni L,Rolma G,et al. Subintimal angioplasty of infrapopliteal artery occlusions in the treatment of critical limbischaemia short-term results. Radiol Mad,2004,108:265-274.

[14] 胡钢,吴茂松,陆信武.膝下动脉硬化闭塞症的腔内治疗进展.中国血管外科杂志.2011,3(2):119-121.

[15] 杨婷,刘彦东,金松.人工血管移植术治疗下肢慢性动脉闭塞症的临床分析.中国医药指南,2013,11(10):640-641.

[16] Enrique M,Jmes H,Santiaqo C,et al. Percutaneous transluminal angioplasty with drug-eluting balloons for salvage of infrainguinal bypass grafts. Journal of Endovascular Therapy,2014,21(1):12-21.

[17] 范颖,龚光,熊义祥.下肢动脉人工血管旁路术后闭塞再手术经验探讨.临床与实践,2015,19(22):3056-3057.

[18] Mii S,Moil A,Sakata H,et al. Reoperation for grit failure of femoropopliteal bypass with externally supported knitted Dacron prosthesis. J Cardiovase Surg,2000,41:415-421.

[19] 原标,张葆现,张望德.下肢动脉人工血管旁路移植术后闭塞的治疗探讨.北京医学,2008,30(7):402-404.

[20] 王晓威,于振海.人工血管搭桥术后或介入治疗术后血管通畅率的研究.中国现代普通外科进展,2012,15(2):

123-125.

[21] 栗力.下肢动脉硬化闭塞症术后再闭塞的腔内治疗.中国血管外科杂志,2014,6(2):68-70.

[22] 王克勤,杨宝钟,张望德,等.取栓结合血管腔内技术治疗股-腘动脉人工血管转流术后吻合口狭窄.中华外科杂志, 2008,46(21):1667-1668.

[23] Norgren L,Hiatt WR,Dormandy JA,et al. Inter-Society Consensus for the management of peripheral arterial disease(TASC Ⅱ). J Vasc Surg,2007,45(Suppl S):S5-67.

[24] Sixt S,Krankenberg H,Möhrle C,et al. Endovascular treatment for extensive aortoiliac artery reconstruction:a single-center experience based on 1712 interventions. J Endovasc Ther,2013,20(1):64-73.

[25] Dosluoglu HH. Commentary:endovascular therapy should be the first line of treatment in patients with severe(TASC Ⅱ C or D) aortoiliac occlusive disease. J Endovasc Ther,2013,20(1):74-79.

[26] 谷涌泉,郭建明,郭连瑞,等.覆膜支架腔内成形治疗平肾主髂动脉闭塞1例报告.中国微创外科杂志,2015(4): 350-351.

[27] Kavaliauskiene Z,Antuševas A,Kaupas RS,et al. Recent advances in endovascular treatment of aortoiliac occlusive disease. Medicina(Kaunas),2012,48(12):653-659.

[28] Jongkind V,Akkersdijk GJ,Yeung KK,et al. A systematic review of endovascular treatment of extensive aortoiliac occlusive disease. J Vasc Surg,2010,52(5):1376-1383.

[29] Bin Jabr A,Sonesson B,Lindblad B,et al. Chimney grafts preserve visceral flow and allow safe stenting of juxtarenal aortic occlusion. J Vasc Surg,2013,57(2):399-405.

[30] Castelli P,Caronno R,Piffaretti G,et al. Hybrid treatment for juxtarenal aortic occlusion:Successful revascularization using iliofemoral semiclosed endarterectomy and kissing-stents technique. J Vasc Surg,2005,42(2):559-563.

[31] van den Berg JC. Thrombolysis for acute arterial occlusion. J Vasc Surg,2010,52(2):512-515.

[32] Ebben HP,Nederhoed JH,Lely RJ,et al. Low-dose thrombolysis for thromboembolic lower extremity arterial occlusions is effective without major hemorrhagic complications. Eur J Vasc Endovasc Surg,2014,48(5):551-558.

[33] Nehler MR,Mueller RJ,McLafferty RB,et al. Outcome of catheter-directed thrombolysis for lower extremity arterial bypass occlusion. J Vasc Surg,2003,37(1):72-78.

[34] Bagan P,Dakhil B,Lacal P,et al. Acute peripheral arterial occlusion:prospective study evaluating intra-arterial thrombolysis with a micro-porous balloon catheter. J Endovasc Ther,2013,20(3):422-426.

[35] Razavi MK,Lee DS,Hofmann LV. Catheter-directed thrombolytic therapy for limb ischemia:current status and controversies. J Vasc Interv Radiol,2003,14(12):1491-1501.

[36] 赵俊来,张小明,张学民,等.平肾腹主动脉闭塞的介入治疗:附14例报告.中国普通外科杂志,2015,24(6):800-803.

[37] 杨磊磊,郑海滨,卫小娟,等.多入路联合介入治疗复杂主-髂动脉硬化性闭塞症.中国循证心血管医学杂志,2014,6 (4):438-441.

[38] 吴丹明,周玉斌.主髂动脉长段闭塞腔内治疗的技巧和疗效.介入放射学杂志,2010,19:1004-1006.

[39] 史伟浩,余波.仰卧体位下经腘动脉逆行入路治疗股浅动脉慢性完全闭塞[J].中国临床医学,2013,20:287-288.

[40] Dattilo R,Himmelstein SI,Cuff RF. The COMPLIANCE 360° Trial:a randomized,prospective,multicenter,pilot study comparing acute and long-term results of orbital atherectomy to balloon angioplasty for calcified femoropopliteal disease. J Invasive Cardiol,2014,26(8):355-360.

[41] 谷涌泉,郭连瑞,齐立行,等.SilverHawk 斑块切除治疗动脉粥样硬化导致的下肢缺血14例报告.中国微创外科杂志, 2011,11(11):1022-1024.

[42] 谷涌泉,郭连瑞,齐立行,等.TurboHawk 斑块切除治疗伴严重钙化斑块的下肢动脉硬化闭塞症2例.中国微创外科杂志,2016,16(5):449-451.

第十三章　外科旁路移植技术在糖尿病下肢缺血治疗中的应用

第一节　概　　论

根据流行病学调查,本世纪我国糖尿病将持续高发,糖尿病的相关并发症也是临床需要面临解决的问题。糖尿病足作为糖尿病的重要并发症之一,由于多伴有肢体中小动静脉及神经病变,出现重度下肢缺血的概率明显高于不合并有下肢动脉粥样硬化病变患者,同时其截肢率也明显增高。意大利相关科研小组对1107例糖尿病性下肢缺血患者进行了为期8年的前瞻性(多中心)研究,结果表明这些患者最终的结局是溃疡、截肢和死亡。在治疗糖尿病的措施中,血管重建是最重要的治疗方法之一。作为一种传统的方法,下肢动脉旁路技术在国外拥有很长的历史。尽管这项技术在国内起步较晚,但其临床效果还是可以接受的。吴英锋等对51例糖尿病性下肢缺血患者进行了单中心的回顾性分析,其结论表明血管旁路移植手术无论采用胫前、胫后还是腓动脉作为流出道,其中远期通畅率均是可以接受的。

糖尿病患者血管旁路移植的目标是帮助患者恢复肢体功能,提高生活质量,以达到成功保肢。对于糖尿病足患者,血运重建应该尽快实施,延迟治疗可能导致不可逆的足部组织损失和随之而来的大截肢。英国的一项5年统计分析表明超过一半施行下肢截肢的患者在失去患肢之前没有尝试血运重建。开放外科手术搭桥至胫血管或足背血管仍然是糖尿病足保肢、血管成形术的金标准,开放手术原则是恢复"直线"血流至足部,这是通过一个自然解剖的胫动脉血流交叉到踝关节,而不是通过侧支。

1. 外科旁路移植技术手术指征　外科旁路移植技术手术的两个主要指征是跛行和严重肢体缺血(critical limb ischemia,CLI)。①跛行:因跛行而无法工作或影响日常生活的患者是血管旁路移植术的潜在患者。只有在解剖条件适合、患者一般情况允许,收益大于风险时才考虑手术治疗。手术的目的是缓解跛行从而改善生活质量。以跛行为主诉而行手术治疗的患者约占15%~30%,大多患者是因严重CLI行手术治疗。②CLI:大多数CLI患者需行血管旁路手术治疗,最近的欧洲共识对CLI的定义是:持续的或反复发作的缺血性静息痛,需要阿片类镇痛药治疗至少两周;踝部收缩压小于50mmHg或足趾收缩压小于30mmHg,伴或不伴足部的溃疡或坏疽;糖尿病患者伴足背动脉无法触及。所有CLI的患者如不行血管重建治疗,截肢的风险极大。

2. 外科旁路移植技术手术适应证　①严重肢体缺血引起的静息痛和组织缺损,无论是伤口不愈合还是坏疽;②流入道血运通畅,作为流出道的远端动脉良好;③患者的身体状况较好,能够耐受手术。糖尿病足外科旁路移植术的术前评价:手术方式包括:①股动脉-膝上或膝下腘动脉旁路移植;②下肢远端小动脉旁路移植,其手术难度较大;③超远端小动脉移植,如远端流出道在足底动脉弓。目前在糖尿病足患者中,胫前、胫后动脉阻塞性疾病有增加的趋势,相比于腓动脉、足背动脉,其发病率较高。因此恢复远端动脉血流十分重要。然而,对于远端吻合口的位置仍有争议,腓动脉旁路移植可以降低移植物长度,避免在足部产生切口,通过胫动脉远端侧支提供足部血流;足背动脉旁路可以增加足背动脉的血流灌注,促进坏死组织或溃疡的愈合。

3. 手术原则　①要求动脉旁路移植的流入道有足够的流入量,如果糖尿病足患者伴有主髂动脉疾病,可以行腔内等治疗打通髂动脉,常常作为流入道的动脉有股总动脉、股浅动脉,有时膝下腘动脉也可作为流入道,这不需要较长的静脉移植物,避免行股动脉远端动脉外科旁路手术。②具有良好的流出道。远端流出道移植物吻合口通常是经过造影的没有病变的胫动脉,它穿过踝关节至足底动脉弓,可以促进溃疡的愈合。

4. 术前评价 详细的现病史及过去史,明确吸烟和神经病变等危险因素,这对围术期风险评估十分关键。糖尿病足患者往往合并心脏和肾脏等并发症,术前要对心功能和肾功能有个良好的评价。由于自主神经病变的存在,甚至在严重下肢缺血时糖尿病足患者往往会表现出粉红色,温暖的皮肤,这种良好的灌注表象可能掩盖了下肢严重缺血。因此对糖尿病足患者的体格检查十分重要。另外术前下肢血管超声、ABI、动脉CTA及下肢动脉造影的辅助检查对病变血管做出良好的评价。这些辅助检查对于血管旁路移植手术的可行性及手术方式的选择极为重要。

第二节 外科旁路移植治疗

一、术前准备

1. 下肢备皮,在连续性硬膜外麻醉及静吸复合全身麻醉下进行;
2. 平卧位,上肢外展,保留导尿;
3. 聚维酮碘手术区消毒,常规铺无菌单;
4. 静脉预防性给予抗生素治疗,开始可给予广谱抗生素,桡动脉穿刺检测血流动力学改变。

二、显露动脉

1. 显露股浅动脉 大腿前内侧缝匠肌上方做一纵切口,向外侧或后侧牵拉缝匠肌,显露股浅动脉近端或远端,注意伴行的股浅神经和隐神经。

2. 显露膝上腘动脉 股内侧肌肌腹下大腿远端内侧做一纵切口,向后牵拉缝匠肌,进入膝上腘窝脂肪垫下方,可见大收肌肌腱。股浅动脉穿过收肌腱裂孔移行为腘动脉。

3. 显露膝下腘动脉、胫腓干 小腿上侧大隐静脉走行上方做纵切口,游离、牵开大隐静脉,切开深筋膜,将腓肠肌内侧头推向后方,游离并进入膝下腘窝,可见腘静脉、胫神经、腘动脉。切开比目鱼肌胫骨附着处,沿着腘动脉游离胫腓干。

4. 显露胫后动脉及腓动脉 切口同上,切开深筋膜后,切断比目鱼肌胫骨后方附着点,到达小腿后深肌室,可见位于后深肌室前面的胫后动脉。后深肌室的深面,临近腓骨处为腓动脉。

5. 显露胫前动脉 行小腿前外侧纵行切口,分离胫骨上方肌和趾长伸肌,于骨间膜上方可见胫前动静脉、腓深神经。

6. 显露足背动脉 经足背踇长伸肌外侧纵切口可显露足背动脉,于跟腱与内踝后方行弧形切口,胫后动脉位于屈肌支持带深面。

三、准备血管移植物

理想的静脉条件要求:直径大于等于3.0mm,冲洗后容易扩张,管壁无明显增厚、硬化或血栓形成。而用于旁路手术的血管移植物主要有三种选择:①首选的是自体静脉:大隐静脉可以作为最佳的血管移植物,其他的静脉可以选用如头静脉、贵要静脉、小隐静脉、自体合成静脉等。大隐静脉的使用方式有三种:原位转流、翻转转流、不翻转移位转流,三种方法的远期疗效相似。原位转流指的是原位离断大隐静脉的分支及瓣膜;其优点为对管壁的营养供应影响最小,且大隐静脉与吻合口管径相匹配。翻转技术主要用于当移植物静脉上下管径差不多时。不翻转移位转流要求吻合口的动静脉管径相匹配,并且可以与更远端的流出道相吻合;②人工合成血管移植物,如膨体聚四氟乙烯(ePTFE),可以降低吻合口处的新生内膜增生和持久性。移植物放于皮下;③尸体静脉,通过死后器官捐献获得,并被冷冻保存。目前由于成本和有限的临床数据支持而受到限制。以上自体静脉是首选,特别是大隐静脉,与人工血管相比,拥有较为持久的血管通畅率且不易于感染。

1. 大隐静脉取材　于腹股沟下向内行斜行切口,约45°,在隐股静脉交界处开始游离,沿大隐静脉走行,取跳跃式切口,间距约为3~5cm。用3-0丝线结扎离断其属支。注意避免损伤隐神经。

2. 小隐静脉取材　俯卧位,切开外踝后方,向小腿后方延伸,游离小隐静脉,结扎其属支,注意避免腓肠神经。

3. 上肢静脉取材　较为困难,壁薄,本书不一一介绍。

4. 处理　放入含有肝素和罂粟碱的溶液中,冲洗并扩张,检查有无渗漏以及未结扎的属支。如果存在,给予7-0聚丙烯线做纵行缝合。如果移植物长度不够,需要数根静脉段的端-端吻合。

四、建立皮下隧道

移植物最好置于皮下,也可以放置筋膜下,皮下隧道位于近、远端吻合口之间,要防止大隐静脉经皮下隧道后扭曲,可用导尿管引导大隐静脉通过。移植物与胫前动脉吻合可通过小腿骨间膜建立隧道。

五、建立旁路

静脉给予肝素后,移植物两端行段侧吻合,吻合过程中要注意内膜对内膜的外翻缝合。首先吻合近心端,开放阻断血管,看移植物血管有无血流喷出,然后阻断。然后根据远端吻合口位置,完成远端端侧吻合。最后缝合切口。

六、术后处理

1. 控制血糖,抬高患肢,给予消肿等治疗,伤口定期换药,伤口愈合后拆除缝线。
2. 抗凝治疗,以防止血栓形成,如术后第1天开始皮下注射低分子肝素。
3. 抗血小板治疗,抑制血小板聚集,如口服阿司匹林(100mg/d)或氯吡格雷(75mg/d),长期服用。
4. 术后应用抗生素,如广谱抗生素。
5. 扩血管治疗,延长通畅时间,如前列地尔注射液。

原位大隐静脉移植术技术要点:沿大隐静脉做多个切口,中间有皮肤桥连接或暴露整个大隐静脉主干,游离结扎其分支,前者只能显露前臂并结扎其分支,后壁不动。然后用瓣膜切开器破坏静脉瓣膜。分离流入道与流出道动脉,先后吻合近端、远端动静脉吻合口,吻合后检查大隐静脉是否通畅,如无异常,放置引流管,缝合切口。术中严格结扎大隐静脉及其属支,防止动静脉瘘;切除所有静脉瓣膜,防止血流不畅、血栓形成导致移植失败;移植物要有足够的长度,防止吻合口张力过大而引起手术失败;尽量保护静脉壁,如破裂可用7-0 Prolene缝合修复。

第三节　疗效评价与展望

Attinger 等于2006年描述了六个位于足部和踝部 Angiosome 区域,每一个区域由其中的一个小腿动脉和其终末分支供血。胫前动脉供给一个区域,延伸为足背动脉,供应足的背侧面和足趾的背侧面。胫后动脉分为 3 个区域,分别供应不同的部位:以跟骨分支供应足跟,足底内侧动脉供应足底的内侧,足底外侧动脉供应外侧的前中足底。腓动脉(PA)供应踝关节的外侧缘和足跟的外面。为获得更好的溃疡愈合率及保肢率,应尽可能考虑对供血区域直接血管重建。但不应因此否定间接血运重建。尽管 Aadarsh Kabra 等的研究表明,直接血运重建的溃疡愈合率高于间接患者,但在当前研究中二者在保肢上并无统计学差异,况且此项前瞻性研究只囊括了 64 例患者,仍需要大量样本及前瞻性研究的证明二者的优劣。

K. Spillerova 等在一项包括 744 例下肢严重缺血的队列研究中,将膝下腔内血管治疗与动脉旁路手术进行比较,结果表明根据 angiosome 靶向血运重建理论,二者的创面愈合与保肢率有明显提高,在创面愈合方面动脉旁路手术要优于腔内血管治疗。对于缺血性足跟溃疡或坏疽患者,相关报道表明在动脉重建后,其创面愈合可能需要 6 个月,对伴有糖尿病患者,愈合时间可能更长。成功的动脉重建,特别是一个开放的胫后动脉旁路移植,在治疗大多数足跟溃疡或坏疽是有效的,而开放性较短的血管旁路移植获益较小。对于肾功能受损的患者治疗失败的风险增加,但他们的伤口可能成功愈合,说明动脉旁路血管重建治疗糖尿病足患者是可以获益的。

对于糖尿病足患者,恢复至足部的动脉血流始终是治疗的目标。Frank B. Pomposelli 等对 1000 多例的足背动脉旁路移植术的患者进行回顾性研究,结果显示术后 1 个月的死亡率为 0.9%,4.2% 的患者在同一时期内移植失败。表明足背动脉旁路移植术耐用持久,保足的可能性高。而隐静脉是首选的移植物。足部动脉重建术可以作为常规合理应用于糖尿病足患者的治疗。尽管目前血管腔内治疗糖尿病足越来越广泛,但动脉旁路作为治疗糖尿病足的主要方法之一。仍具有不可替代的作用,希望有更多的大样本研究、随机对照实验来证明动脉旁路移植术治疗糖尿病足的优越性。

(叶志东　刘鹏)

参 考 文 献

[1] 吴英锋,谷涌泉,李学锋,等. 糖尿病下肢缺血膝下动脉重建临床效果的初步评价. 中华外科杂志,2010,48(4):257-260.

[2] Attinger CE,Evans KK,Bulan E,Blume P,Cooper P. Angiosomes of the foot and ankle and clinical implications for limb salvage:reconstruction,incisions,and revascularization. Plast Reconstr Surg,2006,117(Suppl.):S 261-S293.

[3] K. Spillerova,F. Biancari,A. Leppäniemi,Differential Impact of Bypass Surgery and Angioplasty on Angiosome-Targeted Infrapopliteal Revascularization. Eur J Vasc Endovasc Surg,2015,49:412-419.

第十四章 糖尿病足的截肢处理

第一节 概 论

糖尿病足是由于糖尿病性的血管病变使足的血运障碍,糖尿病性的周围神经病变使足的神经营养和感觉障碍,最后导致足溃疡、感染、坏死。近年来,老龄人群患有糖尿病和周围血管病的比率在加大。1988到1992年统计数字表明,在美国每年约有130 000下肢截肢患者,其中伴有糖尿病者占51%。1988年Levin报道美国住院患者截肢手术中50%是糖尿病足患者,每年因糖尿病足截肢者约有4万多人。糖尿病足在糖尿病患者中的发生率占到5%。糖尿病引起的血循环障碍而截肢者的比例占45%(图2-14-1)。

截肢是一项严重的破坏性手术,术后截肢者将终身失去一部分肢体,丧失一定的功能和造成某些缺陷。大多数截肢是为挽救或延长伤病员的生命而不得已采用的手术;有时也会由于有的肢体完全丧失功能,截除后安装义肢(假肢)更有利于恢复功能。从康复角度来说,某些截肢是一项建设性的手术,截肢者术后穿戴义肢可取得部分代偿功能,所以手术时就应考虑义肢对残肢的要求和残肢对义肢的适应。

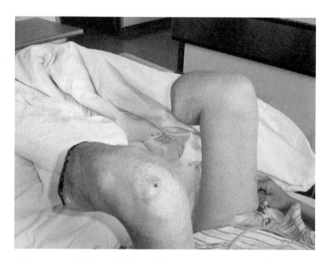

图2-14-1 因糖尿病性下肢缺血坏疽而行双侧膝下截肢的患者

关于截肢平面,过去人们常用两种不同方法来确定。一种是尽可能在最远端截肢,其优点是可以最大限度地保留患者肢体的功能,而最大的缺点是有可能使患者多次接受截肢的修复,甚至再高一个或两个截肢平面,直至伤口愈合。另一种是为保证截肢残端有足够血供,达到快速愈合,所有截肢均行膝上截肢,其最大的优点是保证了创面一期愈合;而缺点是必然导致患者残疾等级增加,即使安装义肢也会造成生活质量下降,加重社会和家庭负担。1981年Malone等提出确定最佳平面须符合以下几点原则:①使用血管重建方法最大程度地保留肢体;②选择截肢平面的数量化评估;③在保证伤口愈合的前提下实现最远端的截肢;④有利于义肢的安装恢复;⑤在康复的前提下,缩短住院时间;⑥有效地节省资金;⑦匹配的医疗和义肢的护理。过去10年中,术前决定截肢平面主要依靠物理检查,包括肢体颜色、皮肤温度、外周动脉搏动情况和术中伤口处血流情况等。按此标准施行的膝下截肢失败率为10%~50%,平均为20%;患者经常需要再次截肢(图2-14-2)。因此确定一个正确的截肢平面不仅可节省人力、财力,而且也能挽救生命。尽管已有应用下肢远端流出道血管造影评估下肢缺血动脉搭桥术后疗效的报告,然而至今血管外科界仍无一项统一和可信度高的标准去确定截肢平面。本章中将向读者介绍我们在此方面所做的工作,以供评鉴。

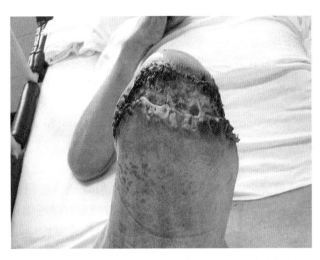

图 2-14-2　膝上截肢术后创面因缺血不愈合,并继发创面感染,需要再次清创截肢

第二节　下肢截肢技术

1. 截趾术　适用于局限于中节和末节趾节且不累及跖骨皮肤的病损。局部或全部的足趾切除都是可以施行的。几乎所有能够使将要横断的骨表面达到无张力覆盖的伤口都可以选择。全部足趾截肢术最简单的方法是基于"球拍状"切口,局部足趾截肢术可以选择横向或纵向鱼口状皮肤切口。屈肌和伸肌肌腱可以在皮肤切开时离断,并允许回缩。关节离断时要锐性切开关节囊,由于关节软骨血运不好,一般用骨钳切除软骨。

2. 趾列截肢术　包括去除整个足趾及与之相连的全部或部分跖骨头。皮肤切口采用延长"球拍柄"来修正球拍状切口,以便充分暴露跖骨干。用电锯将跖骨干横断后,小心分离避免损伤邻近的足趾动脉和神经。需注意第一跖骨列截肢后,由于足部受力发生改变,有高达60%的患者会出现复发性溃疡。

3. 经跖骨截肢术　适合累及整个前脚的病损。切口从第一跖骨内侧开始,沿跖骨干末梢水平横跨整个足背,延伸到第五跖骨头外侧。切口沿直角延伸到足底,这样可以做出一个延伸到足趾底部的皮瓣。

4. 跗部截肢　施行卜爱德(Boyd)截肢术,移除距骨后使跟骨与胫骨下端融合。目标是使残肢末端,特别是足底皮肤承重功能良好,残端没有马蹄内翻畸形。此种术式形成的残肢安装义肢效果好,外观近似健足,可承重步行。

5. 悉姆(Syme)截肢　这是一种踝上截肢,前切口横跨足踝并延伸到内外踝尖,后切口从踝尖开始垂直向下,一直延伸到足底。在皮肤切口水平离断伸肌腱,将足背动脉结扎切断,在足底弯曲的状态下切开踝关节囊离断踝关节,注意避免损伤胫后动脉。足跟脂肪垫要仔细解剖力求贴近跟骨。在胫骨关节面用锯将踝关节切开,在远端胫骨的内侧、前侧和外侧及腓骨侧钻孔,使得足跟直接在胫骨下面锚固。最后将足跟皮瓣与足背筋膜缝合关闭伤口。术后残肢远端亦能直接承重步行,赛姆截肢后肢体短缩约6cm以上,增加了安装义肢的空间。

6. 小腿(膝下)截肢　较常见。一般选择在远端距胫骨粗隆 10～12cm 处截骨。可以设计成后部皮瓣、矢状皮瓣、斜行皮瓣、鱼口皮瓣和内侧皮瓣。要点是距胫骨断端的近端超过 1～2 厘米处离断腓骨,将胫、腓总神经锐性切断,允许其回缩以避免形成神经瘤。所有在踝关节与膝关节之间的截肢都丧失了正常的足部运动,但在小腿中 1/3 处截肢比较适当,软组织也较多,血循环良好,通过义肢和人工踝代偿效果一般较好。小腿残肢过短(膝间隙以下不足 7cm)时,安装义肢效果欠佳。

7. 膝关节离断(经膝关节截肢)　在技术方面比经股骨截肢要求高,术后因伤口问题导致的更高平面的截肢比经股骨截肢更普遍。驱血阻断后,鱼口状切口的前部皮瓣的尖端位于髌骨和胫骨粗隆之间,切开皮肤,切断内、外侧副韧带,在髌韧带插入到胫骨的部位将其切断,切开关节囊并切断十字韧带,结扎并切断腘动脉和腘静脉。离断其余的肌腱和膝关节。Mazet 改良方法包括去除后侧、内侧和外侧的股骨髁状突,最后将髌韧带和腘腱及十字韧带在髁间窝用减张的不可吸收缝线缝合在一起。这种手术后股骨内、外髁的膨大部分提供了良好的承重面,穿戴膝关节离断假肢后代偿功能较好,缺点是假肢的膝部比健侧粗大,不美观。

8. 大腿(膝上、经股骨)截肢 此种方法相对简单。一般在股骨中、远 1/3 交界处离断,常常使用横向鱼口状切口,这种切口的前后皮瓣均等。要锐性切断坐骨神经,并任其回缩。在关闭伤口前要使患者的髋关节弯曲,若有任何张力应缩短股骨。因为大腿残肢有较多的肌肉,有一定长度,穿戴义肢后的代偿功能仍可观。只要手术方法正确,任何部位的大腿截肢都可装配义肢。残肢过短的大腿截肢者步行速度一般较慢,易疲劳,维持身体稳定会受到影响,在某些特定活动中,短的残肢受压也较长残肢大。

9. 髋关节离断 可使用前球拍切口或长后瓣切口。常用的长后瓣切口开始于平行于腹股沟韧带前方约一英寸处,向后延伸为后瓣,后瓣的长度是髋关节水平前后径的 1.5 倍。切开皮肤后,结扎股血管。将缝匠肌在起始点切断,髂腰肌在其插入点切断,耻骨肌在耻骨发出点切断,股薄肌和三块内收肌也在起始点切断,将闭孔神经血管束切断,闭孔外肌在其近小转子部位离断,半膜肌、半腱肌和股二头肌在坐骨结节处切断,接下来将阔筋膜张肌、臀大肌和股直肌切断,最后将紧贴大转子的所有肌肉离断。切断圆韧带,切开髋关节囊。横断坐骨神经,任其回缩至梨状肌内。在髋臼部位将后方的股四头肌缝合到前方的髂腰肌上,将臀中肌的外侧缝合到闭孔外肌的内侧,将臀筋膜拉向腹股沟韧带缝合。髋关节离断后,装配假肢需要骨盆来固定,由坐骨承重,穿戴义肢后的代偿功能有一定的限度。

第三节 下肢截肢对功能的影响及义肢装配的要求

一、下肢截肢对功能的影响

1. 足趾残疾 足的缺失包括足的全部缺失、部分缺失以及足功能的缺失。足弓破坏包括足弓功能的破坏和足弓形体结构的破坏。足的内、外侧弓和横弓结构缺失和功能丧失,称之为足弓结构完全破坏;足的内、外侧弓和横弓的任一弓遭到破坏,称之为足弓 1/3 结构破坏,其中两弓破坏,称之为足弓 2/3 结构破坏。

临床实践证明,第一趾和其余任何两趾完全缺失或者一足除第一趾外,其余四趾完全性缺失时,可出现站立不稳、行走速度减慢和跳跃能力下降等功能障碍。由于长期缺趾可以使足部变形,出现足部骨关节病。

2. 下肢缺失 下肢的主要功能是负重、行走、保持身体站立时的稳定。下肢缺失是指下肢在踝关节以上或者膝关节以上,髋关节以下的缺失,包括一侧下肢缺失和双侧下肢缺失以及功能的完全丧失。下肢缺失是一种非常严重的损伤,对生产劳动能力、工作能力及生活自理能力均会造成极大影响和障碍。

二、装配义肢对截肢的要求

1. 有适当的长度 保证足够的杠杆和良好的肌肉控制力量。残肢过短,不但难以装配假肢,保持假肢稳定,而且会增加残肢的肌力负担,影响义肢发挥作用;残肢过长,则容易发生血循环障碍,引起切口处水肿、溃疡,也不利于义肢的装配和活动。大腿截肢、小腿截肢残肢的长度都是以中 1/3 部位截肢所留长度为理想长度。

2. 残端应无疼痛 装配义肢后,截肢者往往主诉有轻微疼痛,若无特殊情况,这种疼痛会随着截肢者对义肢的适应,逐渐缓解、消失。影响装配义肢的疼痛,常因残端炎症、神经瘤、骨刺、骨端过长、骨嵴突起、幻觉痛引起。对疼痛应按病因分别处理,治愈后再装配义肢。

3. 皮肤瘢痕应与深部组织无粘连 保留中等量的软组织,手术时应选择适当的部位和切口,避免在受力处,切口瘢痕应减至最小范围,并预防切口感染,保证伤口一期愈合。由于截肢手术都是不得已而做的手术,特别是急诊截肢,有时条件不允许做出理想残肢,只能脱离生命危险后,再行截肢或残肢修整,创造较理想的残肢。

4. 应保持关节的正常活动度 截肢后的肢体由于缺乏活动或术后放置的肢体位置不佳,可发生关节挛缩和强直,这对义肢装配不利,即使装了义肢,也将大大削弱义肢的功能,故在装配义肢前,加强残肢功能锻炼,恢复正常活动,再装义肢。

5. 残端的形态稳定即残肢已定型 手术后残端可因水肿增粗,随着水肿的消退,组织的收缩,残端皱缩变细,在变形过程中,形态不稳定时,最好装临时义肢,待残端已定型、耐压、耐磨,具有一定肌力时再装配永久性义肢。

以上几个方面,除残肢长度取决于截肢部位,术后一般不会变化外,其余四个方面则和手术中的操作技术,术后的护理、治疗、训练等多方面的因素有关。为了保证良好的残肢条件,使截肢者能够装配上功能良好的义肢,则要求医务界与义肢界密切配合。据统计,由于截肢手术的不当和外科医生缺乏对义肢的了解,国内约有10%的截肢患者在初次安装义肢时需对残肢进行手术修整。另外,由于不少截肢患者术后没有及时得到残肢护理,装肢前残肢水肿尚未消失,到义肢厂装配义肢时往往需要进行残肢包扎,以促使残肢定型,既浪费了患者的时间,又影响了残肢功能的发挥。

三、截肢平面的科学预测

截肢往往是糖尿病足病治疗的终末方法。如何保证截肢创面一期愈合,同时又能最大程度地降低截肢平面,保留关节以利于装配义肢、提高此类患者晚年生活质量始终是血管外科医生面临的挑战之一。如果截肢平面过高,又会使患者的残疾等级增加;如果截肢平面过低,足部创面难以愈合,则需要反复修复残端,本文作者在澳大利亚学习期间,曾对澳大利亚墨尔本大学 Austin 医学中心的下肢截肢的 DSA 资料进行了研究,发现有34.9%患者需要再截肢,再截肢的次数为1~5次。如此,不仅增加患者的经济负担和痛苦,而且不少患者为此而失去生命。

为了能够在术前准确地预测截肢平面,作者在澳大利亚墨尔本大学 Austin 医学中心研究了202例患者的232条下肢截肢的 DSA 资料,制定了一个"分数"标准(表2-14-1)。应用这个标准可以使预测截肢平面的准确率达到95%以上。从而避免了患者多次反复截肢。

表2-14-1 下肢远端流出道病变动脉新的评分标准

病变动脉	分数	病变动脉	分数
一处小于50%狭窄	-1	多处小于50%狭窄	-5
一处大于50%狭窄	-2	多处大于50%狭窄	-6
一处短段闭塞(<5mm)	-3	多处闭塞	-8
一处长段闭塞(≥5mm)	-5	整条狭窄动脉(<50%正常直径)	-6
动脉正常腔到小腿下1/3处闭塞	-7	部分通畅的足部动脉弓	-3
动脉正常腔到小腿上1/3处闭塞	-9	小腿上有丰富的侧支	+2
整条闭塞动脉	-10	足背部有丰富的侧支	+1

注:正常动脉:①腘动脉、胫前动脉、胫后动脉、腓动脉各10分;②完整的足部动脉弓5分,总分为45分;在此基础上加/减上述的评分标准,最后得出的分数与截肢平面相对应。

膝上截肢分数<12分,膝下截肢12~19分,半足截肢20~25分,截趾>25分

在临床工作中,股深动脉的作用愈来愈受到重视。经常见到股深动脉完整而股浅动脉以下及小腿三

分支动脉完全闭塞的患者能够保持患肢无坏疽,DSA 显示通过股深动脉至小腿和足形成了丰富的侧支循环。也有一些股浅动脉以远完全闭塞的患者,截肢以前或同期行股深动脉成形术,结果膝下截肢创口达到了一期愈合。

为了强调股深动脉在大截肢平面确定中的意义,在前期工作基础上,我们总结了 5 年来 90 例因下肢动脉硬化闭塞症大截肢患者的病例资料和 DSA 图像,应用 Logistic 回归分析原上述 DSA 评分、引入股深动脉评分后的新 DSA 评分(表 2-14-2)对预测截肢平面的贡献度,进而对比两种 DSA 评分方法的 ROC 曲线下面积,应用聚类分析明确新评分系统的分类界值。结果发现上述 DSA 评分正确预测百分率提高了 14.3%,引入股深动脉评分后的新 DSA 评分正确预测百分率提高了 23.9%。在 0.05 检验水准下,仅有新 DSA 评分对预测截肢平面具有统计学意义($P=0.04$)。因此将股深动脉纳入到新 DSA 评分,正确预测截肢平面的百分率又进一步提高了近 10%,ROC 曲线下面积增加了 12%。

表 2-14-2　下肢病变动脉新的评分标准

病变动脉	分数	病变动脉	分数
一处小于 50% 狭窄	−1	多处小于 50% 狭窄	−5
一处大于 50% 狭窄	−2	多处大于 50% 狭窄	−6
一处短段闭塞(<5mm)	−3	多处闭塞	−8
一处长段闭塞(≥5mm)	−5	整条狭窄动脉(<50% 正常直径)	−6
动脉正常腔到小腿下 1/3 处闭塞	−7	部分通畅的足部动脉弓	−3
动脉正常腔到小腿上 1/3 处闭塞	−9	小腿上有丰富的侧支	+2
整条闭塞动脉	−10	足背部有丰富的侧支	+1

注:正常动脉:①腘动脉,胫前动脉,胫后动脉,腓动脉各 10 分;②完整的足部动脉弓 5 分;③股深动脉 10 分,大于 50% 以上的狭窄 5 分,大于 75% 以上的狭窄 2 分,闭塞 0 分;④总分为 55 分;在此基础上加/减上述的评分标准,累加后为最终评分

当然,这一评分标准应用的前提是近端的主、髂动脉等流入道正常的情况下,临床应用应灵活掌握这一标准。其合理与否,还应在将来的临床实践中接受检验和修正。

附件(举例)

病例 1　患者潘某,男,65 岁,主因左前足破溃流脓 2 个月入院,既往糖尿病病史 3 年,血糖未予以控制。入院查体见左前足大面积软组织坏疽感染,经控制血糖、抗感染、扩血管及局部换药等保守治疗效果

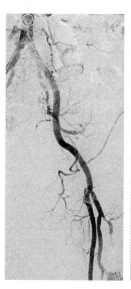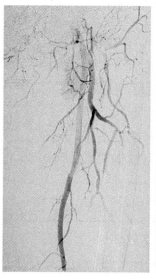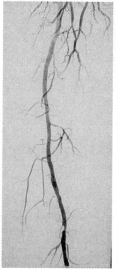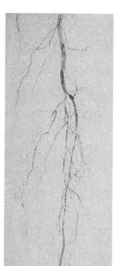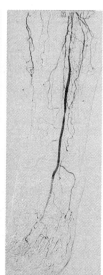

图 2-14-3　术前数字减影血管造影图像

不佳拟予以截肢。术前 DSA 如下图。术前 $TcPO_2$ 检测膝下 10cm 处为 12mmHg（小于 30mmHg 应行膝上截肢）。依据原 DSA 评分，左腘动脉多处大于 50% 的狭窄为 10-6=4 分，左胫后动脉全程闭塞为 0 分，左腓动脉和胫前动脉多处闭塞为 2×(10-8)=4 分，部分通畅的足背动脉弓为 5-3=2 分，合计 10 分，依据原标准，<12 分应行膝上截肢。但该患者股深动脉灌注良好，依照新标准股深动脉为 10 分，评分共计 20 分，依照新标准我们行膝下截肢，结果创面 I 期愈合。

（吴英锋　谷涌泉）

参 考 文 献

[1] 谷涌泉,张建.下肢血管外科.北京:人民卫生出版社,2010.

[2] 克罗妮韦特,约翰斯顿.卢瑟福血管外科学.第 7 版.郭伟,符伟国,陈忠,主译.北京:北京大学医学出版社,2013.

[3] 许樟荣,敬华,译.糖尿病足国际临床指南.北京:人民军医出版社,2003:6-9.

[4] 张晓玉.下肢假肢.假肢与矫形器制作师系列培训教材,1997.

[5] Kostuik JP,Gillespie R. Amputation Surgery and Rehabilitation. New York:Churchill Livingstone,1981.

[6] American Academy of Orthopaedic Surgeons. Atlas of Limb Prosthetics. The C. V. Mosby Company,1981.

[7] Murdoch G,Donovan RG. Amputation Surgery and Lower Limb Prosthetics. Blackwell Scientific,1988.

[8] 冉春风,董秀兰,王中彬.现代康复医学.北京:科学技术文献出版社,2000:10-12.

[9] Gu Yong-quan. Determination of the amputation level in ischaemic lower limbs. ANZ J S,2004,73:31-34.

第十五章 糖尿病相关外科治疗指南的解读

第一节 《中国肥胖和 2 型糖尿病外科治疗指南(2014)》解读

2 型糖尿病(T2DM)已成为严重的社会性问题,我国代谢外科于 20 世纪末开展,目前在手术适应证、手术方式选择及操作、并发症的防治、围术期管理、术后随访等方面尚存不足。为规范 T2DM 外科治疗的开展,使 T2DM 患者得到最佳的治疗方案,并最大程度降低相关并发症发生率,"中国医师协会外科医师分会肥胖和糖尿病外科医师委员会(CSMBS)"召集国内有关专家,共同制定了《中国肥胖和 2 型糖尿病外科治疗指南(2014)》。该指南推出后,随着全国范围内手术数量的逐年上升,在手术适应证及手术方式选择方面得到了进一步规范。

减重手术最初被用于治疗病态性肥胖,20 世纪 90 年代观察到,减重手术除了明显减轻体重,还可以良好的控制血糖,术后患者不需要药物降糖并能长期保持血糖正常的例数明显高于非手术组,且与糖尿病相关的并发症发生率和病死率大大降低。我国肥胖症和糖尿病外科治疗始于 2000 年,开展手术的医院及术者缺乏规范化培训,出现了一些问题,急需对手术适应证、手术方式、手术操作等进行规范,《中国肥胖和 2 型糖尿病外科治疗指南(2014 版)》正是基于此目的在国内外专家大力支持下产生的。

指南撰写参照了美国 2013 版《减肥手术患者围手术期营养、代谢和非手术支持临床实践指南》、我国《手术治疗糖尿病专家共识》以及 2011 版 IDF《减重手术治疗肥胖伴 2 型糖尿病的立场声明》,并在此基础上充分参考了我国减重及代谢外科特点。

对于手术的适应证,结合患者临床情况和 BMI,分为三个手术推荐等级:积极手术、可考虑手术、慎重开展手术。考虑到人种差别,我国在选择患者的 BMI 范围上较美国 2013 版指南下调了 2.5,2011 版 IDF《减重手术治疗肥胖伴 2 型糖尿病的立场声明》也指出:对于糖尿病和心血管风险日益增加的亚裔人群,建议下调肥胖分级指数。我们在指南中还细化了对于患者胰岛功能的评估标准(表 2-15-1),"T2DM 病程≤15 年,且胰岛仍存有一定的胰岛素分泌功能,空腹血清 C 肽水平≥正常值下限的 1/2",以保证患者术后获得良好的疗效。此外,由于我国患者腹型肥胖居多,故在指南中增加了腹围标准,建议"男性腰围≥90cm、女性腰围≥85cm 时,可酌情提高手术推荐等级"。

表 2-15-1 手术治疗 T2DM 患者入选标准

BMI	临床情况	手术推荐等级
≥32.5		积极手术
27.5 ~ <32.5	患有 T2DM,经改变生活方式和药物治疗难以控制血糖且至少符合额外的 2 个代谢综合征组分或存在并发症	可考虑手术
25.0 ~ <27.5	患有 T2DM,经改变生活方式和药物治疗难以控制血糖且至少符合额外的 2 个代谢综合征组分或存在并发症	慎重开展手术

肥胖及代谢病外科历经几十年发展出现了多种术式,我国开展初期也呈现过多种术式,由于我国现缺乏长期、大样本的数据支持,故指南中推荐目前国际上普遍被证实有效并推广的标准术式有4种:腹腔镜Roux-en-Y胃旁路术(Laparoscopic Roux-en-Y gastric bypass,LRYGB)、腹腔镜胃袖状切除术(laparoscopic sleeve gastrectomy,LSG)、腹腔镜可调节胃绑带手术(laparoscopic adjustable gastric banding,LAGB)、胆胰分流并十二指肠转位术(biliopancreaticdiversion with duodenal switch,BPD-DS)。其中LAGB暂不推荐应用于治疗2型糖尿病的患者,BPD-DS术后营养相关并发症多,并发症发生及死亡率均高于其他术式,建议谨慎采用。

围术期管理及随访是大家既往容易忽视的部分,但对于减重患者的管理和恢复却影响重大,因此,本次指南撰写格外增加了此部分,从饮食、营养、血糖、生化指标等方面,细化了标准,并列出了表格供大家方便参照(表2-15-2)。

表2-15-2　T2DM 术前评估项目

仔细询问病史
肥胖相关性并发疾病*,肥胖病因*,BMI*,胸围、腰围*、臀围,体重*
常规实验室检查*(空腹血糖,血脂,肾功能,肝功能,血清离子,尿常规,凝血酶原时间或国际标准化比值(INR),血常规+血型)
测定微量营养素、血清铁*、维生素 B_{12}、叶酸,对于有营养吸收不良正在或风险的患者可考虑检测更多的维生素与微量元素水平
评估患者心肺功能,睡眠呼吸暂停实验*,心电图(ECG)*,数字X线成像(DR)*,有心脏疾病或怀疑肺动脉高压可以行心脏超声,如临床有症状提示,可行深静脉血栓形成(DVT)危险因素评估
内镜检查*,高发病地区行幽门螺杆菌筛查,肝胆脾彩色超声,骨密度测定,怀疑胃食管反流可行上消化道钡餐造影、食管测压、24小时动态胃酸监测或消化道动力测定
内分泌评估,检测糖化血红蛋白(HbA1c)*,口服葡萄糖耐量实验(OGTT)*,C肽*,胰岛功能*,糖尿病自身抗体系列*,甲状腺功能系列*,性激素*,皮质醇*
临床营养评估与咨询*,如需要,术前纠正营养素缺乏,并教育患者如何适应术后进食方式及补充营养素
社会心理评估*,对患者意愿、期望值及依从性进行正确评估
选定手术方式*
充分告知手术风险和收益*
手术同意书*
相关费用说明*
术前保守治疗控制体重*
优化血糖控制*
妊娠咨询*
停止吸烟*
癌症筛查*

注:*为必查项目

手术治疗糖尿病是糖尿病治疗史上革命性的变化,而在我国这方面的治疗研究起步较晚,2014版《中国肥胖和糖尿病外科治疗指南》的出现,是中国减重代谢治疗方面的一个里程碑式的标志。但我们仍存在许多不足,比如缺少手术治疗2型糖尿病的循证医学Ⅰ类证据,没有大样本、长期随访的资料,无法提供有说服力的亚裔人群数据等。未来的中国肥胖和糖尿病外科治疗指南还会针对这方面进一步地修改与订正。随着减重代谢手术快速发展的现状,相信以后会出现更加大型、完善、严谨的亚裔人群相关循证医学证据,我们的指南会更加严谨与完善(表2-15-3)。

专家一致呼吁,外科手术治疗糖尿病安全、有效,治疗方法也有章可循。但少数医院在手术适应证和手术方式等方面不够规范,导致临床疗效无法达到预期效果,相关并发症发生率有所增高。当前,应加大相关诊疗指南的推广,积极推动建立更具循证医学证据的"中国版"诊疗指南、行业规范和国家标准。实施行业准入,以规范外科治疗糖尿病的医疗行为。手术治疗2型糖尿病在国外已有30多年的历史,在我

表 2-15-3　T2DM 术后随访表格范例

	术后 1 周	术后 1 个月	术后 3 个月	术后 6 个月	术后 1 年
营养和运动调查及教育[1]	√	√	√	√	√
体重、腹围、皮下脂肪[2]	√	√	√	√	√
呼吸、心搏、血压、体温	√	√	√	√	√
血糖[3]	√	√	√	√	√
血清胰岛素和 C 肽	-	-	√	√	√
HbA1c	-	-	√	√	√
OGTT1	-	-	-	√	√
血脂	-	-	-	√	√
血清维生素与微量元素水平	-	-	-	√	√
骨密度[4]	-	-	-	√	-
血、尿常规	-	-	√	√	√
血液生化	-	-	-	√	√
其他检查[5]	-	-	-	-	-

注:"√"为术后不同时间必须检查项目,"-"为术后不同时间非必须检查项目,随访 1 年后除骨密度外均每年检查一次。[1] 如需要,可增加次数;[2] 每周至少自测 1 次;[3] 每月至少 1 次;[4] 每 2 年检测 1 次;[5] 根据临床实际需要

国也已开展 10 余年,其主要治疗机制是通过限制食物摄入和吸收,降低胰岛细胞负荷。针对亚裔和中国患者,国内外学界也相继推出了国际糖尿病联盟(IDF)糖尿病外科治疗指南亚洲版及中国手术治疗糖尿病专家共识。目前,国内有 60 余家医疗机构开展该项手术,还有更多医疗机构在尝试开展。但少数医疗机构在适应证选择、手术方式、术后终身随访等环节不够规范,对临床疗效产生了不利影响,如对 1 型糖尿病患者也采取手术治疗。采用非微创的开放式手术、术后不随访等。

尽管我国目前手术治疗 T2DM 的循证医学I类证据不足,然而从临床实践经验可见,此类手术对于我国肥胖症和 T2DM 患者的治疗效果与西方国家报道相似。CSMBS 制定《中国肥胖和 2 型糖尿病外科治疗指南(2014)》旨在规范应用减重外科手术方式治疗 T2DM 等代谢性疾病,并促进其健康有序地发展(图 2-15-1)。

附:中国肥胖和 2 型糖尿病外科治疗指南(2014,中国医师协会外科医师分会肥胖和糖尿病外科医师委员会)

据中华医学会糖尿病学分会 2008 年中国糖尿病和代谢疾病研究(China national diabetes and metabolic disorders study)报告,我国 20 岁以上人群糖尿病(diabetes mellitus,DM)总体患病率为 9.7%,其中男性 10.6%,女性 8.8%。由此推算我国 DM 患病总人数达 9240 万,位居世界第一。DM 前期的患病率高达 15.5%,估算人数约为 1.5 亿。而且 DM 患病率有进一步增加的趋势,2010 年数据显示 DM 患病率已达 11.6%。在所有类型 DM 中,2 型 DM(type 2 diabetes mellitus,T2DM)患者约占 90%。肥胖是 DM 重要的风险因素之一,最新的全国肥胖和代谢综合征调查结果显示,我国超重[体质指数(body mass index,BMI)为 25.0 ~ <27.5]与肥胖症(BMI≥27.5)人群的 DM 患病率分别为 12.8% 和 18.5%,其中成年男性的 DM 患病率分别为 33.7% 和 13.7%,成年女性的 DM 患病率分别为 29.2% 和 10.7%。所有 T2DM 患者平均 BMI 为 25.0。

1980 年,Pories 等行胃旁路手术治疗肥胖症时发现,合并 T2DM 的患者术后血糖迅速恢复正常,甚至部分患者可不再服用降糖药物。2004 年,Ferchak 等通过前瞻性对照研究发现,合并 T2DM 的肥胖患者在接受胃旁路手术后,不需要药物降糖并能长期保持血糖正常的病例数明显高于非手术组,且糖尿病相关并发症的发生率和病死率明显降低。Arterburn 等还发现患者术后出现了收缩压降低、血脂异常改善、心血管

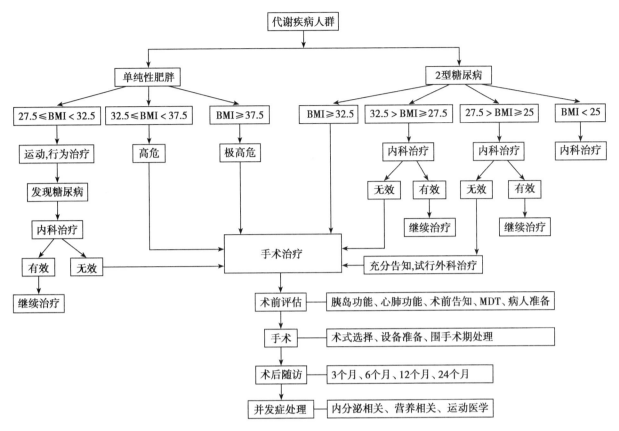

图 2-15-1　肥胖和 2 型糖尿病诊疗流程
BMI:Body Mass Index,体重指数

疾病风险降低等有益变化。因此,出现了一个新的学科——代谢外科(metabolic surgery)。基于手术可为合并 T2DM 的肥胖症患者带来诸多改善代谢的益处,2009 年美国糖尿病学会(ADA)在 T2DM 治疗指南中正式将此类手术列为肥胖症合并 T2DM 的治疗措施之一;2011 年,国际糖尿病联盟(International Diabetes Federation,IDF)正式推荐代谢外科手术可作为肥胖症合并 T2DM 的治疗方法。卫生经济学研究发现,代谢外科手术能够降低远期治疗费用、提高患者生存质量,从而减轻合并 T2DM 的肥胖患者的家庭和社会经济负担。

我国肥胖症和糖尿病外科治疗始于 2000 年,在郑成竹等减重和代谢外科专家组织下,制定并发布了《中国肥胖病外科治疗指南(2007)》、《中国糖尿病外科治疗专家指导意见(2010)》、《手术治疗糖尿病专家共识》以及《手术治疗糖尿病适应证及禁忌证专家共识(2013 版)(讨论稿)》,为我国减重和代谢外科事业的发展提供了重要的依据和规范。

近年来,我国减重代谢外科手术例数迅猛增长,但相应也出现了一系列问题。由于开展手术的医院及术者缺乏规范化培训,故对于手术适应证和手术方式的选择、手术操作要点的掌握等并不一致。为适应我国减重和代谢外科发展的需要,2012 年中国医师协会外科医师分会成立了中国医师协会外科医师分会肥胖和糖尿病外科医师委员会(Chinese Society for Metabolic & Bariatric Surgery,CSMBS)。

尽管我国目前手术治疗 T2DM 的循证医学Ⅰ类证据不足,然而从临床实践经验可见,此类手术对于我国肥胖症和 T2DM 患者的治疗效果与西方国家报道相似。CSMBS 制定《中国肥胖和 2 型糖尿病外科治疗指南(2014)》旨在规范应用减重外科手术方式治疗 T2DM 等代谢性疾病,并促进其健康有序地发展。

本指南着重于以减重手术方式治疗 T2DM 为首要目的的范畴,参照了我国以往专家指导意见和共识,以及美国和其他西方国家各版指南,吸收并采纳我国近年来这一领域的相关文献,并根据我国现状及人群的体质特点进行撰写。

一、手术适应证

1. T2DM 病程≤15 年,且胰岛仍存有一定的胰岛素分泌功能,空腹血清 C 肽≥正常值下限的 1/2。
2. 患者的 BMI 是判断是否适合手术的重要临床标准。
3. 男性腰围≥90cm、女性腰围≥85cm 时,可酌情提高手术推荐等级。
4. 建议年龄为 16～65 岁。

二、手术禁忌证

1. 明确诊断为非肥胖型 1 型糖尿病。
2. 胰岛 D 细胞功能已基本丧失,血清 C 肽水平低或糖负荷下 C 肽释放曲线低平。
3. BMI<25.0 者目前不推荐手术。
4. 妊娠糖尿病及某些特殊类型糖尿病患者。
5. 滥用药物或酒精成瘾或患有难以控制的精神疾病。
6. 智力障碍或智力不成熟,行为不能自控者。
7. 对手术预期不符合实际者。
8. 不愿承担手术潜在并发症风险。
9. 不能配合术后饮食及生活习惯的改变,依从性差者。
10. 全身状况差,难以耐受全身麻醉或手术者。

三、手术治疗 T2DM Ⅱ临床结局评判标准

1. 无效　血糖、糖化血红蛋白(HbA1c)与术前相比无明显改善;降糖药种类和剂量与术前相比无明显减少。
2. 明显改善　降糖药种类或剂量与术前相比明显减少;术后 HbA1c<7.5%。
3. 部分缓解　术后仅通过改变生活方式干预即可控制血糖;6.5%≤HbAlc<7.0%。空腹血糖(FPG)5.6～6.9mmol/L,且餐后 2 小时血糖 7.8～11.0mmol/L;须保持 1 年以上。
4. 完全缓解　术后无须服用降糖药,仅通过改变生活方式干预即可控制血糖;HbA1C<6.5%;FPG<5.6mmol/L,且餐后 2 小时血糖<7.8mmol/L;须保持 1 年以上。
5. 长期缓解　达到完全缓解,并维持 5 年以上。

四、手术方式的合理选择

减重代谢外科历经几十年发展出现了多种术式,目前普遍被接受的标准术式有 4 种:腹腔镜 Roux-en-Y 胃旁路术(laparoscopic Roux-en-Y gastric bypass,LRYGB)、腹腔镜胃袖状切除术(laparoscopic sleeve gastrectomy,LSG)、腹腔镜可调节胃绑带术(laparoscopic adjustable gastric banding,LAGB)、胆胰分流并十二指肠转位术(biliopancreatic diversion with duodenal switch,BPD-DS),其他改进或新术式仍缺乏长期证据支持。由于腹腔镜微创手术在术后早期的病死率及并发症发生率方面明显低于开腹手术,故强烈推荐腹腔镜手术。

(一) LRYGB

LRYGB 是减重代谢外科最常用、有效的术式,除减重效果显著外,对糖代谢及其他代谢指标改善程度也较高,可作为减重代谢外科首选术式。根据西方国家大样本荟萃分析报道,LRYGB 术后 1 年多余体重减少百分比(%EWL)为 65%～70%,T2DM 缓解率为 80%～85%。其吻合口溃疡、胃食管反流等术后并

发症的发生率约为5%,手术相关病死率约为0.5%。

LRYGB操作要点(推荐):建立容积<50ml的胃小囊(建议15～30ml),胃囊越小,术后效果越好;旷置全部胃底,防止术后胃小囊扩张导致复胖;食物袢与胆胰袢长度之和应>200cm,可根据患者BMI、T2DM发病程度及具体情况调整(临床经验表明,旁路肠襻越长,术后效果越好);建议胃空肠吻合口直径<1.5cm,尽量关闭系膜裂孔,防止术后内疝。

(二) LSG

LSG是以限制胃容积为主的手术类型,保持原胃肠道解剖关系,可改变部分胃肠激素水平。对T2DM患者的糖代谢及其他代谢指标改善程度较好,可作为独立手术应用,也可作为重度肥胖(BMI>50)患者第一阶段的减重手术。根据西方国家大样本荟萃分析报道,SG术后1年%EWL为30%～60%,T2DM缓解率约为65%。术后消化道漏、胃食管反流等并发症的发生率约为3.3%,手术相关病死率<0.5%。

LSG操作要点(推荐):完全游离胃底和胃大弯,应用32～36Fr球囊胃管作为胃内支撑,距幽门2～6cm处作为胃袖状切除起点,向上切割闭合,完全切除胃底,完整保留贲门,建立容积为60～80ml袖状胃。术中如发现食管裂孔疝应同期处理。

(三) BPD-DS

BPD-DS为以减少营养物质在肠道吸收为主的术式,在减重和代谢指标控制方面均优于其他3种术式,可以纠正胰岛素抵抗,但操作难度较大,且随着共同肠道长度缩短,营养缺乏风险相应增加,术后营养相关并发症多,并发症发生率及病死率均高于其他术式,建议谨慎采用。术后1年%EWL为70%,T2DM缓解率达到95%～100%。术后并发症的发生率约为5.0%,手术相关病死率为1.0%。

BPD-DS推荐操作要点:须先行胃袖状切除手术,袖状胃容积为100～200ml,保留胃幽门并在十二指肠上段将其横断,在距离回盲瓣约250cm处将小肠横断。十二指肠横断远端以吻合器闭合,十二指肠横断近端与小肠远端吻合,将小肠横断近端与回肠在距离回盲瓣50～100cm处进行吻合。

(四) LAGB

LAGB为单纯限制胃容积、减少摄食量而达到减重目的的手术方式,缺少中长期疗效数据,暂不推荐应用于2型糖尿病的患者。医生在进行术式选择决策时须综合考虑以下因素:手术的首要目的(单纯减重还是治疗代谢性疾病);当地医疗资源(外科医生技术和设备条件);患者个人意愿和倾向及对手术效果的期望;患者风险分层,综合考虑患者年龄、DM病程、心肺功能状态、对术后营养治疗的认知度和配合度、随访的依从性及经济状况等。

五、术前评估与准备

(一) 术前评估

术前评估应由多学科团队(MDT)进行,MDT一般应以减重外科医师、内分泌科医师、精神心理科医师和营养师为核心成员,同时根据患者具体情况邀请麻醉科、呼吸内科、心内科等专科医师联合会诊,目的在于明确是否符合手术指征、有无手术禁忌证、手术风险评估以及如何降低手术风险。

(二) 术前准备

1. 胃肠手术术前常规准备。
2. 术前合理控制血糖和体重,以降低手术难度和风险。
3. 治疗并控制其他合并疾病,以减少手术风险,提高手术治疗效果。

六、术后并发症

1. 常见消化道并发症出血、消化道漏、胃食管反流、溃疡等,可常规处理。
2. 肺栓塞　肺栓塞是肥胖患者术后急性并发症之一,卧床将增加其发生率。以预防为主,建议术后早期离床活动,高危患者围术期可适当给予抗凝药物。

3. 深静脉血栓形成（DVT） DVT 应以预防为主，对于高危因素患者推荐应用持续压迫装置，术后 24 小时皮下注射肝素或低分子肝素，建议早期下床活动。

4. 内疝 建议术中关闭系膜裂孔，防止术后内疝发生。

5. 呼吸系统并发症 对于有临床症状者，应给予吸氧，有报道术后早期持续气道正压通气（CPAP）可降低术后发生肺不张和肺炎风险。

6. 胆囊炎和胆石形成 如体重下降过快，可考虑给予熊去氧胆酸，以预防胆囊炎和胆石形成。

七、围术期管理

（一）围术期血糖管理

对于合并 T2DM 的肥胖患者，应监测空腹、餐前、餐后 2 小时、睡前指尖血糖，给予口服药物或胰岛素，术前控制血糖<10mmol/L。术后应停止使用胰岛素促泌剂（磺酰脲类和氯茴苯酸类），并调整胰岛素剂量以降低发生低血糖的风险。术后未达到血糖目标的门诊患者可使用改善胰岛素敏感性的抗糖尿病药物（二甲双胍）及肠促胰岛素药物治疗。如术后 T2DM 缓解，应停止应用抗糖尿病药物；术后血糖控制不良的高血糖患者应由内分泌科医生进行指导。

（二）术后营养管理

术后营养管理的原则如下。①每日摄入足够水分，建议≥2000ml。②每日摄入足够蛋白量，建议为 60～80g/d，对于行 BPD-DS 的患者术后应在此基础上增加 30% 蛋白摄入量。③补充足量的多种维生素与微量元素，在术后 3 个月内，全部以口服咀嚼或液体形式给予。术后补充每日必需量的 2 倍，并额外补充适量的铁、枸橼酸钙、维生素 D 及维生素 B，行 BPD-DS 的患者术后还应补充脂溶性维生素，包括维生素 A、维生素 D、维生素 E 及维生素 K。④尽量减少碳水化合物与脂肪的摄入。

（三）围术期的饮食管理

围术期及术后膳食按照如下步骤进行：①术前 24 小时给予无糖、无咖啡因、低热量或无热量清流食。②手术日禁食。③术后次日可开始酌量给予无糖、无咖啡因、低热量或无热量清流食，每 15 分钟进清流食 1 次。④术后 2 日至 3 周给予低糖、低脂、无咖啡因清流食，每 15 分钟进水 1 次，每小时给予含热量清流食 1 次。⑤术后 3 周至 3 个月给予低糖、低脂、无咖啡因半流质和软质食物。⑥术后 3 个月以上逐步添加固体食物，直至恢复正常进食。

八、术后随访和监测

术后长期按计划对患者进行随访和监测是保证术后疗效的关键。

其他注意事项：①以上监测如有任何异常，均应根据实际情况予以纠正。②重度肥胖患者，监测血清肌酸激酶（CK）水平和尿量，以排除横纹肌溶解。③育龄女性术后 1 年内应避免妊娠，应给予适当的避孕措施。术后无论何时妊娠，均须严密监测母体维生素和微量元素水平，包括血清铁、叶酸、维生素 B_{12}、维生素 K、血清钙、脂溶性维生素等，以保证胎儿健康。④建议患者分次进行适度的有氧运动，每周最少 150 分钟，目标为每周 300 分钟。

结语

对于肥胖 T2DM 患者，减重外科的部分手术方式对其治疗效果优于药物强化治疗。尽管保守治疗和药物治疗仍为 T2DM 的优先治疗方式，但在血糖不能得到有效控制的情况下，减重手术可作为治疗 T2DM 的选择。手术治疗 T2DM 的前提是患者尚具备足够的胰岛功能储备。建立 MDT，严格选择患者及适合的手术方式，充分进行术前评估和准备，并加强术后随访和营养、运动指导，是提高手术治疗 T2DM 有效性和安全性的关键。同时，鼓励开展回顾性调查研究和前瞻性随机对照临床试验，以建立并积累针对中国人群的循证医学证据。

参 考 文 献

[1] 中国医师协会外科医师分会肥胖和糖尿病外科医师委员会,中华医学会外科学分会内分泌外科学组.《中国肥胖和2型糖尿病外科治疗指南(2014版)》.中国实用外科杂志.2014,34(11):1005-1007.
[2] 刘金钢.《中国肥胖和2型糖尿病外科治疗指南(2014)》.糖尿病天地.2015,9(3):128-129.

第二节　《国际糖尿病足工作组关于糖尿病足感染的诊断与处理指南(2015)》解读

第七届国际糖尿病足大会于2015年5月20～23日在荷兰海牙的世界论坛会议中心举行,百余个国家的1425名代表参加。这次大会上,国际糖尿病足工作组发布了5个糖尿病足的临床指南,其中《糖尿病足感染的诊断和处理指南》(以下简称指南)对于规范糖尿病足感染的诊治、提高我们对于足感染的认识和临床处置技能具有十分重要的意义。

糖尿病足病最为常见的形式是足溃疡。约有25%的糖尿病患者会在其一生中发生足溃疡,足溃疡及其感染的早期诊断和规范治疗不仅可提高疗效、促进溃疡愈合,也是保肢的基本措施和节省医疗费用的有效途径。我国临床上有相当一部分并发足溃疡的糖尿病患者在医院诊治甚至住院期间病情恶化,足溃疡加重甚至发展到坏疽乃至必须截肢,这种悲剧之所以发生,与糖尿病足病相关专科的医务人员对于足感染的严重性、处理的迫切性和复杂性认识不到位、工作不到位、技术水平不到位有关。

我国的多中心调查数据证实,约有70%的糖尿病足溃疡患者合并感染。同时,这些患者往往合并三种以上的糖尿病慢性并发症,尤其是周围神经病、下肢血管病和肾病及营养不良。这些并发症使得糖尿病足溃疡的患者即使有严重的感染,也可以不表现出严重的感染征象,例如一些患者尽管足溃疡感染严重、合并大量脓性渗出、局部异味难忍,但患者不一定有严重的发热,因为严重的下肢血管病变和周围神经病变使得感染毒素难以入血、或者少许进入血液但患者感觉和反应迟钝。因此,客观检查非常重要。指南的第一句就是"糖尿病足感染必须通过临床诊断,以局部或者全身的体征或炎症的症状为基础"。患者即使没有发热症状,即使没有做许多化验检查,但临床所见到足溃疡大量渗出、脓性渗出、有气味、局部红肿热痛(部分患者可以无痛觉),仍应该确诊糖尿病足感染。再如,创面中可以见到突出的骨组织,或者用探针探及骨组织,即使没有做细菌培养或没有进行影像学检查,结合糖尿病足溃疡病史和局部所见,骨髓炎的诊断基本成立。因为足感染尤其是急性的感染发展迅速,后果严重,因此一经确诊就应及时处理和进一步检查。

在糖尿病足溃疡感染的检查方面,除了上述的局部视诊触诊外,客观的血液检查和影像学检查是必需的,血液检查如白细胞计数和分类、红细胞沉降率、C反应蛋白,影像学检查如X线片、CT和磁共振成像(MRI),指南特别提及血沉是反应感染严重程度的敏感指标。对于临床高度怀疑有骨组织感染但X线片阴性的患者,MRI检查可以帮助确诊。在骨髓炎、骨髓水肿阶段,X线片阴性而MRI检查阳性。对于临床鉴别骨髓炎和夏科关节病有困难时,骨组织的白细胞扫描可以提供进一步的帮助。在细菌培养方面,指南强调取材的重要性,不推荐采用拭子的方法,推荐骨组织活检、组织培养的方法;不主张从软组织、窦道取样培养,这是为了排除污染的细菌。对于临床上感染表现明显需要了解致病菌以调整抗生素治疗,但组织培养阴性的患者,可以重复进行组织培养。但是,通常情况下,没有必要对患者重复取材培养,尤其是抗感染治疗已经有效的情况下。浏览国内有关糖尿病足感染细菌培养的文献,几乎没有稍大样本的通过组织培养报告足感染致病菌的文献。

在治疗方面,指南强调多学科合作的重要性,强调部分中度和所有的重度糖尿病足感染的患者要请外科专家会诊;深部脓肿、腔室筋膜综合征、几乎所有的坏死性软组织感染都需要进行紧急外科干预;骨髓炎伴有蔓延的软组织感染、软组织包膜毁坏、X线片示进行性骨破坏或溃疡中有骨突出等情况,都需要外科处理。严重的糖尿病足感染必须由外科医生进行紧急处置,任何抗生素也代替不了清创引流的作用。外科医生及早介入有助于糖尿病足溃疡患者的保足保肢和节省医疗费用。对于发展迅速的严重感染并发展到坏疽,及早的小截趾可以避免严重的大截肢。另一个重要的问题就是对于合并感染的足溃疡,必须充分评估感染组织的血液供应,合并缺血的感染预后差,缺血既影响了抗生素的效果,又使得清创后的组织容易坏死。因此,对于合并严重缺血的足溃疡,合理的处置是先行清创引流,紧接着立即解决供血问题,否则清创后面临的是组织坏死。而如果先解决缺血再清创,那么就有可能使感染加重,甚至出现全身毒血症。我国天津学者的研究说明,合并严重缺血感染的足溃疡需要抗生素治疗的时间要延长 1~2 周,否则感染容易复发。指南还指出,糖尿病足骨髓炎,感染的骨未经去除,推荐使用 6 周抗生素。当感染的骨组织去除后,抗生素治疗不超过 1 周。从这里可以看出,及早去除感染的骨组织可以明显缩短抗生素疗程。

在抗生素使用方面,全世界都有滥用抗生素的现象,我国抗生素使用更是如此。我国的足溃疡患者中,预防性应用抗生素很常见。指南指出,没有感染的足溃疡不需要用抗生素,大部分轻度到中度的足感染只需 1~2 周的抗生素治疗。及早外科清创明显缩短抗生素使用,这些都是我们在糖尿病足感染临床处置中应该遵循的原则。

尽管指南是建立在严格的循证医学基础上,是该领域内专家的知识和经验的结晶,为我们临床实践提供了指导和帮助。但是,没有循证医学的证据或者没有充分的证据并不等于无效无用。实践是理论的基础,永远是先有实践,后有总结和理论。因此,我们既要在临床上学习和贯彻指南,又要在实践中创新、总结,丰富理论,并为以后制定指南提供依据。

附:国际糖尿病足工作组关于糖尿病足感染的诊断与处理指南(2015,摘译)

一、足感染的分类与诊断

1. 糖尿病足感染必须通过临床诊断,以局部或者全身的体征或炎症的症状为基础(强/低)。

2. 糖尿病足感染的严重性要使用美国感染学会或国际糖尿病足工作组感染程度分类表进行评估(专家推荐为强度,循证医学证据为中度)。

二、骨髓炎

1. 开放的感染创面,需进行探针探查骨的试验(probe-to-bone);有低危的骨髓炎患者如果探查是阴性可以排除诊断,高危的骨髓炎患者探查结果是阳性,则很大程度上能够确诊(强/高)。

2. 显著升高的血浆炎症标志物,特别是血沉,在可疑的骨髓炎患者中有参考价值(弱/中)。

3. 骨感染的确诊通常需要微生物学(理想的是骨组织学)的阳性结果,这种骨标本是在非感染的基础上采集的。这种操作只有在对诊断存在怀疑或者确定致病微生物敏感的抗生素时才有必要(强/中)。

4. 诊断性试验,如探针探及骨质、血清炎症标志物、X 线片、磁共振、核素骨扫描,这些试验中多项阳性结果将为骨感染的诊断提供支持(强/弱)。

5. 鉴于来自软组织和窦道的标本的细菌培养结果不能真实地反映骨细菌培养的结果,应避免使用这些结果作为选择治疗骨髓炎敏感抗生素的依据(强/中)。

6. 非表浅的糖尿病足感染都需要进行足 X 线片检查(强/低)。

7. 糖尿病足骨髓炎诊断中,当需要使用进一步的影像学检查时,需进行 MRI 检查(强/中)。

8. 若不能进行 MRI 或检查存在矛盾,可以考虑白细胞标记的放射扫描、正电子 CT(SPECT)或 ^{18}氟双葡萄糖正电子 CT(^{18}F-FDG-PET/CT)扫描(弱/中)。

三、评价严重性

1. 任何糖尿病足感染的初步评估都需要获得重要的体征、相应的血液检查,以及通过切开创面探查和评估感的深度和广度,来确定其感染的严重性(强/中)。

2. 初步评估时,需评估动脉灌注以及是否与何时进行下一步的血管评估或血管再通手术(强/低)。

四、微生物层面

1. 细菌培养,首选的是感染创面内的组织标本而不是拭子的方法,以确定致病微生物与对其敏感的抗生素(强/高)。

2. 不推荐重复进行细菌培养,只有当患者对于临床治疗无反应,或患者需进行耐药菌的感染检测时,才可以重复培养(强/低)。

3. 收集的标本要迅速送到实验室,采用无菌运输的容器,同时附上标本类型和取材的部位(强/低)。

五、外科处理

1. 部分中度和所有重度的糖尿病足感染患者要请外科专家会诊(弱/低)。

2. 深部脓肿、腔室筋膜综合征、几乎所有的坏死性软组织感染都需要进行紧急外科干预(强/低)。

3. 骨髓炎伴有以下情况时,需要进行外科干预,这些情况包括:蔓延的软组织感染、软组织包膜毁坏、X线片示进行性骨破坏或溃疡中有骨突出(强/低)。

六、抗生素治疗

1. 几乎所有临床感染的糖尿病足创面都需要抗生素治疗,没有临床感染的糖尿病足创面则不需要使用抗生素(强/低)。

2. 治疗所选用的抗生素是基于可能的或已经证明的病原菌、它们的药敏结果、感染的临床严重程度、药物治疗糖尿病足感染的有效性的证据和费用这几个因素(强/中)。

3. 大部分轻度和中度的感染,只需要 1~2 周的抗生素疗程(强/高)。

4. 大部分重度感染和部分中度感染需要使用静脉用抗生素,当抗感染效果良好时可以转换为口服抗生素(强/低)。

5. 不选择特殊的敷料用于预防足感染和改善足感染预后(强/高)。

6. 糖尿病足骨髓炎,感染的骨未经去除,推荐使用 6 周抗生素。当感染的骨组织去除后,抗生素治疗不超过 1 周(强/中)。

7. 不推荐糖尿病足感染使用各种辅助治疗(弱/低)。

8. 处理糖尿病足感染时,要评估传统药物的使用、既往抗生素使用、当地的病原菌及其细菌敏感谱(强/低)。

参 考 文 献

[1] 许樟荣.《国际糖尿病足工作组关于糖尿病足感染的诊断与处理指南》解读. 中华糖尿病杂志,2015,7(7):403-404.

[2] Chu YJ,Wang C,Zhang JH,et al. Can we stop antibiotic therapy when signs and symptoms have resolved in diabetic foot infection patients?. Int J Low Extrem Wounds,2015,14(3):277-283.

[3] Lipsky BA,Berendt AR,Cornia PB,et al. 2012 Infectious Diseases Society of America Clinical Practice Guideline for the Diagnosis and Treatment of Diabetic Foot Infections. Clin Infect Dis,2012.54(12):132-173.

[4] 徐俊. 国际糖尿病足工作组关于糖尿病足感染的诊断与处理指南(摘译). 中华糖尿病杂志,2015,7(7):405.

第三节 《国际糖尿病足工作组关于糖尿病患者合并周围动脉病变的诊断、预后和处治临床指南(2015)》解读

据我国的调查,50 岁以上合并一项以上心血管危险因素(如吸烟、高血压、血脂异常、肥胖、既往心脑血管病变史)的糖尿病患者中,约有五分之一并有下肢动脉病变(PAD),在糖尿病足溃疡患者中,合并 PAD 的患者高达 70%。下肢动脉病变是造成糖尿病足溃疡的始动因素,又是溃疡难以愈合的原因,更是这些患者的严重血管病变的局部表现。合并严重 PAD 的患者心血管死亡率高。因此,(国际糖尿病足工作组关于糖尿病患者合并周围动脉病变的诊断、预后和处治临床指南)(以下简称指南)强调,"糖尿病患者应该每年接受检查以明确是否存在周围动脉病变(PAD),检查项目应该至少包括询问病史、检查足动脉搏动"。这列在指南推荐第一句的含义:一是应该对糖尿病患者实施至少每年一次的 PAD 筛查;二是筛查的基本方法可以很简单的询问病史和物理检查(如足背动脉、胫后动脉触诊)。通过询问病史和简单的体检,基本能够明确患者有否 PAD。就询问病史而言,国际上推行的反映下肢血管病变及其程度分类的爱丁

堡评分、Fontaine 分期(1 期,无症状;2 期 a,轻度间歇性跛行;2 期 b,中到重度间歇性跛行;3 期,缺血性静息痛;4 期,缺血性溃疡或坏疽)、Rutherford 分级等都是以症状体征为基本依据。我们的经验也证明,足背动脉减弱或消失的患者有更高的心血管疾病危险。

在糖尿病足溃疡患者中识别 PAD 非常重要,但诊断 PAD 是一种挑战,因为糖尿病足病患者常常合并严重的周围神经病变而缺乏典型的 PAD 症状(如间歇性跛行和静息痛),甚至在严重的足坏疽时也是如此。动脉钙化、足溃疡合并感染、水肿和周围神经病变,这些都影响着诊断。因此,PAD 的诊断不能仅仅靠症状,还要依据体征和客观的检查结果。

指南强调"评估糖尿病合并足溃疡的患者是否存在 PAD。作为系列检查的一部分,测定动脉搏动图、踝部血压和踝肱动脉压指数(ABI)。"2013 年版的《中国 2 型糖尿病防治指南》强调,对于糖尿病足溃疡的患者应该常规筛查 PAD。动脉搏动图(PWV)的检查需要特殊的设备,基层医院不一定能够完成。但踝部血压测定和 ABI 的检测相对简单,国内已经有研究用常规血压表来完成踝部血压和 ABI 测定的。以<0.9 视为异常的 ABI 诊断 PAD 的特异性强,而敏感性不够。ABI 异常与截肢危险因素明显相关。

虽然指南强调,"在糖尿病合并足溃疡和 PAD 的患者,没有特别的症状体征可以预测足溃疡的愈合"。但指南明确指出,"以下发现中的任何一项可以至少增加 25% 的溃疡愈合可能性:皮肤灌注压≥40mmHg、趾动脉压≥30mmHg 或经皮氧分压(TcPO₂)≥25mmHg"。这说明,糖尿病足溃疡与下肢血液灌注关系极为密切。对于足趾收缩压<30mmHg 或经皮氧分压(TcPO₂)<25mmHg 的糖尿病足溃疡患者,应该考虑血管再通手术治疗。"经过合适的治疗后,6 周内足溃疡没有改善时,无论床边检查的结果如何,都要考虑血管的造影检查和再通治疗"。从临床的角度,下肢血流灌注不仅仅关系到足溃疡愈合与否,也关系到截肢平面的判断。对于必须截肢的糖尿病足溃疡或坏疽患者,截肢平面应该是闭塞动脉的水平之上,否则截肢后有可能不愈合,需要二次甚至多次截肢。及早的和有效的开通闭塞的下肢动脉可以降低截肢平面甚至避免糖尿病足溃疡患者的截肢。影响糖尿病足溃疡愈合与否的血管因素主要是大血管病变而与微循环病变无关,这也是指南所强调的。

评估血管病变的各种检查,从简单的触诊(如扪及足背动脉、胫后动脉搏动和皮温),到超声检查下肢供血,到更为昂贵的检查(如 CT、核磁动脉造影及被视为金标准的血管减数造影检查),都可以提供非常有价值的解剖学信息。需要注意的是,评估血管必须是完整的,即完整的下肢动脉评估。国内有些医院的血管造影仅仅有大腿、小腿血管显影而没有显示足的血管,这是不合适的。血管超声检查仅仅检查有严重足溃疡一侧的下肢血管,这也是不够的,因为血管病变往往是双侧的和全面的。只有全面地评估下肢动脉病变,才能为糖尿病足溃疡患者选择更为合适的治疗方案和科学判断其预后,不仅仅是足溃疡的愈合及其复发的预防,还关系到心血管事件率及其预期寿命的判断。指南特别指出,糖尿病足病中心应该有血管外科专家的参与,这是降低截肢率的需要,更是减少足溃疡、足坏疽和提高患者生存质量的需要。血管外科医生的及早介入有利于足溃疡的愈合和降低截肢平面。严重的糖尿病足溃疡、足坏疽的治疗必须是由一个团队来完成,糖尿病专科、血管外科和创面外科、骨科都是其中不可或缺的成员。

正如指南指出的,"尚无足够的证据说明哪一种血管开通技术更好,这取决于多种因素,例如 PAD 的形态学分布、自体静脉的可用性、患者的并存疾病和当地的专家技术技能"。"在血管开通后,患者应该由多学科的团队来治疗,这是作为综合治疗计划的一部分"。国内外有关不同手术,如传统的血管外科手术与现代的血管介入手术治疗下肢动脉病变的长期的血管开通有效率及手术并发症的比较、死亡率的比较,这方面的研究较少,而且有明显的偏倚。治疗的结局不仅仅取决于患者血管病变的类型和严重程度,也取决于血管外科医生的临床经验和对于何种血管手术的娴熟程度。但有一点是肯定的,即严重的血管病变必须由外科来解决问题。所谓严重的 PAD,具体指征是足趾收缩压<30mmHg 或 TcPO₂<25mmHg;足趾收缩压<50mmHg 或 ABI<0.5;经过合适的治疗后,6 周内足溃疡没有改善,并有 PAD,如既往严重的间歇性跛行病史、静息痛病史。

对于糖尿病足溃疡合并严重 PAD 的患者,必须评估其手术风险,因为这些患者往往合并多种糖尿病慢性并发症,其预期寿命的长短和手术治疗的获益及其风险比必须考虑。指南指出,"在风险/效益比差、成功概率低的患者,避免行血管开通手术"。有时不计后果的积极手术治疗反而缩短了患者的生命。

这些患者合并有严重的多种心血管危险因素,如高血压、血脂异常、肾病、冠心病、脑血管病变等。指南指出:"所有的糖尿病和缺血性足溃疡的患者应该接受积极的心血管危险因素的管理,包括戒烟、降压和处方他汀类药物以及小剂量的阿司匹林或氯吡格雷"。临床上确有这样的病例,在下肢血管开通手术成功、足溃疡愈合后不久,患者再次发生严重的缺血性溃疡,其原因是自行停用抗血小板药物和调脂药物以及继续吸烟。因此,对于已经接受了血管开通手术的糖尿病患者,应该继续实行团队管理和加强随访,坚持以控制心血管多种危险因素为靶目标的综合治疗。必须强调,这些患者发生心血管事件率很高,5 年的总死亡率高达 50%。有效的管理如坚持服用抗血小板药物、他汀类药物和降压药物可以将这些患者的 5 年死亡率由 58% 减少到 36%。

附:国际糖尿病足工作组关于糖尿病患者合并周围动脉病变的诊断、预后和处治临床指南(2015)推荐(推荐级别/证据质量)

1. 糖尿病患者应该每年接受检查以明确是否存在周围动脉病变(PAD)。检查项目应该至少包括询问病史、检查足动脉搏动。(强/低)

2. 评估糖尿病合并足溃疡的患者是否存在 PAD。作为系列检查的一部分,测定动脉搏动图、踝部血压和踝肱动脉压指数(ABI)。(强/弱)

3. 我们推荐,使用床边非侵入性检查排除 PAD。并不存在哪一种单独的检查是最佳的。测定 ABI(<0.9 视为异常)是有用的检查出 PAD 的方法。如果 ABI>0.9、TBI(踝趾动脉压指数)≥0.75)和存在三相的足动脉脉搏图,基本上可以排除 PAD。(强/弱)

4. 在糖尿病合并足溃疡和 PAD 的患者,没有特别的症状体征可以预测足溃疡的愈合。以下简单的床边检查可以告诉患者和医务人员足溃疡愈合的可能性。以下发现中的任何一项可以至少增加 25% 的溃疡愈合可能性:皮肤灌注压>40mmHg[注]、趾动脉压≥30mmHg 或经皮氧分压($TcPO_2$)>25mmHg。(强/中)

5. 以下情况考虑血管再通手术:足趾收缩压<30mmHg 或 $TcPO_2$<25mmHg。(强/低)

6. 当经过合适的治疗后,6 周内足溃疡没有改善时,无论床边检查的结果如何,都要考虑血管的造影检查和再通治疗。(强/低)

7. 不应将微血管病变视为经过合理治疗后糖尿病足溃疡 6 周内不愈合的原因。(强/低)

8. 当患者足趾收缩压<50mmHg 或 ABI<0.5 时,考虑急诊影像学检查和血管开通手术。(强/中)

9. 考虑血管再通手术时,彩色多普勒超声、CT 血管造影、MR 造影或 DSA 造影都能获得有用的解剖学信息。通过详细地观察膝以下和足部动脉,评估完整的下肢动脉血液循环。(强/低)

10. 血管再通的目的是恢复直接供应足部的血流,首选是解剖学上供应到创面组织的血管。(强/低)

11. 治疗糖尿病足溃疡的中心应该有血管外科专家参与,便于诊断和治疗 PAD,无论是血管介入还是外科旁路手术都能够完成。(强/低)

12. 尚无足够的证据说明哪一种血管开通技术更好,这取决于多种因素,例如 PAD 的形态学分布、自体静脉的可用性、患者的并存疾病和当地的专家技术技能。(强/低)

13. 在血管开通后,患者应该由多学科的团队来治疗,这应作为综合治疗计划的一部分。(强/低)

14. 具有 PAD 征象和足感染的患者有特别高的大截肢风险性,需要紧急处治。(强/中)

15. 在风险/效益比差、成功概率低的患者,避免行血管开通手术。(强/低)

16. 所有的糖尿病和缺血性足溃疡的患者应该接受积极的心血管危险因素的管理,包括戒烟、降压和处方他汀类药物以及小剂量的阿司匹林或氯吡格雷。(强/低)

[译者注:皮肤灌注压(SPP)反映微循环局部压力,已经成功应用于截肢平面判定,尤其是较大的截肢手术。采用多普勒专用血流探头可检测 SPP。]

(李晓强 胡楠)

参 考 文 献

[1] 许樟荣.《国际糖尿病足工作组关于糖尿病足感染的诊断与处理指南》解读. 糖尿病天地. 2015,9(8):401-403.

［2］班绎娟,冉兴无,杨川,等.中国部分省市糖尿病足病临床资料和住院费用等比较.中华糖尿病杂志,2014,6(7)：499-503.

［3］Li X,Wang YZ,Yang XP,et al. Prevalence of and risk factors for abnormal ankle-brachial index in patients with type 2 diabetes. J Diabetes,2012,4(2):140-146.

［4］Young MJ,McCardle JE,Randall LE. Barclay JI. Improved survival of diabetic foot ulcer patients 1995-2008：possible impact of aggressive cardiovascular risk management. Diabetes Care,2008,31:2143-2147.

第十六章 糖尿病足患者外科干预后的围术期处理

糖尿病足是糖尿病最严重的和治疗费用最高的慢性并发症之一。糖尿病足的基本发病因素是神经病变、血管病变和感染。这些因素共同作用可导致组织的溃疡和坏疽。

在治疗糖尿病下肢缺血的方法中,下肢动脉血流的重建是最重要和关键的措施。糖尿病患者慢性并发症和急性并发症,加上糖尿病足患者尤以老年人多见,并发症多,所以糖尿病足外科围术期治疗值得关注。应对患者血糖控制情况以及可能影响手术预后的糖尿病并发症进行全面评估。

第一节 围术期血糖控制

一、血糖控制目标

诸多证据表明高血糖与住院患者(合并或不合并糖尿病)的不良事件发生有关,积极有效的血糖控制可以减少不良事件的发生率及患者死亡率。围术期高血糖与术后感染、伤口不愈合、心血管事件等并发症有关。并且,血糖增高水平与并发症呈线性关系。

2 型糖尿病患者空腹和餐后血糖控制目标视患者的年龄、并发症等不同而异;糖化血红蛋白(HbA1c)是反映血糖控制水平的主要指标之一。

中国 2 型糖尿病防治指南(2013 版)建议如下:

1. 术前

(1) 择期手术:术前空腹血糖水平应控制在 7.8mmol/L 以下,餐后血糖控制在 10.0mmol/L 以下。对于口服降糖药后血糖控制不佳的患者,应及时调整为胰岛素治疗。口服降糖药治疗的患者在接受小手术的术前当晚及手术当天应停用口服降糖药,接受大、中手术患者则应在术前 3 天停用口服降糖药,均改为胰岛素治疗。

(2) 急诊手术:主要评估血糖水平,有无酸碱、水、电解质平衡紊乱。如果存在,应及时纠正。

2. 术中处理 对于仅需单纯饮食治疗或小剂量口服降糖药即可使血糖控制达标的 2 型糖尿病患者,在接受小手术时,术中不需要使用胰岛素。在大、中型手术术中,需静脉应用胰岛素,并加强血糖监测,血糖控制的目标为 5.0~11.0mmol/L。

3. 术后处理 血糖控制在 7.8~10.0mmol/L 比较安全。中、小手术后一般的血糖控制目标为空腹血糖<7.8mmol/L,随机血糖<10.0mmol/L。既往血糖控制良好的患者可考虑更严格的血糖控制,同样应注意防止发生低血糖。

英国围术期指南推荐血糖目标应该在 6~10mmol/L(可接受范围 4~12mmol/L);2011 年美国医师协会(ACP)推荐住院患者不使用强化胰岛素治疗(IIT),即静脉给予胰岛素,定时监测血糖并调整胰岛素剂量,以控制血糖于正常范围(4.4~6.1mmol/L,ICU 患者)或<11.1mmol/L(非 ICU 患者)。指南继续肯定

高血糖增加危重患者死亡率,应该予以干预;同时指出 IIT 治疗未显示出可以降低高血糖患者死亡率的证据,不应用于住院患者高血糖的治疗,而且鉴于 IIT 引发低血糖发生率的增加,将血糖控制安全范围调高至 7.8 ~ 11.1mmol/L(140 ~ 200mg/dl)。

二、围术期控制措施

目前也有很多研究发现,术前和术中补充适量的葡萄糖或葡萄糖-胰岛素能够减轻术前禁食、麻醉、手术带来的应激反应和胰岛素的抵抗程度。仅行饮食控制的患者通过饮食控制和活动能很好控制血糖的糖尿病患者,术前不需要介入特殊的糖尿病治疗。若经单纯的饮食控制效果较差(血糖>180mg/dl)的住院患者,应该给予静脉胰岛素治疗。经口服药物控制的糖尿病患者:口服降糖药应该在术前 1 天停用。磺脲类药物可以增加低血糖的发生率,抑制 ATP 敏感的钾离子通道,导致细胞膜的去极化及细胞内钙离子浓度的增加。二甲双胍的有效半衰期只有 6 小时,谨慎起见建议术前 1 ~ 2 天停止使用,特别是行可能发生肾低灌注、组织缺氧和乳酸堆积风险手术的患者。噻唑烷类药物可以增加血管内容量,可能导致和恶化充血性心力衰竭和周围性水肿。行胰岛素治疗的 1 型或 2 型糖尿病患者:多数术前接受胰岛素治疗的患者可常规皮下注射胰岛素。若平时用低精蛋白锌胰岛素治疗的患者,应该给予平时早晨剂量一般的低精蛋白锌胰岛素。后患者仍禁食期间,应予 100ml/h 的速度输注 5% 葡萄糖-钾溶液。接受大手术的患者,标准的治疗方法是静脉输注胰岛素。多个研究强调了胰岛素静脉输注较皮下注射有优势。主要有两种方法:一是输注胰岛素-葡萄糖-钾合剂(GIK 方案),二是单独静脉泵注胰岛素。GIK 方案是将 500ml 10% 葡萄糖溶液,10mmol 钾,及 15U 胰岛素混合液以 100ml/h 的速度开始输注。之后根据血糖水平调通过饮食控制或口服降糖药控制的 2 型糖尿病患者,当血糖>140mg/dl 时推荐持续胰岛素输注。初始胰岛素输注速度计算方法:血糖水平(mg/dl)/100,小数取接近 0.5。(比如初始血糖是 260mg/dl。260/100 = 2.5,开始以 2.5U/h)。在这个过程中需要补充足够的葡萄糖,以防止分解代谢、饥饿性酮症以及胰岛素导致的低血糖。术中可输注 5% 葡萄糖溶液 100 ~ 125ml/h,以防止发生低血糖。葡萄糖-胰岛素-钾联合输入是代替分别输入胰岛素和葡萄糖的简单方法,需根据血糖变化及时调整葡萄糖与胰岛素的比例。

在患者恢复正常饮食以前仍予胰岛素静脉输注,恢复正常饮食后可予胰岛素皮下注射。对于术后需要重症监护或机械通气的患者,如血浆葡萄糖>10.0mmol/L,通过持续静脉胰岛素输注等恰当的方法控制血糖水平并使之稳定是最终目标。

第二节 对比剂肾病的预防

对比剂的应用在血管外科诊断和介入手术时应用广泛,预防对比剂肾病显得尤为重要。碘对比剂肾病(contrast induced nephropathy,CIN)的诊断标准:通常是指对比剂使用后 72 小时内出现以血清肌酐(serum creatinine,Scr)上升超过 44μmol/L(0.5mg/dl)或较基础值上升>25% 并排除其他原因所致的急性肾功能损害。

一、水化扩容

水化是目前广泛公认有效的降低 CIN 发生率的预防措施,其机制是足够容量的水化可提高肾脏血流,即在肾小管内产生稀释性利尿利于对比剂排出、减少肾素-血管紧张素系统的激活、抑制抗利尿素的分泌及降低内源性肾血管扩张剂的产生(一氧化氮、前列环素);降低对比剂相关的血液黏滞度和渗透性;等渗性生理盐水可扩充血管内容积。

国内 2014 版《对比剂使用指南》建议水化方法:①动脉内用药者:推荐:对比剂注射前 6 ~ 12 小时静脉内补充 0.9% 生理盐水,或 5% 葡萄糖加 154mmol/L 碳酸氢钠溶液,不少于 100ml/h;注射对比剂后亦应连续静脉补液,不少于100ml/h,持续24小时;提倡联合应用静脉补液与口服补液以提高预防对比剂肾病效果。②静脉内用药者:口服补液方式:注射对比剂前4~6小时开始,持续到使用对比剂后24小时口服水或生理盐水,使用量100ml/h;条件允许者,建议采用前述条款中动脉内用药者水化方法。欧洲泌尿放射学会(European Society of Urogenital Radiology,ESUR)推荐静脉输注生理盐水至少在对比剂使用前6小时及使用后6小时内以1~1.5ml/(kg·h)的速度进行;输注碳酸氢钠可在对比剂使用前1小时[3ml/(kg·h)]至使用后6小时[1ml/(kg·h)]。目前对于究竟选用氯化钠还是碳酸氢钠尚有争议,碳酸氢钠被认为可以碱化尿液减少自由基产生,可以更有效防治CIN的发生。而最近一项多中心随机对照研究195名糖尿病患者行冠脉介入治疗,分成氯化钠组和碳酸氢钠组,结果是氯化钠较碳酸氢钠更能减轻血肌酐上升和CIN的发生。由于生理盐水可增加心脏负荷,对于心功能不全患者更适合采用碳酸氢钠水化。

二、停用肾毒性药物

1. 停用肾毒性药物和影响肾脏排泄功能的药物,更替已经证实可影响CIN预后的药物。昔布类药物、氨基糖苷类药物、万古霉素、两性霉素B、某些免疫抑制剂(环孢素、他克莫司等)、及顺铂等有肾毒性;髓襻利尿剂、非甾体抗炎类药物可导致肾脏灌注和肾小球滤过率下降。这两类药物术前均应停用。

2. 二甲双胍是成人非胰岛素依赖性糖尿病的一线治疗用药,其本身不具有肾毒性,但双胍类药物抑制线粒体内乳酸向葡萄糖转化,如患者发生CIN,则可致体内乳酸水平明显升高,引起严重乳酸性酸中毒,增加CIN死亡。因此对比剂使用前应停用双胍类药物,改用其他药物控制血糖。

3. 目前研究发现甘露醇、内皮素受体拮抗剂是潜在有损害肾功能药物。对于血管紧张素转化酶抑制剂(ACEI)类药物目前观点尚不一致。ESUR指南建议对于存在危险因素的患者对比剂使用前24小时应停用肾毒性药物,但在特殊情况下,ACEI、髓襻利尿剂及少量的非甾体抗炎类药物是否应用需衡量利弊。

三、预防 CIN 药物

近年来,预防CIN研究热点主要集中于抗氧化剂、他汀类及血管扩张剂的研究,但至今尚无公认可以完全阻断CIN发生的药物。N-乙酰半胱氨酸(N-acetylcysteine,NAC)具有抗氧化、清除自由基、减轻氧化应激反应的功能,可以扩张肾血管,抑制血管紧张素转化酶合成并稳定一氧化氮。NAC最为常用的使用方法是术前24小时及手术当天口服NAC,600mg,2次/天,对预防CIN发生有一定的效果。抗坏血酸(维生素C)是常用的抗氧化剂,研究显示抗坏血酸可以抵抗对比剂及肾毒性药物对肾脏的氧化应激损害。他汀类药物预防CIN的可能机制是该类药物可防止缺氧导致一氧化氮合酶表达减少和显著改善内皮功能。有研究显示预防性使用他汀类药物可降低术后CIN发生。其他药物,腺苷受体抑制剂(茶碱/氨茶碱)、非诺多泮/多巴胺、钙通道阻滞剂、前列腺素E、心房钠尿肽降低CIN尚不完全明确。目前研究也趋向于联合应用多种方法预防CIN。

四、对比剂选择

对比剂剂量是CIN发生的独立危险因素。尽量选择应用非离子型对比剂。使用等渗或次高渗对比剂,尽量避免使用高渗对比剂。对于CIN的高危人群、有癫痫病史者和脊髓血管造影中应该使用等渗性对比剂。等渗性对比剂的渗透压接近血浆,其安全性和耐受性较低渗性对比剂更好,CIN和神经毒性反应的发生与对比剂的渗透压有密切关系。有文献认为对比剂剂量肌酐清除率比值>2.6是糖尿病患者CIN发生的警戒线。改进手术技术或方法,以减少造影剂的应用。

五、其他因素

ESUR 最新报道认为对比剂肾病独立危险因素除以上因素以外还包括慢性肾脏疾病(CKD)、心功能不全、脱水、高龄(>70 岁)、血流动力学改变(如肾动脉低灌注)、易患急性肾功能疾病患者、多发性骨髓瘤合并肾损害等。所以应采取综合措施,防治 CIN 发生。

六、血液滤过肾替代治疗(CRRT)预防对比剂肾病

ESUR 推荐对于根据 CIN 的极高危的患者,如肾功能 5 级或 ICU 患者,可考虑血液过滤。近期发表的一项研究将慢性肾功能不全患者接受经皮冠脉介入(PCI)的患者分成两组,一组是在行 PCI 之前和之后均行 CRRT,另一组是只在 PCI 后行 CRRT。结果发现:前者较只在 PCI 后行 CRRT 更有效地防止肾功能进一步恶化并改善长期预后。总之,在日常临床实践中,CIN 关键是预防,监测肾功能,识别导致 CIN 的危险因素并采取各种预防措施,治疗患者医护人员这一团队的合作以及对避免发生 CIN 的重视,这些能够降低 CIN。

第三节　糖尿病足感染控制

糖尿病足的基本发病因素是神经病变、血管病变和感染。这些因素共同作用可导致组织的溃疡和坏疽。糖尿病足溃疡患者容易发生感染。感染又是加重糖尿病足溃疡甚至是导致患者截肢的因素。糖尿病足溃疡合并的感染,大多是革兰阳性菌和阴性菌甚至并有厌氧菌的混合感染。根据创面的性质和渗出物的多少,选用合适的敷料。在细菌培养的基础上选择有效的抗生素进行治疗。注意皮肤颜色的急剧变化、局部疼痛加剧并有红肿等炎症表现、新发生的溃疡、原有的浅表溃疡恶化并累及软组织和(或)骨组织、播散性的蜂窝织炎、全身感染征象、骨髓炎等。标准治疗糖尿病溃疡包括广泛的清创、血糖控制的优化、感染消除及合理抗生素应用、水分敷料的使用和减少高压力。

第四节　心血管保护

一、心脏风险评估

各种代谢疾病可以伴随心脏疾患,糖尿病最常见。糖尿病与冠心病密切相关。有糖尿病较没有糖尿病的老年人在手术后更有可能发展为心力衰竭,甚至在用血管紧张素转换酶(ACE)抑制剂治疗调整后也有可能发生。血管病变常常是全身血管病变,做好手术前心脏事件评估对于血管手术是关键;另外,介入治疗虽然创伤小,但水化治疗对于心脏功能差的患者是较大的液体负荷,应作为高风险对待;水化期间需每小时评估液体平衡。

Lee 等修订的心脏风险指数是应用最为广泛的风险指数。该指数用以预测接受择期非心脏大手术并且病情稳定患者的心脏风险,包括 6 个独立的危险因素:①缺血性心脏病;②充血性心力衰竭;③脑血管疾病;④高危手术;⑤术前应用胰岛素治疗糖尿病;⑥术前肌酐>177μmol/L。随危险因素增多心脏事件风险增加。

《ACC/AHA 2014 年非心脏手术围术期心血管评估与治疗指南》(以下简称 ACC/AHA 指南)中将外周血管手术为高危手术,手术前应对心血管进行评估,心血管风险评估流程(图 2-16-1)如下:

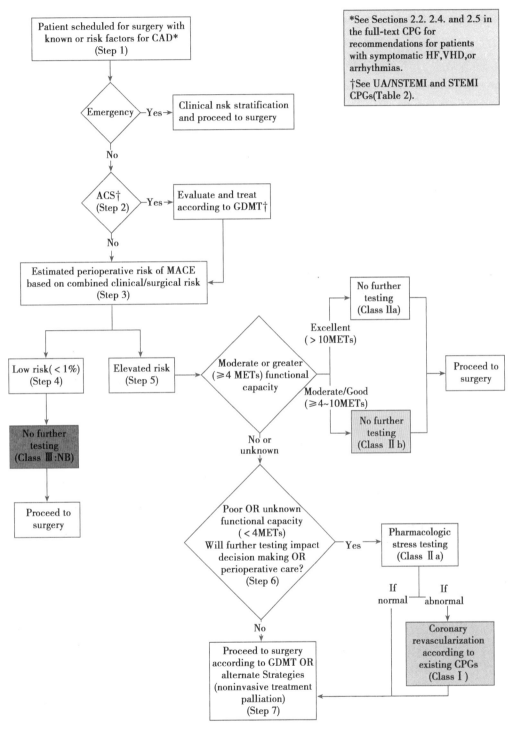

图 2-16-1　心血管风险评估流程

ACS:急性冠状动脉综合征;CABG:冠状动脉旁路移植术;CAD:冠状动脉病;CPG:临床实践指南;
DASI:杜克活动状态指数;GDMT:指南指导的内科治疗;HF:心力衰竭;MACE:主要心脏不良事件;
MET:代谢当量;NB:无获益;NSQIP:国家手术质量提高项目;PCI:经皮冠脉介入治疗;RCRI:修订的
心脏风险指数;STEMI:ST 段抬高型心肌梗死;UA/NSTEMI:不稳定性心绞痛/非 ST 段抬高型心肌梗
死;VHD:瓣膜性心脏病

第1步:已经确诊冠心病或具有冠心病危险因素的患者,应首先确定手术的急迫性。若需紧急手术,应尽快确定可能影响围术期处理的临床危险因素,并根据患者的临床评估给予适当的监测和管理策略;

第2步:若需尽快手术或择期手术,确定患者是否存在急性冠状动脉综合征。如果存在,根据指南进行评估和治疗。

第3步:结合临床/手术风险评估发生主要不良心血管事件的危险性,评估工具可采用 NSQIP 风险计算器(http://www.surgicalriskcalculator.com),必要时辅以 RCRI 评估。若患者进行大血管手术,即便其并存的心血管危险因素非常少,术中发生严重不良事件的风险仍较高;

第4步:若评估结果显示患者发生严重不良心血管事件的风险很低(<1%),无须对患者进行更进一步的评估性检查,可进行手术;

第5步:若患者发生严重不良心血管事件的风险增高,需要进行客观检查或量表检侧(如 DASI)对其进行功能耐量评估。若患者功能耐量为中等、良好或极好(≥4METs),无须再进一步检查,可进行手术;

第6步:若患者功能耐量较差(<4METs)或不知道功能耐量的患者,医生应与患者和围术期团队协商,确定是否行进一步的评估性检查,以利于患者的决策或围术期管理。如果是,首先考虑进行药物负荷试验。如果不清楚患者的功能耐量,可考虑进行运动负荷试验。如果运动试验有异常,则考虑行冠状动脉造影,必要时行血运重建。此类患者可在最佳药物治疗的基础上进行手术,或考虑采取其他措施替代手术,对具备手术适应证的患者进行非侵袭性手术或姑息手术或无创治疗。如果运动试验无异常,可在最佳药物治疗基础上实施手术;

第7步:若进一步的评估性检查不会影响患者的决策,则在最佳药物治疗基础上实施手术,或采取替代疗法(如肿瘤放疗等非侵袭性治疗)或姑息性治疗。

二、β受体阻滞剂

缺血和冠状动脉斑块破裂伴血栓形成所致的心血管事件发生,术前应用 β 受体阻滞剂对这两个方面都有明显的调控作用。β 受体阻滞剂能有效调节血压的剧烈波动,减低心率和心肌收缩力,平衡心肌的氧供和氧耗,降低围术期心肌缺血的发生;另外,β 受体阻滞剂可降低围术期炎性分子和自由基,稳定斑块,防止急性冠状动脉综合征的发生。对于患有冠心病(coronary artery disease,CAD)或存在 CAD 风险而必须接受非心脏手术的患者,住院期间应用 β 受体阻滞剂可降低心血管并发症(包括心律失常)的发生率和死亡率,且患者心脏事件的风险越大,β 受体阻滞剂带来的收益越大。

ACC/AHA 指南将外周血管手术为发生围术期心脏事件的高危手术。一项研究发现,940 例血管手术患者术前使用 β 受体阻滞剂超过 1 周较小于 1 周者,心脏事件的发生率更低且预后好。然而,β 受体阻滞剂能抑制胰岛素的释放,致使糖尿病患者血糖升高,而且 β 受体阻滞剂能减少糖原分解,延缓低血糖的恢复,还能减慢心率,掩盖糖尿病患者低血糖时所产生的心动过速。但在近期研究中,高选择性的 $β_1$ 受体阻滞剂及或兼具 $α_1$ 受体阻断作用的 β 受体阻滞剂优于非选择性的或 $β_1$ 受体亲和力低的 β 受体阻滞剂。李晓苏等观察 42 例患者(糖耐量减低 18 例,糖尿病 24 例)研究,其中比索洛尔组 22 例,美托洛尔组 20 例。治疗 3 个月后比索洛尔组 HbA1c、空腹血糖与治疗前比较差异无统计学意义($P>0.05$);美托洛尔组 HbA1c、空腹血糖与治疗前比较,差异有统计学意义($P<0.05$)。发现高选择性 $β_1$ 受体阻滞剂比索洛尔较选择性 β 受体阻滞剂美托洛尔对于冠心病合并血糖异常患者糖代谢的影响较小。围术期 β 受体阻滞剂的应用是当前国际上围术期干预研究的焦点。β 受体阻滞剂的使用可减少高危患者非心脏手术围术期心脏事件和死亡的发生,但同时应注意治疗方案的制定,选择适当的用药剂量、种类及时间,争取个体化的治疗策略。还需要更大规模的临床试验研究。

三、血压控制、血脂控制和阿司匹林的使用

已有充分的临床证据支持在已经发生了心血管疾病的患者中,无论是采用单独的降压、降脂或阿司匹林治疗,还是上述手段的联合治疗,均能减少 2 型糖尿病患者再次发生心血管疾病和死亡的风险。在糖尿病肾病的患者中采用降压措施,特别是使用血管紧张素转换酶抑制剂(ACEI)或血管紧张素受体Ⅱ拮抗剂(ARB)类药物可以显著减少糖尿病肾病进展的风险。2013 版糖尿病防治指南建议对年龄较大、糖尿病病程较长和已经发生了心血管疾病的 2 型糖尿病患者,应在个体化血糖控制的基础上采取降压、调脂和应用阿司匹林的措施来减少心血管疾病反复发生和死亡,并减少糖尿病微血管病变发生的风险。

四、注意改善微循环、抗血小板、抗凝、降纤等治疗

当糖尿病并发周围神经病变需改善微循环治疗时,老年糖尿病患者尽管血糖控制是重要的,但减少其心脑血管风险和事件的治疗,如控制血脂,血压以及阿司匹林抗血小板治疗所获得的益处甚至大于严格控制血糖。围术期抗凝是必需的,降纤治疗视纤维蛋白情况而定,可参考谷涌泉教授执笔的糖尿病足诊治指南。

除以上所述外,糖尿病足患者一般合并有两项以上的糖尿病慢性并发症,全身各脏器储备功能差,需全身各脏器及营养状况评价;围术期还可能出现糖尿病急性并发症,也应注意,如:糖尿病酮症酸中毒、糖尿病高血糖高渗透压综合征、乳酸酸中毒等,尤其老年糖尿病患者更要注意。所以,糖尿病足外科治疗的围术期处理需全面、细致、深入的综合治疗。

(王春梅　谷涌泉)

参 考 文 献

[1] 中华医学会糖尿病学分会. 中国 2 型糖尿病防治指南(2013 年版). 中国医学前沿杂志(电子版),2015,7(3):26-89.

[2] 骆丽慧,周燕丰. 围术期的血糖管理. 实用医学杂志,2012,28(12):2098-2100.

[3] Thompson BM,Stearns JD,Apsey HA,et al. Perioperative Management of Patients with Diabetes and Hyperglycemia Undergoing Elective Surgery. Curr Diab Rep 2016;16;2.

[4] 2013 国际糖尿病联盟全球 2 型糖尿病指南解读. 中国医学前沿杂志(电子版),2014,6(2):98-102.

[5] Dhatariya K,Levy N,Kilvert A,et al. NHS Diabetes guideline for the perioperative management of the adult patient with diabetes. Diaber Med,2012. 29;420-433.

[6] Qaseem A,Humphrey LL,Chou R,et al. Use of Intensive Insulin Therapy for the Management of Glycemic Control in Hospitalized Patients:A Clinical Practice Guideline From the American College of Physicians. Ann Intern Med,2011,154;260-267.

[7] Soo P M. Preoperative oral carbohygrate treatment attenuates immediate postoperative insulin resistane. AM J Physiol Endoerinol Metab,2001,280(4);576-583.

[8] Stacul F,van der Molen AJ,Reimer P,et al. Contrast induced nephropathy:updated ESUR Contrast Media Safety Committee guidelines. Eur Radiol,2011,21;2527-2541.

[9] 谭中宝,狄镇海. 对比剂肾病的预防-介入治疗围手术期处理. 介入放射学杂志,2012,21(3):261-264.

[10] Stacul F,Adam A,Becker CR,et al. Strategies to reduce the risk of contrast-induced nephropathy. Am J Cardiol,2006,98:59K-77K.

[11] 吴宽,虞希祥,林永胜,等. 前列地尔预防对比剂肾病的实验研究介入. 介入放射学杂志,2012,21(11):938-941.

[12] Maioli M,Toso A,Leoncini M,et al. Effects of Hydration in Contrast-Induced Acute Kidney Injury After Primary Angioplasty:A Randomized,Controlled Trial. Circ Cardiovasc Interv,2011,4;456-462.

[13] 中华医学会放射学分会对比剂安全使用工作组. 碘对比剂使用指南(第 2 版). 中华医学杂志,2014,94(43):3363-3369.

[14] Brar SS,Hiremath S,Dangas G,et al. Sodium bicarbonate for the prevention of contrast induced-acute kidney injury:a systematic review and meta-analysis. Clin J Am Soc Nephrol,2009,4;1584-1592.

［15］ Koc F,Ozdemir K,Altunkas F,et al. Sodium Bicarbonate Versus Isotonic Saline for the Prevention of Contrast-Induced Nephropathy in Patients With Diabetes Mellitus Undergoing Coronary Angiography and/or Intervention:A Multicenter Prospective Randomized Study. J Investig Med,2013,61(5):872-877.

［16］ Trivedi H,Nadella R,Szabo A. Hydration with Sodium bicarbonate for the prevention of contrast-induced nephropathy:a meta-analysis of randomized controlled trials. Clin Nephrol,2010,74:288-296.

［17］ Barrett BJ,Parfrey PS. Preventing nephropathy induced by contrast medium. N Engl J Med,2006,354:379-386.

［18］ Kelly AM,Dwamena B,Cronin P,et al. Meta-analysis:effectiveness of drugs for preventing contrast-induced nephropathy. Ann Intern Med,2008,148:284-294.

［19］ ACT investigators. Acetylcysteine for prevention of renal outcomes in patients undergoing coronary and peripheral vascular angiography:main results from the randomized acetylcysteine for Contrast-induced nephropathy trial(ACT). Circulation,2011,124:1250-1259.

［20］ Cetin M,Devrim E,Serin Kiligoglu S,et al. Ionic high-osmolar contrast medium causes oxidant stress in kidney tissue:partial protective role of ascorbic acid. Ren Fail,2008,30:567-572.

［21］ Patti G,Ricottini E,Nusca A,et al. Short-term,high-dose Atorvastatin pretreatment to prevent contrast-induced nephropathy in patients with acute coronary syndromes undergoing percutaneous coronary intervention (from the ARMYDA-CIN［atorvastatin for reduction of myocardial damage during angioplasty-contrast-induced nephropathy］trial. Am J Cardiol,2011,108:1-7.

［22］ 周兵,程永德. 介入诊疗中提倡使用等渗性对比剂. 介入放射学杂志,2012,21(2):89-91.

［23］ Worasuwannarak S,Pornratanarangsi S. Prediction of contrastinduced nephropathy in diabetic patients undergoing elective cardiac catheterization or PCI:role of volume-to-creatinine clearance ratio and Iodine dose-to-creatinine clearance ratio. J Med Assoc Thai,2010,93(Suppl1):S29-S34.

［24］ 任重阳,狄镇海,毛学群,等. DSA 步进技术在糖尿病下肢血管病变诊断中的应用. 介入放射学杂志,2010,19:737-740.

［25］ 谷涌泉,张建,汪忠镐. 糖尿病足诊断与治疗的进展. 中华损伤与修复杂志(电子版),2011,6(4):503-508.

［26］ 谷涌泉,张建,汪忠镐. 糖尿病下肢动脉硬化闭塞症腔内治疗的进展. 中国血管外科杂志(电子版),2011,3(2):68-69.

［27］ Spini V,Cecchi E,Chiostri M,et. Effects of Two Different Treatments With Continuous Renal Replacement Therapy in Patients With Chronic Renal Dysfunction Submitted to Coronary Invasive Procedures. J Invasive Cardiol,2013,25(2):80-84.

［28］ Artur Maliborski,Pawel Zukowski,Grzegorz Nowicki,et al. Contrast-induced nephropathy-a review of current literature and guidelines. Med Sci Monit,2011,17(9):199-204.

［29］ Elena Tsourdi,Andreas Barthel,Hannes Rietzsch,et al. Current Aspects in the Pathophysiology and Treatment of Chronic Wounds in Diabetes ellitus. BioMed Research International,2013,2013(3):503-514.

［30］ Lee TH,Marcantonio ER,Mangione CM,et al. Derivation and prospective validation of a simple index for prediction of cardiac risk of major noncardiac surgery. Circulation,1999,100:1043-1049.

［31］ Fleisher LA,Fleischmann KE,Auerbach AD,et al. 2014 ACC/AHA Guideline on Perioperative Cardiovascular Evaluation and Management of Patients Undergoing Noncardiac Surgery:a report of the American College of Cardiology/American Heart Association Task Force on practice guidelines. J Am Coll Cardiol,2014,64(22):77-137.

［32］ Ford MK,Beattie WS,Wijeysundera DN. Systematic review:prediction of perioperative cardiac complications and mortality by the revised cardiac risk index. Ann Intern Med,2010,152:26-35.

［33］ Mudumbai SC,Wagner T,Mahajan S,et al. Vascular surgery patients prescribed preoperative beta-blockers experienced a decrease in the maximal heart rate observed during induction of general anesthesia. J Cardiothorac Vasc Anesth,2012,26:414-419.

［34］ Angeli F,Verdecchia P,Karthikeyan G,et al. β-Blockers reduce mortality in patients undergoing high-risk non-cardiac surgery. Am J Cardiovasc Drug,2010,10:247-259.

［35］ Fabio A,Gianpaolo R,Paolo V. Good news for beta-blockers in perioperative medicine. Expert Opin Drug Saf,2011,10:491-498.

［36］ Flynnl BC,Vemick WJ,Ellis JE. β-blockade in the perioperative management of the patient with cardiac disease undergoing non-cardiac surgery. Br J Anaesth,2011,107:3-15.

［37］ Willem-Jan F,Jan-Peter van K,Michel C,et al. Timing of pre-operative beta-blocker treatment in vascular surgery Patients,influence on post-operative outcome. J Am Concordia,2010,56:1922-1929.

［38］ Samuelsson O,Hedner T,Berglund G,et al. Diabetes mellitus in treated hypertension:Incidence,predictive factors and the impact of non-selective beta blockers and thiazide diuretics during 15 years treatment of middle-aged hypertensive men in the Primary Prevention Trial Goteborg,Sweden. J Hum Hypertens, ,1994,8:257-263.

［39］ Sarafidis PA,Bakris GL. Antihypertensive treatment with beta blockers and the spectrum of glycaemic control. Quarterly J Med,2006,99(7):431-436.

［40］ Kveiborg B,Christiansen B,Major-Petersen A,et al. Metabolic effects of beta-adrenocept or ant agonists with special emphasis on carvedilol. Am J Cardiovasc Drugs,2006,6(4):209-217.

［41］ 李晓苏,曲环,李美红. 高选择性 β1 受体阻滞剂对冠心病合并血糖异常患者糖代谢的影响. 中西医结合心脑血管病杂志,2012,10(5):538.

［42］ 刘子嘉,黄宇光. 心脏手术围术期 β 受体阻滞剂的心脏保护作用. 协和医学杂志,2013,4(1):48-51.

第十七章　糖尿病足患者术后护理要点

糖尿病足是指与局部神经异常和下肢远端外周血管病变相关的足部感染、溃疡和深层组织破坏,给患者带来严重的精神压力,它的发生往往是一系列危险因素相互作用的结果,主要表现为足部溃疡、感染和坏疽。因此在整个疾病的康复过程中护理显得尤为重要。

一、介人治疗术后护理

1. 一般护理　术后患者可以进食、进水。鼓励患者多饮水,最初 6～8 小时饮水 1000～2000ml,有利于造影剂的排出,必要时补液,记录 24 小时尿量。局部加压包扎,观察伤口敷料有无渗血及血肿。患侧肢体制动 6～8 小时,6～8 小时后可在床上活动,术后 24 小时拆除绷带后穿刺点无血肿方可下床活动。术后心电监护 24 小时内密切观察生命体征变化,定时测量血压、脉搏、呼吸、血氧饱和度等,观察体温的变化。协助患者床上排便,给予必要的生活护理。

2. 饮食指导　协助患者多饮温水,以利造影剂的排出。饮食方面给予易消化、无刺激性饮食,多食一些蔬菜、豆类、水果及含蛋白质较多的食物,少食多餐。

3. 患肢血运　术后 2 小时内每 15 分钟观察一次患肢皮肤温度、色泽、足背动脉搏动,观察有无肢端麻木、疼痛等。

4. 导管护理　对于介入术中留置溶栓导管的患者,护士应先检查留置导管是否妥善固定并防止脱落,留置导管部位的关节禁止屈曲和过度活动,活动范围以关节局部成角<120°为宜,置管部位以下的关节可床上活动,维持其关节的正常功能,对于卧床的患者可给予被动肢体运动以促进血液循环,缓解肌肉疲劳。保持尿管的通畅,妥善固定,观察尿液的颜色、性质及量,准确记录尿量,翻身时避免管路受压及打折。每日清洁尿道口,定时更换尿袋。

5. 药物护理　遵医嘱应用抗凝药物,注意有无出血倾向,如:注射部位有无青紫或血肿;测血压后袖带绑扎处有无出血点;有无鼻衄或牙龈出血;有无伤口渗血、出血;引流液的颜色及量;活动后有无关节出血或血肿等。收集粪便和尿标本时,注意标本的颜色。静脉抗凝药物的化学性质不稳定,使用时应现用现配,使其最大程度的发挥药物疗效。

二、人工血管搭桥术后护理

1. 一般护理　全麻术后给予平卧位,头偏向一侧。患肢禁止过度屈伸及剧烈活动,禁止膝关节过屈以免使人工血管扭曲。使患肢尽量置于水平位置,翻身时动作轻柔,避免人造血管扭曲、血管吻合口撕裂。多饮水,保持大便通畅。

2. 生命体征观察　术后给予心电监护,监测生命体征的变化。记录尿量,维持体内体液平衡。

3. 严密观察患肢血运　密切观察患肢远端的皮肤颜色、温度、感觉、动脉搏动情况以判断血管通畅度。观察有无肢体肿胀,认真听取患者的主诉。若患肢出现剧烈疼痛、麻木、苍白、皮肤温度降低、足背动脉搏动减弱或消失时应警惕继发血栓、栓塞形成,应及时通知医生。注意给患肢保暖,遵医嘱应用血管扩张剂,可行超声检查,明确诊断。

4. 预防水肿形成　当动脉血管重建后血流通畅可引起缺血再灌注造成的水肿。卧床期间指导患肢足背屈背伸运动,术后运动可使肌肉收缩和松弛,可促进血液循环,帮助静脉血回到心脏,可促进侧支循环的建立,防止深静脉血栓形成。

5. 引流管的护理　术后保持伤口引流管及尿管等管路的通畅,妥善固定。观察引流液的颜色、性质及量,准确记录引流量,伤口引流液>100ml/h,引流液呈鲜红色,立即通知医生及时处理。翻身时避免管路受压及打折。每日给予尿道口护理,定时更换引流袋。

6. 药物护理　术后使用抗凝药物过程中,密切观察皮肤黏膜有无出血点、观察大小便颜色,增强患者自我保护意识,如刷牙时动作轻柔,避免抠鼻,防止进食过硬食物,以免造成胃黏膜损伤致消化道大出血。

三、骨髓干细胞移植术后护理

1. 一般护理　术后平卧位,心电监护,观察生命体征变化,适当抬高患肢,以促进血液循环。避免患肢碰撞。对患肢进行必要的保暖,防止肢体温度过低,以免不利于恢复而影响疗效。观察患肢的血液循环情况,定时观察患肢足背动脉的搏动、皮肤色泽、温度以及感觉,和术前对比有无改善;观察患肢疼痛有无缓解;观察穿刺点有无出血、渗血及有无局部淤血等现象。

2. 饮食指导　饮食控制是治疗糖尿病的一项有效措施,对于糖尿病患者,合理饮食控制显得尤为重要,对移植注射后创面的愈合起着重要的作用。在饮食上给予患者低脂、低胆固醇、易消化的食物,同时让患者在饮食上做到定时、定餐、定量的标准,不暴饮暴食,每天三餐前后均监测血糖,使血糖维持在正常的范围。

3. 功能锻炼　术后第2天指导患者肢体适量活动,其后可逐步增加患肢的活动,适度的活动有益于促进侧肢循环的尽早建立。具体方法如下:卧床期间可先行足部及小腿小幅度的左右及上下运动。换药时观察伤口恢复情况判断愈合程度,以此逐步增大活动量。在护理人员的指导下活动患侧肢体,活动后应该密切观察局部血液循环情况,同时注意有无其他不适。

4. 预防感染　保持进针部位敷料是否清洁、干燥,定时对骨髓穿刺部位和肌肉注射部位进行局部换药。

四、截肢术后的护理

1. 一般护理　按全麻术后护理规范护理。术后给予心电监护,密切观察患者生命体征,出现异常及时报告医生。术后持续低流量氧气吸入,仔细的观察患者伤口是否有渗血及渗液状况出现。术后抬高残肢30cm,以防止局部出血与肿胀,促进静脉回流,可减轻患者的水肿和疼痛。术后2~3天,密切观察患者有无感染的情况,监测体温变化,观察伤口有无异味,切口周围皮肤颜色有无改变。预防并发症,特别是术后大出血,床旁备止血带、沙袋等物品。还要保持患者的皮肤及床单等清洁,以防出现压疮的情况。

2. 饮食护理　给予高蛋白、高营养、易消化、低脂饮食,多吃蔬菜及富含粗纤维的食物,以防发生便秘。了解患者的饮食习惯,尽量满足其要求,以增进食欲,保证能量的供给,以促进康复。

3. 疼痛护理　截肢术后患者会出现残肢痛及幻肢痛。要做好患者的疼痛护理,残肢痛患者,抬高患肢促进静脉回流,减轻胀痛,教会患者缓慢深呼吸、全身肌肉放松,转移注意力。幻肢痛的患者,应用数字疼痛评分法进行疼痛评估,要对其进行心理治疗,安慰患者,耐心地给予解释。告知患者减少局部按摩,必要时给予止痛药物治疗。

4. 导管的护理　术后保持伤口引流管、尿管的通畅,并妥善固定。观察引流液的颜色、性质,准确记录引流量。翻身时避免管路受压及打折。每日给予尿道口护理,定时更换引流袋。

5. 预防并发症　术后密切观察生命体征的变化,警惕术后感染和出血等并发症。患者因创伤应激、伤口污染、出血多、机体抵抗力下降,易发生创面感染,术后给予抗生素、止血药物、维生素治疗,并纠正贫血、低蛋白血症。根据失血情况必要时给予输血、扩容等防休克治疗。加强静脉营养支持,提高机体免疫力。

6. 心理护理　患者在截肢术后,心理压力大,由于肢体上出现了残缺,出现了部分功能不同程度的丧失,会给患者的心理和生理上造成一定的伤害。患者会出现悲观、失望、自卑等不良的心理,有些患者还会出现轻生的念头。因此,护理人员要主动与患者沟通交流,了解患者的需求,及时帮助解决患者的实际问题,给患者强大的心理支持,引导患者进行残肢功能锻炼。

7. 功能锻炼　截肢术后患者离开床之后,常常会出现失去平衡的状况。护理人员帮助患者进行功能锻炼,提高平衡能力及生活自理能力。让患者能够尽早在床上坐起并逐渐进行功能锻炼。下肢术后 2～3 天开始练习坐起。如果患者能积极配合,可在术后 10～14 天练习下床活动,教会患者使用拐杖的知识。

(李慧　叶春婷)

参 考 文 献

[1] 李炳辉,谷涌泉,王鹏华.糖尿病足及下肢慢性创面修复.北京:人民军医出版社,2011.

[2] 李小娥,覃丽玲.截肢手术的护理体会.右江医学,2003,31(3):310.

[3] 袁婷婷,温大翠.下肢动脉闭塞球囊扩张加支架植入术围术期护理.现代医药卫生,2012,28(18):2840-2842.

[4] 李广萍,付燕,何朵.下肢动脉硬化闭塞症行人工血管搭桥术围术期护理.山西医药杂志月刊,2011,40(3):306-307.

[5] 杨春霞.自体骨髓干细胞移植治疗糖尿病下肢缺血患者的护理体会.中外健康文摘,2010,7(2):158-159.

[6] 张鋆,李天怡,宋兰娜等.自体外周血干细胞移植治疗下肢缺血疾病的规范化护理.护理研究,2012,26(1):62-63.

[7] 胡丽丹.48 例截肢术后患者的护理体会.医药前沿,2015,5(29):267.

第三篇　新技术在糖尿病及足病治疗中应用

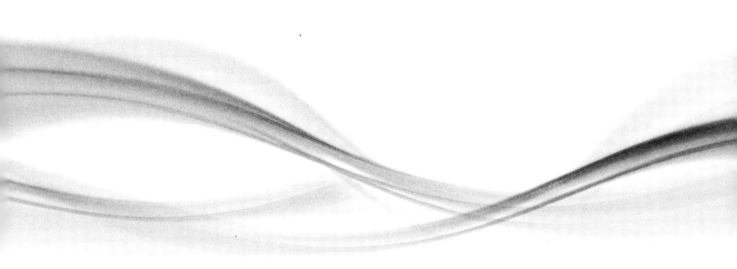

第一章 从细胞种植到干细胞移植治疗糖尿病足

随着糖尿病发病率的上升,糖尿病足亦逐年增多,它所带来的足部破溃、感染及神经病变已受到临床医生的广泛关注。对糖尿病足的治疗,因下肢血管病变的部位及程度不同而应采取相应的处理方法。

下肢动脉近段闭塞而远端有较好的流出道者,行动脉旁路移植术以改善远端组织的血供是最常用的手术方式,如腹主-股动脉旁路术、股-腘动脉旁路术等。然而,膝下小口径动脉旁路移植术的通畅率远不理想,原因在于人工血管内不能形成真正的内皮细胞层,易引起血小板的黏附、聚集和纤维素沉着,从而导致人工血管内血栓形成。由于血管内皮细胞可产生前列腺环素和纤溶酶原激活物等,使血管内膜面具有抗血栓形成的特性,如能使人工血管腔面衬以内皮细胞层,则可能提高人工血管移植后的远期通畅率。1978年,Herring 首次应用自体血管内皮细胞行人工血管种植获得成功。自20世纪80年代,为提高人工血管的通畅率,我们进行了艰辛的探索。我们曾以胰蛋白酶和乙二胺四乙酸酶解法、胶原酶酶解法及酶解和密度梯度提取法获取犬的大网膜血管内皮细胞,采用直接种植或以自体血浆预衬人工血管后种植、体外孵育的方法,分别移植于 42 只犬体内,结果显示:双侧颈动脉移植组 6 周通畅率(56.3%)明显高于对照组(37.5%)($P<0.05$);光镜、荧光染色和扫描、透射电镜均证实种植组中段内皮细胞层的存在;下腔静脉移植组血管中段新生内膜厚度(786.7μm)明显小于对照组(1157.7μm)($P<0.05$)。因此我们认为,自体血管内皮细胞种植可加速人工血管内皮化进程,改善其静脉和小口径动脉移植的效果。

动物实验进一步表明,移植物内皮细胞种植后,其产生的 PGI2 和 6-keto PGF-1a 含量明显高于未种植内皮细胞组,这将会有效抑制新内膜增生,提高移植物通畅率。我们用自体大网膜源内皮细胞衬里人工血管(绦纶 9 根,带外支持环的聚四氟乙烯人工血管(Polytetrafluoroethylene,PTFE)1 根;内径 16mm,长度 8～30cm)用于"巴德-吉亚利综合征"患者的治疗,其中 6 例行下腔静脉一右心房转流术(腔房转流)、2 例行肠系膜上静脉-右心房转流术(肠房转流)、肠系膜上静脉-右颈内静脉转流术(肠颈转流)和肠腔转流术各 1 例,所有患者康复出院,随访 5～8 年,有 9 例人工血管保持通畅,2 例女患者结婚后,1 人生子。另一患者于 1988 年 4 月,因大量腹水、重度肝大,诊断为重症"巴德-吉亚利综合征",被迫行肠-颈人工血管转流术,我们用自体大网膜源内皮细胞种植聚四氟乙烯人工血管(内径 16cm、长 28cm),术后 6 年保持通畅。

尽管血管外科手术和血管腔内技术的快速发展,使得糖尿病足的治疗效果得到提高,但糖尿病下肢动脉病变更易累及膝下动脉,且易出现下肢远端的组织坏疽或溃疡。这部分人群,常常因缺乏血管远端流出道而无法施治,以致其备受疾病煎熬。因此,必须另辟蹊径,寻找新的治疗方法。

1997 年,Asahara 等发现骨髓、脐血、外周血中存在大量血管内皮细胞祖细胞(endothelial progenitor Cell,EPC)。研究显示,成年个体的骨髓单个核细胞(bone marrow mononuclear cell,BM-MNC)中含有多种干细胞成分,其中 CD34+ 细胞约占 BM-MNC 总数的 3%;骨髓单个核细胞中 CD34+ 细胞是 EPC 的主要来源,其在末梢血中只有骨髓的 0.2%。BM-MNC 移植可以提供多种促血管生长因子,故 BM-MNC 移植兼具 EPC 和细胞生长因子的作用。常用的干细胞移植有两种方式:①自体骨髓干细胞移植术,即抽取骨髓,从中提取干细胞,将干细胞纯化、浓缩成干细胞悬混液,然后移植于缺血部位;②自体外周血干细胞移植术,首先注射粒细胞集落刺激因子(granulocyte colony-stimulating factor,CSF)进行骨髓动员 5～7 天,以使骨髓干细胞充分动员到外周血中,然后应用血细胞分离机采集外周血干细胞,再进行干细胞移植。自体干细胞有两个优点:不存在免疫排斥,没有胚胎干细胞的伦理问题。

　　临床上最早使用自体骨髓干细胞移植治疗下肢缺血性疾病这一技术的是日本。在国内,首都医科大学宣武医院最早开展了这一技术,取得了一定疗效。自体骨髓干细胞移植后总的疼痛缓解率可达85.0%,下肢动脉造影显示有不同程度的新生侧支血管形成。移植后14天,经皮氧分压(transcutaneous PO$_2$,TcPO$_2$)较术前有不同程度提高(18~32mmHg),创面逐渐愈合。自体骨髓干细胞移植治疗糖尿病足的疗效与移植的干细胞总量有密切的关系,单侧肢体移植量>1×10^{8}时,大多数患者有效,但远期疗效需进一步观察。由于糖尿病足患者大多年龄较大,体弱,且伴心脑血管疾病等,一次抽取过多骨髓会造成其他并发症,而抽取骨髓过少则会影响疗效。动物实验显示,行骨髓动员后EPCs移植至缺血肢体后3周,大鼠缺血肢体侧支血管数目明显多于对照组。临床亦显示,抽取骨髓前用GSF行骨髓动员(2~3天,每天300μg),然后抽取骨髓血100~200ml,经纯化后再行移植,无论是主观症状,还是客观指标均较前疗效明显提高,且抽取骨髓血少、细胞量多、近期效果好且安全性高,不良反应少。临床研究显示,无论是骨髓干细胞移植还是外周血干细胞移植治疗下肢缺血都是有效的方法,且骨髓干细胞动脉腔内注射和局部肌内注射在下肢缺血的治疗上同样有效。

(汪忠镐　朱广昌)

参 考 文 献

[1] Herring M,Gardner A,Glover J. A single-staged technique for seeding vascular grafts with autogenousendothelium. Surgery,1978,84(4):498-504.

[2] 汪忠镐,蒲力群,章海,等.人工血管生物化——血管内皮细胞衬里的实验研究.北京生物医学工程,1988:34-41.

[3] Wang Z G,Li G,Wu J,et al. Enhanced patency of venous Dacron grafts by endothelial cell sodding. Ann Vasc Surg,1993,7(5):429-436.

[4] Wang Z G,Zhang H. Seeding of autogenous endothelial cells to inner surface of small-caliber dacron vascular prostheses. An experimental study on canines. Chin Med J (Engl),1989,102(8):606-613.

[5] Zg W,H Z,Lq P,et al. Can endothelial seeding enhance patency and inhibit neointimal hyperplasia? Experimental studies and clinical trial of endothelial seeded venous prostheses,2000,19(3):259-269.

[6] 陈学明,汪秀杰,汪忠镐,等.内皮细胞衬里静脉人工血管10例随访报告.透析与人工器官,1997:37-39.

[7] 陈学明,汪忠镐.静脉人工血管内种植内皮细胞6年保持通畅一例报告.普外临床,1996:51.

[8] 谷涌泉,张建,赵峰,等.老年人糖尿病下肢动脉粥样硬化临床特点及相关因素的研究.中华老年多器官疾病杂志,2007,6(5):325-328.

[9] Tateishi-Yuyama E,Matsubara H,Murohara T,et al. Therapeutic angiogenesis for patients with limb ischaemia by autologous transplantation of bone-marrow cells:a pilot study and a randomised controlled trial. Lancet,2002,360:427-435.

[10] 谷涌泉,郭连瑞,张建,等.自体骨髓干细胞移植治疗严重下肢缺血1例.中国实用外科杂志,2003,23(11):670.

[11] 谷涌泉,齐立行,郭连瑞,等.自体骨髓干细胞移植治疗严重下肢缺血5例.中国康复医学杂志,2004,19(9):687-688.

[12] 谷涌泉,张建,齐立行,等.不同移植浓度自体骨髓干细胞治疗下肢缺血临床疗效的影响.中国修复重建外科杂志,2006,20(5):504-506.

[13] 谷涌泉,张建,齐立行,等.骨髓动员刺激后自体骨髓源单个核细胞移植治疗下肢缺血的初步临床研究.中国修复重建外科杂志,2006(10):1017-1020.

[14] 苏旭,李滨,陈福真,等.自体外周血干细胞移植术治疗重度下肢缺血19例临床分析.中国临床医学,2010(01):89-91.

[15] 谷涌泉,张建,郭连瑞,等.自体骨髓干细胞移植治疗下肢严重缺血:32例报告.中国临床康复,2004(35):7970-7972.

第二章 肝细胞生长因子基因治疗肢体缺血性疾病及糖尿病足

第一节 肝细胞生长因子概述

肝细胞生长因子(hepatocyte growth factor, HGF)最初于 1984 年作为一种肝细胞有丝分裂原从肝部分切除大鼠的血清中分离得到的一种细胞因子。随后又相继从大鼠血小板、人血浆、人血清、大鼠肝等组织中分离纯化,分子量为 87～105kD。其前体是由 728 个氨基酸残基组成的单链,经蛋白酶水解作用产生具有生物活性的异二聚体。成熟的 HGF 蛋白分子是由分子量为 55～65kD 的重链(α 链)和分子量为 32～36kD 的轻链(β 链)通过二硫键相连接。其中重链结构中包含 4 个 Kringle 结构,Kringle 结构是由三个二硫键连成的双环状多肽结构。HGF 中的 Kringle 结构与纤溶酶原具有 38% 的同源性,但其与 HGF 功能的关系目前不是十分清楚。HGF 的轻链结构与丝氨酸蛋白酶结构相似,其轻链蛋白序列与 HGF 的致细胞运动作用有关。

1989 年,首次克隆获得人 HGF cDNA,并获得 HGF 蛋白质的一级结构从而确定是一新的生长因子。人 HGF 基因大约 70kb,含 8 个外显子和 17 个内含子,HGF 基因定位于第 7 号染色体上(7q21.1)。人和鼠 HGF cDNA 序列高度保守(>90%),其生物学活性无明显种属差异。1991 年鉴定 HGF 蛋白质的特异性膜受体 c-met。c-Met 是一种具有酪氨酸激酶活性的原癌基因,广泛分布于体内器官和神经系统。c-Met 由 50kD 的 α 链和 145kD 的 β 链组成。α 链亚单位分布在细胞膜外,β 链是跨膜亚单位其中包含了一个胞内酪氨酸激酶结构域。

HGF 主要由间质细胞产生,在人的各种组织中均有表达,是体内广泛分布的一种细胞因子,最初认为它的靶细胞为肝细胞,能够刺激肝细胞进行有丝分裂。后来发现 HGF 是一多功能生长因子,具有致细胞迁移、增殖和促进胚胎期各器官形态发生的作用。它通过与其特异性膜受体 c-met 结合而发挥其多样生物学作用,是间质和上皮/内皮细胞间相互作用的重要信息分子,具有促进细胞迁移、增殖和胚胎期各器官形态发生的作用。对胚胎发育、组织器官再生、伤口愈合和血管新生起着重要的调节作用(图 3-2-1)。

HGF 促进新生血管的生成有其自身的特点:HGF 同时刺激血管平滑肌细胞和血管内皮细胞的迁移,但不刺激血管平滑肌细胞(Vascular smooth muscle cells, VSMC)增殖,可防止血管成形术后由于内膜增厚所致的管腔再狭窄。HGF 是强有力的血管内皮细胞的有丝分裂原,HGF 对内皮细胞的分裂活性较 VEGF 强,故 HGF 促进血管生成的活性更强。HGF 的特异受体 c-met 在缺血组织中上调加强了 HGF 促进新生血管活性;而在缺血局部内源性 HGF 水平降低,增加 HGF 基因治疗的安全阈。HGF 刺激产生的新生血管成熟较早,避免了向基质中释放血细胞起源的其他细胞。HGF 不会有 VEGF 的副作用即发生中度或严重的水肿。

与 VEGF、FGF 相比,HGF 促进新生血管的生成有其自身的特点:HGF 具有抗炎及抗氧化作用,促进血管新生的同时,伴随着抑制炎症、水肿和细胞衰老。而 VEGF 的副作用是发生中度或严重的水肿。HGF 具有抗纤维化作用,减少组织再生的障碍。HGF 能显著降低上皮细胞转化为间充质细胞(EMT),抑制纤维化进程。减少 EMT 及组织纤维化有利于干/祖细胞迁移至损伤部位促进组织再生。缺血下肢中的 HGF

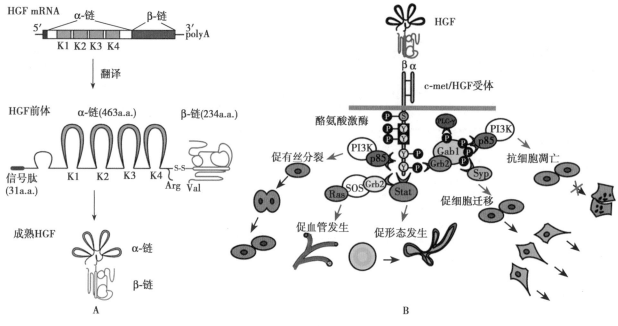

图 3-2-1　HGF 的结构与功能

水平下降和肌肉、血管周围的纤维化加速了疾病的进程。而 VEGF 和 FGF 能诱导组织纤维化。HGF 刺激产生的新生血管成熟较早,避免了向基质中释放血细胞起源的其他细胞。所以,HGF 在治疗动脉缺血性疾病上会比 VEGF、FGF 等有更好的应用前景。

外源性 HGF 蛋白质在血中不稳定,需重复注射 HGF 蛋白,但有可能导致低血压和肾脏毒性,从而影响外源性 HGF 的有效性。目前还无药用重组人 HGF 制剂上市,克服这些问题的策略是利用基因治疗手段,体内局部转染 HGF 基因,持续表达 HGF 蛋白,达到治疗疾病的目的。

目前,国内外大都采用裸质粒 DNA 作为 HGF 基因的载体,通过局部肌内注射研究其治疗动脉硬化闭塞性疾病。质粒 DNA 是一种比较安全的非病毒载体,其制剂接近于一般药物产品,无患者特异性、不引起炎性反应。质粒构建时删除所有与人基因组可能具有同源性的序列,避免发生染色体整合,或通过激活癌基因而发生插入性突变、或使抑癌基因失活,使载体序列不含有癌基因潜能。尽管裸质粒转染效率较低,表达时间相对短暂,但实验表明局部注射能在达到治疗效果的同时,对全身的毒副作用小,更为安全。

第二节　携带 HGF 基因的重组质粒促进新生血管生成作用

我们从人胎盘 cDNA 文库中克隆了人 HGF 基因全长编码区 cDNA,然后构建了携带有卡那抗性基因、CMV 启动子、人 HGF 基因和 ployA 加尾的真核表达质粒 DNA(命名为 pUDK-HGF,专利号为 ZL00132196.X)。

为了获得用于药效学研究的样品,我们建立了中试制备质粒 DNA 的方法和质量标准及分析方法。按此工艺制备获得的产品符合拟定质量检定标准。稳定性实验表明在 4℃保存条件下,pUDK-HGF 化学结构及生物活性稳定性可达 36 个月。

一、体外促进新生血管生成作用

pUDK-HGF 可在原代培养大鼠骨骼肌细胞中表达 HGF。pUDK-HGF 用 LipofectAMIN 包裹,转染体外培养的骨骼肌细胞后,用 ELISA 方法检测上清中 HGF 的表达水平。结果表明 HGF 的表达具有时相性,转染 24 小时后 HGF 就有明显表达,在 48 小时时达到了高峰,$4×10^6$ 细胞最多可表达 18ng 左右的 HGF,2 天时表达较高,随着时间延长,表达量也有所降低(图 3-2-2)。

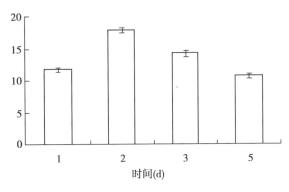

图 3-2-2　ELISA 检测 pUDKH 转染骨骼肌细胞后 HGF 的表达

采用细胞扩散盒技术分析上述转染 pUDK-HGF 的细胞培养上清能明显诱导 ECV304 内皮细胞的迁移。与转染 pUDK-LacZ 对照组相比,有显著性差异(图 3-2-3)。

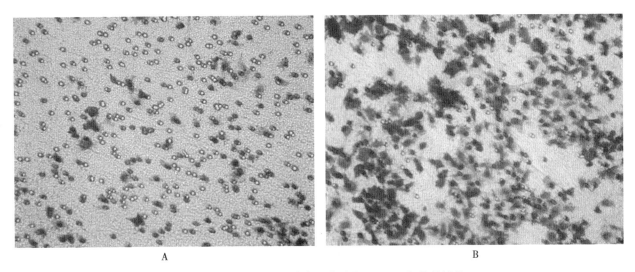

图 3-2-3　pUDK-HGF 转染上清诱导 ECV304 细胞的迁移
A. pUDK-LacZ 转染上清;B. pUDK-HGF 转染上清

pUDK-HGF 具有刺激鸡胚绒膜尿囊膜血管生长作用。取孵化第 13 日的鸡胚用虹膜刀切破壳膜,暴露出绒毛尿囊膜;将不同剂量质粒 pUDK-HGF、pUDK 分别加入甲基纤维素碟内,然后将小碟小心放在绒毛尿囊膜血管较少的部位。结果表明,应用质粒 pUDK-HGF 后 3 天,将鸡胚绒毛尿囊膜固定后取出,1.0μg 组在小碟周围可见有较弱的生血管效应,2.0μg 组可见较明显的小血管增多现象,4.0μg 组以小碟为中心有明显的毛刷样小血管的形成;而对照组 pUDK 即使是 4.0μg 组也未见到明显的小血管的增多(图 3-2-4)。

二、体内促进新生血管生成作用

1. 对大鼠急性肢体缺血模型促进新生血管生成作用　Wistar 雄性大鼠经戊巴比妥钠腹腔麻醉(50mg/kg),左侧后肢髂外动脉远端及其分支均以细手术细线结扎,造成急性后肢缺血性血管病模型。右侧不予结扎。急性肢体缺血模型大鼠随机分为 pUDK-HGF 50μg、100μg、200μg、400μg/ 只组和模型对照组

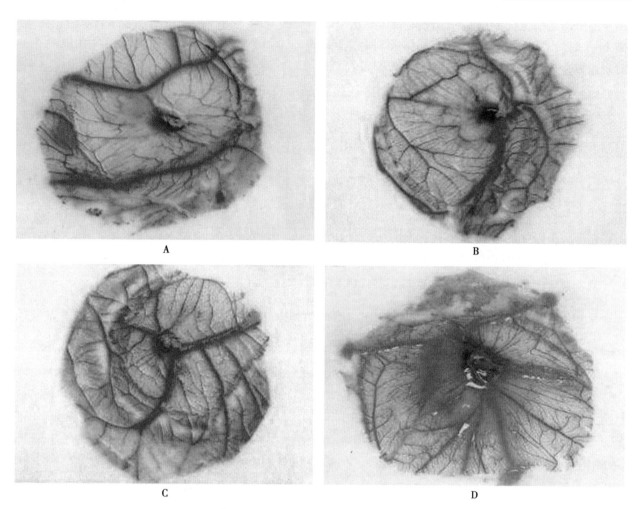

A

B

C

D

图 3-2-4　质粒 pUDKH 对鸡胚绒毛尿囊膜血管的效应
A. pUDK 4.0μg；B. pUDK-HGF1.0μg；C. pUDK-HGF2.0μg；D. pUDK-HGF4.0μg

共 5 个组。在手术后即刻对每只大鼠缺血局部肌肉多点注射总容积为 0.2ml 质粒 pUDK-HGF，模型对照组每只注射同体积空质粒 pUDK400μg/0.2ml。大鼠于注射质粒后第 10 天处死，大体解剖观发现注射 pUDK-HGF 的大鼠肢体的血管较对侧转移空质粒的肢体明显的增多。取局部肌肉做横断面石蜡切片，H. E. 染色，光学显微镜下观察到注射 pUDK-HGF 在肌肉组织间或软组织中有丰富的小血管形成，密度明显较转移 pUDK 质粒组增多。用光学显微镜半定量评价各组血管再生程度，结果表明质粒 pUDK-HGF 100μg/只组、200μg/只组、400μg/只组与对照组之间有显著性差异（$P < 0.05$）（表 3-2-1）。并随着剂量的增加，新生血管的数量明显增加并能明显缓解大鼠后肢的缺血状况。

表 3-2-1　大鼠骨骼肌注射 pUDK-HGF 对血管再生的影响

给药剂量（μg/只）	n	$\bar{x} \pm s$
0	30	0.27±0.44
50	27	0.30±0.45
100	27	0.96±0.07 *
200	30	1.97±0.91 ***
400	27	2.26±1.00 ***

注：①血管再生程度评价标准：0：少于 5 个血管；1：5~10 个血管；2：10~20 个血管；3：20~50 个血管；4：多于 50 个血管；②与 0 剂量组相比，* $P < 0.05$，*** $P < 0.001$；③n 为视野数

2. 对犬肢体完全缺血模型促进新生血管生成作用　用2%戊巴比妥钠静脉麻醉(30mg/kg)犬后,分离左侧髂外动脉远端和分支及股动脉起始端,行髂外动脉远端及其分支结扎术,造成急性下肢闭塞性血管病模型。通过测定股动脉血流量和肢体温度的方法判断左侧髂外动脉远端及其分支血管完全被阻断,结扎前在股动脉处安置血流量计探头,测定股动脉血流量由结扎前的(41±3.8)ml/min,降低到结扎后5分钟为零;通过左下肢外侧肌肉内插入一THR-NST针型电极,测定到结扎后肌肉温度下降近1℃。并用2只犬进行左侧髂外动脉造影,进一步验证左侧髂外动脉完全被阻断。右侧下肢动脉不予暴露和结扎。于手术后10分钟内,多点注射不同剂量的pUDK-HGF,在左大腿肌内侧注射3点,左大腿肌外侧注射2点,每点相距为15mm,对照组注射空质粒。

由于左髂外动脉结扎后的7~20天内,在结扎部位的周围不能迅速建立侧支循环,该侧肢体易出现缺血坏死,伤口愈合缓慢,需要反复清创伤口。对照组清创率为83.30%,平均清创次数为3.5次,在90天内因感染死亡率57.70%。

注射pUDK-HGF 0.15mg/kg、0.30mg/kg组中,仅个别动物在手术后7~15天伤口需要清创处理,15天后伤口愈合明显加快,没有发现有间隙性跛行等活动差的动物,90天内动物全部存活。注射pUDK-HGF 0.60mg/kg组的动物,在术后90天内,动物精神、食欲良好,伤口愈合快,整个试验中无须清创处理(表3-2-2,表3-2-3)。

表3-2-2　闭塞性血管病犬转染pUDK-HGF后90天内动物死亡情况

给药剂量(mg/kg)	动物例数(只)	90天存活数(只)	90天死亡数(只)	死亡时间(天)	死亡率(%)
0	7	3	4	31.70±8.39	57.70
0.15	4	4	0	0***	0
0.30	4	4	0	0***	0
0.60	4	4	0	0***	0

注:与模型对照组比较,**P<0.001

表3-2-3　闭塞性血管病犬转染pUDK-HGF后90天内伤口愈合情况

给药剂量(mg/kg)	动物例数(只)	伤口愈合情况		
		清创动物数	清创次数	清创率
0	7	6	3.50±1.73	83.30
0.15	4	2	2.30±1.53	50.00
0.30	4	2	2.50±2.12	50.00
0.60	4	0***	0	0

注:与模型对照组比较,***P<0.001

完全结扎左髂外动远端及分支后即刻进行血管造影,髂外动脉远端以下的股动脉段血流完全被阻断(图3-2-5、图3-2-6)。注射空质粒的模型对照组在术后15天血管造影几乎未见有新生血管生成,左髂外动脉结扎点下段股动脉全部消失,术后30天有少量新生血管生成,术后90天的新生血管数也比较少,未见血管"网"和血管"桥"(图3-2-7,图3-2-8)。

注射pUDK-HGF 0.15、0.30、0.60mg/kg组,15天血管造影可见到新生血管生成,结扎部位远端股动脉重新出现;30天时可见大量的小血管"网"和血管"桥"侧支循环形成,髂外动脉远端到股动脉之间由血管"网"和血管"桥"沟通,股动脉变粗,后肢血液供应丰富。注射pUDK-HGF后90天血管造影可见到血管"桥"和"网"的大量的形成,髂外动脉完全结扎点血流仍然通畅,在结扎点周围有许多血管"网"和血管"桥",使髂外动脉与股动脉血流通畅无阻,结扎点下方的股动脉血管变粗,血管充盈(图3-2-9~图3-2-14)。

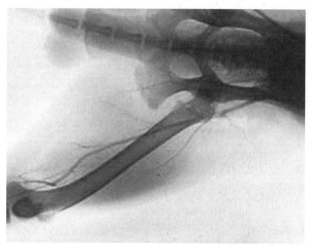

图 3-2-5 结扎前犬左侧髂外动脉血管造影

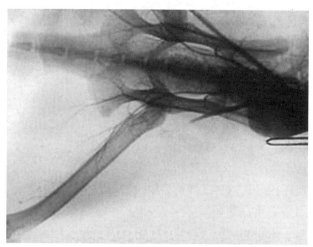

图 3-2-6 完全结扎后即刻血管造影

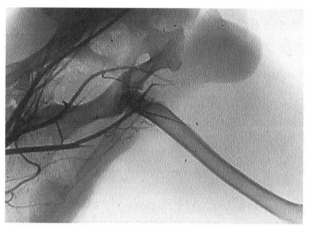

图 3-2-7 模型对照组术后 30 天血管造影

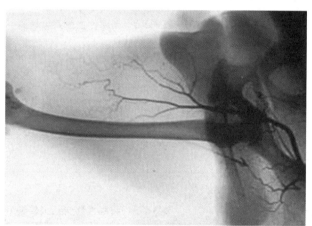

图 3-2-8 模型对照组术后 90 天血管造影

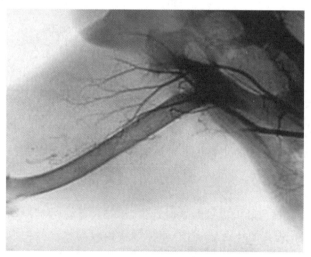

图 3-2-9 注射 pUDK-HGF 0.15mg/kg 15 天血管造影

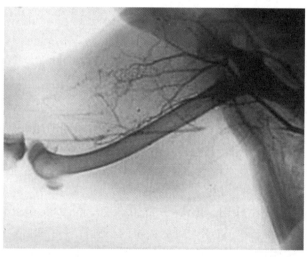

图 3-2-10 注射 pUDK-HGF 0.15mg/kg 90 天血管造影

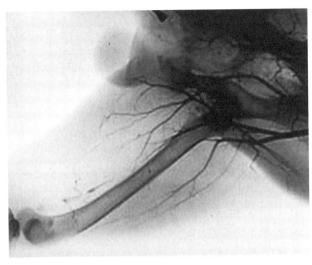

图 3-2-11　注射 pUDK-HGF 0.30mg/kg 30 天血管造影

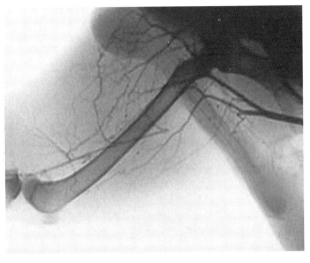

图 3-2-12　注射 pUDK-HGF 0.30mg/kg 90 天血管造影

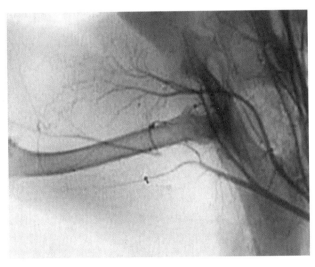

图 3-2-13　注射 pUDK-HGF 0.60mg/kg 30 天血管造影

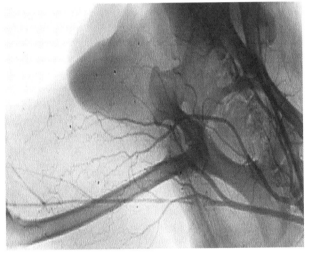

图 3-2-14　注射 pUDK-HGF 0.60mg/kg 90 天血管造影

增加了下肢血流量、脉搏容积。髂外动脉完全结扎后即刻,股动脉血流量从平均(41.50±5.99)ml/min,下降为 0,随着术后饲养时间的延长,模型对照组下肢股动脉血流有所增加,术后 90 天比术后即刻增加了 7ml/min。而注射 pUDK-HGF 的 3 个剂量组在术后 90 天,伤侧股动脉流量已经恢复到术前的水平。股动脉脉搏波幅度测定结果表明,结扎后 30 天,注射 pUDK-HGF 组和模型对照组的左、右股动脉波幅高度之间有明显差异。90 天注射 pUDK-HGF 的 3 个剂量组左、右股动脉脉搏波幅度基本相同,而模型对照组伤侧股动脉脉搏波动非常弱,大部分动物脉搏几乎测不到(表 3-2-4,表 3-2-5)。

表 3-2-4　闭塞性血管病犬转染 pUDK-HGF 后股动脉血流量(ml/min)的变化

给药剂量(mg/kg)	动物例数(只)	给药前值	结扎并给药后 5 分钟	给药后 90 天
0	7	47.20±14.69	$0^{\#\#\#}$	7.00±3.60(3)
0.15	4	37.50±7.14	$0^{\#\#\#}$	40.60±2.75***(4)
0.30	4	42.90±7.56	$0^{\#\#\#}$	50.20±6.18***(4)
0.60	4	40.00±4.97	$0^{\#\#\#}$	42.80±1.50***(4)

注:①( )为结扎后 90 天动物数;②与对照组比较,*** $P<0.001$;与药前值比较,### $P<0.001$

表 3-2-5　闭塞性血管病犬转染 pUDK-HGF 后脉搏波动幅度（mm）的变化

给药剂量（mg/kg）	动物例数（只）	药后 30 天		药后 90 天	
		左侧股动脉	右侧股动脉	左侧股动脉	右侧股动脉
0	7	1.80±1.04	12.30±2.08	1.00±0.00	11.00±1.73
0.15	4	6.20±0.50**	10.50±0.58	7.80±0.96**	10.80±2.06
0.30	4	5.20±1.26*	10.20±2.06	7.40±1.11**	9.50±2.74
0.60	4	7.50±2.88***	11.80±2.96	8.90±2.09***	13.20±1.71

注：与对照组比较，* $P<0.05$，** $P<0.01$，*** $P<0.001$

注射 pUDK-HGF 能促进新生血管生长，建立侧支循环。药后 30 天、90 天的完全闭塞犬左侧下肢肌肉温度与健侧肌肉温度无明显差异，而模型对照组左右后肢肌肉温度相差 1~2℃。注射 pUDK-HGF 的 3 个剂量组，在药后 30 天和 90 天心率和心电图指标无明显改变。注射 pUDK-HGF 的 3 个剂量组，药后 30 天体重开始增加，90 天动物体重增加更为明显，平均比药前增加 2~4kg，体质健壮，毛色光泽，活动正常。另发现注射 pUDK-HGF 对犬心、肝、肾功能无明显影响。

对犬下肢不完全闭塞模型，注射 pUDK-HGF 0.075、0.15、0.3mg/kg 3 个剂量组，也能促进新生血管形成，术后 30 天时后，血管造影可见大量的新生血管"网"和血管"桥"，侧支循环形成，使伤侧肢的股动脉血流量恢复到术前水平，下肢活动正常，没有发现动物出现下肢间歇性跛行。

3. pUDK-HGF 主要安全性评价　一般药理作用研究表明，肌内注射 pUDK-HGF 对小鼠一般行为、状态、中枢神经系统，消化系统无明显的影响，对豚鼠回肠平滑肌收缩无影响。肌内注射 pUDK-HGF 对犬血压、心率、心电图指标、呼吸频率、呼吸深度、体温、外周动脉血管无明显影响。

小鼠急性毒性试验结果表明，在 14 天观察期内，用药后均未见动物死亡，亦未见明显的毒性反应。小鼠一次肌内注射 pUDK-HGF，最大毒性限制剂量（MTD）大于 35.6mg/kg。

犬肌内注射 pUDK-HGF 长期毒性试验表明，Beagle 犬分别肌内注射 0.30mg/kg，0.90mg/kg 和 2.70mg/kg，在给药期及恢复期无一动物死亡。注射局部未见红肿。各给药组的动物临床表现、尿液生化、心电图、外周血有形成分、血清生化、血清电解质等各项指标，在给药期和恢复期均未见异常变化。犬肌注 pUDK-HGF 后，在血清中未检测 HGF 的抗体。除了注射局部见有 HGF 表达外，其他部位未见 HGF 的表达，不影响犬其他各组织中 HGF 的水平。

以上临床前研究表明，pUDK-HGF 具有动物实验的安全性、有效性，支持进行人临床试验研究。

第三节　pUDK-HGF 加速糖尿病大鼠皮肤创伤愈合及机制研究

李金凤等将携带 HGF 的质粒注射于糖尿病大鼠皮肤创伤边缘，观察其促伤口愈合的效应并对其机制进行初步探讨。

大鼠饲养禁食 24 小时后，尾静脉注射链佐霉素 12mg，当大鼠血糖值超过 11.1mol/L 即可认为糖尿病模型制作成功。3% 异戊巴比妥钠麻醉大鼠后剃去背部毛发，用直径 1.5cm 的打孔器进行打孔，于背部切割三个圆形创面，深至皮下。实验组伤口周边用无针注射器皮下注射 pUDK-HGF，50μg/cm²，对照组注射等量 PBS。分别于 0、1、3、5、7、10、14 天描摹伤口的大小，经图像分析得出面积数值。以每个伤口 0 天面积作为基数，减去其他时间点的面积，所得差值越大说明伤口愈合越快。结果表明 pUDK-HGF 组和对照组在 3、5、7、10、14 天时面积差值具有统计学差异，表明 pUDK-HGF 组大鼠伤口愈合较快（图 3-2-15）。

组织病理学观察可见创面边缘的上皮逐渐向伤口中心迁移，pUDK-HGF 组较对照组大鼠伤口周边上皮化过程发生快，且角质层较厚（图 3-2-16）。

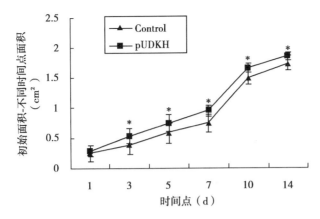

图 3-2-15　pUDK-HGF 组和对照组大鼠 15 个创伤初始面积减去 1、3、5、7、10、14 天的创伤面积所得差值进行比较,可知在 3、5、7、10、14 天两组数据具有统计学意义($^*P<0.05$)

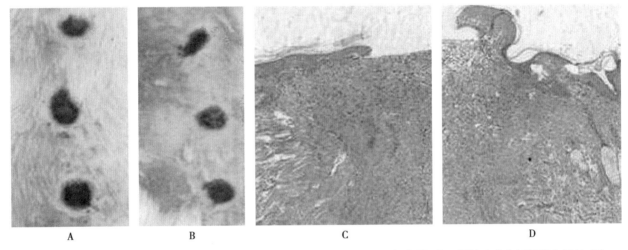

图 3-2-16　第 5 天大鼠背部伤口大体及组织病理学观察:pUDK-HGF 组比对照组伤口周边上皮化过程发生较快,而且角质层比较厚
　　　A. 对照组大体观;B. pUDKH 组大体观察;C. 对照组 H. E 染色×100;D. pUDKH H. E 染色×100

　　从第 5 天创伤部位肉芽肿组织取 10 个视野,计数毛细血管数量并进行统计,可知 pUDK-HGF 组较对照组的毛细血管数目多,提示 pUDK-HGF 可促进肉芽肿内毛细血管的新生(图 3-2-17)。

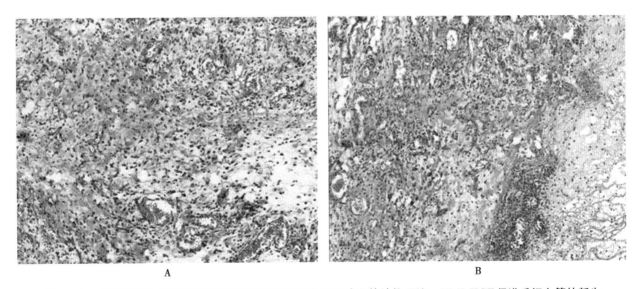

图 3-2-17　第 5 天创伤部位肉芽肿组织镜下观察并进行毛细胞血管计数,可知 pUDK-HGF 促进毛细血管的新生
　　　A. pUDK-HGF 组 H. E 染色×200;B. 对照组 H. E 染色×200

MTT 结果表明 HGF 明显刺激人表皮细胞的增殖,且呈一定的时间-剂量关系(图 3-2-18)。在细胞划痕实验中,可见 pUDK-HGF 处理组人表皮细胞比对照组向周边迁移的快,说明 pUDK-HGF 具有刺激人表皮细胞迁移的效应(图 3-2-19)。

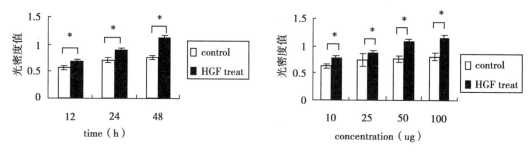

图 3-2-18　MTT 检测 HGF 对人表皮细胞的增殖活性,结果表明 HGF 明显刺激人表皮细胞的增殖,且呈一定的时间-剂量效应关系

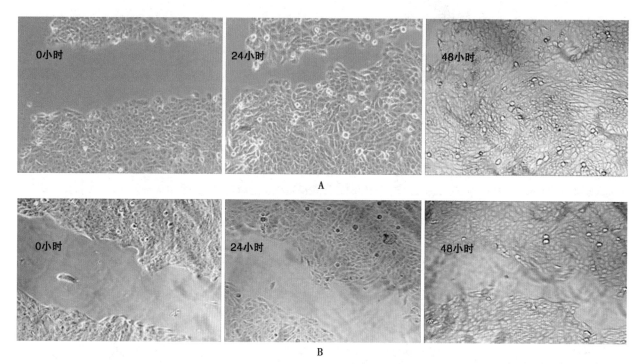

图 3-2-19　细胞划痕实验检测 HGF 对人表皮细胞的迁移作用,可见 50ng/ml HGF 处理组比对照组细胞迁移的快
A. pUDK-HGF 处理组;B. 对照组

应用 ELISA 检测划伤人表皮细胞上清中 uPA 的表达,可知 HGF 处理组细胞上清中 uPA 的表达要比对照组多,且呈一定的时间依赖关系。因此,HGF 可以诱导人表皮细胞分泌 uPA(图 3-2-20)。

Western blot 结果检测单纯划伤表皮细胞和不同浓度不同时间 HGF 作用人表皮细胞,其细胞表面 uPAR 的表达,结果表明 HGF 可以促进表皮细胞表面 uPAR 的活化,且呈一定的时间-剂量效应关系。划伤的表皮细胞也可以检测到 uPAR 的表达,但不如 HGF 处理组表达强(图 3-2-21)。

皮肤创伤愈合是一个非常复杂的过程,角质形成细胞的增殖和迁移在其中起着重要的作用。当创伤发生后,首先是表皮收缩和角质形成细胞激活,数小时后,激活的角质形成细胞开始增殖和迁移,最终形成新表皮层,覆盖创面,愈合伤口。组织病理学观察发现,pUDKH 组大鼠背部皮肤创面光镜下肉芽组织中毛细血管增生旺盛,新生毛细血管腔大小均匀、排列方向整齐;而对照组创面新生毛细血管数量较少、血管管径大小不一、排列较零乱。结果揭示促进内皮细胞增殖和血管生长可能是 HGF 加速皮肤创伤愈合的基础。

另外,人们发现广泛存在于体内的纤溶酶原激活剂/纤溶酶原激活剂抑制物活跃地参与了表皮细胞的增殖、迁移和分化等过程,其中尿激酶型纤溶酶原激活剂及其受体(Urokinase type plasminogen activator re-

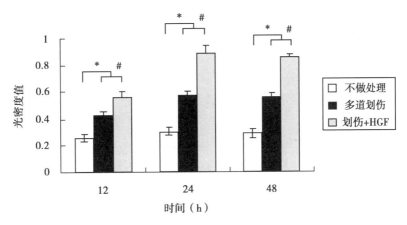

图 3-2-20　ELISA 检测不同时间 50ng/ml pUDK-HGF 作用划伤人表皮细胞上清中的 uPA 的表达,结果说明 HGF 可以刺激人表皮细胞 uPA 的分泌(*#P<0.05)

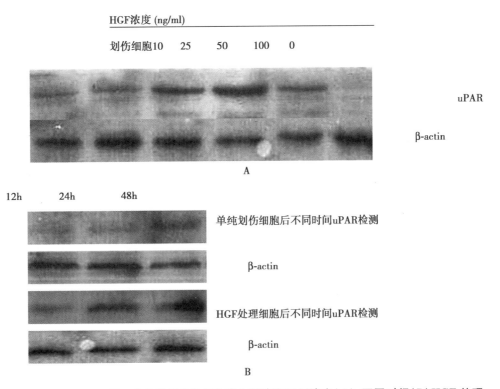

图 3-2-21　Western blot 方法检测单纯划伤表皮细胞和不同浓度(A)、不同时间(B) HGF 处理表皮细胞表面 uPAR 的活化,结果显示 HGF 可以促进人表皮细胞 uPAR 的表达,并呈一定的时间-剂量效应关系

ceptor,uPAR)与表皮细胞增殖、迁移更是密切相关。体外研究证实,HGF 通过促进尿激酶型纤溶酶原激活剂(Urokinase type plasminogen activator,uPA)的表达,调控表皮细胞增殖和迁移。HGF 可以诱导表皮细胞分泌 uPA,这就为 HGF 诱导表皮细胞的增殖迁移和血管的新生提供了重要分子基础。

第四节　pUDK-HGF I 期临床试验

　　I 期临床试验采用开放、单中心、剂量递增试验设计。将符合入选标准的 4～6 级(按 Rutherford 法)肢体缺血性疾病受试者,分为 4 个剂量组,其中 4mg 组为 3 例,8、12、16mg 组各为 6 例,分别于第 1 日与第

15 日两次多点肌内注射,按受试者动脉病变部位和侧支血管可能形成的走向设计注射部位,注射点间隔 2cm。观察 pUDK-HGF 的安全性与耐受性,并初步观察对严重下肢缺血性疾病的治疗作用,推荐 Ⅱ 期临床试验用药剂量。

主要入选标准包括:4 ~ 6 级(Rutherford)下肢动脉缺血性疾病或近 4 周内行血管重建失败的患者;年龄为 20 ~ 80 岁,男女不限;KPS 评分≥70;实验室检查指标符合如下条件:血红蛋白≥9.0g/dl、白细胞计数 ≥3.5×10^9/L、血小板计数≥75×10^9/L、糖化血红蛋白≤7% 或空腹血糖≤13.7mmol/L、肝功能基本正常,其中 AST 和 ALT≤正常上限值的 2.5 倍;同意签署知情同意书等。

主要排除标准包括:近 12 周内,行血管重建术或交感神经切除术者(近 4 周内血管重建术失败的患者除外);腹主动脉和髂总动脉闭塞或狭窄>70%;近 3 个月内可能接受截肢手术者;视网膜病变三级(出血,渗出)或四级(视神经乳头水肿);恶性肿瘤患者,或筛选检查肿瘤可疑者;正在接受免疫抑制剂、肿瘤化疗和放射治疗者;顽固性高血压患者:收缩压>200mmHg(1mmHg=0.133kPa)或舒张压>115mmHg;艾滋病实验室检查呈阳性;严重感染者(如蜂窝织炎,骨髓炎等)或肢体有筋膜或骨骼暴露者;预计生存期少于 6 个月等。

主要退出标准包括:受试者要求退出研究;主要研究者认为退出研究最利于受试者;因肢体缺血性疾病恶化进行其他治疗者等。

主要安全性终点指标包括:①不良反应:按照美国 NCI 不良反应分级标准(V3.0)进行评价;②实验室检查指标:血常规、血生化、心电图、胸 X 线片、乳腺钼靶 X 线片、肿瘤标志物、眼底检查、宫颈涂片;③注射部位局部反应、体格检查指标等。次要观察指标为有效性指标,包括①疼痛评分:使用"疼痛-视觉模拟尺"测定疼痛 VAS 程度;②溃疡愈合情况:对溃疡和坏疽进行照相记录,设置标尺,测量最大直径,根据愈合程

不同剂量组	病例	术前	术后91天	疗效	不同剂量组	病例	术前	术后91天	疗效
Ⅰ	101	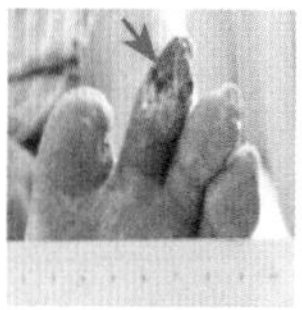	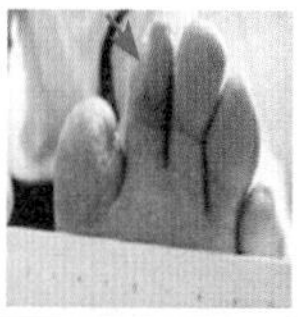	治愈(完全缓解)		110			无效(无变化)
Ⅱ	106			显效(部分缓解)	Ⅲ	113			显效(部分缓解)
	107			无效(无变化)		115			显效(部分缓解)
	108			治愈(完全缓解)	Ⅳ	120			无效(无变化)
	109			显效(部分缓解)					

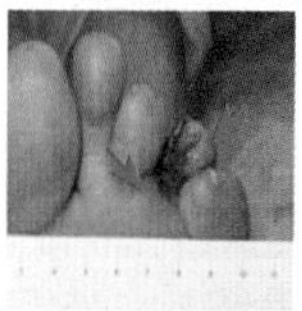

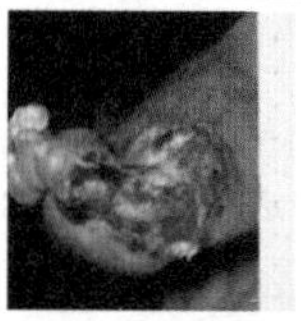

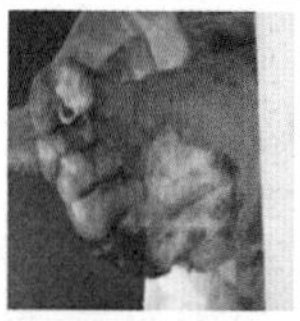

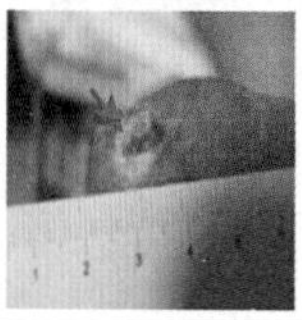

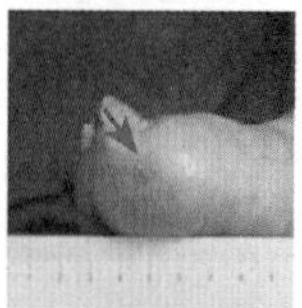

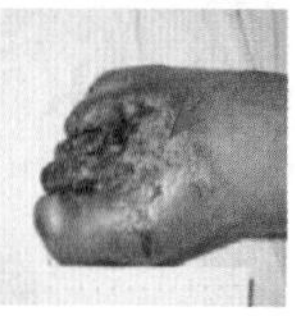

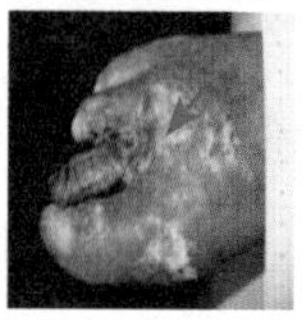

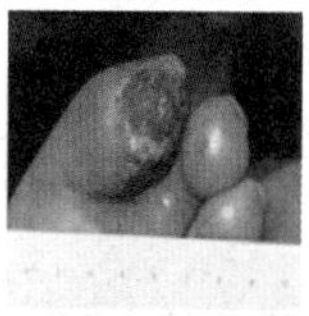

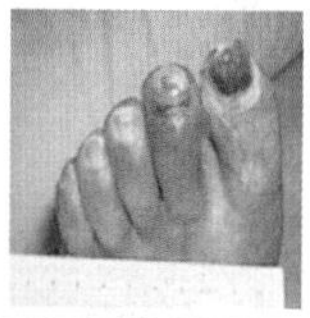

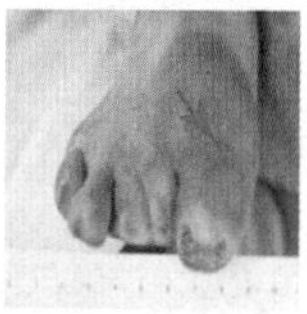

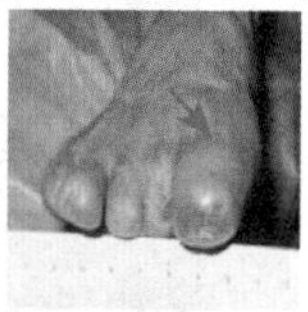

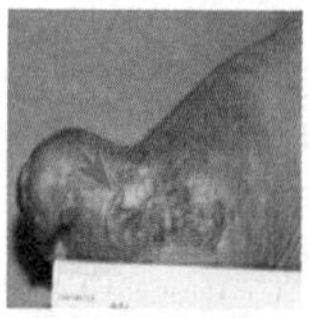

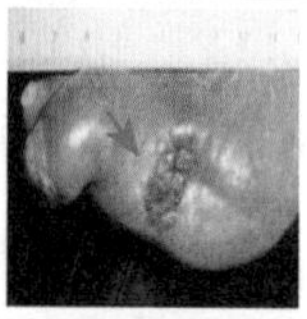

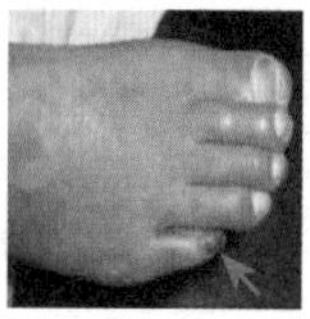

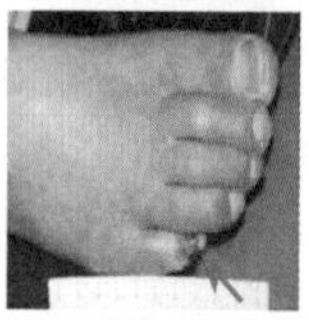

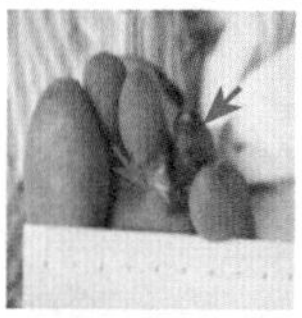

图 3-2-22　pUDK-HGF Ⅰ期临床试验溃疡和坏疽愈合情况

度情况评价为治愈、好转、无效;③血流动力学指标:ABI(踝-臂指数)、TcPO$_2$(皮下氧分压)等。

pUDK-HGF已完成了Ⅰ期临床试验,试验共入组21例受试者,完成病例17例,其中4mg组为3例,8mg组为5例,12mg组为5例,16mg组为4例;安全性评价结果表明,各剂量组未见与受试药物有关的局部以及全身不良反应,受试者的耐受性良好,各项实验室观察指标也未出现与药物相关的异常变化。有效性评价结果表明,药物对下肢缺血性疾病有治疗效果,主要表现在疼痛减轻或消失,溃疡好转或愈合;在试验结束时,全部病例的平均疼痛评分VAS由4.52降至0.30,有14例疼痛完全消失。在全部完成试验者中,试验前溃疡有5例,坏疽有5例,试验结束时2例溃疡和1例坏疽完全愈合,2例溃疡和2例坏疽有明显好转,1例溃疡和2例坏疽未见明显变化(图3-2-22)。有效性指标如ABI和TcPO$_2$等也有所改善,在试验结束时,全部病例的平均ABI由0.38升至0.41,其中ABI指标上升≥15%的受试者有7人;试验结束时,足背和小腿后部的TcPO$_2$增高具有显著性差异。

目前pUDK-HGF正在进行多中心、随机、双盲治疗严重肢体缺血性疾病的Ⅱ期临床试验。

(张庆林　吴祖泽)

参 考 文 献

[1] Nakamura T,Nawa K,Ichihara A. Partial purification and characterization of hepatocyte growth factor from serum of hepatectomized rats. Biochem. Biophys Res Commun,1984,122:1450-1459.

[2] Nakamura T,Nishizawa T,Hagiya M,et al. Molecular cloning and expression of human hepatocyte growth factor. Nature,1989,342:440-443.

[3] Bottaro DP,Rubin JS,Faletto DL,et al. Identification of the hepatocyte growth factor receptor as the c-met proto-oncogene product. Science,1991,251:802-804.

[4] Takahiro Nakamura,Katsuya Sakai,Toshikazu Nakamura,et al. Hepatocyte growth factor twenty years on:Much more than a growth factor. Journal of Gastroenterology and Hepatology,2011,26 Suppl 1:188-202.

[5] Morishita R,Aoki M,Hashiya N,et al,Safety evaluation of clinical gene therapy using hepatocyte growth factor to treat peripheral arterial disease. Hypertension,2004,44(2):203-209

[6] FumihiroSanada,Yoshiaki Taniyama,Junya Azuma,et al. Therapeutic Angiogenesis by Gene Therapy for Critical Limb Ischemia:Choice of Biological Agent. Immunol Endocr Metab Agents Med Chem,2014,14:32-39.

[7] FumihiroSanada,Yoshiaki Taniyama,Yasuhiro Kanbara,et al. Gene therapy in peripheral artery disease. Expert Opin Biol Ther,2015,15(3):381-390.

[8] Akio Ido,Akihiro Moriuchi,MasatsuguNumata,et al. Safety andpharmacokinetics of recombinanthuman hepatocyte growth factor (rh-HGF) in patients with fulminant hepatitis:a phase I/II clinicaltrial,following preclinical studies to ensure safety. Journal of Translational Medicine,2011,9:55.

[9] Samantha L. Ginn,Ian E. Alexander,Michael L. Edelstein,et al. Gene therapy clinical trials worldwide to 2012-an update. J Gene Med,2013,15:65-77.

[10] 哈小琴,王新国,吴祖泽.人肝细胞生长因子基因表达质粒的构建及其活性研究.中国应用生理学杂志,2002,18(3):278-282.

[11] Qinglin Zhang,Jianjing Bi,Fengjun Xiao,et al. Production of plasmid DNA encoding human hepatocyte growth factor for gene therapy. Biotechnol Appl Biochem,2008,49:11-16.

[12] Chunsheng Hu,QinglinZhang,Yuxin Lu,et al. A continuous cell alkaline lysis,neutralization,and clarification,combination process for production of plasmid pUDK-HGF. Biotechnology and Applied Biochemistry,2011,58:162-165.

[13] 张庆林,肖凤君,毕建进,等.重组质粒pUDKH的质量分析.生物技术通讯,2006,17(5):733-736.

[14] 哈小琴,付生法,李元敏,等.质粒pUDKH刺激鸡胚绒膜尿囊膜血管生成效应的研究.军事医学科学院院刊,2002,26:254-256.

[15] 哈小琴,李元敏,毕建进,等.质粒pUDKH基因治疗大鼠肢体动脉闭塞病的实验研究.中华医学杂志,2003,83:1521-1523.

[16] 哈小琴,任建平,毕建进,等.人肝细胞生长因子基因治疗犬肢体动脉闭塞病.科学通报,2003,48(3):571-574.

[17] 李金凤.HGF基因治疗和预防病理性瘢痕的实验研究及相关机制探讨.博士论文,2004.

[18] Hunt TK,Hopf H,Hussain Z. Physiology of wound healing. Adv Skin Wound Care,2000,13:6-11.

［19］Romer J,Lund L R,Eriksen J,et al. The receptor for urokinase-type plasminogen activator is expressed by keratinocytes at the leading edge during re-epithelialization of mouse skin wounds. J Invest Dermatol,1994,102(4):519-522.

［20］Jensen P J,Wu Q,Janowitz P,et al. Plasminogen activator inhibitor type:aintracellullar product that is incorporated into the cornified envelope. Exp Cell Res,1995,217(1):65-71.

［21］Schenk Braat EA,Morser J,Rijken DC,et al. Identification of the epidermal growth factor like domains of thrombomodulin essential for the acceleration of thrombin mediated inactivation of single chain urokinase type plasminogen activator. Eur J Biochem,2001,268(21):5562-5569.

［22］Alfano D,Franco P,Vocca I,et al. The urokinase plasminogen activator and its receptor:role in cell growth and apoptosis. Thromb Haemost,2005,93(2):205-211.

［23］S. Cui,L. Guo,X. Li,et al. Clinical Safety and Preliminary Efficacy of Plasmid pUDK-HGF ExpressingHuman Hepatocyte Growth Factor(HGF)in Patients with Critical LimbIschemia. Eur J VascEndovascSurg,2015,50:494-501.

第三章 自体干细胞移植治疗糖尿病下肢缺血

第一节 概 论

下肢缺血是一种常见疾病,具有发病率高,致残率高和治愈率低的特点。在我国造成下肢缺血的主要病因是动脉粥样硬化闭塞症、血栓闭塞性脉管炎、糖尿病足等。临床表现主要为早期的间歇性跛行,中期的静息痛和晚期的组织缺损,后者包括溃疡和坏疽。一般来讲,通过下肢动脉旁路移植或下肢动脉介入治疗可以达到增加行走的距离,缓解疼痛,或者促进溃疡的愈合等的目的。然而,对于部分患者,由于下肢远端动脉流出道不良,动脉旁路移植和介入治疗无法完成,或者效果不良,就面临着截肢的危险,甚至危及生命。尤其是糖尿病下肢慢性缺血患者,病变多累及下肢远端小动脉,在过去这部分患者就难以避免截肢。而自体干细胞移植作为血管再生的新技术,正好为他们提供了一种新的救肢方法。

干细胞移植治疗下肢缺血的主要目标是促进下肢血管新生。血管新生有三种不同的形式:一种是血管生成(angiogenesis),在既存成熟血管床基础上芽式生长成毛细血管。另一种是血管形成(vasculogensis),指在原来没有血管系统的情况下内皮祖细胞(EPC)以非芽式生长,通过血管壁向内凹陷,贯穿毛细血管支柱导致血管腔裂开而形成血管网,称为血管发生,其与胎儿期血管发生机制一致。对于下肢缺血性疾病,既存动脉内皮细胞粥样硬化,故目前治疗多采用血管形成(vasculogensis)。EPC是指能直接分化为血管内皮细胞的前体细胞,包括从血液血管母细胞(hemangioblast,可分化为造血干细胞和EPC)到成熟内皮细胞之间的多个阶段的过渡细胞。故EPC是机体生成新生血管的基础。

EPC注入微循环后,邻近的体细胞决定其是保持静止状态还是自我复制或定向分化,微环境中的一些因子可维持EPC未分化状态并能把诱导其发生分化的因子排斥在外,但微循环的容纳能力有限,一旦EPC数量超过这个微循环的容纳能力,便会从微循环中分离出来并发生分化。Asahara等发现EPC大量存在于正常的骨髓、脐血、外周血和脾中,支持了成人体内存在循环EPC的假说。国外研究报道已从骨髓造血干细胞、外周血AC+133细胞、CD+34PFLK21+细胞分离出EPC,可在体内外分化为成熟的血管内皮细胞并形成血管。高增殖潜能和定向归巢特性使EPC成为缺血性疾病基因治疗理想的靶细胞。局部注入后,EPC能定向移动到血管生成部位并整合到血管壁中,由其携带并释放出的蛋白质很容易通过血流扩散到全身从而更有效地促进血管发生。Kalka等将人的EPC移植给无胸腺裸鼠的缺血下肢后,缺血下肢的毛细血管密度和血流恢复明显增加,肢体丢失较对照组明显减少。郭连瑞等进行了类似的研究,不仅证实了其有效性,而且还发现在裸鼠体内无论采用缺血局部的肌肉内注射移植,或是采用动脉腔内注射移植,其效果基本一致,但是与对照组在统计学上均有明显差异。

干细胞移植主要包括胚胎干细胞和成体干细胞,由于胚胎干细胞存在伦理问题,目前主要处于研究,临床应用可能要在几年或十几年以后。目前临床上主要使用自体干细胞移植。自体干细胞移植有2个优点:①不存在异体干细胞的免疫排斥;②没有胚胎干细胞的伦理道德问题。此外,还具有取材方便的特点。因此,目前自体干细胞移植治疗疾病呈现出广阔的前景。

根据干细胞的来源不同,自体干细胞移植一般分为骨髓的干细胞和外周血的干细胞移植和改良的骨髓干细胞移植。

一、自体骨髓干细胞移植

目前研究认为,骨髓单个核细胞中的 CD34 阳性细胞是 EPC 的主要来源,CD34(CD34 为造血干细胞及内皮细胞表面标记物)细胞,在末梢血中只有骨髓的 0.2%。可测定的最幼稚细胞在 1ml 末梢血中仅有 2.9 个,为骨髓的 1%。这就提示,骨髓细胞有可能提供更多的 EPC 用于血管新生疗法。骨髓单个核细胞(BM-MNC)移植是由 EPC 移植衍生出来的一种血管新生疗法。成年个体的 BM-MNC 中含有多种干细胞成分,其中 EPC 含量约占 BM-MNC 总数的 3%,为外周血的 15 倍,同时 BM-MNC 移植还可以提供多种促血管生长因子,故 BM-MNC 移植兼具 EPC 和细胞生长因子的作用。应用自体骨髓细胞移植的优点可归纳为:①包括 EPC,能够参与缺血病变中的血管形成;②能产生诱发血管生成的一些生长因子和细胞因子;③不会发生异体骨髓移植的移植物宿主疾病;④分离 EPC 花费高昂,耗时费力,且分离 EPC 的同时也去除了可能促进血管生成的细胞和细胞因子。故目前治疗下肢缺血时多采用含有 EPC 的单个核细胞进行移植。Shintani 等将兔的自体骨髓单个核细胞注入缺血下肢的腓肠肌,2 周后发现移植的骨髓单个核细胞存在于骨骼肌的新生内皮细胞毛细血管网,毛细血管密度较对照组增加,提示自体骨髓单个核细胞局部移植增加缺血下肢的新生血管形成和侧支血管形,取得了较好的临床疗效。

Tateishi 等首次报道应用自体骨髓干细胞移植治疗下肢缺血性疾病,开创了血管新生在临床应用的先例;谷涌泉等首先在国内应用自体骨髓干细胞移植治疗糖尿病下肢缺血性疾病并取得了成功。目前已经治疗了 1000 余例患者,取得了令人兴奋的疗效(图 3-3-1,图 3-3-2)。谷涌泉等不仅采用了国外的方法,即下肢肌肉局部注射;而且还在国际上率先采用了经下肢动脉导管注射的新方法,并对这 2 种不同自体骨髓干细胞移植的方法治疗严重下肢缺血性疾病进行了对比。发现这 2 种方法的疗效在统计学上没有明显差异。

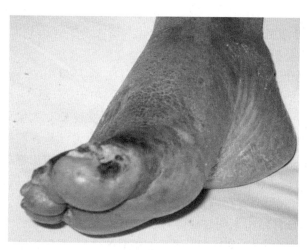

图 3-3-1　干细胞移植后溃疡面愈合

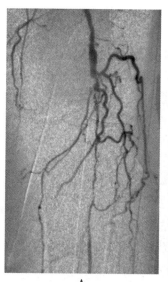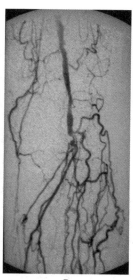

A　　　　　　　　　　　B

图 3-3-2　干细胞移植术前后造影结果对比
A. 干细胞移植前血管造影;B. 移植后大量侧支循环血管建立

在我们经验中,发现大多数患者达到了避免截肢或降低截肢平面的目的。为了证实这种治疗作用是否是干细胞的作用或是其他因素的影响,我们也进行了相应的临床研究,选择了 22 例同时有双下肢缺血的患者作为对象,随机分成 2 组,采用 2 种不同浓度干细胞同时进行双下肢对照性移植,发现浓度(细胞总数)低于 10^5 的移植几乎没有效果或仅有轻微的主观方面的好转。而大于 10^8 的移植可以得到一定的临床疗效。说明了自体骨髓干细胞移植效果是可以肯定,而且疗效与浓度有关。

二、自体外周血干细胞移植

正常生理状况下,"定居"骨髓的绝大多数骨髓干细胞(99.15%)处于休眠状态(G0 期),仅 0.65% 的骨髓干细胞在血液中"游行"和"巡逻"。当某些组织中的细胞因衰老等原因死亡时,此部位会产生一"位置缺陷"信号,此信号的产生不仅来自细胞死亡后留下的位置空缺,及细胞破裂后释放的胞内细胞因子及蛋白分子,也可产生此部位局部浓度梯度的改变。这些因变化而产生的信号将使骨髓干细胞被"征募"到循环中参与远处多种组织的再生。但这种"自发"的"征募"作用较弱,人们想到用骨髓干细胞动员剂将骨髓干细胞"驱赶"到外周血中,从而使外周血干细胞达到治疗数量,利用干细胞"自发"的向损伤组织"归巢",并在特定的组织微环境作用下分化为受损组织细胞的特性,达到修复缺血损伤的作用。利用骨髓和外周血干细胞池之间的动态平衡,动员骨髓干细胞促进其进入外周血以供采集、移植,从而使自体外周血干细胞移植成为一种治疗缺血性疾病有效的途径之一。

中国医学科学院天津血液病研究所黄平平等在采用外周血干细胞治疗白血病的基础上,采用类似的技术手段,在国际上最早开展了自体外周血干细胞移植治疗下肢缺血并取得了成功。他们研究的临床效果很令人鼓舞。我们和沈阳空军第 463 医院也相继开展此技术。我们于 2003 年 12 月开始,到目前为止已经治疗 100 余例患者,大多数患者的临床症状明显改善。因此我们认为:自体外周血单个核细胞移植治疗下肢缺血性疾病也是一种简单、安全、有效的方法;然而由于骨髓动员期间,外周血液循环中单个核细胞的量增加明显,外周血的黏稠度明显增加,血管内血栓形成的机会大大增加,从而增加心肌梗死或/脑梗死发生的危险。我们在临床研究中就出现了 1 例心肌梗死和 2 例脑梗死,好在我们在骨髓动员早期就采用了正规的抗凝措施,这些并发症表现比较轻微,没有引起严重后果。因此,我们认为在整个过程中需要注意心脑血管并发症的发生。后来我也改良这种技术,即骨髓动员不超过 3 天,外周血液循环中单个核细胞浓度不高,一般不会引起严重后果。

三、改良的骨髓干细胞移植

在单纯骨髓干细胞移植中,骨髓血的抽取量一般在 400 ~ 500ml,得到的骨髓单个核细胞总数在 $(1 \sim 3) \times 10^9$ 个。由于我们的患者,属于糖尿病后期,大多年龄比较大,体弱并多伴有其他疾病,如冠状动脉硬化性心脏病或/和脑动脉硬化症等,如果一次抽取过多的骨髓血,势必造成其他并发症。在我们的过去研究中发现:在同等条件下,疗效与细胞总数正相关,即量越大,效果应当越好。如何在减少每次骨髓血抽取的总量,同时又能增加或至少不降低疗效?这对于我们来讲是一个挑战。经过我们的努力,已经找到了一种新的方法,就是骨髓动员刺激以后的骨髓干细胞移植,我们也称之为"改良的骨髓干细胞移植"。主要步骤是在抽取骨髓前使用粒细胞集落刺激因子(GSF)刺激骨髓 2 ~ 3 天,每天 300μg;然后抽取骨髓血 110 ~ 200ml,在干细胞实验室分离纯化后再进行移植。从我们的资料中发现:无论是主观评价指标,或是客观评价指标均比我们以前研究结果的疗效明显提高;而且不良反应也较外周血干细胞为少。取得了令人兴奋的结果(图 3-3-3)。而且我们后来的随机对照研究的结果也证实了这种改良的骨髓干细胞移植效果明显优于非动员的骨髓干细胞移植。因此我们认为:经过骨髓动员刺激后的骨髓单个核细胞移植下肢缺血,具有抽取骨髓血少,细胞量多,近期效果好,且安全性高的优点,是除自体骨髓单个核细胞移植和外周血干细胞移植以外的又一种治疗下肢缺血的新方法。而且随访结果也显示这是一种值得推广的方法。

经过多年的临床上的实践,目前我们已经积累了一些宝贵的临床经验,而且我们也得到了中期的随访结果;然而整个中期结果显示并不十分理想。我们随访了 2003 年 3 月到 2005 年 12 月在我院接受治疗的 70 例患者的情况,其中 65 例属于骨髓干细胞移植,5 例属于外周血干细胞移植。平均随访时间为 21.5 个

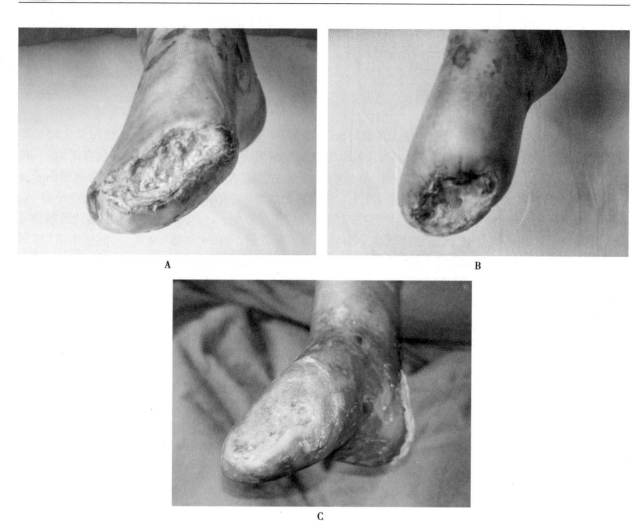

图 3-3-3 改良骨髓干细胞移植术患足溃疡前后对比图
A. 干细胞移植前巨大溃疡;B. 干细胞移植 4 周后溃疡面明显缩小;C. 干细胞移植 8 周后溃疡面愈合

月。病变情况如下:①单纯动脉硬化闭塞症(ASO):4 例(5.7%);②血栓闭塞性脉管炎(TAO):6 例(8.6%);③糖尿病下肢缺血(DLLI):60 例(85.7%)。本组患者在随访期间共 8 例死亡,均死于与干细胞移植无关的疾病,其中 5 例死于心肌梗死和心衰,3 例死于脑梗死。死亡时间:有 2 例死于 6 个月以内,属于无效;其余均根据评价标准划归为有效或显效。而截肢中有 1 例为术后 11 个月,为有效。复发 7 例中,有 3 例于术后半年以后复发,另外 4 例保持在 1 年以后才复发。本组总有效率 68.6%(48/70),总的无效率为 21.4%(15/70),复发率为 10%(7/70)。具体分析每年的疗效发现:疗效保持大于 6 个月以上的有效率为 78.6%(55/70),疗效保持 1 年以上的有效率为 65.7%(46/70),疗效保持 2 年以上的有效率为 37.1%(26/70),疗效保持 37 个月以上的有效率为 18.6%(13/70)。

尽管如此,我们仔细分析结果发现一个非常可喜的现象,即本组有 12 例患者在 5 年时间内接受干细胞移植在 2 次或者 2 次以上,最后随访时全部保持有效(图 3-3-4),有效率高达 100%。为什么会如此?我们进一步分析后认为:这既是成体干细胞的缺点,同时又是他的优点。我们知道胚胎干细胞最大的缺点是在体内可能出现疯长,目前人们尚没有很好的手段控制胚胎干细胞的疯长,因此胚胎干细胞的致瘤性目前尚无法得到解决。而成体干细胞在体内增殖分化到数代后,可能会停止生长。临床效果就取决于患者病变发展的速度与血管新生的速度,如果血管新生速度快于病变发展速度,效果就明显,反之亦然。当成体干细胞在体内停止生长时,而病变还在进一步发展,到了一定程度,病变就会复发,甚至加重。而多次移植后有不断地补充血管新生的种子,病变就会得到改善。成体干细胞这种有限的分化恰恰避免了胚胎干细胞的致瘤性的缺点,从而达到了既有效又安全的目的。这也是我们追求的目标。

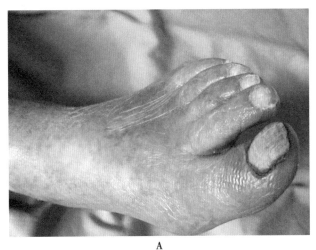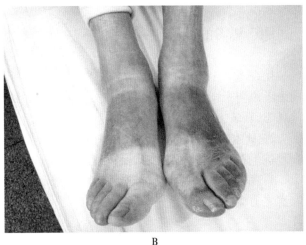

图 3-3-4　多次干细胞移植术患足前后对比图
A. 干细胞移植前姆趾甲下积脓,第一、二趾间溃疡;B. 经过 5 次干细胞移植,5 年后仍保持正常的足

第二节　临　床　应　用

一、技术的准入

尽管是自体干细胞移植,没有异体干细胞的免疫排斥,也不存在胚胎干细胞的伦理道德问题,但是我们认为:一般需要医院的医学伦理委员会和新技术委员会的批准。

二、患者的选择(适应证与禁忌证)

1. 适应证
(1) 各种原因导致的慢性下肢缺血性疾病影像学检查病变血管无流出道,同时无法行手术搭桥或者介入治疗,而保守治疗无效者;
(2) 尽管有较好流出道动脉,有动脉旁路移植或者介入成功可能,但是对于年老体弱,无法耐受手术创伤打击的患者;
2. 禁忌证　并不是所有的糖尿病下肢缺血的患者都适合进行干细胞移植。目前我们在临床上有以下几种情况属于排除的对象:
(1) 控制不好的糖尿病患者;
(2) 过去 5 年内明确有恶性疾病的患者或血中肿瘤标记物(AFP,CEA,PSA,CA19-9,CA125)水平明显升高者;
(3) 严重心、肝、肾、肺功能衰竭或一般状况很差不能耐受干细胞移植手术者;
(4) 近期有心肌梗死或脑梗死病史者禁忌,而有冠心病、脑缺血病史者也要慎用;
(5) 目前仍在吸烟又不准备戒烟者;
(6) 主髂等大动脉闭塞者。

三、干细胞移植的围术期处理

详见有关章节。

四、患者的准备

1. 思想准备　不少患者经常在术前紧张,不清楚干细胞是何种新技术?这时我们一定要比较详细地向患者说明干细胞的优点和不足之处,使患者有比较充分的准备。特别要说明干细胞的微创性,使患者消除顾虑,轻装上阵。

2. 身体准备　在移植部位要备皮等处理,需要血管腔内介入方法的患者,术前可以先行碘过敏试验,合理抗生素选用,并行过敏试验等。

3. 手术当天要禁食水,静脉输液保证患者的基本的需求量和营养。备血 200ml,在穿刺骨髓,抽取骨髓血之前缓慢输血。

五、实验室的处理(干细胞制备)

详见相关章节。

六、干细胞移植的方法、步骤和措施

一般有两种方法可以移植,分别为:缺血肢体的局部注射移植和下肢动脉腔内注射移植。医生可根据患者的身体情况和病变情况选择适合患者的方法进行移植。

1. 局部缺血肌内注射

(1) 麻醉可选用硬膜外或者腰麻,也可选择静脉复合麻醉。由于注射范围广,次数多,局部麻醉不推荐。麻醉成功后,可以消毒、铺巾。也可以先消毒、铺巾后再麻醉。

(2) 抽取 20~50ml 的生理盐水稀释制备好的干细胞悬浊液,然后抽取上述稀释后的干细胞悬浊液备用。

(3) 在注射部位划出要注射的具体位置。一般针距 2cm。每针注射 1ml。

(4) 注射后用酒精纱布消毒皮肤后包扎。

2. 下肢动脉腔内注射

(1) 一般选用局部麻醉。先消毒、铺巾后,用 1% 利多卡因行股动脉区域的局部麻醉,成功后穿刺同侧股动脉或者对侧股动脉,放置 5F 动脉鞘管后备用。

(2) 用导丝和导管缓慢选择到下肢动脉,交换导丝后,送入球囊到病变部位,充盈球囊,阻断动脉后将干细胞悬浊液缓慢推入动脉腔内。3~5 分钟完成,放松球囊并撤除。

(3) 退出动脉鞘管,压迫穿刺口 15~20 分钟后包扎穿刺口。

七、干细胞移植术后的处理

1. 术后处理一般要采用抗生素 3 天。

2. 对于局部注射患者,术后 2~3 天后换药,撤除包扎的纱布,患者恢复到正常状态。

3. 对于动脉腔内注射患者:一般术后患者要卧床 24 小时,下肢制动 6 小时。术后要用低分子肝素预防卧床造成的血栓形成。

4. 对于糖尿病足患者术后要常规应用低分子肝素,这对于微血栓的治疗有一定作用。

5. 术后也可以采用血管扩张药物。

八、干细胞移植术后评价

1. 安全性评价　干细胞移植的安全性问题不容回避。对干细胞移植安全性的忧虑主要是免疫排斥和肿瘤生长的问题。采用自体干细胞移植将不存在免疫排斥的问题;但由于干细胞是未分化细胞,移植的干细胞是否会在移植部位分化为其他组织如骨组织或出现肿瘤样生长? 我们的患者中有一些患者移植后未能避免截肢,对 30 余例截肢标本的病理学检查,并未发现移植部位有成骨现象和肿瘤征象;500 多例未观察到严重不良反应。而且我们的病例中有相当一部分随访时间超过了 5 年,可以说明本技术方法是安全的。因此,对于安全性的评价,必须注意下面几点:①是否有致瘤性? ②有无局部的不良反应? 包括局部有无红、肿、热、痛等炎症反应及过敏反应? ③有无全身的不良反应? ④术后肝肾等功能的变化?

2. 有效性评价　临床观察有效性的主要指标和方法主要包括主观指标和客观指标。其中主观指标包括以下几点:疼痛、冷感、麻木等主观症状的改善程度。而尽管是主观指标,也要尽量地客观化。我们采用一个分数标准来评价这些主观指标。

(1) 疼痛:疼痛评分标准:0 分:无疼痛;1 分:偶有疼痛,被问及能回忆起;2 分:疼痛经常出现但能耐受,不需或偶用一般止痛剂;3 分:经常用一般止痛剂;4 分:因疼痛影响睡眠,一般止痛药剂难以缓解。治疗前:(　)分;治疗后:(　)分。

(2) 冷感评分:0 分:无冷感;1 分:患者偶述受累肢体有发凉、怕冷的感觉;2 分:受累肢体经常有发凉、怕冷的感觉;3 分:受累肢体有明显的冷、凉感觉,需要采用局部保温措施,症状能得到一定程度的缓解;4 分:受累肢体有明显的冷、凉感觉,采用局部保温措施,症状也无明显改善。治疗前:(　)分;治疗后:(　)分。

(3) 麻木的评分标准:0 分:无麻木;1 分:偶感轻度麻木;2 分:经常有轻度麻木不适;3 分:麻木感觉明显,但可以忍受;4 分:麻木非常明显,难以忍受,严重影响日常生活。治疗前:(　)分;治疗后:(　)分。客观评价标准主要包括①间歇跛行的距离:干细胞移植前后跛行距离的变化。主要测定无痛步行时间(分)或跛行距离(米),此项指标带有一定的主观性,但是如果使用平板实验,则是一种非常简单和客观的指标。②皮肤的温度差(双下肢):移植前后的变化。③经皮氧分压($TCPO_2$):作为全球通用的三大评估血管疾病金标准之一,直接反映血管向组织供氧情况,可以对肢体缺血情况的定量评估,可以评估组织存活率;是一种无创,低成本并可重复使用的检查方法;经皮氧分压测定,是一种比较客观的指标,国外经常用此项检查作为截肢与否和预测截肢平面,一般临床上以 20mmHg 作为临界值,不过受周围环境影响较大,因此检查前患者一定静息平卧 30 分钟以上,检查室内温度要保持恒温。④患肢发绀及溃疡的面积和深度(mm),坏疽范围测量并标记,作为客观的评价指标之一,能够证明干细胞移植后是否有效;不过,即使血供得到了改善,溃疡面的愈合仍需要一定的时间,尤其是较大溃疡者,一般近期疗效中仅适用于小溃疡者。⑤测定静息状态下踝肱指数(ABI):是一种简单、方便和有效的客观评价指标,但是不少患者在短期内不会增加得很明显。⑥激光多普勒血流量的测定:作为一种评价下肢血供的金标准之一,具有灵敏度高,操作简单的优点,是一种非常好的无创检查的评价指标。⑦动脉造影(DSA):观察侧支血管形成情况并评分。根据新生侧支血管评估分 4 级:0(无新生侧支血管)、+1(少许新生侧支血管)、+2(中量新生侧支血管)和+3(丰富新生侧支血管)。⑧截肢平面的变化:由于血管性截肢与血液供应具有相关性,截肢平面经常受到血液供应的影响。如果移植前后的截肢平面有一定的变化,能够达到降低截肢平面的目的,也能够说明干细胞移植的有效性。

九、干细胞移植术后不良反应的处理

尽管干细胞移植是一种比较安全的方法,我们仍要特别重视干细胞移植后不良反应的处理,以免造成一些不必要的损失和麻烦。

目前根据我们的经验,不良反应主要由以下几个方面:①局部不良反应:主要表现局部红、肿、热、痛等炎症反应。对于此类反应可以采用酒精纱布外敷,抬高患者肢体等措施,并试用抗生素等。②全身不良反应:主要有疲劳,全身乏力等,可以使患者卧床休息、静脉输液加速体内一些毒素的排泄。

十、干细胞移植临床应用的启示——如何改进技术，提高疗效和安全性

目前干细胞移植的疗效还没有达到十分完美的程度，如何改进技术和提高疗效是我们今后需要进一步研究的工作。我们目前采用改良的骨髓干细胞移植使疗效能够提高5%～10%，这也是我们今后更要加强研究的措施之一。此外我们认为：提高干细胞移植的疗效必须注意以下几点：

1. 严格适应证的选择　如果适应证的选择不合适，就不可能有比较好的疗效。

2. 尽量采用骨髓动员的方式　骨髓动员后取骨髓干细胞优点：①动员时间短，外周血白细胞数不致太高；②采髓量降低，并发症少；③干细胞数量增加，疗效提高。

3. 尽量选择膝下病变者　①膝下病变效果明显高于大腿动脉闭塞者；②大腿动脉——股浅动脉病变的疗效优于股总动脉病变者。

4. 实验室条件与管理——干细胞的制备　①注意无菌观念；②每一步都要严格操作，尽量减少干细胞在制备过程中的丢失；③与血液科的白血病干细胞制备有一定区别，尽量选用大试管离心，也是达到减少干细胞的丢失。

5. 注射部位要掌握好。

总而言之，干细胞移植在治疗下肢缺血疾病既安全又有效，是一种具有非常广阔前景的方法，而且操作简单，费用低廉，值得我们推广。

（谷涌泉　张建　汪忠镐）

参 考 文 献

［1］谷涌泉，张建，汪忠镐等.糖尿病性下肢缺血的外科治疗.中华糖尿病杂志，2004，5（12）：328-331.

［2］Adam DJ，Beard JD，Cleveland T，et al. Bypass versus angioplasty in severe ischaemia of the leg（BASIL）：multicenter randomized controlled trial. Lancet，2005，366：1925-1934.

［3］Gu YQ，Zhang J，Qi LX，et al. Surgical treatment of 82 patients with diabetic lower limb ischemia by distal arterial bypass. Chin Med J，2007，120（2）：106-109.

［4］谷涌泉，张建，齐立行，等.动脉自膨式支架置入治疗下肢缺血.中国微创外科杂志，2006，6（11）：824-826.

［5］Schillinger M，Sabeti S，Loewe C，et al. Ballon angioplasty versus implantation of Nitinol stents in the superficial femoral artery. The New England Journal of Medicaine，2006，354：1879-1888.

［6］Becquemin JP，Favre JP，Marzelle J，et al. Systematic versus selective stent placement after superficial femoral artery balloon angioplasty：a multicenter prospective randomized study. J Vasc Surg，2003，37：487-494.

［7］TATEISHI-YUYAMA E，MATSUBARA H，MUROHARA T，et al. Therapeutic angiogenesis for patients with limb ischaemia by autologous transplantation of bone-marrow cells：a pilot study and a randomized controlled trial. The Lancet，2002，360：427-435.

［8］Asahara T，Takahuashi T，Masuda H，et al. VEGF contributes to postnatal neovascularization by mobilizing bone marrow derived endothelial progenitor cells. EMBO J，1999，18（14）：39642-33972.

［9］Reyes M，Dudek A，Jahagirdar B，et al. Origin of endothelial progenitors in human postnatal bone marrow［J］. Clin Invest，2002，109（3）：337-346.

［10］Guo ZK，Yang JQ，Liu XD，et al. Biological features of mesenchymal stem dells from human bone marrow. Clin Med，2001，114（6）：950-953.

［11］郭连瑞，谷涌泉，张建，等.不同途径移植骨髓单个核细胞治疗大鼠后肢缺血.中国临床康复，2005，9（10）：57-59.

［12］谷涌泉，张建，郭连瑞，等.骨髓动员刺激后自体骨髓源单个核细胞移植治疗下肢缺血的临床研究.中国修复重建外科杂志，2006；8：12-14.

［13］Shintani S，Murohara T，Ikeda H，et al. Augmentation of postnatal neovascularization with autologous bone marrow transplantation. Circulation，2001，103：897-903.

［14］谷涌泉，郭连瑞，张建，等.自体骨髓干细胞移植治疗严重下肢缺血1例.中国实用外科杂志，2003；23（11）：670.

［15］谷涌泉，张建，齐立行，等.自体骨髓单个核细胞移植治疗慢性下肢缺血94例不同病变分期患者的效果比较.中国临

床康复杂志,2005,9(38):7-10.

[16] 谷涌泉,郭连瑞,张建,等.自体骨髓干细胞移植治疗下肢严重缺血:附32例报告.中国临床康复,2004,12(20):7970-7972.

[17] 谷涌泉,张建,齐立行,等.自体骨髓单个核细胞不同移植浓度对治疗下肢缺血的临床疗效的影响.中国修复重建外科杂志,2006,5(20):149-152.

[18] 黄平平,李尚珠,韩明哲,等.自体外周血干细胞移植治疗下肢动脉硬化性闭塞症.中华血液学杂志,2003,24:308-311.

[19] 谷涌泉,张建,苏力,等.自体外周血单个核细胞移植治疗下肢缺血53例的临床研究.中华普通外科杂志,2006,12:844-847.

[20] 杨晓凤,吴雁翔,王红梅,等.自体外周血干细胞移植治疗62例缺血性下肢血管病的临床研究.中华内科杂志,2005,44(2):95-98.

第四章 自体干细胞移植治疗下肢缺血性疾病的围术期管理和疗效评价

自体干细胞移植治疗下肢缺血性疾病是近几年才出现的一种新方法。日本 kansai 医科大学的医生在2002年首次报告了自体骨髓单个核细胞移植治疗下肢缺血的临床研究,我们在2003年率先在国内开展了自体骨髓干细胞移植治疗下肢缺血性疾病的临床研究,并举办了多期学习班,目前国内已有300余家医院开展了这项研究。无论是动物实验,还是报告的临床研究结果,都显示出了干细胞移植改善下肢缺血的疗效。不过开展的单位需加强围术期管理,减少并发症,提高安全性,并合理进行术前、术后的评价。因为这些问题是关系到干细胞移植能否顺利继续开展的关键。这里就我们的一些体会和经验,谈一下自体干细胞移植临床研究中围术期管理和疗效评价需要注意的几个问题。

第一节 围术期管理

一、术前准备

(一) 新技术准入
自体干细胞移植治疗下肢缺血性疾病作为一种新的技术,其开展应当先制订好预案,经过医院伦理委员会及医政部门的同意,这既有利于保护患者的安全,把由于新技术的开展对患者的伤害减少到最低程度,又有利于保护医生,使医院和医生要共同承担风险。

(二) 患者签署知情同意书
任何一项新的技术都会有一定的风险,我们有责任将新技术带来的好处和任何可能的风险向患者及其家属交代清楚,签署知情同意书,患者可以随时退出终止使用这种新技术。

(三) 适应证的选择
首都医科大学宣武医院开展自体骨髓干细胞移植治疗下肢缺血的实验对象均为慢性下肢缺血患者,包括:①间歇性跛行,不能行动脉重建术或无手术条件或不同意手术者;或已有静息痛、坏疽、溃疡者;②保守治疗无好转且不适合外科动脉重建手术的患者;③尽管有下肢动脉重建的指征,但是患者年老体弱,或同时伴有严重的心、脑血管疾病,无法耐受动脉重建手术者。

除外标准:

1. 控制不好的糖尿病患者(HBA1c>6.5% 和增生性视网膜病变)。

2. 过去5年内明确有恶性疾病的患者及血中肿瘤标记物水平明显升高者。

3. 严重心、肝、肾、肺功能衰竭或一般状况很差不能耐受干细胞移植手术者。

目前认为干细胞移植的机制主要是在缺血部位生成新生血管,增加侧支循环,进而改善肢体缺血,因此其治疗作用不可能达到血管搭桥手术明显增加患肢血流的效果;但干细胞移植创伤小,即使失败也不会像搭桥失败那样反而破坏了远端不足的侧支循环。因此,干细胞移植目前的适应证应是没有血管搭桥条件的 Fontaine Ⅲ～Ⅳ期下肢缺血患者,其中包括远端流出道不良者和全身条件差不能耐受搭桥手术者。待疗效被充分肯定后,再逐渐扩大适应证范围。

尽管目前的干细胞应用中还存在太多的问题,包括目前所治疗的患者大都已到了疾病晚期,临床疗效可能相对较差,但随着这项新技术的日趋成熟和研究的深入,预期治疗的适应证将会逐渐扩大,能使更多的患者受益。

(四) 术前检查

包括常规术前检查项目,及各观察指标的准确测定和记录

1. 患肢发绀及溃疡面积及深度(mm),坏疽范围测量并标记。

2. 静息痛分级。

3. 肢体冷感分级。

4. 测定静息状态下踝肱指数(ABI)。

5. 经皮氧分压测定 $TcPO_2$(mmHg)。

6. 动脉造影(DSA):观察侧支血管形成情况并评分。

7. 间歇跛行者测定无痛步行时间(分)或跛行距离(m)。

(五) 其他术前准备

1. 签署自体干细胞移植知情同意书;手术签字。

2. 手术前安排干细胞提取及分离设备和人员。

3. 手术前一天备皮(双侧腹股沟和双小腿操作区)并涂擦安尔碘,然后用无菌巾包裹,但溃疡及坏疽区域勿弄湿。

4. 手术前一天根据患者 Hb 情况酌情备异体血(压积红细胞)200ml 备用。

5. 有坏疽感染者做抗生素皮试。

6. 术前骨髓穿刺做细胞学检查除外血液病。

二、术中注意事项

(一) 自体骨髓血的抽取技术

1. 需要的设备和试剂 骨髓活检穿刺针,肝素,生理盐水,无菌瓶(储存骨髓血),载玻片,10ml 注射器,利多卡因,床旁心电血压监护设备。

2. 操作步骤 患者取俯卧位,接好床旁心电血压监护设备。常规碘酒、酒精消毒术野,铺无菌巾单,用1%的利多卡因在双侧的髂后上棘部位作局部麻醉,注意必须将麻醉药注射到髂骨的骨膜层,否则穿刺及抽取骨髓时患者会有明显的酸痛,然后用骨穿针进行多点穿刺,穿刺的深度因患者的胖瘦而异,但总的来说合适深度应为骨穿针为髂骨所固定,针尾无法水平推动。

抽取骨髓时,先抽取 1ml 做骨髓涂片以除外血液病,然后用已抽取 1ml 肝素盐水的 10ml 注射器,抽取 9ml 的骨髓血,抽取时要有一定的负压,以使处在蜂窝状骨间隙中的骨髓细胞更多地被抽取出来。但速度也不要太快,可以每抽取 50ml 左右就停一会儿,同时加快输液速度,必要时给予血浆代用品或输血。我们推荐使用多侧孔骨髓穿刺针,多点多方向抽取,这样可以抽取更多的骨髓细胞。将抽出的骨髓血缓慢贴壁注入无菌瓶中,使之不产生泡沫,同时不断晃动以使肝素混匀避免凝血。在操作台上可以看到 2 个无菌盆,一个装有 100ml 盐水其中加入了 3000～5000U 的肝素,用于抽取骨髓血的抗凝;另一个装有低浓度肝素盐水,主要用于冲洗抽取骨髓后的注射器和骨髓穿刺针。

抽取一定量的骨髓后,拔出骨髓穿刺针,压迫 3～5 分钟,包扎穿刺点,将患者送回病房等待下一步的操作。将盛有骨髓血的无菌瓶盖好,由专人送到干细胞分离室进行下一步的操作。

(二) 骨髓干细胞和自体外周血干细胞的分离和提取

本章已有专家专门详细论述,这里不再重复。

（三）干细胞的移植方法

目前我们采用了两种方法进行干细胞移植:缺血肌肉局部注射移植和介入下缺血下肢动脉腔内移植。术者可根据患者的实际情况选用不同的移植方法。

1. 下肢缺血肌肉局部注射移植法　患者一般采用腰麻或硬膜外麻醉,麻醉成功后,患者仰卧,常规消毒、铺巾后,在患肢的局部缺血部位进行多点注射。一般相邻两点间的距离为 2～3cm,从上向下顺序注射,每个点注射约 0.8～1ml,注射深度在 1.5～2cm 之间。由于患肢多有严重缺血,需要严格无菌操作,以免感染导致肢体坏死,故注射完毕后,用酒精消毒注射部位,用无菌敷料包扎。送患者回病房,整个手术完成。

2. 介入法下肢动脉腔内移植法　患者一般采用局部麻醉,仰卧位,常规消毒、铺巾后,用 1% 的利多卡因在腹股沟区股动脉穿刺部位作局部麻醉,成功后穿刺股动脉。此时又有 2 种方法都可以进行动脉腔内干细胞移植。

方法一:顺行股动脉穿刺法。在患侧操作,是指穿刺进针的方向同股动脉血流的方向一致。穿刺并置入 5F 动脉鞘后,注入 3000U 的普通肝素。从鞘管放入一个导丝和球囊扩张导管到股浅动脉的远端或腘动脉的远端,然后退出导丝,球囊扩张导管的尾部用三通封闭。这种方法主要用于下肢动脉闭塞在股浅动脉以远的动脉腔内干细胞移植。操作方法虽然简单,但是有时则非常困难,经常穿刺到股深动脉。不过此方法使用的材料较少,费用相对也较低。

方法二:逆行股动脉穿刺法。主要指在对侧股动脉穿刺,穿刺进针的方向同股动脉血流的方向相反。这种方法主要用于患侧动脉闭塞在股浅动脉起始部以上的动脉腔内干细胞移植;当然,也可用于下肢动脉闭塞在股浅动脉以远的动脉腔内干细胞移植。操作方法较顺行穿刺复杂一些。穿刺并置入 5F 动脉鞘后,注入 3000U 的普通肝素。从鞘管放入一导丝,用 Cobral 导管选择到对侧病变动脉的近段,再在交换导丝的导引下退出 Cobral 导管,送入球囊扩张导管到达预定部位,然后退出导丝,球囊扩张导管的尾部用三通封闭。

在介入中心,将分离、提取后的干细胞悬浊液倒入无菌容器中,用生理盐水 5ml 冲洗盛干细胞悬浊液的离心管,冲洗液也倒入无菌容器中。用 20ml 的注射器抽取干细胞悬浊液,通过上述的球囊扩张导管的尾部用三通缓慢向动脉内注射,注射前先要用造影剂充盈球囊,阻断动脉血流大约在 3～5 分钟。阻断动脉血流的目的是希望干细胞能够在动脉腔内和侧支内有一个较长停留的时间有利于定植到缺血部位。注射完毕后,抽出充盈球囊的造影剂,恢复动脉血流。退出球囊扩张导管并拔除动脉鞘管后,压迫穿刺点 20～30 分钟,加压包扎。将患者送回病房。整个手术完成。

（四）手术重点注意事项

自体骨髓干细胞肌注法/介入法移植术手术要点:

1. 抽取的骨髓血必须用肝素体外充分抗凝。
2. 抽血同时注意输血及补液。
3. 术中监测血压、心率及氧饱和度。
4. 体外提取干细胞需严格无菌操作。
5. 肌注法移植时需对照术前造影片多点均匀注射到缺血肌肉内。
6. 介入法动脉腔内移植需用球囊导管阻断近端血流时注入干细胞,同时给予少量肝素盐水抗凝。

三、术后处理

鼓励患者术后早期下地或床上活动。

观察患者治疗后 1、2、3、6、12 个月下肢缺血的改善情况。

四、手术前后指标观察

1. 患肢发绀及溃疡面积及深度(mm),坏疽范围测量并标记。

2. 静息痛分级。

3. 肢体冷感分级。

4. 测定静息状态下踝肱指数(ABI)。

5. 经皮氧分压测定 TcPO$_2$(mmHg)。

6. 动脉造影(DSA):观察侧支血管形成情况并评分。

7. 间歇跛行者测定无痛步行时间(分钟)或跛行距离(m)。

第二节　自体干细胞移植治疗下肢缺血性疾病的疗效评价

　　自体干细胞移植治疗下肢缺血性疾病的疗效评价指标包括周围血管疾病常见的临床症状和体征,现代科学提供了许多先进的仪器和特殊的检查方法,如经皮氧分压测定和下肢 DSA 造影等,有助于进一步客观判断血管疾病改善与否及改善的程度。但这些指标的测定过程中均存在较多的影响因素,需要制定统一的标准,以使得评价值指标尽可能客观,具有可比性。

一、疗效评价指标

(一) 主观指标

疼痛;冷感;(采用评分表法将其量化)其标准如下:

　　1. 疼痛　0 级:无疼痛;1 级:偶有疼痛,被问及能回忆起;2 级:疼痛经常出现但能耐受,不需或偶用一般止痛剂;3 级:经常用一般止痛剂;4 级:因疼痛影响睡眠,一般止痛药剂难以缓解。

　　2. 患肢冷感　0 级:无冷感;1 级:患者偶述受累肢体有发凉、怕冷的感觉;2 级:受累肢体经常有发凉、怕冷的感觉;3 级:受累肢体有明显的冷、凉感觉,需要采用局部保温措施,症状能得到一定程度的缓解;4 级:受累肢体有明显的冷、凉感觉,采用局部保温措施,症状也无明显改善。

(二) 客观指标

1. 皮肤温度。

2. 踝肱指数(ABI):用 Doppler 动脉分段测压。

3. 经皮氧分压测定 TcPO$_2$(mmHg)。

4. 间歇跛行者查无痛步行时间(分):用平板运动试验(不倾斜,速度 3km/hr)测定。

5. 下肢 DSA 造影:观察侧支血管形成情况。

6. 患肢发绀及溃疡面积及深度(mm),坏疽范围测量并标记。

7. 截肢率。

(三) 评价指标的影响因素

　　1. 踝肱指数(ankle-brachial index,简称 ABI)　测定方法:应用 12cm×40cm 的气囊袖带置于小腿,用多普勒听诊器在胫前胫后及足背动脉中挑选血流信号最强的为检测动脉。气囊充气后达一定高度,缓慢放气在听到第一声血流恢复的声音之后,记录血压表上的数值。以同样方法测得肱动脉压力后,两者之比为踝肱指数。测定踝肱指数时应注意:对糖尿病的患者由于有时伴有中小动脉壁的钙化,测量踝部压力时加压后动脉仍不能关闭,所测压力明显增高,此时所得踝肱指数往往正常,但不能反映真实的病变情况。在严重的动脉硬化闭塞症病例,踝部动脉压很低,血流信号很弱,此时测量时不要让把静脉回流声误认为是动脉血流信号。

　　尽管自体骨髓干细胞移植对治疗下肢缺血有较好的疗效,然而期望在短期内使 ABI 增加很多是不现实的。少部分患者的 ABI 比移植前有所增加,而其他患者虽然症状消失或改善,但是 ABI 并没有明显增加。我们认为:可能是自体骨髓干细胞移植后,干细胞在体内肌肉内开始分化成内皮细胞,然后演变为很多的毛细血管,主要变为小的侧支血管,只有在远端的足背动脉或胫后动脉本身没有病变,小腿上侧支血管的血流到达上述动脉后才能使 ABI 增加。而本组患者的症状较重,足部多有坏疽,这些动脉在造影中也多未显影,说明远端的足背动脉或胫后动脉本身存在病变。当然也不排除其他原因,如移植的时间尚短,血管重建需要一定的时间,或多次进行移植治疗也有可能增加疗效。

2. 皮肤温度测量法　皮肤温度的个体间差异较大,故个体间不能以皮肤的绝对值来比较,同一个体的不同部位温差也较大,一般躯干温度比四肢高,足趾的温度最低。手温高于足温,拇(趾)指(趾)温度高于小指(趾)温度。皮肤温度还受室温、情绪、活动、饮食饥饱,吸烟等因素影响。但同一个体对称部位皮肤温度大致相同,温差不应超过 2℃,如对称部位皮肤温度相差超过 2℃ 以上或有显著降低,提示局部肢体血液循环有障碍。

测定肢体皮温时,应显露双侧膝(肘)关节以远肢体,在室温恒定(20~27℃)的室内,安静休息 15~30 分钟,使肢体皮肤温度取得稳定后再测量,取肢体不同平面的对称部位,定点测量。

3. 经皮氧分压测定　经皮氧分压测定通过测定局部组织氧分压,反映组织血液灌注和新代谢状况。测定静息状态下以及体位改变、运动、反应性充血和吸氧后局部组织氧分压值,有助于了解肢体血供情况。临床上常用的经皮氧分压测定指标为局部灌注指数(regional perfusion index,RPI),即肢体氧分压与胸部氧分压之比。局部灌注指数消除了年龄、心脏输出量及动脉血氧分压等因素对局部组织氧分压的影响,使氧分压值标准化。经皮氧分压测定不受血管钙化的影响,对评估糖尿病患者的血供情况具有一定临床价值。一般认为,局部组织氧分压的正常值为大于 55mmHg,局部灌注指数的正常值为 0.9。严重缺血患者(伴有静息痛、溃疡或坏疽)的足部氧分压值通常小于 20mmHg。

4. 平板车运动试验(treadmill exercise testing)　平板运动试验是最常用的运动试验。检查前让被检者休息 15~20 分钟。测量两侧平卧位踝压和肱动脉压后,让被检者在坡度为 12%,速度为 3km/h 的平板车上行走 5 分钟(250m)。如出现严重下肢疼痛或胸痛、气急、乏力等症状时应提早中止运动。检查时应记录下肢症状和出现症状时已行走的距离。如行走总距离小于 250m,记录终止运动的原因和行走的总距离。停止运动后让被检者平卧,随即测量踝压和肱动脉压,然后于运动后 2 分、5 分和 10 分钟时重复测量。

对于间歇性跛行,其标准如下:按正常速度(60~70m/min)行走,0 级:行走 ≥500m,无疼痛;1 级:行走 400~499m,有疼痛;2 级:行走 300~399m,有疼痛;3 级:行走 100~299m,有疼痛;4 级:静息痛,无法行走或行走<100m,有疼痛。

二、客观地评价自体干细胞移植治疗下肢缺血性疾病的价值

自体干细胞移植治疗下肢缺血性疾病是近年来出现的一项新技术,一出现就展示了诱人的前景,从目前全国已经完成的 10 000 余例患者来看,没有严重不良事件发生,很少有肿瘤发生的报道。

最早应用自体骨髓干细胞移植治疗下肢缺血的临床研究报告是日本在 2001 年进行的。日本 kansai 医科大学的医生用自体骨髓单个核细胞移植(直接腓肠肌内注射)治疗了 45 条下肢缺血性疾病,其中 39 条症状得到改善,30 条踝肱指数(ABI)的增加幅度超过了 0.1,DSA 显示有明显的侧支血管生成。该实验未出现任何相关的并发症,临床安全性和有效性得到了初步肯定。

国内谷涌泉等报告了自体骨髓干细胞移植治疗下肢缺血的临床研究,也获得了较好的效果。大多数患者达到了避免截肢或降低截肢平面的目的;黄平平,杨晓凤报告了自体外周血干细胞移植治疗下肢缺血的临床研究,临床效果也很令人鼓舞。尽管如此,我们认为还需要注意以下几个问题:

1. 掌握好手术指征　近年来,无论是动物实验,还是报告的临床研究结果,都显示出了干细胞移植改善下肢缺血的疗效。然而,干细胞移植的机制是促进缺血部位生成新生血管,增加侧支循环,近而改善肢体缺血,无疑其治疗作用不可能达到血管搭桥手术明显增加患肢血流的效果;但干细胞移植创伤小,即使失败也不会像搭桥失败那样反而破坏了远端不足的侧支循环。因此,干细胞移植目前的适应证应是没有血管搭桥条件的 Fontaine Ⅲ~Ⅳ期的下肢缺血患者,其中包括远端流出道不良者和全身条件差不能耐受搭桥手术者。而且我们发现:下肢动脉闭塞病变的平面越低效果越好,比如膝下动脉病变的效果明显优于股动脉病变者,病变平面越靠近端效果越差。因此,我们要注意严格掌握适应证。

2. 重视安全性的观察　安全性问题是关系到干细胞移植能否顺利继续开展的关键。对干细胞移植安全性的忧虑主要是免疫排斥和肿瘤生长的问题。自体干细胞移植不存在免疫排斥的问题;但由于干细胞是未分化细胞,移植的干细胞是否会在移植部位分化为其他组织如骨组织或出现肿瘤样生长? 是否会促进体内潜在恶性肿瘤及血管瘤的生长? 是否会促进糖尿病眼底病变的恶化导致失明? 目前报告的临床研究尚未观察到严重不良反应,也少有肿瘤发生,应当讲这项技术是非常安全。不过我们仍然不能掉以轻心,这些安全方面的问题仍需得到密切关注。

3. 规范疗效评价标准　建立统一的科学规范的疗效评价标准对于任何研究来说都是必需的。然而目前仅有的几篇干细胞临床研究报告中大多未能详细列出这些指标。我们知道,评价下肢缺血程度的指标很多,但大都受多种因素的干扰,例如踝肱指数,经皮氧分压测定,血管造影侧支血管丰富程度观察等,这些指标能比较客观下肢缺血程度,但影响因素多,必须设立统一的标准,排除其他因素的干扰,才能使研究结果具有可信性,不同研究结果之间具有可比性。

4. 开展多中心前瞻随机对照研究　临床研究的一大难点是很难做到严格随机对照。由于可能影响疗效的因素较多,而单个医院的患者数量有限,要得到具有可比性的足够的病例数量非常困难,这就需要制定统一的标准,开展多中心的合作。另外,目前的临床研究报告中样本量都很小,观察时间短,干细胞移植的长期疗效还需要进一步观察。

5. 加强基础研究　干细胞移植的研究才刚刚开展,所有可能影响疗效的因素都需要去深入研究。例如,干细胞移植的数量、种类、移植途径与疗效的关系,干细胞移植的准确的作用机制,老年患者的干细胞增殖能力,这些方面都需要加强基础研究,通过动物实验为临床研究提供参考数据。

综上所述,自体干细胞移植治疗下肢慢性缺血是一个新的技术,也是前景非常广阔的技术,相信未来能够造福更多的患者。

（谷涌泉　郭连瑞）

参 考 文 献

[1] Eriko TY, Hiroaki M, Toyoaki M, et al. Therapeutic angiogenesis for patients with limb ischemia by autologous transplantation of bone-marrow cells:a pilot study and a randomized controlled trial. Lancet,2002,360:427-435.

[2] 谷涌泉,郭连瑞,张建,等. 自体骨髓干细胞移植治疗严重下肢缺血1例. 中国实用外科杂志,2003;23(11):670.

[3] Jude EB, Oyibo SO, Chalmer N, et al. Peripheral arterial disease in diabetic and nondiabetic patients:a comparison of severity outcome. Diabetes Care,2001,24(8):1433-1437.

[4] 谷涌泉,张建,俞恒锡,等. 下肢远端动脉搭桥治疗46例糖尿病足. 中国实用外科杂志,2003,23(8):487-489.

[5] 谷涌泉,郭连瑞,张建,等. 自体骨髓干细胞移植改善下肢严重缺血致运动功能障碍:15例报告. 中国临床康复,2004,8(20):3917.

[6] Eriko TY, Hiroaki M, Toyoaki M et al. Therapeutic angiogenesis for patients with limb ischaemia by autologous transplantation of bone-marrow cells:a pilot study and a randomized controlled trial. The Lancet,2002,(10)8:413-421.

[7] 郭连瑞,谷涌泉,张建,等. 自体骨髓干细胞移植治疗糖尿病足13例报告. 中华糖尿病杂志,2004,12(5):313.

[8] 谷涌泉,齐立行,郭连瑞,等. 自体骨髓干细胞移植治疗下肢严重缺血5例. 中国康复医学杂志,2004,9(19):687.

[9] 谷涌泉,郭连瑞,张建,等. 自体骨髓干细胞移植治疗下肢严重缺血:附32例报告. 中国临床康复,2004,12(20):7970.

第五章　自体骨髓干细胞治疗糖尿病足病的细胞制备技术

　　糖尿病足溃疡和截肢严重危害患者的生存质量,所带来的医疗耗费巨大。自体骨髓干细胞治疗糖尿病足病技术的出现和不断进展,使全国大批患者受益,有些患者的肢体得以保存,生命得以延续,生活质量得以提高;对我国糖尿病足的学科发展也起了一定促进作用。

　　干细胞的分离制备及其质量控制的规范化是获得安全有效的临床级细胞源的重要保证,直接关系到临床干细胞移植治疗的质量、安全和疗效。因此,干细胞制备和使用过程,必须有严格的标准操作程序并按其执行,以确保干细胞制剂的质量可控性以及治疗的安全性和有效性。

　　根据 2015—2016 年国家卫生计生委与 CFDA 联合颁布的《干细胞临床研究管理办法(试行)》《干细胞制剂质量控制及临床前研究指导原则(试行)》,按照自体来源的骨髓干细胞治疗糖尿病足和下肢缺血疾病的特点,对干细胞的制备技术再次进行了审核和补充。

　　由于我们人体自身就是非致病细菌、病菌的携带者,即是一种污染源;而临床治疗所需要的干细胞又不可能进行灭菌,因此,细胞的制备工艺必须把防控污染作为核心宗旨,严密防控外源因子的污染——供体组织、细胞污染源对环境的传播;环境污染对组织、细胞的传播。

　　干细胞的实验室制备要求严格遵守和执行无菌操作原则,分离和制备操作过程做到规范化。

一、供体样本及干细胞的保存和运输

　　1. 将装有骨髓的采集瓶/袋封装好,放入专用运输箱(4～8℃)中,由专人采用便捷的运输方式送到细胞分离室。

　　2. 收到骨髓时,首先要检查采集瓶或袋是否有渗漏和异常。履行交接程序。程序中包括干细胞的获取方式和途径,患者相关的临床资料等生物学信息的交接登记。

　　3. 细胞制备完毕后,封装好装有细胞的收集瓶/袋,放专用运输箱(4～8℃)中,由专人以便捷的运输方式送到移植室。履行交接程序。程序中要标注明确的细胞制备结果信息并有登记备案。

二、干细胞分离制备操作的无菌环境要求

　　符合《药品生产质量管理规范》(GMP)要求基础上进行。

　　1. 十万级的实验室中可进行分离制备细胞所需试剂的配制。

　　2. 千级或万级的洁净间可进行细胞培养及细胞的分离、洗涤与收集的过程。

　　3. 百级的超净工作台中进行的是可能开放的操作。

　　4. 凡入室物品均由特定传递窗内经紫外线照射 30 分钟后,方可入室。

　　5. 不能接受紫外线照射的物品,须经 75% 乙醇消毒后,方可入室。

　　6. 分离制备室和超净工作台使用前,须经紫外线照射 30 分钟,75% 乙醇擦拭工作台面。

三、干细胞的分离和制备所用的试剂要求

1. 应符合现行《中华人民共和国药典》对该产品的质量要求;包装及商标完好,产品的外观,不得有破损、浑浊或异物;在有效使用期内使用。

2. 商品化的试剂,要有其生产厂家具有 SFDA 颁发的生产许可证或必须符合国家食品药品监督管理局关于《进口化学试剂统一管理和供应办法》的规定。试剂盒应具有国家食品药品监督管理局的注册和生产批号。

3. 每一批号的产品尚须有国家食品药品监督管理局认可的热原质、毒性试验项目和无菌项目的检验报告及检定合格证。

4. 去离子去热原纯水应符合现行《中国生物制品主要原材料试行标准》对"注射用水"的质量要求。贮存时间超过 3 天,不得再使用。

四、干细胞分离制备方法

(一) 目前的分离制备方法种类

1. 密度梯度离心法。

2. 仪器分离制备法。

(1) 流式细胞仪分选。

(2) 免疫磁珠分选。

(3) 外周血分选仪分选。

(4) Biosafe SEPAXS100 全自动干细胞分离系统。

(5) BIOMAKET BOX 全自动细胞分离模块系统。

(6) Res-Q3400 全自动细胞分离系统。

(二) 密度梯度离心法

按照骨髓干细胞自身的细胞密度与分离介质密度之差,选择合适密度的细胞分离液,以密度梯度离心法进行分离提取;能有效分离开 RBC、WBC 和单个核细胞,可获得较纯的细胞,密度梯度离心法是目前使用最多的分离制备方法。

1. 密度梯度离心法的操作程序。

2. 严格依照上面所述的分离和制备操作的无菌原则逐条要求进行操作。

3. 收到骨髓时,首先检查采集瓶或袋是否有渗漏和异常。履行交接程序。

4. 具体操作步骤可因所选试剂盒的不同而有差异,这里只讲原则和基本步骤,操作按试剂盒要求进行。

(1) 重力沉降。

(2) 差速离心。

(3) 制备细胞悬液。

(4) 密度梯度离心。

(5) 吸取细胞区带层洗涤。

(6) 洗涤的细胞稀释成悬液备用。

(7) 进行细胞计数、细胞活率、无菌试验检测程序。

五、干细胞悬液的稳定性及效期

干细胞悬液稳定性试验结果:

1. 体外保存条件:4~8℃保存(生理盐水重悬下)。
2. 体外有效期:6~24 小时 (生理盐水重悬下)。

六、干细胞生物学检定原则

1. 所制备的干细胞的进行质量、数量、安全的检测,以期保证达到临床级。
2. 细胞计数 数量符合术前预定的移植细胞数量。
3. 形态和结构检测指标 显微镜下 BM-MNC 形态学呈现状态相符。
4. 活性检测指标 BM-MNC 存活率≥95%。
5. 有效数量检测指标 进行 BMNC 回收率和 EPC 获得率检测。
6. 无污染检测指标 无菌试验(-)。
7. 生物安全性检测指标 BMNC 内毒素检测:细菌内毒素不超过 1EU/ml。
8. 回顾性的检测(临床前研究实验) 应合格。

七、干细胞检测程序

1. 细胞总数检测 细胞计数板计数法/血细胞计数仪计数法。
2. 细胞存活率检测 细胞以 0.4% 胎酚蓝液染色,计数细胞中活细胞所占比例。
细胞存活率=未被蓝染细胞数/总细胞数×100%
3. 细胞回收率检测
回收率=分离后有核细胞总数/分离前有核细胞总数×100% 。
4. 干细胞定性测定 流式细胞仪检测法测定干细胞表面抗原。

八、质量控制管理

质 控 点	质量指标参照
分离制备的物品和实际操作环境	应达到无菌实验室和无菌操作的要求
分离制备的仪器设备	应符合无菌实验室对仪器设备的要求
分离制备的试剂	应符合本规范化中的要求
分离制备的操作	应符合符合本规范化中的要求
分离制备技术的信息管理	长期存档
患者相关临床信息	应按照各种登记表格登记
样本采集、转运、日期、采集人 登记等信息 细胞制备、检测、转运等信息 细胞分离制备标准操作规程 各项规章制等	应符合干细胞分离实验室的标准要求

九、干细胞制备技术的临床前研究

对所制备的干细胞进行临床前研究,以期对临床治疗方案安全性和有效性提供支持和依据。

鉴于干细胞治疗的特殊性,其临床前的安全有效性评价的难度和局限性,这里只能讲一些基本原则:

1. 设计、建立相关的疾病动物模型。模拟临床应用方式,预测干细胞在人体内可能的治疗效果、作用机制、不良反应、适宜的输入或植入途径以及剂量等。

2. 研究和建立干细胞有效标记技术和动物体内干细胞示踪技术,研究干细胞的体内存活、分布、归巢、分化和组织整合等功能。

3. 动物模型研究的基础上,模拟临床应用的方式,利用生物学检测的手段(包括特殊检测方法),评价所制备的干细胞的安全性和生物学效应。

（张淑文　谷涌泉）

参 考 文 献

[1] Fredenstein AJ. Precursor Cells of Mechanocytes. Int Rev Cytol,1976,47:327-355.

[2] Weinberg C B,Bell E. A blood vessel model constructed from collagen and cultured vascular cells. Science,1986,213:397-400.

[3] Folkman J. Angiogenesis in cancer,vascular,rheumatoid and other disease. Nat Med,1995,1:27-30.

[4] Prockop DJ. Marrow stromal cells as stem cells for nonhematopoietic tissue. Science,1997,276(5):71.

[5] Bruder SP,Kurth AA,Shea M,et al. Bone regeneration by implanation of purified,culture-expanded human mesenchymal stem cells. J Orthop Res,1998,16(2):1551.

[6] Shi Q,Rafii S,Wu MH,et al. Evidence for circulating bone marrow derived endothelial cells. Blood,1998,92(2):362-367.

[7] 冯凯,裴雪涛. 间充质干细胞——组织工程的新资源. 国外医学:生物医学工程分册,2000,23(6):325.

[8] Peichev M,Naiyer AJ,Pereira D,et al. Expression of VEGFR22 and AC133 by circulating human CD34+ cells identifies a population of functional endothelial precursors. Blood,2000,95:952-958.

[9] Reyes M,Dudek A,Jahagirdar B,et al. Origin of endothelial progenitors in human postnatal bone marrow. J Clin Invest,2002,109:337-346.

[10] 裴雪涛. 干细胞技术. 北京:化学工业出版社,2002:100-117.

[11] Oswald J,Boxberger S,Jorfensen B,et al. Mesenchymal Stem Cells Can Be Differentiated in Vitro. Stem Cells,2004,22:377-384.

[12] 王建民,夏荣. 骨髓来源的干细胞及其应用前景. 第二军医大学学报,2005,26(4):352-354.

[13] Schmidt A,Brixius K,Bloch W. Endothelial progenitor cell migration during vasculogenesis. Circ Res,2007,101:125-136.

[14] 《药品生产质量管理规范(2010年修订)》卫生部令第79号.

[15] 国家药品监督管理局. 中国生物制品规程2000年版.

[16] 《干细胞制剂质量控制及临床前研究指导原则(试行)》,《干细胞临床研究管理办法(试行)》. 2015—2016年国家卫生计生委与CFDA联合颁布.

第六章　自体外周血干细胞移植前后的注意事项

第一节　概　　论

1997 年,Asahara 于外周血中发现 CD34$^+$细胞,能在体外增殖分化为内皮细胞,将其命名为内皮祖细胞(epithelial progenitor cell,EPC)。血管 EPC 是干细胞分化过程中的一个阶段,可直接分化为血管内皮细胞。1998 年,Shi 等证实了 EPC 来源于骨髓。骨髓中含有大量造血干细胞和 EPC,均由造血血管母细胞分化而来。骨髓中还含有其他多种细胞成分和细胞因子。在骨髓的单个核细胞中 EPC 的含量为 3%,是外周血的 15 倍。骨髓中的 EPC 可释放入血,但正常外周血中的 EPC 只有 2～3 个/ml,故只有通过骨髓动员,使其中的 EPC 大量进入外周血,才能采集到较大数量的外周血干细胞。

2002 年,Eriko 等在国际上首次报道应用自体骨髓干细胞移植治疗下肢缺血性疾病。2003 年,黄平平、韩忠朝等在外周血干细胞移植治疗白血病的基础上,利用患者自体外周血干细胞移植治疗下肢动脉硬化闭塞症,取得了有效的结果。谷涌泉等通过自体骨髓干细胞移植和自体外周血干细胞移植治疗下肢动脉硬化闭塞症/糖尿病足的对照研究,发现两种来源的自体干细胞移植具有相似的疗效($P>0.05$)。以粒细胞集落刺激因子(GCSF)行骨髓动员 5～7 天,于循环血中可收集到 10^9～10^{10}个单个核细胞,较骨髓干细胞采集(10^8个单个核细胞)具有数量优势。外周血干细胞采集通过干细胞分离机完成,对血流动力学指标影响较小,对合并心脑血管疾患的患者提高了安全性。

改良的外周血干细胞移植技术:传统的方法是骨髓动员需要 5～7 天,这样做最大的缺点是骨髓动员导致外周血单个核细胞数量增加,动脉血栓形成的风险提高。我们在临床上也发现如果骨髓动员 5 天以后,外周血中单个核细胞就会有一个降低过程,我们认为这是因为干细胞的归巢到骨髓中。一般 4～5 天外周血白细胞达到高峰,此时非常容易出现血栓形成;而且传统的做法是由于单个核细胞的量大,需要冻存一半,半年后再解冻为患者加强治疗。因此我们提出改良的外周血干细胞移植动员的新方法。即动员只需要 3 天即可,这样做的优点是外周血液循环中单个核细胞的量不大,加上常规给予肝素抗凝,就不容易出现血栓,而且一次全部移植采集的单个核细胞,不需要冻存,因为解冻过程中仍然会有部分干细胞丢失。我们在临床实践中采取这种方法以后就很少出现心肌梗死或脑梗死等并发症。

关于自体外周血干细胞移植前应注意以下问题:

一、选择合适病变

(一) 适应证
糖尿病性/非糖尿病性下肢动脉硬化闭塞症。

(二) 临床表现
具备下面症状与体征之一者:
1. 下肢间歇性跛行(推荐跛行距离<200m 的患者)。

2. 下肢静息痛。

3. 足溃疡。

4. 足坏疽。

（三）影像学表现

1. 小腿动脉闭塞。

2. 股浅动脉闭塞（股深动脉无重度狭窄）。

（四）其他治疗

1. 保守治疗无效。

2. 手术/介入治疗失败或禁忌。

二、患者一般情况

1. 全身情况良好，无重要脏器功能障碍。

2. 合并症得到良好控制，病情稳定，无加重趋势。

3. 足部感染经抗菌药物治疗已局限，无全身感染中毒症状。

4. 除外恶性增生性病变及糖尿病眼底（增生性）病变。

5. 无凝血异常。

三、术前检查

1. 常规化验 血、尿、便常规，生化、凝血、传染病相关化验及肿瘤标记物检测等。

2. 检查 X 线胸片、心电图、超声心动图；脑、颈动脉超声等，必要时肺功能检查。

3. 下肢动脉 CTA 或 DSA。

4. 糖尿病眼底情况。

5. 骨髓动员过程中 每日查血常规，监测 WBC 变化。

6. 干细胞采集后 即刻行血常规、生化及凝血检查。

四、术前准备

1. 合并症处理。

2. 患者病情评价，能否耐受干细胞采集及移植过程。

3. 向患者及家属详细说明治疗的利弊，签署治疗同意书。

4. 骨髓动员。

5. 干细胞采集准备。

五、骨髓动员及干细胞采集

1. 用 G-CSF 或 GM-CSF 150～300μg/d，皮下注射，一般持续 4～7 天，达到目标白细胞总数即可停止动员。

2. 每日监测血象。

3. 当 $3\times10^9/L<$白细胞总数$<5\times10^9/L$ 时，应用血细胞分离机分离采集外周血干细胞。对采集到的单个核细胞（或 CD34$^+$细胞）进行计数，有条件时进行干细胞活性测定（应≥70%，Trypan blue 法）。一般采集一次即可达到所需细胞量。干细胞采集完毕后宜即刻进行移植。如干细胞需推迟应用，应予 4℃冰箱保存，时间不宜超过 12 小时。

4. 心脑血管疾病患者,骨髓动员过程中给予每12小时皮下注射克赛0.4ml的治疗。

5. 干细胞分离完毕常规做细菌培养,除外细菌污染。

6. 骨髓动员及干细胞采集过程中可能出现的并发症

(1) 骨髓动员可出现发热、骨痛、全身疼痛,偶有皮疹、转氨酶升高等。一般不严重,必要时可以对症处理。

(2) 外周血循环细胞增多可能诱发急性心脑血管事件。除注意预防性抗凝外,外周血 WBC 数量不宜追求过高。

(3) 干细胞采集可能出现过敏、电解质紊乱、凝血功能障碍、低钙血症、心律失常、循环不稳定、心脑血管并发症等。干细胞采集过程宜在心电监护下进行,密切观察患者临床表现,采集完毕立即行相应化验检查,以便及时发现和处理问题。

7. 外周血干细胞移植麻醉方法　可根据情况采用局麻(腔内移植法)、硬膜外/腰麻/安定镇痛/神经阻滞(肌注移植法)。

8. 自体外周血干细胞移植方法及术后处理、疗效评价同自体骨髓干细胞移植,请参阅相关章节。

9. 动员采集过程中及采集后监测项目

(1) 患者原发病情。

(2) 密切观察(每日)血象变化,(建议 WBC$<5×10^9$/L)。

(3) 建议采集后立即检测电解质、凝血象、血常规。

(4) 根据治疗目的不同所需检测的项目。

特别关注:上述常规为自体外周血造血细胞动员及采集过程中基本的内容,特殊患者需要根据病情制订进一步治疗方案。在外周血造血细胞动员及采集过程中最容易出现的并发症是心脑血管疾病及电解质和凝血象紊乱,经治医师需特别予以注意。

第二节　自体外周血干细胞移植的程序及相关问题

为了更好地完成自体外周的采集,在术前务必要注意一些关键步骤和事项。根据我们的经验,我们将采集前准备工作分成几个步骤:

第一步:查看患者,根据患者的病情和身体状况确定有无干细胞采集的适应证与禁忌证。

第二步:评估采集过程中可能出现的不良反应。

第三步:签署造血干细胞采集知情同意书。

第四步:制订动员采集方案,开始动员前检查。

第五步:开始动员治疗,观察病情

第六步:采集前1天通知采集操作者;流式细胞仪检测者及造血干细胞冻存者。

要求:如患者有病情变化不能采集请提前1天通知项目负责人。

第七步:采集当天开出采集医嘱。

第八步:车送至采集室进行外周血造血细胞采集。如患者病情不稳定但又需要进行采集时主管医生须在场观察病情并及时处理。

第九步:采集结束后各科接患者返回病房,取回采集的细胞进行治疗。

第十步:经治医生治疗后观察病情。

第十一步:如需要复苏冻存细胞应提前1天通知项目负责人。因复苏后的细胞不易在体外存留时间过长,治疗医师应在治疗前再次通知有关人员,细胞复苏时间约30分钟。

附件. 接受自体外周血造血细胞动员及采集患者条件:

患者处于疾病相对稳定状态,无活动性感染(体温$<37.5℃$),无电解质及凝血功能异常,无明显肝功

能损害(ALT、AST<2倍正常值),无活动性心血管疾病(心电图无缺血性改变或近期无动态改变,无心律失常,心功能Ⅰ级)无急性脑血管病变,高血压患者血压应争取控制在140/90mmHg,呼吸功能正常,糖尿病患者血糖应争取控制在理想效果(空腹血糖4.4~6.1,非空腹4.4~8.0mmol/L),如有酮症或酸碱平衡紊乱必须先予纠正,血象异常患者应治疗后至少达到Hb>85g/L,PLT>8×10⁹/L水平。如患者达不到上述要求或患者年龄过大,或有其他疾病但必须进行本项治疗则需特殊讨论制订方案。

首都医科大学宣武医院
临床检查/治疗知情同意书

患者姓名	性别	年龄	床号	病案号

目前诊断:

检查/治疗名称:治疗性血细胞分离术

检查/治疗目的:采集外周血单个核细胞

检查/治疗可能发生的情况和对策:

　　本项检查/治疗经多年实践,已被广泛应用,只要您和医务人员配合,一般均能顺利完成。但因患者健康状况、个人差异及某些不可预见的因素,在操作过程中可能出现以下情况:

　　在采集过程中,可能会出现过敏、出血、低钙抽搐、低血压,心脑血管意外,电解质紊乱等并发症,特告知患者及家属。

　　执行此检查/治疗的医务人员将认真做好准备,仔细操作和观察,最大限度地避免上述并发症的发生。若出现上述并发症后,我们将采取相应治疗措施。在出现可能危及患者生命的并发症时,可能来不及征得患者和家属意见,采取抢救生命的紧急措施,希望得到患者的家属的理解。

患者/家属意见:

　　患者及家属对该项检查/治疗已有了全面了解,并同意进行该项操作。

患者签字:　　　家属签字:　　　家属与患者关系:

　　　　　　　　　　　　　　　签字日期:　年　月　日

科别:　　　医师签字:　　　签字日期　年　月　日

（谷涌泉　齐立行　苏力）

参 考 文 献

[1] 谷涌泉,郭连瑞,张建,等.自体骨髓干细胞移植治疗严重下肢缺血1例.中国实用外科杂志,2003,23(11):670.

[2] 郭连瑞,谷涌泉,张建,等.自体骨髓干细胞移植治疗糖尿病足13例报告.中华糖尿病杂志,2004,12(5):313.

[3] 黄平平,李尚珠,韩明哲,等.自体外周血干细胞移植治疗下肢动脉硬化性闭塞症.中华血液学杂志,2003,24:308-311.

[4] 杨晓凤,吴雁翔,王红梅,等.自体外周血干细胞移植治疗62例缺血性下肢血管病的临床研究.中华内科杂志,2005,44(2):95-98.

[5] 谷涌泉,张建,苏力,等.自体外周血单个核细胞移植治疗下肢缺血53例的临床研究.中华普通外科杂志,2006;12:844-847.

[6] 国际血管联盟中国分会糖尿病足专业委员会.糖尿病足诊治指南.介入放射学杂志,2013,22(9):705-708.

[7] Yongquan Gu, Lianrui Guo, Lixing Qi, et al. Autologous stem cell therapy for chronic lower limb ischemia. Regenerative Medicine in China. A Sponsored Supplement to Science,2012:62-63.

[8] 中华医学会医学工程学分会干细胞工程专业委员会,中华医学会外科学分会血管外科学组.自体干细胞移植规范化治疗下肢慢性缺血性疾病的专家共识.中华细胞与干细胞杂志:电子版,2012,2(1):1-4.

第七章　自体干细胞移植规范化治疗下肢慢性缺血性疾病的专家共识

一、概述

下肢缺血是一种常见症状。在我国造成下肢缺血的主要病因是动脉粥样硬化闭塞症、血栓闭塞性脉管炎和糖尿病足等。下肢动脉硬化闭塞症的发病率10%。随着年龄的增长,其发病率呈上升趋势,70岁以上人群的发病率在15%~20%。下肢动脉硬化闭塞症的预后较差,其中间歇性跛行患者5年病死率30%,而静息痛、溃疡和坏疽的下肢缺血患者5年病死率达70%,主要死亡原因是冠心病和脑血管疾病。下肢缺血的主要临床表现为下肢凉、麻木、无力、间歇性跛行、静息痛和肢体缺血性溃疡、坏疽等。国内外临床常用的分期方法有Fontaine法和Rutherford法。下肢缺血的治疗目的是增加行走的距离,缓解疼痛,促进溃疡愈合和避免截肢。血管重建是治疗重症下肢缺血的最佳方案,但要根据患者的临床症状和全身情况选择。主要治疗方法包括药物治疗、血管腔内治疗、手术治疗以及干细胞移植和基因治疗等。由于对全身情况和血管条件的限制,动脉旁路手术和血管腔内成形术(球囊扩张、支架植入)适用于多数有条件的患者。对于不适合上述治疗及上述治疗效果不佳或术后复发者,尤其是糖尿病下肢缺血和血栓闭塞性脉管炎患者,病变多累及下肢远端小动脉,缺乏安全和有效的治疗方法,这部分患者面临截肢的危险,甚至危及生命。自体干细胞移植作为近年来血管再生的新技术,为这部分患者提供了一种新的治疗选择。

自体干细胞移植治疗下肢缺血的主要目标是促进下肢血管新生。其中起主要作用的是能形成血管的成体干细胞(包括血管内皮祖细胞、间充质干细胞和造血干细胞等)。正常情况这些干细胞主要存在于骨髓中,外周血液循环中很少。当存在肢体缺血时,这些干细胞将动员到外周血中,归巢到缺血组织,发挥血管新生的作用。通过药物进行骨髓动员刺激后这些干细胞也可以被动员到外周血液循环中。

目前研究认为,骨髓单个核细胞中的CD34阳性细胞是内皮祖细胞(endothelial progenitor cell,EPC)的主要来源,CD34(造血干细胞及EPC的共有表面标记物)细胞在末梢血中只有骨髓的0.2%。可测定的最幼稚细胞在1ml末梢血中仅有2.9个,为骨髓的1%。提示骨髓细胞有可能提供更多的EPC用于血管新生疗法。成年个体的骨髓单个核细胞(bone marrow mononuclear cell,BM-MNC)中含有多种干细胞成分,其中CD34阳性细胞含量约占BM-MNC总数的3%,为外周血的15倍,同时BM-MNC移植还可以提供多种促血管生长因子,故BM-MNC移植兼具EPC和细胞生长因子的作用。在高龄、糖尿病和动脉粥样硬化等病理状态下,患者EPC的数量、增殖潜能、黏附和成血管能力均降低,说明这些患者自发的血管新生潜能降低,进一步支持了对这些患者进行干细胞移植的必要性。

根据干细胞的不同来源,目前临床上自体干细胞移植治疗慢性下肢缺血的方式分3种:即自体骨髓干细胞移植、自体外周血干细胞移植和改良的自体骨髓干细胞移植(即骨髓动员后的自体骨髓干细胞移植)。

自体干细胞移植至少有以下几个优点:①不存在异体干细胞的免疫排斥;②没有胚胎干细胞的伦理道德问题;③作为自体的细胞,仅仅是采用富集提纯的办法,没有在体外进行诱导分化和增殖,也不存在异种血清污染和基因突变等风险;④在严格无菌下操作,体外分离时间短(2h),微生物污染的可能性小;⑤正如患者本身的植皮一样,都是患者本身的组织,具有取材方便的特点;⑥自体干细胞移植治疗血液疾病已有几十年的历史。因此,目前自体干细胞移植治疗肢体缺血性疾病呈现出广阔的前景。

二、自体干细胞移植的方法

（一）自体骨髓干细胞移植

先局麻下抽取患者的骨髓血,然后将抽取的骨髓血在干细胞实验室分离纯化得到 BM-MNC,再通过肌注或动脉内注射的方式进行缺血肢体的移植。在单纯骨髓干细胞移植中,骨髓血的抽取量一般在 400 ~ 500ml,得到的 BM-MNC 总数在 $(1 ~ 3) \times 10^9$ 个。由于患者大多年龄比较大,体弱并多伴有糖尿病、高血压、冠状动脉硬化性心脏病和(或)脑动脉硬化症等,如果 1 次抽取过多的骨髓血,会增加心脑血管并发症的发生。可通过同时输血或减少采髓量的办法来克服这一缺点。

（二）自体外周血干细胞移植

先采用骨髓动员的方法[皮下注射粒细胞集落刺激因子(granulocyte-colony stimulating factor,G-CSF)5 ~ 7 天]将骨髓中的干细胞动员到外周血液循环中,通过专用的单个核细胞分离机,将含有造血干细胞的单个核细胞分离出来,然后再移植到患者本人的缺血局部(通过缺血局部肌内注射或者通过动脉腔内注射),从而达到促进血管新生,缓解肢体缺血的目的。患者不会失血,而一次得到的单个核细胞总数一般可达 10^{10} 量级。缺点是长时间的骨髓动员会使大量有核细胞进入血循环,导致血液黏稠度增加,血管内血栓形成的机会增加,增加心肌梗死和脑梗死发生的危险。因此,在骨髓动员早期就应采用正规的抗凝措施,在整个过程中需要注意心脑血管并发症的发生。

（三）改良的骨髓干细胞移植

为避免在单纯骨髓干细胞移植中抽取骨髓血量过多的问题,首都医科大学宣武医院谷涌泉等发明了改良的骨髓干细胞移植方法。即骨髓动员刺激以后的骨髓干细胞移植。主要步骤是在抽取骨髓前先使用 G-CSF 短期动员骨髓(2 ~ 3 天),在大量增殖的干细胞仍在骨髓中未进入外周血之前,抽取骨髓血 200ml,在干细胞实验室分离纯化 BM-MNC 后再进行移植。从临床研究的资料中发现:无论是主观评价指标,还是客观评价指标均比单纯的骨髓干细胞移植和外周血干细胞移植的疗效更好,而且不良反应也较外周血干细胞少。与前 2 种方式相比较,此方式的主要优点是:①抽取骨髓血量少(200ml),对患者全身影响不大;②动员时间短,外周血液中单个核细胞的数量不高,血液黏稠度比外周血干细胞低,发生心脑血管意外的概率较小;③可以获得大量的骨髓干细胞。

三、临床应用

（一）实施条件

1. 技术准入　尽管是自体干细胞移植,没有异体干细胞的免疫排斥,也不存在胚胎干细胞的伦理道德问题,但是专家们一致认为,要有医院的医学伦理委员会和新技术委员会或相关部门的批准。

2. 人员资质准入:

（1）专业人员需经过相关的业务培训。

（2）需要相关专业副主任医师以上人员负责实施。

3. 实验室设施和条件:

（1）万级实验室。

（2）离心机。

（3）拟行外周血干细胞移植的单位要有血细胞分离机。

（二）患者的选择

1. 适应证

（1）各种原因导致的慢性下肢缺血性疾病无法行手术搭桥或者介入治疗,而保守治疗无效者。

（2）无法耐受旁路手术和介入治疗的患者。

2. 禁忌证

（1）过去5年内明确有恶性疾病的患者或血中肿瘤标记物（AFP，CEA，PSA，CA19-9，CA125）水平明显升高者。

（2）严重心、肺、肝、肾衰竭或一般状况很差不能耐受干细胞移植手术者。

（3）近期有心肌梗死或脑梗死病史者禁忌。

（4）主动脉、髂动脉等大动脉闭塞者。

（三）自体干细胞移植的围术期处理

1. 患者的思想准备　详细地向患者说明干细胞移植方法及其优点和不足之处，使患者有比较充分的准备。特别要说明干细胞的微创性，使患者消除顾虑，轻装上阵。

2. 患者的身体准备　在取髓和移植部位要备皮。需要血管腔内介入的患者，术前先行碘过敏试验，对糖尿病与肾功能不全、脱水患者术前开始水化，糖尿病患者术前停用二甲双胍。有感染的患者合理选用抗生素抗感染治疗。

手术当天要禁食水，静脉输液保证患者基本的需求量和营养。如果术前血红蛋白低于100g/L，建议备血200ml，在抽取骨髓血时缓慢输血。

3. 干细胞移植术前骨髓动员　皮下注射 G-CSF 5～10μg/kg，1次/次，外周血干细胞移植动员4～5天，改良骨髓干细胞移植动员2～3天，每日监测 WBC 不超过5万/μl，外周血干细胞移植最好待外周血 CD34+ 细胞数达10～20个/μl再采集外周血干细胞。动员开始即应给予抗凝和抗血小板治疗，阿司匹林0.1g，1次/天；低分子肝素0.4～0.6ml，皮下注射，1次/12小时或普通肝素4000U，皮下注射，1次/8小时。抗凝和抗血小板治疗至少持续至外周血白细胞恢复正常。

（四）实验室的处理（干细胞制备）

骨髓血的收取、转送应由专人负责，以免混淆。制备过程必须严格无菌操作，流程规范化，使用密度梯度离心法进行分离制备，也可以选用不同型号的全自动细胞分离系统，干细胞以生理盐水稀释至所需容量，制备的干细胞只能在4℃冰箱短时间保存，计数细胞总数，活力测定，有条件时推荐用流式细胞仪鉴定骨髓干细胞的成分。

（五）干细胞移植的方法、步骤和措施

一般移植方法有两种，分别为缺血肢体的局部肌内注射移植和下肢动脉腔内注射移植。医生可根据患者的全身情况和病变情况选择适合的方法进行移植。

1. 局部缺血肌内注射法

（1）麻醉多选用静脉复合麻醉，也可选用硬膜外或者腰麻，由于注射范围广，次数多，局部麻醉不推荐。

（2）抽取20～50ml 的生理盐水稀释制备好的干细胞悬浊液，然后抽取上述稀释后的干细胞悬液备用。

（3）在缺血肢体划出要注射的具体位置，一般针距2cm，每针注射0.75～1ml。

（4）注射后用酒精纱布消毒皮肤后包扎注射部位。

2. 下肢动脉腔内注射

（1）一般选用局部麻醉，穿刺动脉，放置动脉鞘管，肝素抗凝。

（2）用导丝和导管选择到下肢病变动脉，送入并充盈球囊，阻断动脉后将干细胞悬液缓慢推入动脉腔内，3～5分钟完成，放松球囊并撤除。

（3）退出动脉鞘，压迫并包扎穿刺点。

（六）干细胞移植术后的处理

1. 术后根据需要应用抗生素。

2. 对于局部注射患者，术后2～3天撤除包扎。

3. 对于动脉腔内注射患者，一般术后需下肢制动6小时，卧床24小时。术后建议用低分子肝素预防血栓形成。

（七）干细胞移植术后评价

1. 安全性评价　干细胞移植的安全性问题不容回避。对干细胞移植安全性的忧虑主要是免疫排斥和肿瘤生长的问题。对于安全性的评价，必须注意下面几点：是否有致瘤性，有无局部的不良反应，包括局部有无红、肿、热、痛等炎症反应及过敏反应，有无全身的不良反应，术后肝肾等功能的变化。一旦出现严重不良事件应按规定报告医院相关主管部门。

2. 有效性评价　临床观察有效性的主要指标和方法主要包括主观指标和客观指标。其中主观指标包括以下几点：疼痛、冷感和麻木等症状的改善程度。

（1）疼痛评分：标准为 0 分：无疼痛；1 分：偶有疼痛，被问及能回忆起；2 分：疼痛经常出现但能耐受，不需或偶用一般止痛剂；3 分：经常用一般止痛剂；4 分：因疼痛影响睡眠，一般止痛药剂难以缓解。

（2）冷感评分：标准为 0 分：无冷感；1 分：患者偶述受累肢体有发凉、怕冷的感觉；2 分：受累肢体经常有发凉、怕冷的感觉；3 分：受累肢体有明显的冷、凉感觉，需要采用局部保温措施，症状能得到一定程度的缓解；4 分：受累肢体有明显的冷、凉感觉，采用局部保温措施，症状也无明显改善。

（3）麻木评分：标准为 0 分：无麻木；1 分：偶感轻度麻木；2 分：经常有轻度麻木不适；3 分：麻木感觉明显，但可以忍受；4 分：麻木非常明显，难以忍受，严重影响日常生活。

3. 客观评价标准主要包括：

（1）间歇跛行的距离（干细胞移植前后跛行距离的变化）：主要测定无痛步行时间（分钟）或跛行距离（m），此项指标带有一定的主观性，但是如果使用平板实验，则是一种非常简单和客观的指标。

（2）皮肤的温度差（双下肢）：移植前后的变化。

（3）经皮氧分压（$TCPO_2$）：作为全球通用的 3 大评估血管疾病金标准之一，直接反映血管向组织供氧情况，可以对肢体缺血情况的定量评估，可以评估组织存活率，是一种无创，低成本并可重复使用的检查方法，经皮氧分压测定，是一种比较客观的指标，国外经常用此项检查作为截肢与否和预测截肢平面，一般临床上以 20mmHg（1mmHg=0.133kPa）作为临界值，不过受周围环境影响较大，因此检查前患者一定静息平卧 30 分钟以上，检查室内温度要保持恒温。

（4）患肢发绀及溃疡的面积和深度（mm），坏疽范围测量并标记，作为客观的评价指标之一，能够证明干细胞移植后是否有效。不过，即使血供得到了改善，溃疡面的愈合仍需要一定的时间，尤其是较大溃疡者，一般近期疗效中仅适用于小溃疡者。

（5）静息状态下踝肱指数（ankle brachial index，ABI）及趾肱指数（toe brachial index，TBI）：是一种简单、方便和有效的客观评价指标，但是不少患者在短期内不会明显增加。

（6）激光多普勒血流量的测定：作为一种评价下肢血供的金标准之一，具有灵敏度高，操作简单的优点，是一种非常好的无创检查的评价指标。

（7）数字减影血管造影（digital subtraction angiography，DSA）：观察侧支血管形成情况并评分。根据新生侧支血管评估分 4 级：0 级（无新生侧支血管）、+1 级（少许新生侧支血管）、+2 级（中量新生侧支血管）和+3 级（丰富新生侧支血管）。

（8）截肢率及截肢平面的变化：由于血管性截肢与血液供应具有相关性，截肢平面经常受到血液供应的影响，如果移植前后的截肢平面有一定的变化，能够达到降低截肢平面的目的，也能够说明干细胞移植的有效性。

（八）术后随访

推荐术后第 1、3、6 和 12 个月时各随访 1 次，第 2 年每半年随访 1 次。此后每年随访 1 次。

（谷涌泉）

参 考 文 献

［1］谷涌泉，郭连瑞，张建，等.自体骨髓干细胞移植治疗严重下肢缺血 1 例.中国实用外科杂志,2003,23(11):670.

［2］谷涌泉，郭连瑞，张建，等.自体骨髓干细胞移植改善下肢严重缺血致运动功能障碍:15 例报告.中国临床康复,2004,8(20):3917-3919.

［3］Tateishi-Yuyama. E,Matsubara. H,Murohara T,et al. Therapeutic angiogenesis for patients with limb ischaemia by autologous transplantation of bone-marrow cells:a pilot study and a randomized controlled trial. The Lancet,2002,(10) 360:427-435.

［4］Criqui MH,Fronck A,Barrett-Connor E,et al. The prevalence of peripheral arterial disease in a defined population. Circulation,1985,71:510-551.

［5］Hiatt WR,Hoag S,Hamman RF. Effect of diagnostic criteria on the prevalence of peripheral arterial disease. The San Luis Valley Diabetes Study. Circulation,1995,91:1472-1479. .

［6］Selvin E,Erlinger TP. Prevalence of and risk factors for peripheral arterial disease in the United States:results from the National Health and Nutrition Examination Survey 1999-2000. Circulation,2004,110:738-743.

［7］Flu HC,Lardenoye JHP,Veen EJ,et al. Morbidity and mortality caused by cardiac adverse events after revascularization for critical limb ischemia. Ann Vasc Surg,2009,23(5):583-597.

［8］Schermerhorn Marc L,Cronenwett Jack L,Baldwin John COpen surgical repair versus endovascular therapy for chronic lower-extremity occlusive disease. . Annu Rev Med,2003,54:269-283.

［9］Yang Mei,Sheng Lingling,Zhang Tian R,et al. Stem cell therapy for lower extremity diabetic ulcers:where do we stand? Biomed Res Int,2013,2013:462179.

［10］Kwon Sang-Mo,Lee Yun-Kyung,Yokoyama Ayumi,et al. Differential activity of bone marrow hematopoietic stem cell subpopulations for EPC development and ischemic neovascularization. J Mol Cell Cardiol,2011,51(3):308-317.

［11］Strauer Bodo E,Brehm Michael,Zeus Tobias,et al. Repair of infarcted myocardium by autologous intracoronary mononuclear bone marrow cell transplantation in humans. Circulation,2002,106(15):1913-1918.

［12］Georgescu Adriana,Alexandru Nicoleta,Constantinescu Andrei,et al. The promise of EPC-based therapies on vascular dysfunction in diabetes. Eur J Pharmacol,2011,669(1-3):1-6.

［13］谷涌泉,张建,齐立行,等.骨髓动员刺激后自体骨髓源单个核细胞移植治疗下肢缺血的初步临床研究.中国修复重建外科杂志,2006,20(10):1017-1020.

［14］Yongquan Gu,Lianrui Guo,Lixing Qi,et al. Autologous stem cell therapy for chronic lower limb ischemia. Regenerative Medicine in China. A Sponsored Supplement to Science,2012:62-63.

［15］谷涌泉,张建,齐立行,等.不同移植浓度自体骨髓干细胞治疗下肢缺血临床疗效的影响.中国修复重建外科杂志,2006,20(5):504-506.

［16］中华医学会医学工程学分会干细胞工程专业委员会,中华医学会外科学分会血管外科学组.自体干细胞移植规范化治疗下肢慢性缺血性疾病的专家共识.中华细胞与干细胞杂志,2012,2(1):1-4.

［17］谷涌泉,张建,齐立行,等.自体骨髓单个核细胞移植治疗慢性下肢缺血94例不同病变分期患者的效果比较.中国临床康复,2005,9(38):7-10.

［18］谷涌泉 张建 齐立行,等.自体骨髓单个核细胞不同移植浓度对治疗下肢缺血的临床疗效的影响.中国修复重建外科杂志,2006,5(20):149-152.

第八章　脐带血干细胞移植治疗糖尿病下肢慢性缺血

第一节　概　　论

随着生活水平的提高和老龄人群的增多,肢体缺血性疾病患者在逐渐增加,尤其是伴随着近年来糖尿病发病率的迅速增加,糖尿病下肢慢性缺血患者人群明显较前增多。糖尿病的存在,会造成缺血程度进展更快、缺血动脉病变的硬化钙化更加严重、病变范围更大。虽然新的药物不断出现,手术方法不断改进尤其介入治疗技术和器材迅速发展,但仍然有许多糖尿病下肢慢性缺血患者的肢体最终不得不要面临截肢。

已经出现下肢缺血表现的糖尿病患者往往身体情况很弱,无法耐受手术;很多患者的肢体远端动脉流出道血管条件差,使得介入治疗难度大、风险高、对于没有流出道血管的患者,往往治疗效果不好。对于此类患者(No Option Patients),外科医生以往都是束手无策,只能采取药物保守治疗维持,因此截肢率非常高。

一、脐带血干细胞移植治疗的背景和优势

(一) 治疗背景

脐血干细胞移植(cord blood stem cell transplantation,CBSCT)是一种造血干细胞移植技术。1988 年,法国人 Gluckman 应用脐血成功治疗了 1 例罹患 Fanconi 贫血的 5 岁幼童,从此拉开了脐血干细胞移植在各个疾病治疗领域发挥作用的序幕。目前脐血移植治疗的疾病已经达到 80 余种,治疗的患者全世界已经超过了 6000 例。脐血移植已经在恶性肿瘤、免疫缺陷、心脏病、神经系统损伤、组织器官修复、糖尿病等治疗上显示出了巨大的潜力。从目前其他学科的临床治疗应用中初步可以看到,脐血具有诸多优势,如来源丰富,抗原表达弱,加之间充质干细胞的免疫调节及加速造血恢复等影响,脐血的移植成功率高,移植反应弱、移植物抗宿主病少见。

(二) 治疗优势

近年来,随着再生医学的发展,干细胞移植为这类患者带来了治疗希望。传统的干细胞治疗手段包括骨髓血干细胞、外周血干细胞,虽然二者目前已经证实可以作为治疗糖尿病下肢缺血性疾病的有效手段,但自身还是存在一定的局限。移植之前骨髓动员存在一定风险,尤其是考虑目标人群高龄和易合并多种心脑血管疾病、高血压、高血脂的特点,骨髓动员时引起的外周血白细胞升高、血液黏稠度增加及血液流变学改变,会增加心肌梗死和脑梗死的发病率,骨髓动员过程中发生意外的可能性要明显高于正常人群,采用脐血干细胞移植就能够避免这些风险。脐血干细胞移植较骨髓或外周血干细胞移植有其独特的优势:①脐血干细胞来源广泛,取材方便,不会造成痛苦;②富含多种分化潜能的细胞、造血前体细胞及细胞因子,对缺血局部作用更强;③脐血干细胞抗原性低,发生免疫排斥反应机会少;④脐血有胎盘的过滤保护,发生感染的机会更少;⑤骨髓干细胞自体移植,往往需要采集患者骨髓血的量比较大,一般需 200ml,该失血量对于高龄患者而言本身就存在生命危险;⑥合并下肢血管病变等慢性并发症患者多为年龄较大的中

老年患者,由于其自体干细胞数量及分化能力的下降,常伴有外周血内皮祖细胞数量减少,且增殖、迁移潜力、黏附和成血管能力均减弱;与使用其外周血干细胞或骨髓干细胞移植治疗相比,脐血富含内皮祖细胞、造血干细胞及间充质干细胞;⑦骨髓干细胞中内皮祖细胞的功能较正常明显下降,将影响移植的效果。因此,如果脐血干细胞移植和骨髓及外周血干细胞移植同样有效,那么脐血干细胞移植来源更广泛,移植方法更简单,将成为治疗糖尿病下肢慢性缺血的新选择。

二、脐带血干细胞治疗的相关机制研究

血管新生有血管生成和血管形成两种方式:血管生成是指通过血管内皮细胞迁移、增殖,在原有的血管上以出芽的方式生长出新的血管;血管形成是指在原来没有血管系统的情况下,通过内皮祖细胞和造血干细胞的分化和相互作用产生新的血管。干细胞移植后一方面整合于受损的血管丛,进而直接分化、成熟为新血管;另一方面以直接分泌和旁分泌细胞因子方式促进局部缺血组织的血管新生。

脐血干细胞具有特殊的生物学特性,其中含有大量的造血干细胞、丰富的间充质干细胞(Cluster-Designation,CD),CD34 抗原是造血干细胞分离纯化的主要标记,脐血中 CD34$^+$细胞占有核细胞的比例与骨髓相似,高于外周血。其中早期造血前体细胞 CD34$^+$CD38$^-$和 CD34$^+$Thy-1$^+$lin$^-$亚群比例高于骨髓和外周血,具有更强的增殖和分化能力。脐血中高增殖潜能集落形成细胞(HPP-CFC)传代达 5 代,在第 5 代仍可见混合形成集落单位,与骨髓相比脐血中的 HPP-CFC 更为原始。脐血干细胞具有很强的增殖、分化及形成集落的能力,受到刺激进入细胞周期的速度及对各种造血刺激因子的反应能力均高于骨髓和外周血细胞,并且寿命更长。脐血免疫细胞发育相对不成熟,由于免疫原性较弱,干细胞具有不易被排斥、能在体内长期存活的特征,也被称为"免疫逃逸"现象。

目前基础研究初步表明,干细胞治疗主要依靠的是旁分泌机制。脐血干细胞同样具有旁分泌的作用,表现为分泌多种血管生成因子、细胞因子和免疫调节物质,能够协同作用于病变部位利于血流恢复、减弱炎症反应及促进糖尿病足溃疡愈合,这些也都成为了糖尿病慢性下肢缺血疾病细胞疗法的研究热点。

基于干细胞可分化为内皮祖细胞分泌多种细胞因子利于血管新生的理论基础,彭艳等将脐血干细胞经尾静脉注射于糖尿病大鼠缺血、溃疡模型中,结果表明注射内皮祖细胞组大鼠腓肠肌毛细血管密度及血管内皮生长因子 mRNA 量较对照组显著增加,并且根据荧光标记证实来源于脐血的内皮前体细胞参与新生血管形成。杨华强等采用人脐血间充质干细胞多点注射于 2 例糖尿病足患者肌肉中,随访 3 个月结果显示 2 例患者疼痛、冷感及间歇性跛行等下肢缺血症状均明显改善,CT 下肢血管造影结果显示侧支循环较移植前丰富,期间无任何不良反应产生。Shrestha 等将从脐带分离的间充质干细胞移植到糖尿病小鼠溃疡周围组织中,结果证明促进糖尿病小鼠伤口愈合是通过促进表皮细胞再生、血管生成和旁分泌多种因子等途径完成。

三、脐带血干细胞移植治疗糖尿病下肢缺血的动物研究

Finney 等研究人脐血单个核细胞通过肌注移植治疗 NOD/SCID 鼠下肢缺血模型,其毛细血管密度明显升高。杨耀国发现移植培养扩增的脐血干细胞可以改善糖尿病裸鼠缺血局部的皮温、增加缺血局部的血管密度、促进缺血恢复;缺血组织中转化生长因子 β1 和 CD105 的表达增高可能对缺血恢复有重要作用。杨晨等将从人脐血 CD133$^+$细胞诱导出的,经尾静脉移植到后肢单侧缺血的裸鼠体内,缺血后肢的毛细血管密度、血流灌注及坏死程度均较对照组明显改善。血管生长因子是以同源二聚体形式存在的糖蛋白,对血管的生成以及新生血管的发生均具有重要的调节作用。谢丽华等使用脐带血干细胞治疗糖尿病大鼠的下肢缺血模型,发现移植后 1、2、4 周血管内皮生长因子水平、毛细血管密度、经皮氧分压水平整体均呈现出不断上升的情况,与移植前比较差异均有显著性意义($P<0.05$)。分析出现该现象的原因,可能是因为脐血干细胞可以表达、合成并分泌诸多具有较强生物活性的因子,对缺血部位新生血管的形成产生十分积极的促进作用。

干细胞移植治疗过程中的安全性也是一个重要的评价方面,包括免疫排斥以及肿瘤生长。理论上,干细胞移植后,可能会在移植部位发生分化,存在出现肿瘤样生长现象的风险,从目前的诸多相关动物研究结果看,均未出现严重皮肤出血、皮炎以及局部红、肿、热、痛等炎症反应,肝脏、心脏等脏器均未出现瘤样生长。

第二节　脐带血干细胞移植治疗糖尿病下肢缺血的临床研究

一、临床研究的进展

韩国的 Kim 团队在 2006 年将脐带血间充质细胞通过肌注移植治疗血栓闭塞性脉管炎取得成功,是目前公认的世界最早将脐带血干细胞应用于下肢缺血性疾病的临床尝试。一共治疗了 4 例患者,结果显示:4 例患者缺血程度均明显改善。细胞移植后患者静息痛缓解、肢体皮肤溃疡 4 周内愈合,血管阻力降低,血管造影显示肢体远端毛细血管密度增加、直径增大。

Yang 等观察了 8 例脐带血干细胞治疗的下肢重度缺血患者(均为男性,平均年龄 52 岁,范围 31 ~ 77 岁)。患肢注射脐带血干细胞 1×10^7/针,主要安全终点包括手术相关并发症、注射过敏、移植宿主病和心脑血管事件。临床评价包括足部溃疡愈合情况、踝肱比值、无疼痛步行距离。血管新生通过常规动脉造影进行评估。8 例患者中出现 4 例不良事件,1 例患者注射次日出现皮肤荨麻疹,给予抗组胺药物治疗后次日消失。其他不良事件分别为腹泻、口腔溃疡和血肌酐指标升高,均未经治疗自行消失。4 例溃疡患者中3 例(75%)完全愈合。8 例患者中 3 例患者的血管造影评分升高。

毛红等观察 89 例 2 型糖尿病下肢血管病变患者脐血干细胞移植治疗临床效果,所用患者均皮下注射重组人粒细胞集落因子 500 ~ 600μg/d,注射 5 天后采集脐血干细胞,将采集的脐血干细胞悬液进行缺血肢体肌间分层注射,移植后 1,3 和 6 个月患肢疼痛、冷感、间歇性跛行情况较移植前均有改善,且随着时间延长改善程度逐渐增加,踝肱指数均有不同程度增高;移植后患者肢体皮温较移植前有所升高,深部感觉检测肢体感觉功能有所改善;移植后患者下肢血管彩色多普勒与移植前比较未见明显变化,CT 及血管造影显示 23 例患者有不同程度新生侧支血管形成,说明脐血干细胞移植可增加糖尿病下肢血管病变与糖尿病足患者的下肢血流,促进部分患者下肢血管新生。陈明卫等对不同来源和移植途径的脐血干细胞治疗糖尿病缺血性下肢血管病变进行了随机对照观察,选择糖尿病缺血性下肢血管疾病患者 76 例,分为 4 组,分别为脐血干细胞局部肌内注射移植和动脉腔内注射移植,自体骨髓干细胞局部肌内注射移植和动脉腔内注射移植,移植后第 2、4、12、24、48 周 4 组患者疼痛评分、冷感评分、麻木评分、皮肤温度、踝肱指数、持续经皮氧分压、间歇性跛行距离、下肢动脉的 CT 血管成像评分差异无显著性意义,表明采用不同来源和移植途径的脐血细胞治疗糖尿病缺血性下肢血管病变疗效相当。高雪等观察了干细胞重建糖尿病足缺血态组织血流,对糖尿病下肢动脉缺血性疾病患者 42 例进行脐血干细胞移植,随访 1 年,干细胞移植后患者肢体局部血流量变效应指标皮温指数、经皮氧分压、踝肱指数、光电容积微血流态指数、血氧饱和度、数字减影血管造影评分及间歇性跛行距离均得到改善。

虽然文献检索可见一些相关临床研究的病例报告,但绝大多数是回顾性文章,且普遍存在样本量小,随访时间短等不足,缺乏具有循证医学效力的高质量临床研究结果。Gupta 等于 2013 年发表的间充质干细胞治疗下肢重度缺血的 RCT 研究报告是目前唯一的相关高证据等级文献。该研究随机入组 20 例患者。发现踝肱比值和踝部压力增加值,间充质干细胞组明显更高。严重不良事件发生率,两组无显著差异。肌注间充质干细胞在 200 万个细胞数/千克体重情况下是安全的。6 个月随访踝肱比值和踝部压力增加值,间充质干细胞组明显更高。溃疡面积愈合率和截肢率,两组无显著差异,分析其原因和研究入组患者下肢缺血程度过重相关。

宣武医院至 2016 年 3 月完成 3 例脐带血干细胞治疗严重下肢慢性缺血病例。具体情况如下:

病例 1　90 岁女性,无高血压、冠心病等合并症。外院股浅动脉支架术后闭塞,干细胞容量 40ml,干细胞浓度 8.7×10⁸，活性 99%。术前患肢 ABI 0.40，术后 3 个月 0.42，术后 6 个月 0.46。术前胸前/患足/小腿经皮氧分压分别为 47/41（与胸前比为 0.87）/39（与胸前比为 0.83）mmHg。术后 3 个月胸前/患足/小腿经皮氧分压分别为 39/45（与胸前比为 1.15）/47（与胸前比为 1.21）mmHg。

病例 2　87 岁女性，酗酒，合并糖尿病、高血压。干细胞容量 40ml，干细胞浓度 1.0×10⁹，活性 99%。术前患肢 ABI0.29，术后 3 个月 0.23，术后 6 个月 0.29。术前胸前/患足/小腿经皮氧分压分别为 50/4（与胸前比为 0.08）/3（与胸前比为 0.06）mmHg。术后 3 个月胸前/患足/小腿经皮氧分压分别为 57/7（与胸前比为 0.12）/50（与胸前比为 0.87）mmHg。例 3，73 岁男性，合并糖尿病、高血压。1 个月前外院试行左膝下动脉球囊扩张未成功。干细胞容量 40ml，干细胞浓度 1.2×10⁹，活性 99%。术前患肢 ABI0.39，术后 3 个月 0.45。术前胸前/患足/小腿经皮氧分压分别为 47/43（与胸前比为 0.91）/29（与胸前比为 0.62）mmHg。术后 3 个月胸前/患足/小腿经皮氧分压分别为 26/（与胸前比为 0.76）/19（与胸前比为 0.55）mmHg。三例患者的静息痛程度均明显减轻，疼痛评分下降，复查动脉造影可见新生侧支血管（图 3-8-1，图 3-8-2）。

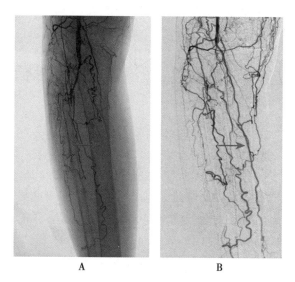

图 3-8-1　脐带血干细胞治疗前后造影结果对比
A. 术前造影；B. 脐带血干细胞治疗术后 3 个月造影复查所见，红色箭头所指区域可见明显血管新生和再通

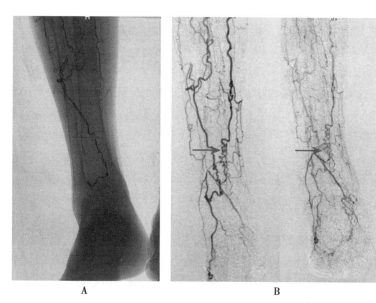

图 3-8-2　脐带血干细胞治疗前后造影结果对比
A. 术前造影；B. 脐带血干细胞治疗术后 3 个月造影复查所见，为同一角度位置的不同显影时相；红色箭头所指区域可见明显血管新生和再通

二、临床实施一般步骤

（一）脐血干细胞来源及分离、鉴定

脐血干细胞免疫原性小、淋巴系统细胞含量少且不成熟，社会伦理限制较小，目前研究上多采用异体脐血干细胞，一般来源于足月产胎儿，产妇一般情况良好，排除合并糖尿病、高血压、冠心病等慢性病及肝

炎、梅毒等传染性疾病,经产妇理解同意并签署知情同意书后于分娩过程中获取。随着中国逐步完成脐血库的建立,未来在治疗缺血性疾病时应用自体脐血分离得到的内皮前体细胞就不存在免疫排斥反应相关问题。

脐血干细胞的制备方法主要包括直接分离法和细胞培养法,其中直接分离法包括流式细胞分析技术及 Ficoll 密度梯度离心法:①直接分离法:利用流式细胞检测仪根据脐血干细胞表面 CD34、CD133 抗原分离出未分化干细胞,其中 CD31 和血管内皮生长因子受体 2(VEGFR2)为内皮祖细胞典型标志,故多筛选 CD133、CD31 抗原阳性及 VEGFR2 阳性的细胞为内皮祖细胞群。此种分离方法分离出的内皮祖细胞纯度较高,但数目非常小,且细胞活性影响较大,花费较高,操作程序复杂且容易污染。Ficoll 密度梯度离心法是根据血细胞及血浆等成分的密度不同,利用淋巴细胞分离液于无菌操作台中经高速低温离心技术进行分离、洗涤,将得到的脐血单个核细胞利用光学显微镜及细胞计数板获取符合要求浓度的单个核细胞悬液,分装置于-80℃冻存备用。该方法特点是细胞纯度不高,较经济、操作简便易行。②细胞培养法:上述直接分离法中经 Ficoll 密度梯度离心法分离得到单个核细胞,其主要细胞成分包括造血干细胞、内皮祖细胞及间充质干细胞,进一步经过贴壁筛选获得纯度相对较高的内皮前体细胞,经纯化的内皮祖细胞可于体外进行诱导分化为成熟的内皮细胞。未经纯化的内皮前体细胞在增殖及迁移能力方面显著高于诱导分化后的细胞,且可经大量扩增后制备细胞悬液待用。由该方案得到的内皮祖细胞浓度较高,细胞活性可靠,操作方法简单且相对经济,在临床及实验研究中获得广泛采用。

(二) 脐血干细胞治疗下肢缺血性疾病的移植途径

移植途径包括局部肌内注射法及血管腔内注射法。①局部肌内注射法:将制备好的干细胞悬液 0.5mL,沿患肢股动脉及其分支走向,注入缺血肢体肌肉内,间距 1.0cm;②血管腔内注射法:介入下将导管预置于病变节段近端,将制备好的干细胞悬液经导管注射入远端动脉腔内,目前该疗法临床应用较少。

(三) 脐带血干细胞治疗的临床评估

详见请参考临床评估章节。

(谷涌泉　郭建明)

参 考 文 献

[1] Gluckman E,Broxmeyer HA,Auerbach AD,et al. Hematopoietic recon-stitution in apatient with Fanconi's anemia by means of umbilica cord blood from an HLA-identical sibling. NEnglJMed,1989(17):1174-1178.

[2] Hao QL,Shah AJ,Thiemann FT. A Functional comparison of CD34 + CD38-cells in cord blood and bone mallow. Blood,1995,86(10):3745-3753.

[3] Ruggeri L,Aversa F,Martelli MF,et al. Allogeneic hematopoietic transplantation and natural killer cell recognition of missing self. Immunol Rev,2006,214(1):202-218.

[4] Finney MR,Fanning LR,Joseph ME,et al. Umbilical cord blood-selected CD133(+) cells exhibit vasculogenic functionality invitro and in vivo. Cytotherapy,2010,12(1):67-78.

[5] 杨晨,张志华,卢士红,等. 脐血内皮祖细胞移植改善肢体缺血的研究. 中华医学杂志,2003,83(16):1437-1441.

[6] Kim SW,Han H,Chae GT,et al. Successful stem cell therapy using umbilical cord blood-derived multi-potent stem cells for Buerger's disease and ischemic limb disease animal model. Stem Cells,2006,24(6):1620-1626.

[7] 彭艳,徐玲,徐勇. 脐血内皮祖细胞治疗糖尿病大鼠下肢缺血的实验研究. 中国糖尿病杂志,2013,21(1):76-79.

[8] 杨华强,李东升,杜玲,等. 脐血干细胞移植在糖尿病足治疗中的应用:附二例报告. 中国全科医学,2010,13(23):2551-2553.

[9] 毛红,赵湜,王红祥,等. 自体外周血干细胞移植治疗糖尿病下肢血管病变与糖尿病足效果:89 例自身对照观察. 中国组织工程研究与临床康复,2008,12(21):4197-4200.

[10] 陈明卫,李燕萍,唐益忠,等. 不同来源和移植途径的自体干细胞治疗糖尿病缺血性下肢血管病变的随机对照研究. 中华临床医师杂志:电子版,2013,7(14):6418-6423.

[11] 高雪,叶吉云,曾希云,等. 干细胞重建糖尿病足缺血态组织血流. 昆明医科大学学报,2012,33(10):57-60.

[12] Yang SS1,Kim NR,Park KB,et al. A phase I study of human cord blood-derived mesenchymal stem cell therapy in patients with peripheral arterial occlusive disease. Int J Stem Cells. 2013;6(1):37-44.

［13］Gupta PK,Chullikana A,Parakh R,et al. A double blind randomized placebo controlled phase I/II study assessing the safety and efficacy of allogeneic bone marrow derived mesenchymal stem cell in critical limb ischemia. J Transl Med,2013,10；11：143.

［14］张弛,肖日军,张娜,等.脐血干细胞移植治疗糖尿病大鼠下肢缺血的实验研究.中华损伤与修复杂志（电子版）,2012,01：18-23.

［15］李翠芳,姚远.脐血干细胞移植2型糖尿病下肢血管病变患者内皮依赖性血管舒张的变化.中国组织工程研究,2014,50：8098-8102.

［16］马红芳,王富军.脐血干细胞移植及血管成形治疗糖尿病下肢缺血性疾病.中国组织工程研究,2015,23：3755-3760.

［17］谢丽华,邢琳,郑航.脐血干细胞移植治疗糖尿病下肢缺血的可行性.中国组织工程研究,2016,01：78-82.

［18］袁平,潘扬,骆晓鸿.脐血干细胞治疗下肢动脉慢性缺血性疾病.贵阳医学院学报,2011,01：60-61+64.

［19］周慧敏,刘璠,杨爱格,等.脐带血单个核细胞移植治疗对2型糖尿病下肢血管病变患者血清VEGF和bFGF的影响.广东医学,2015,19：3021-3023.

第九章　斑块切除技术在糖尿病足下肢动脉硬化闭塞症中的应用

目前下肢动脉腔内治疗已经成为了治疗下肢慢性缺血的主要手段,然而,术后再狭窄是一个严重影响远期疗效的问题。据报道单纯 PTA 术后一年再狭窄率是 40% ~ 60%,股浅动脉支架术后一年再狭窄发生率高达 18% ~ 40%。而近年来新出现的斑块切除术应当是一种可选择的腔内治疗的技术之一。斑块切除技术是应用斑块切除导管,切除动脉腔内的动脉硬化斑块或增生的内膜组织的一种腔内治疗方式。目前较为常用的斑块切除导管主要有两种,分别为 SilverHawk 斑块切除导管和 TurboHawk 斑块切除导管。

SilverHawk 斑块切除系统是 2003 年由美国食品药品监督局批准上市的专门用于下肢动脉硬化斑块切除的工具,目前已经成功地治疗 30 余万例患者。2009 年被中国食品药品监督管理局批准在我国使用。首都医科大学宣武医院采用该技术治疗了 300 余例包括糖尿病下肢缺血在内的下肢慢性缺血的患者,2015年 TurboHawk 斑块切除导管在中国上市,我们采用 TurboHawk 斑块切除导管治疗了 20 余例患者,均取得了较好的疗效。

第一节　斑块切除的优势及适应证

结合文献及作者所在单位的经验,作者将斑块切除的优势总结为以下几个方面:①术后无异物遗留在体内,保留了后续其他外科治疗方式的选择。②在治疗跨关节动脉的病变中避免了该部位的支架植入,从而降低了因支架断裂所导致的治疗失败或再次干预率。③斑块切除不破坏侧支/分支血管,而且能够更好保留侧支循环。例如部分患者闭塞位置没有分支血管,经过斑块切除后分支血管得到显现。④达到管腔通畅的目的,且没有气压伤和超声消融导致的红细胞的破坏。

任何技术及器材都不是万能的,都有其最佳的适应证。作者将斑块切除术的适应证归纳为以下几个方面:①股腘动脉长段狭窄性串联病变;②缺乏良好流出道的股腘动脉狭窄/闭塞病变;③跨关节病变;④支架内再狭窄/闭塞;⑤联合药涂球囊的应用。分别阐述如下:

(一) 股腘动脉长段狭窄性串联病变

该类型病变如果行支架成形术往往需要植入多枚支架。我们知道支架通畅率与支架长度呈明显相关,长段支架术后具有较高的再狭窄及闭塞的发生率。对于该类型病变如果采用斑块切除术则可以有效避免支架的植入(图 3-9-1,图 3-9-2),避免了长段支架术后较高再狭窄及闭塞的发生率;同时在医疗费用的支出方面,斑块切除导管的费用往往明显低于多枚支架的总费用。作者所在单位在进行该项技术的早期多选择短段病变。毋庸置疑,股腘短段病变是斑块切除的适应证之一。但对于短段病变,支架成形往往具有较高的通畅率,所以在通畅率方面板块切除术的优势并不明显,同时在医疗费用上斑块切除导管的费用往往明显高于单枚支架的费用。所以说总体而言,股腘动脉长段狭窄串联病变较短段病变更适合采用斑块切除术。

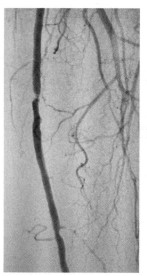
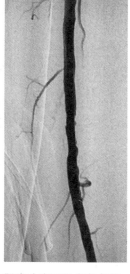
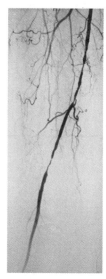
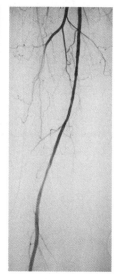

图 3-9-1　斑块切除术治疗左股浅动脉短段病变术前、术后 DSA 对比

图 3-9-2　斑块切除术治疗右股浅动脉多处短段病变术前、术后 DSA 对比

（二）缺乏良好流出道的股腘动脉狭窄/闭塞病变

流出道在动脉腔内治疗中的意义众所周知,流出道往往决定腔内治疗的成败及腔内治疗方式的选择。对于缺乏良好流出道的股腘动脉狭窄/闭塞病变采用单纯球囊成形通畅率低,而支架成形则是必须避免的,临床中有众多因流出道差而导致支架早期血栓形成或闭塞的病例。对于该类型病变如果采用斑块切除术(图 3-9-3,图 3-9-4)既改善了远端组织及动脉的灌注,还可以开通潜在的侧支/分支血管,更主要的是避免了支架的植入。

（三）跨关节动脉病变

跨关节的动脉病变历来是血管腔内治疗的难题,主要原因是关节部位动脉是人体所有动脉中所承受力学最为复杂的动脉。由于支架断裂及其导致

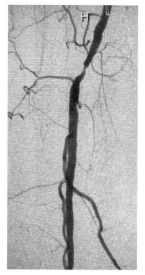
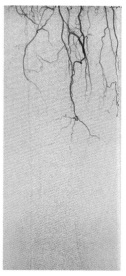

图 3-9-3　斑块切除术前

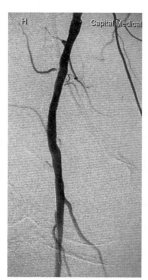
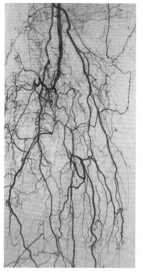
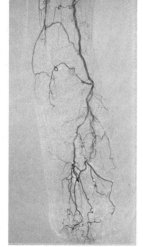

图 3-9-4　斑块切除术后

的支架闭塞,血管外科医生往往将跨关节动脉作为腔内治疗的"禁区"。斑块切除在该部位动脉病变治疗中的优势得以显现(图3-9-5～图3-9-8)。因斑块切除避免了该部位的支架植入,从而降低该部位的再干预率,提高了腔内治疗的中远期通畅率。

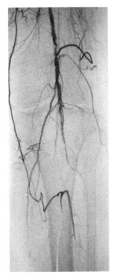

图 3-9-5　斑块切除术前

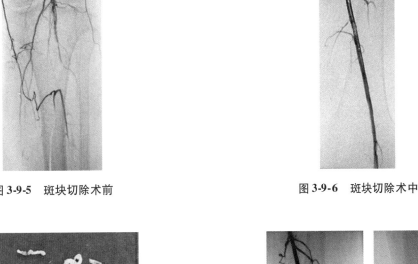

图 3-9-6　斑块切除术中

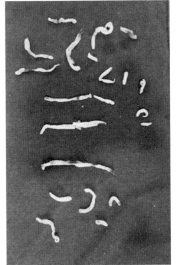

图 3-9-7　斑块切除标本

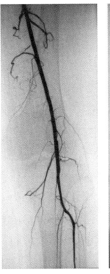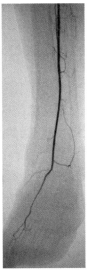

图 3-9-8　斑块切除术结束前最后造影:
病变完全恢复通畅

(四) 支架内再狭窄或闭塞

目前支架内再狭窄或闭塞缺乏有效的治疗手段,单纯球囊扩张、切割球囊成形及支架再次植入均存在着明显的弊端。斑块切除(图3-9-9,图3-9-10)通过去除支架内增生的内膜及斑块组织,达到较高的管腔贡献率,在支架内再狭窄/闭塞病变的治疗中取得了较好的疗效。

值得特殊强调的是斑块切除治疗支架再狭窄/闭塞病变中要注意合并血栓的处理。合并血栓形成在其中占有相当的比例。对于合并血栓形成的病变在应用斑块切除术的过程中要尤为谨慎。首先明确斑块切除系统不能用于切除血栓,否则将会引起血栓脱落,甚至造成远端动脉广泛血栓栓塞的严重后果。这就要求术者在术前一定要除外血栓形成。如果术前判断造成动脉管腔狭窄或闭塞的成分中存在血栓,但以动脉硬化或支架内内膜增生为主。对于这部分病例则要求斑块切除术前通过接触性溶栓的方法溶解其中

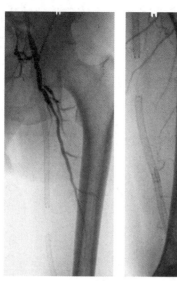
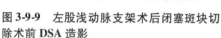

图 3-9-9　左股浅动脉支架术后闭塞斑块切除术前 DSA 造影

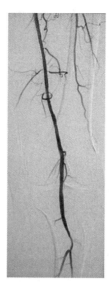
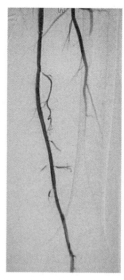
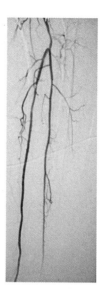

图 3-9-10　斑块切除术后可见支架术后闭塞的左股浅动脉完全恢复通畅

的血栓成分,待血栓清除后再行斑块切除术。术前判断有无血栓成分主要通过病史和血管超声。对于缺血程度在慢性基础之上急性加重的病例尤为小心,辅以血管超声回声性质等参数有助于术前除外血栓形成。

(五)联合药涂球囊的应用

药涂球囊是目前血管外科腔内治疗领域的热点,其首先通过球囊成形机械性压缩斑块,同时所载药物作用于腔内并防止再狭窄或降低再狭窄发生率。药涂球囊一经问世即受到了血管外科医生的青睐。但我们必须看到在重度斑块导致的狭窄或闭塞治疗过程中斑块将严重阻碍所载药物的释放和发挥作用,这将使药涂球囊的应用受限。

而斑块切除术的核心是充分有效的管腔减容,在进行药涂球囊治疗前应用斑块切除术可以去除大部分导致管腔狭窄/闭塞动脉硬化斑块,并充分暴露了药涂球囊所载药物的作用靶点。目前的临床研究均提示斑块切除联合药涂球囊具有良好的靶血管通畅率,显示了较好的疗效。二者联合应用将为斑块切除术提供更为广阔的应用前景。

关于斑块切除术联合紫杉醇药物球囊治疗股腘动脉效果的研究,目前仅能够查到一项试验,本试验评估了定向斑块切除术联合紫杉醇药物球囊在重度钙化的股腘动脉病变的疗效。这是一个单中心试验,入组 30 例患者(18 例患者存在间歇性跛行,12 例患者存在重度肢体缺血)。治疗的平均病变长度为(115 ± 35)mm。所有患者均能够随访 1 年。在重度缺血组,保肢率为 100%。总的通畅率为 90%(通过超声检查)。临床相关的靶病变再处理和靶血管再处理率为 10%。与其他实验相比,1 年的再狭窄率和支架植入率明显减少。在这些过去进行的大多数试验中,重度钙化患者被排除。此项联合治疗的实验入组了这些很难处理的患者,因此该治疗很有前景。

对于减容手术后的药物球囊治疗支架后再狭窄的效果如何? Sixt S 等报道了 89 例连续治疗的单中心回顾性患者治疗经验,患者被分成 2 组,一组为斑块切除+普通球囊成形,一组为斑块切除+紫杉醇药物球囊成形。结果发现术后一年通畅率为药物球囊组为 84.7%,普通球囊组为 43.8%($P<0.05$),结论为斑块切除联合药物球囊成形与斑块切除联合普通球囊成形相比,可以明显预防再狭窄。因此我们最近也尝试采用这样技术组合,以期达到提高远期通畅率的目的。一共治疗了 3 例患者采用斑块切除联合药物球囊治疗下肢慢性缺血中,有 2 例为原发病变,1 例为支架术后再闭塞患者,均取得了良好的效果。

第二节　斑块切除并发症的预防与治疗

斑块切除术作为一种新的腔内治疗方式具有安全有效的特点,其并发症发生率低。目前斑块切除术的并发症主要包括远端动脉栓塞、动脉穿孔。有效的预防和治疗手段可以进一步降低斑块切除术后的并发症发生率。

一、远端动脉栓塞

应用斑块切除系统,出现远端动脉栓塞的发生率较低,但一旦出现则后果较为严重,尤其对于远端流出道差的病变,远端动脉栓塞则是灾难性后果。远端动脉栓塞缺乏有效的治疗手段,部分病例不得不接受开放手术,即切开取栓。如何有效预防斑块切除术中远端动脉栓塞的意义远远大于栓塞之后的治疗。

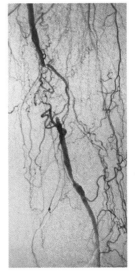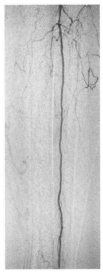

图3-9-11　斑块切除术前

（一）预防措施

保护伞的选择使用:保护伞的使用可以有效防止远端动脉栓塞的发生,但保护伞的价格相对较高。准确地掌握保护伞使用指征既有助于降低远端动脉栓塞的发生率,又可以避免医疗费用的增加。根据我们的经验,对于以下病变应该选择使用保护伞。

1. 单支流出道病变　对于膝下动脉流出道差的股腘动脉病变我们更愿意首选斑块切除。这也提示采用斑块切除术的病例往往存在流出道差,甚至仅仅存在单支流出道。对于单支流出道病变,在进行斑块切除前要尽量应用远端保护装置(图3-9-11～图3-9-13)。因为该类型病变一旦出现远端动脉栓塞,患者即刻或很快出现小腿远段或足部的急性缺血,甚至造成截肢等严重后果。

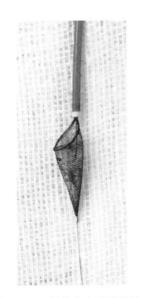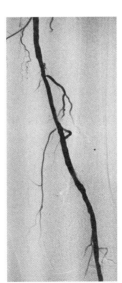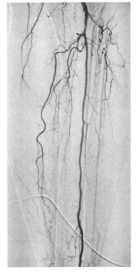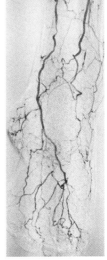

图3-9-12　保护伞内捕获的栓子　　　　　　**图3-9-13　斑块切除术后**

233

2. 严重钙化病变　钙化严重病变不能使用 SilverHawk 斑块切除导管,容易导致刀头的损坏。我们曾经出现过 1 例这样的患者,采用 SilverHawk 斑块切除导管从左腋动脉入路,原计划切除右侧股浅动脉起始部位和左侧股总动脉,二者病变部位严重钙化,当先切除左侧股总动脉病变时出现刀头的损坏,无法切除右侧股浅动脉病变。此时如果采用 TurboHawk 导管就不会造成刀头的损坏,因为后者就是专门切除严重钙化病变的导管。而且也必须清楚钙化较为严重的病变,因表面不光滑在斑块切除过程中容易出现远端动脉栓塞。术前通过 CT 可以了解靶血管的钙化情况,术中通过造影也可以评估钙化情况。我们曾经应用 TurboHawk 治疗一例钙化严重的股浅动脉重度狭窄病变,切除部分斑块后造影发现保护伞远端动脉不显影,取出保护伞发现其内完全被斑块填充,取出后保护伞内物质后再次进入体内,再次对同一节段病变进行斑块切除,切除满意后再次发现保护伞内完全被栓塞物质填充。从该病例可见对严重钙化病变应用保护伞的重要性(图 3-9-14 ~ 图 3-9-17)。

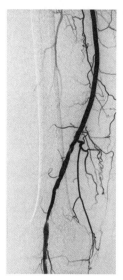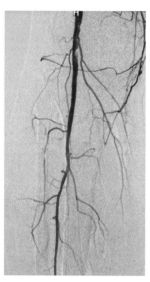

图 3-9-14　斑块切除术前

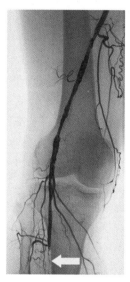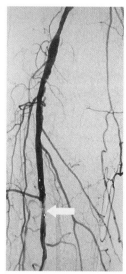

图 3-9-15　斑块切除术中

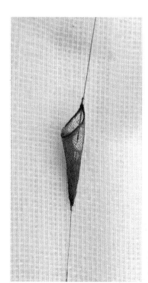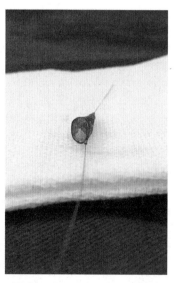

图 3-9-16　保护伞内捕获的栓子

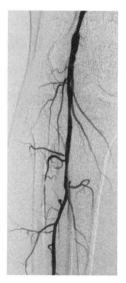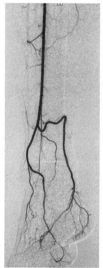

图 3-9-17　斑块切除术后

3. 可疑合并血栓病变　术前病变是否存在血栓的判断尤为重要。患者术前病史提示为急性病程或存在慢性缺血基础上的急性加重,则高度怀疑存在或部分存在血栓成分。对于血栓的判断更主要根据血管超声的结果:靶血管内存在低回声或以低回声为主的不均回声则提示病变内存在血栓成分。术中也可以根据影像学特点进一步判断有无血栓的存在。如果术前及术中证实病变以新鲜血栓成分为主,则放弃本次斑块切除术的治疗;如果病变及时存在少量的血栓成分,则在斑块切除术中要应用保护伞,避免血栓成分的脱落(图3-9-18~图3-9-21)。

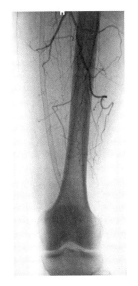

图3-9-18　斑块切除术前

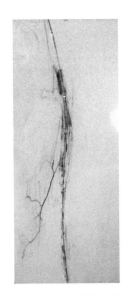

图3-9-19　置管溶栓

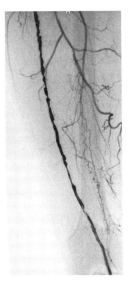
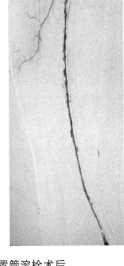

图3-9-20　置管溶栓术后

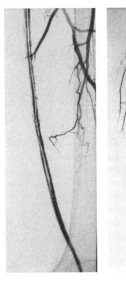
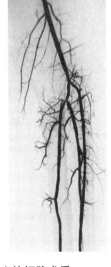

图3-9-21　斑块切除术后

4. 操作者的熟练程度　在斑块切除过程中术者和助手的熟练程度及配合情况也是影响远端动脉栓塞发生率的因素之一。具体细节包括:①及时清除收集槽,避免在收集槽已满的情况下继续切除斑块;②斑块切除导管的行进与停止要与刀头的开启与关闭保持一致,避免导管在行进过程中突然关闭刀头的情况,因这种动作可以导致正在切除的斑块无法进入收集槽而发生脱落的机会。

(二) 栓塞的处理

1. 导管抽吸　如果术中发现动脉栓塞,应用或更换为较细的导丝,如0.014in或0.018in导丝通过栓塞部位,退出导管,更换为8F Guiding。路图下Guiding头端接近栓塞部位,应用20ml注射器带负压对Guiding尾端进行抽吸,抽吸同时沿导丝缓慢退出Guiding。待Guiding导管头端完全体外后方可停止抽吸。检查注射器内有无抽吸出来的栓塞物质,并对Guiding导管进行冲洗,防止抽吸到Guiding导管内的栓塞物质在再次进入体内是造成二次栓塞。

2. 术中溶栓　溶栓仅对于血栓栓塞的病例有效。术中应用尿激酶20万U或25万U通过导管,尽量接近栓塞部位进行喷注。部分血栓栓塞病例通过尿激酶溶栓可以完全去除血栓,但大部分病例对单纯溶栓效果不明显。

3. 手术取栓　能通过腔内处理的动脉栓塞尽量采用腔内方式,避免手术取栓。但对于腔内无法处理的动脉栓塞手术取栓则无法避免,尤其对于已经影响到远端血供的动脉栓塞。切开取栓要应用双腔取栓管,对于胫前、胫后动脉栓塞如果股动脉入路取栓效果不满意,可以尝试远端胫前、胫后动脉切开取栓。

二、动脉穿孔

应用斑块切除导管,出现动脉穿孔的发生率非常低。根据作者所在单位300余例斑块切除术的经验,仅在该项技术开展早期出现过一例,而且这例患者出现出血也是有原因,主要是使用中号导管切除膝上腘动脉病变后,为了给患者节省费用,使用这根导管切除胫腓干动脉的病变,结果造成出血,不过采用球囊阻断3分钟后出血即停止,未造成严重后果。

（一）预防措施

1. 合适的 Silverhawk 型号　使用者必须清楚不同的斑块切除导管适用于不同的血管直径。导管的型号过小则无法进行有效的斑块切除;导管的型号过大则导致靶血管管壁受力过大,增加动脉穿孔的机会。在斑块切除术前要根据靶血管的直径选择合适的导管型号。

2. 避免同一部位反复切削　尤其对于钙化较为严重的病例,一次切除往往不能有效地去除斑块组织,这样需要同一部位的多次切除。同一部位的反复切割容易造成动脉穿孔,这时操作轻柔,必要时每切割一次要及时进行血管造影,另外不可追求完美,残存狭窄小于30%即可停止斑块切除。通过以上预防手段多可避免动脉穿孔的发生。

3. 术中密切造影观察　术中及时血管造影能够从形态上发现过度切割及早期的动脉穿孔,有助于及时终止斑块切除及处理动脉穿孔。

4. 对于闭塞性病变要确认真腔内通过　闭塞性病变,尤其是长段闭塞性病变开通困难,不能保证真腔内开通。内膜下开通在长段闭塞性病变中比较常见。对于内膜下开通的病变进行斑块切除具有较大的风险。对于拟行斑块切除的闭塞性病变,要求术者在开通的过程中应明确判断开通的路径,如果确为内膜下开通,建议选择其他腔内治疗方式;对于明确为真腔内开通的病变则要通过血管造影根据正常动脉及病变动脉的轮廓进行斑块切除。但我们要注意,不论是狭窄性病变还是闭塞性病变,动脉硬化所导致的管腔狭窄或闭塞多为偏心性改变(图3-9-22),如果一味地追求"多角度,全方位"切除斑块则会增加管壁相对正常一侧容易出现动脉穿孔。

（二）处理措施

患者出现局部突发性疼痛多为动脉穿孔的临床表现。经造影证实动脉穿孔后尽快退出斑块切除导管,同时确保保留导丝,切不可因紧张而慌乱导致导

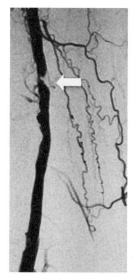

图3-9-22　狭窄段呈偏心性改变

丝丢失。根据穿孔血管的直径选择等于或小于其直径的球囊,在穿孔部位进行低压扩张,进行腔内压迫,必要时在体表辅以腔外压迫。经压迫3~5分钟后,在释放但不退出球囊情况下进行血管造影。造影证实无造影剂外溢,则可以退出球囊继续进行其他后续操作,但在手术结束前应再次造影复查,术后局部采取加压包扎并注意观察局部张力变化;若球囊压迫后仍存在造影剂外溢,应再次充盈球囊,并准备覆膜支架,进行腔内修复。

对于膝下动脉穿孔因压力相对较低,通过球囊腔内压迫多能阻止造影剂继续外溢(图3-9-23,图3-9-24);而对于股腘动脉的穿孔,尤其对于管壁损伤较为严重的穿孔,往往需要覆膜支架。

综上所述,我们的临床经验和资料,同国外同行资料均表明,斑块切除治疗下肢动脉慢性缺血是一种非常有效,而且安全的技术,对于患者和医生均具有较强的吸引力,相信通过我们的不懈努力,这项技术将会造福更多的患者。

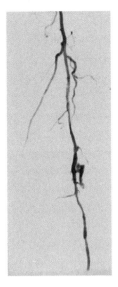

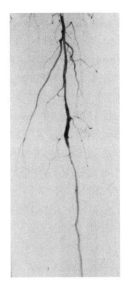

图 3-9-23　造影可见造影剂外溢　　　　　　　　图 3-9-24　球囊压迫后无造影剂外溢

（谷涌泉　佟铸）

参 考 文 献

［1］ Zeller T, Rastan A, Schwarzwalder U, et al. Long-term results after directional atherectomy of femoro-popliteal lesions with the Silverhawk catheter. J Am Coll cardiol, 2006, 48: 1573-1578.

［2］ Kandzari DE, Kiesz RS, Allie D, Walker C, Fail P, Ramaiah VG, et al. Procedural and clinical outcomes with catheter-based plaque excision in critical limb ischemia. J Endovasc Ther, 2006, 13: 12-22.

［3］ 谷涌泉, 郭连瑞, 佟铸, 等. SilverHawk 治疗长段股总动脉和股浅动脉支架内再狭窄一例. 中华普通外科杂志, 2011, 26 (3): 265-266.

［4］ 郭建明, 谷涌泉, 郭连瑞, 等. Silverhawk 斑块切除成形治疗严重膝下动脉硬化闭塞性病变. 中国普通外科杂志, 2014, 23 (6): 732-736.

［5］ Ramaiah V, Gammon R, Kiesz S, Cardenas J, Runyon JP, Fail P, et al. Midterm outcomes from the TALON Registry: Treating peripherals with SilverHawk: Outcomes collection. J Endovasc Ther, 2006, 13: 592-602.

［6］ Yancey AE, Minion DJ, Rodriguez C, Patterson DE, Endean ED. Peripheral atherectomy in TransAtlantic InterSociety Consensus type C femoropopliteal lesions for limb salvage. J Vasc Surg, 2006, 44: 503-509.

［7］ Zeller T, Rastan A, Schwarzwalder U, Frank U, Burgelin K, Amantea P, et al. Percutaneous peripheral atherectomy of femo-ropopliteal stenoses using a new-generation device: Six-month results from a single-center experience. J Endovasc Ther, 2004, 11: 676-685.

［8］ Zeller T, Sixt S, Schwarzwalder U, Schwarz T, Frank U, Burgelin K, et al. Two-year results after directional atherectomy of infrapopliteal arteries with the SilverHawk device. J Endo-vasc Ther, 2007, 14: 232-240.

［9］ Katsanos K, Diamantopoulos A, Siablis D. Prime time for infrapopliteal drug-eluting stents? J Endovasc Ther, 2012, 19 (1): 20-22.

［10］ 谷涌泉, 张建, 齐立行, 等. 糖尿病下肢动脉粥样硬化特点及相关因素的研究. 中华老年多器官疾病杂志, 2007, 6 (4): 266-268.

［11］ 齐立行, 谷涌泉, 俞恒锡, 等. 糖尿病与非糖尿病性动脉硬化下肢血管造影特点及其临床意义. 中华糖尿病杂志, 2005, 6: 412-416.

［12］ Tan TW, Semaan E, Nasr W, et al. Endovascular revascularization of symptomatic infrapopliteal arteriosclerotic occlusive disease: comparison of atherectomy and angioplasty. Int J Angiol, 2011, 20 (1): 19-24.

［13］ Shammas NW, Lam R, Mustapha J, Ellichman J, Aggarwala G, Rivera E, et al. Comparison of orbital atherectomy plus balloon angioplasty vs. balloon angioplasty alone in patients with critical limb ischemia: Results of the CALCIUM 360 randomized pilot trial. J Endovasc Ther, 2012, 19: 480-488.

[14] Davies MG,Bismuth J,Saad WE,Naoum JJ,Mohiuddin IT,Peden EK,et al. Implications of in situ thrombosis and distal embolization during superficial femoral artery endoluminal intervention. Ann Vasc Surg,2010,24:14-22.

[15] Yongquan G,Liaurui G,Lixing Q. et al. Plaque excision in the management of lower-limb ischemia of atherosclerosis and instent restenosis with the SilverHawk atherectomy catheter. Int Angiol,2013,32(4):362-367.

[16] Akkus NI,Fay M,Varma J. Percutaneous treatment of delayed post-atherectomy superficial femoral artery pseudoaneurysm. J Invasive Cardiol,2012,24(10):E212-214.

[17] Nikam SD,Morgan JH,Zakhary EM,et al. Native superficial femoral artery peripheral atherectomy site pseudoaneurysm:a case report. J Vasc Surg,2007,46(3):565-568.

[18] Shammas NW,Dippel EJ,Coiner D,Shammas GA,Jerin M,Kumar A. Preventing lower extremity distal embolization using Catheterization and Cardiovascular Interventions DOI 10. 1002/ccd. Published on behalf of The Society for Cardiovascular J Endovasc Ther,2008,15:270-276.

[19] Minko P,Katoh M,Jaeger S,Buecker A. Atherectomy of heav-ily calcified femoropopliteal stenotic lesions. J Vasc Interv Radiol,2011,22:995-1000.

[20] Shammas NW,Coiner D,Shammas GA,Christensen L,Dippel EJ,Jerin M. Distal embolic event protection using excimer laser ablation in peripheral vascular interventions:Results of the DEEP EMBOLI registry. J Endovasc Ther,2009,16:197-202.

[21] Lam RC,Shah S,Faries PL,McKinsey JF,Kent KC,Morrissey NJ. Incidence and clinical significance of distal embolization during percutaneous interventions involving the superficial fem-oral artery. J Vasc Surg,2007,46:1155-1159.

[22] Schillinger M,Sabeti S,Loewe C,Dick P,Amighi J,Mlekusch W,et al. Balloon angioplasty versus implantation of nitinol stents in the superficial femoral artery. N Engl J Med,2006,354:1879-1888.

[23] Shammas NW,Coiner D,Shammas G,Jerin M. Predictors of provisional stenting in patients undergoing lower extremity arterial interventions. Int J Angiol,2011,20:95-100.

[24] Yongquan G,Lianrui G,Lixing Q,et al. Plaque excision in the management of lower-limb ischemia of atherosclerosis and instent restenosis with the SilverHawk atherectomy catheter. Int Angiol. ,2013,32(4):362-367.

[25] 谷涌泉,郭连瑞,齐立行,等. SilverHawk 斑块切除治疗动脉粥样硬化导致的下肢缺血 14 例报告. 中国微创外科杂志, 2011,11(11):1022-1024.

[26] Zeller T,Frank U,Bürgelin K,et al. Initial clinical experience with percutaneous atherectomy in the infragenicular arteries. J Endovasc Ther,2003,10(5):987-993.

[27] 姜宏,钱均,阎浩,等. 直接斑块切除术治疗股腘动脉闭塞性病变. 中华普通外科杂志,2011,26(3):180-183.

[28] McQuade K,Gable D,Pearl G,et al. Four-yearrandomized prospective comparison of percutaneous ePTFE/nitinol self-expanding stent graft versus prosthetic femoral-popliteal bypass in the treatment of superficial femoral artery occlusive disease. J Vasc Surg,2010,52(3):584-590.

第十章 药物球囊技术在糖尿病下肢动脉硬化闭塞中的应用

第一节 概 论

下肢动脉疾病(peripheral arterial disease,PAD)是当前导致死亡和残疾的全球疾病中的重要组成部分。美国下肢动脉疾病患者估计有1600万~2400万人,每年约有10万人次需要接受外科治疗,PAD的患病率与冠心病基本相同。随着年龄的增长PAD的发病率将明显增加,45~54岁发病率为0.6%,55~64岁发病率为2.5%,65~74岁发病率为8.8%。PAD严重损害了患肢的功能并威胁患者的生存质量,容易合并冠状动脉、颅内动脉和肾动脉疾病,明显增加了心肌梗死、脑中风、主动脉瘤和缺血性溃疡的风险。

糖尿病足引起的重度下肢动脉缺血,其截肢率达到33%,死亡率超过20%,65~74岁合并糖尿病患者的截肢率是正常人群近20倍。"十二五"时期,我国将快速进入老龄化社会,60岁以上老年人口将达2.21亿,占总人口比重达到16%,中老年人缺血性疾病的积极预防和保健工作已经是刻不容缓。对于糖尿病足动脉硬化闭塞症,目前外科治疗的手段主要借助于动脉重建手术和介入治疗技术,而后者由于其显著的微创性和临床有效性得到迅速发展和推广。

目前介入治疗技术的主要方法是球囊扩张成形术和支架植入术。血管内治疗因具有较低的风险和手术并发症,目前已成为临床上治疗糖尿病足动脉硬化闭塞症的首选治疗方法。传统的单纯球囊扩张成形术(PTA)能够获得较高的手术成功率,但术后再狭窄率却高达60%。尽管金属裸支架和药物支架已被证实其治疗后的通畅率优于PTA,但股腘动脉对支架产生的动态应力却可能会导致支架断裂及较高的支架内再狭窄率。

2004年德国学者首次证明了药物洗脱球囊(drug-eluting balloon,DEB)在预防动脉支架内再狭窄(ISR)方面的安全性和有效性。随着临床研究的广泛开展,进一步证实了DEB在预防冠状动脉金属裸支架(BMS)和药物洗脱支架(DES)再狭窄方面的安全性和有效性。目前,《2014年欧洲心脏病学会/欧洲心胸外科协会冠状动脉介入治疗指南》已将DEB应用治疗冠状动脉BMS和DES再狭窄的推荐级别升高至(Ⅰ,A)。

近年来,药物球囊的出现为PAD尤其是股腘动脉病变的治疗提供了一种新的思路。药物涂层球囊可以将药物在病变部位释放,可以精确控制药物剂量。虽然在球囊经过动脉鞘的止血阀,以及在行经动脉系统内时,部分药物会脱落,但是仍然可以达到有效足量的局部药物浓度,并且药物的系统暴露量很少。与药涂支架相比,该技术的优势在于药物的均匀释放,而前者的药物释放只在支架金属支柱与血管接触处。并且,药物球囊使得局部药物浓度在血管壁受损时达到最高,这正是发生在球囊扩张时,因此可以防止新的内膜增生。与药涂支架相比,它更适合于长段病变(尤其是在较细的血管)和支架会受到扭曲和压缩的部位。已经发表的药涂球囊成形的各种对照试验结果,在短段病变(<10cm)与支架相比,两者结果相当。更多地采用药物球囊治疗小血管原发性病变、股腘动脉病变以及膝下动脉病变有效性和安全性的临床试验也证明了其有效性和安全性。药物洗脱球囊较药物支架给药更均匀及避免长期植入等特点,药物球囊在外周经皮介入血管成形术中的应用前景更引人关注。

第二节　紫杉醇洗脱 PTA 球囊扩张导管临床前及临床试验

一、紫杉醇药物作用

紫杉醇，作为一种限制新生内膜增生的抗增殖药物，因其具有快速吸收和长期滞留的特性成为药物球囊的首选药物。紫杉醇是一种可以特异性结合并稳定微管的抗增生药物。通过阻止微管解聚，紫杉醇可以抑制平滑肌细胞和成纤维细胞的增殖和迁移以及细胞外基质的分泌。这些作用可对血管内膜的增生产生抑制，从而抑制血管再狭窄。

在进行外周血管手术时，尤其是在进行球囊扩张过程中，药物洗脱球囊导管表面的药物（紫杉醇）会被挤压到狭窄的血管壁中，使得有足够的药物溶解并渗透到血管壁，从而抑制因球囊扩张对病变血管内、中膜撕裂而造成的内膜细胞增生，达到抗血管内、中膜增生的目的，提高手术晚期靶血管通畅率。

高剂量的紫杉醇应用于癌症患者的相关文献很多，积累了丰富的数据资料，且紫杉醇用于降低血管壁的再狭窄应用已经超过 10 年。试验产品上的药物成分为紫杉醇。对于癌症患者，紫杉醇静脉注射剂量多为 $175mg/m^2$ 体表面积，等同于每个患者 $300mg$。且通常情况下，经过 1 个月的治疗间期后会重复注射多次。基于 $3\mu g/mm^2$ 紫杉醇剂量的试验球囊导管，最大的试验产品药物剂量也远低于上述剂量。因此，对于试验品药物洗脱外周球囊扩张导管，其紫杉醇用量还是相当安全的。

二、紫杉醇的动物学试验

紫杉醇用于抗血管壁的再狭窄已经超过 10 年。紫杉醇药物洗脱球囊扩张导管在动物模型中显示出了较好的抗血管壁再狭窄的效果。

2004 年，德国医生 Scheller 等在《循环》首先发表了药物洗脱球囊成形术，在预防支架内再狭窄的动物实验结果，该研究显示，与普通球囊相比，紫杉醇药物洗脱球囊与血管壁接触 1 分钟，可显著降低支架内再狭窄的发生率（新生内膜面积减少 63%），并且支架内皮化完整保留，无 1 例发生支架内血栓。

其剂量研究显示：

1. 在 $1\mu g/mm^2$ 至 $9\mu g/mm^2$（3 倍标识剂量）中皆可以观察到抗血管狭窄作用；

2. $3\mu g/mm^2$ 组是最有效的剂量；

3. 达到 3 倍标准剂量时，也无不良事件发生；

4. 达到 9 倍标准剂量组则显示出有 3 处闭塞（闭塞的原因还不明确，但可能是同一位置上的多次球囊扩张会导致血管的损伤）。

在猪冠脉模型的药物代谢动力学研究显示：

1. 紫杉醇有足够长的时间停留在猪血管壁上，并抑制内膜增生；

2. 1 个月时紫杉醇停留在猪血管壁的浓度为原始剂量的 2.5%；

3. 6 个月时紫杉醇停留在猪血管壁的浓度低于原始剂量的 0.5%。

三、紫杉醇洗脱 PTA 球囊治疗股腘动脉病变的临床研究

Werk 等的研究对普通球囊导管和药物球囊导管进行了比较，术后 6 个月随访发现：与普通球囊导管相比，药物球囊导管组具有较低的晚期管腔丢失（LLL）（$0.5mm\pm1.1mm$ vs. $1.0mm\pm1.1mm$，$P=0.031$），较低的靶病变血运重建（TLR）发生率（3/45 vs. 14/42，$P=0.002$）。IN. PACT SFA 试验是一项前瞻性、多中心、单盲、随机对照临床试验，该试验比较了药物球囊对比单纯球囊扩张成形术治疗股浅动脉和近端腘动脉病变的疗效，共入选 331 例患者，以 2∶1 比例随机分配到药物球囊组和单纯球囊扩张成形术组。术后 12

个月随访显示:药物球囊组患者的一期通畅率明显高于 PTA 组(82.2% vs. 52.4%,P<0.001),而 TLR 发生率则明显低于单纯球囊扩张成形术组(2.4% vs. 20.6%,P<0.001)。Acotec I 是中国首个外周药物球囊治疗股腘动脉病变有效性和安全性的研究,该试验共入选来自国内 10 家中心的 200 例股腘动脉狭窄或者闭塞病变的患者,按 1:1 比例随机分配至药物球囊组和单纯球囊扩张成形术组,术后 6 个月随访结果显示:药物球囊组 LLL 仅为 0.05mm,TLR 率为 6.1%,而单纯球囊扩张成形术组 LLL 和 TLR 率分别为 1.15mm 和 39.6%,两组差异具有统计学意义。

首都医科大学宣武医院血管外科应用药物球囊治疗股腘动脉病变 9 例,其中 1 例围术期出现急性血栓,二期行支架植入,另 1 例围术期出现急性夹层,应用补救性支架植入,全部 9 例患者术后 12 个月彩超随访均保持通畅。说明血栓形成和动脉夹层是影响一期通畅率的主要因素,补救性支架的应用可以提高二期通畅率。目前该研究的中长期结果正在随访中。

四、紫杉醇洗脱 PTA 球囊治疗膝下动脉闭塞的临床试验

糖尿病足动脉硬化闭塞症的特点是多累及膝下动脉,目前介入治疗膝下动脉闭塞性病变多采用 PTA 技术,术后具有较高的近期再狭窄率(12 个月,70%~80%),较高的靶病变血运重建(TLR)率(12 个月,40%),术后管腔通畅的丢失影响可导致溃疡不愈合或新发足部病变。紫杉醇球囊应用于膝下动脉病变,可以在膝下动脉血管壁区域均匀分布,尤其在小血管(≈2mm)如足底 loop 环,此点尤为重要。并且无多聚无载体,可以减少慢性炎性反应和晚期血栓形成。无金属骨架,保存血管原有解剖形态。意大利的 Francesco Liistro 2013 年发表的研究结果显示,与单纯 PTA 比较,12 个月再狭窄率显著降低(DEB 27%,PTA 74%,P<0.001),12 个月 TLR 显著降低(DEB 18%,PTA 43%,P=0.002),靶血管闭塞率(DEB 17%,PTA 55%,P<0.001)。

首都医科大学宣武医院血管外科应用药物球囊治疗膝下动脉闭塞,术后 6 个月造影随访,DEB 组 2 例保持通畅,单纯 PTA 组 1 例通畅,2 例闭塞。初步考虑应用 DEB 治疗,在完全闭塞性病变更具优势。

斑块切除联合药物球囊可能为我们提供了一种更新的思路,根据目前掌握的资料,二者的结合可以明显提高一期和远期通畅率。具体资料详见在本篇第九章中斑块切除技术在糖尿病足下肢动脉硬化闭塞症中的应用,这里不再赘述。

由于 DCB 具有上述的特点,使其用于糖尿病足动脉硬化闭塞症患者的介入治疗具有一定的优势。尤其是斑块切除联合药物球囊在治疗糖尿病下肢动脉硬化闭塞症中更具广阔的前景,也许是今后十年下肢动脉腔内技术发展的主要手段。

病例 1

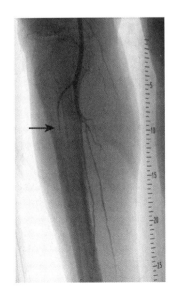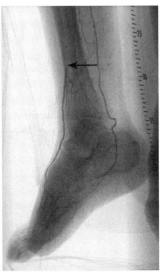

图 3-10-1　术前血管造影可见右胫前动脉完全闭塞,箭头所指分别为胫前动脉闭塞段的近端和远端

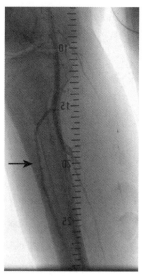
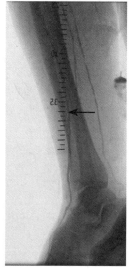

图 3-10-2　DEB 术后 6 个月造影复查
箭头所指分别为胫前动脉原闭塞段的近端和远端,可见左、右图箭头之间的原闭塞的右胫前动脉经药物涂层球囊治疗后 6 个月仍保持通畅

病例 2

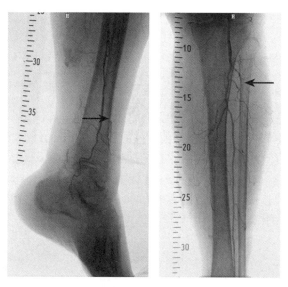

图 3-10-3　术前血管造影可见右胫前动脉狭窄闭塞
左右两图箭头之间为胫前动脉狭窄和闭塞段

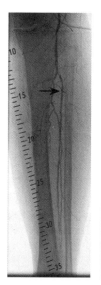
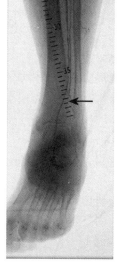

图 3-10-4　DEB 术后 6 个月造影复查
箭头所指分别为胫前动脉原闭塞段的近端和远端,可见左右两图箭头之间的原闭塞的右胫前动脉经药物涂层球囊治疗后 6 个月仍保持通畅

第三节　双导丝球囊成形下的球囊阻断导管配合药物灌注技术在糖尿病下肢动脉支架闭塞中的应用

　　支架成形已经成为下肢动脉硬化闭塞中的主要手段,然而,支架后再狭窄或闭塞已经成为越来越大的问题,已经严重困扰着医生和患者亟待解决的问题。目前没有很好地方法治疗支架后再闭塞。我们最近采用切割球囊技术加紫杉醇灌注治疗了 1 例股腘动脉支架后长段闭塞的患者,取得了良好的效果,现报告如下。

　　患者男性,60 岁,主因左股浅动脉支架术后半年支架闭塞,单纯球囊成形术后 3 个月症状复发入院。患者因为下肢动脉硬化闭塞伴有严重下肢缺血在首都医科大学宣武医院行左下肢动脉支架成形,然而,三个月后下肢再次出现左下肢间歇跛行,跛行距离100m,检查发现左股动脉支架闭塞,再次行左股动脉支架内球囊扩张成形术,3个月前左下肢跛行症状再次复发。患者下肢踝肱指数(ankle brachial index,ABI)右0.9、左0.5患者伴有高血压、高脂血症、颈动脉狭窄、陈旧脑梗。下肢动脉血管造影显示:左股动脉支架内重度再狭窄(图3-10-5)。于2016年5月29日在局麻下行左下肢动脉支架内双导丝球囊(VASCUTRAK,美国巴德公司生产)(图3-10-6)成形(图3-10-7),球囊成形后再用阻断灌注球囊(图3-10-8)放置在支架的近远端,充盈球囊后向阻断球囊中间的的支架部位灌注30mg紫杉醇+30ml生理盐水(图3-10-9,5分钟后释放球囊,退出灌注球囊,造影显示血管通畅,无明显夹层和血栓(图3-10-10)。手术顺利,术后第三天患者出院。

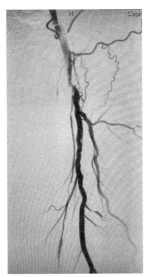 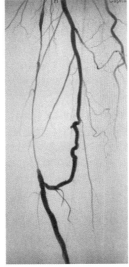

图 3-10-5　下肢动脉造影显示:股浅动脉支架内全称重度狭窄

图 3-10-6　美国巴德公司的 VASCUTRAK 双导丝球囊

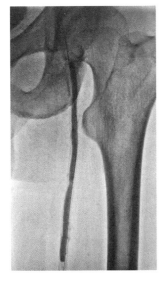

图 3-10-7　使用 VASCUTRAK 双导丝球囊扩张支架内再狭窄病变

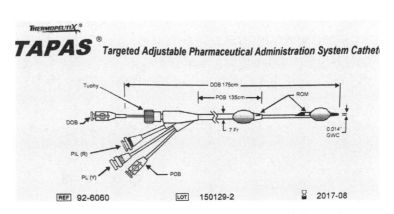

图 3-10-8　美国 ThermopeutiX 公司的 TAPAS 血管内阻断球囊

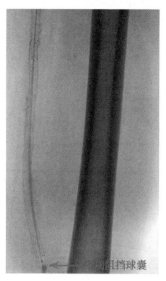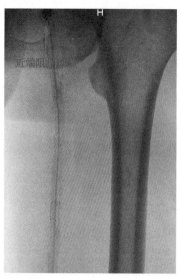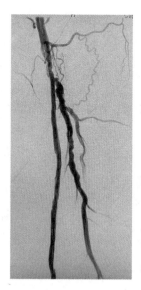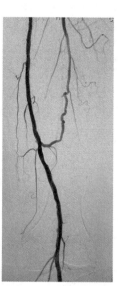

图 3-10-9　用 TAPAS 血管内阻断球囊进行病变段药物灌注治疗
用 TAPAS 血管内阻断球囊同时阻断病变的近、远端血流,然后经两个球囊之间的注药孔向支架内病变段灌注紫杉醇(含少量造影剂以显影证实药物的注入)以抑制内膜增生

图 3-10-10　最后造影显示:支架内恢复通畅,无限制性血流的夹层发生

【讨论】

由于支架成形具有创伤小,术后恢复快,并发症少的特点,已经成为国内近几年来治疗下肢股浅动脉硬化闭塞症的首选方案。然而,随着支架成形的广泛应用,发现支架后再狭窄或者闭塞的病例越来越多,尤其是糖尿病患者,支架内膜增生更为常见。Kandarpa K 等研究了一项包含 1003 例股浅动脉支架的荟萃分析显示:下肢动脉支架后再狭窄的进程在术后第 6 个月不会有明显的终止,而是会持续更长的时间,甚至数年。并发现 1 年、3 年和 5 年通畅率分别仅为 59%、52% 和 45%。如何治疗支架术后再狭窄或者闭塞?是目前一个亟待解决的问题。目前国外有药物洗脱支架和药物涂层球囊的问世,也许可以部分解决这个问题。但是目前国内没有相关产品上市,而且远期效果仍有待于进一步证实。

国外有作者报道采用紫杉醇在阻断球囊阻断血流情况下取得了一定效果,而我们在此基础上改良采用了双导丝球囊扩张病变部位,然后灌注紫杉醇。我们采用的双导丝球囊扩张导管主要是在球囊外面有 2 个导丝,在球囊充盈时,导丝对闭塞的血管壁有切割作用,可以减少血管夹层的发生,使闭塞动脉重新得到开通的同时,导丝对动脉壁有一个切割,然后再采用阻断球囊,在闭塞支架的两端充盈前后端阻断的球囊,此时灌注紫杉醇,可能有利于紫杉醇药物在动脉壁上的沉积,比较容易使紫杉醇粘附在被切割的血管壁上。关于紫杉醇的作用,有研究表明:紫杉醇能够作用在动脉壁上,具有疏水特性和潜在的局部释放能力,从而起到预防内增生的效果。本例患者的支架后内膜增生严重,术后 3 个月即出现再狭窄,而且单纯球囊成形 3 个月再次出现再狭窄,是一个顽固性的内膜增生患者。经过术前充分论证,我们认为采用双导丝球囊配合紫杉醇灌注可能是比较理想的方法。整个手术比较顺利,近期效果良好。不过,远期效果尚需要进一步观察。

(谷涌泉　崔世军)

参 考 文 献

[1] Kandarpa K, Becker GJ, Hunink MG, et al. Transcatheter interventions for the treatment of peripheral atherosclerotic lesions: part Ⅰ. J Vasc Interv Radiol,2001,12:683-695.

[2] Suzuki T, Kopia G, Hayashi S, Bailey LR, Llanos G, Wilensky R, et al. Stent-based delivery of sirolimus reduces neointimal-formation in a porcine coronary model. Circulation,2001,104:1188-1193.

[3] Sousa JE,Costa MA,Abizaid AC,Rensing BJ,Abizaid AS,Tanajura LF et al. Sustained suppression of neointimal proliferation

by sirolimus-eluting stents：one-year angiographic and intravascular ultrasound follow-up. Circulation,2001,104：2007-2011.

［4］ Werk M,Albrecht T,Meyer DR,Ahmed MN,Behne A,Dietz U et al. Paclitaxel-coated balloons reduce restenosis after femorop-opliteal angioplasty：evidence from the randomized PACIFIER trial. Circ Cardiovasc Interv,2012,5：831-840.

［5］ Tepe G,Zeller T,Albrecht T,Heller S,Schwarzwalder U,Beregi JP et al. Local delivery of paclitaxel to inhibit restenosis during angioplasty of the leg. N Engl J Med,2008,358：689-699.

［6］ Vivian G. Ng,Carlos Mena,Cody Pietras and Alexandra J. Lansky. Local delivery of paclitaxel in the treatment of peripheral arterial disease. Eur J Clin Invest,2015,45（3）：333-345.

［7］ Latif F,Hennebry TA. Successful revascularization of re-stenosis of lower extremity arteries with localized delivery of paclitaxel. Catheter Cardiovasc Interv,2008,72：294-298.

［8］ Mustapha JA,Diaz-Sandoval LJ. Balloon angioplasty in tibioperoneal interventions for patients with critical limb ischemia. Tech Vasc Interv Radiol,2014,17（3）：183-196.

［9］ Meerkin D,Lee SH,Tio FO,et al. Effects of focused force angioplasty：Pre-clinical experience and clinical confirmation. J Invasive Cardiol,2005,17（4）：203-206.

［10］ Rajebi MR,Peña C. Critical limb ischemia and the diseased popliteal artery. Tech Vasc Interv Radiol,2014,17（3）：170-176.

第十一章 Angiosome血流重建在糖尿病足中的应用

第一节 概 论

下肢血管病变造成的严重肢体缺血（critical limb ischemia, CLI）是糖尿病足（diabetic foot, DF）发生的主要危险因素。目前，血管腔内治疗是 CLI 的一线选择，但对于 DF 患者则面临更多的困难。近来 Angiosome 概念的应用日益深入，对挽救肢体至关重要。依据 Angiosome 概念，对于 CLI 无论是行腔内血管成形术或是旁路转流术，只要通过这两种术式给予相对应的缺血区域溃疡以直接血供，就可获得非常高的保肢率。

一、Angiosome 的概念

Angiosome（即血管分区）理念是澳大利亚外科医生 Taylor 等在 1987 年首次提出的解剖学上肢体三维供血分布的概念。"Angiosome"一词由字头"angio"（血管）加"somite"（体节）组成，意为由某支血管供应的包括皮肤、肌肉、神经和骨骼在内的人体组织节段，即血管灌注区段。此理念将人体描绘为由 40 多个含有特定供血的源动脉及区域引流静脉的三维立体组织块所构成的整体，即人体由多个不同的血管分区构成，一个血管分区解剖单元包括皮肤、皮下组织、筋膜、肌肉、骨骼、源动脉和引流静脉等结构。源动脉又称为"滋养动脉（feeding artery）"、"直接供血动脉（direct supply）"等，相邻血管分区之间有大量代偿性侧支循环网相连；这些侧支循环网血管平常处于关闭状态，称为闭塞血管（choke vessels），一旦源动脉发生堵塞，这些侧支循环网就会开放，通过相邻的其他血管分区的源动脉，即非直接供血动脉（indirect supply）获得血供，以避免组织缺血坏死，故这些侧支循环网在正常人而言是一个相当可观的补救系统（rescue system）。血管分区之间的交通静脉无瓣膜，血流呈双向流动的特点，在两端压力相当的情况下，其内血流呈左右摆动状态，故称为摆动静脉（oscillating veins）。血管分区理论一经提出，在包括整形外科的外科领域内得到了广泛应用。根据这一理念选择手术切口，可以避免损伤源动脉；用于指导外科皮瓣移植设计，可获得良好的皮瓣存活及愈合。在血管外科及血管介入治疗领域中，血管分区理论可为外科搭桥方案设计及血管腔内治疗方案的制订提供依据，根据这一理念对病变区域的源动脉直接恢复血供，有利于改善术后病变区域缺血状态，而这一点对微小循环储备匮乏的糖尿病患者尤为重要，因这一理念倡导将动脉血供重建集中于溃疡及坏疽区域，或补救系统不稳定的缺血区域。随后在 2006 年 Attinger 等重新解读足部的 Angiosome 概念，并指出应用 Angiosome 进行足部的血管重建可以更好地促进足部破溃愈合。从此，应用血管灌注区段概念指导血管重建手术（angiosome model of revascularization, AMV）概念逐渐被应用于血管重建手术，包括传统旁路手术和腔内介入手术。与 CLI 和保肢手术关系较为密切的部位主要是小腿和足踝部，尤以足踝部最为重要。因为缺血肢体的溃疡、坏疽主要分布于肢体远端，即足踝部。近几年来，随着血管腔内治疗器械的不断拓新，更多的学者探讨在 Angiosome 概念指导下行膝下动脉成形术，力图提高保肢率及足部创面愈合修复率。

二、膝下足踝部的 Angiosome 解剖分区

膝下足踝部 angiosome 解剖分区共 3 个体系 6 个区,其中胫后动脉沿 3 个主要动脉分支分为 3 区:足底内侧动脉区、足底外侧动脉区、内侧跟骨支动脉区(图 3-11-1);胫前动脉 1 个分区:胫前足背动脉区(图 3-11-2);腓动脉沿 2 个终末分支分为 2 区:前穿支动脉区及外侧跟骨支动脉区(图 3-11-3)。膝下 3 支动脉主干(胫前、胫后及腓动脉)间因各自发出的肌营养支而在肌肉内存在交通,在踝关节周围亦存在广泛的交通:包括内踝动脉网(胫前动脉前内踝支-足背动脉的跗内侧支-胫后动脉的跟骨内侧支-足底内侧动脉浅支)、外踝动脉网(胫前动脉前外踝支-足背动脉的跗外侧支-腓动脉前穿支及跟骨外侧支-足底外侧动脉小分支)、腓动脉前穿支与胫前动脉足背支沟通、腓动脉后穿支与胫后动脉末端沟通。在足部存在的交通分为前后循环间的交通、足背内外侧交通及足底内外侧交通 3 类,前循环主要指胫前足背动脉系统,后循环主要指胫后足底动脉系统。前后循环交通有:足底内侧动脉浅支与足背动脉跗内侧支之间存在细小交通、在网状间隙(web space)及足趾两侧同时接受足背动脉系统及足底外侧动脉系统双重供血而存在细小交通、足背动脉深穿支在第一跖骨间隙与胫后动脉的足底外侧支交通,即足底弓(plantar arch),是足部前后循环最大、最主要、最具有临床意义的交通。至此,由足背动脉-深穿支-胫后动脉足底外侧支-胫后动脉末端-腓动脉后穿支-腓动脉前穿支-足背动脉,形成一个功能上类似于颅内 Willis 环的足底动脉环路(pedal-planter loop,PPL)。足背内外侧交通主要有:足背动脉的 2 支跗外侧支与弓动脉(arcuate artery)之间构成的动脉环路(足浅弓);足底内外侧交通有:胫后动脉跟骨内侧支与腓动脉跟骨外侧支之间存在细小交通、足底内侧动脉与足底外侧动脉通过足深弓、十字交通(cruciate anastomosis)及足底跖动脉间的交通(图 3-11-4 ~ 图 3-11-7)。在 CV 没有发生硬化、玻璃样变、微小血栓形成、炎性闭塞等情况下,以上这些广泛的动脉交通极大程度上满足了足部在各种情况下的血液供应,即使在其中 1 个分区或几个分区 SA 闭塞的情况下,依然能够通过侧支循环维持血液供应。但 CV 一旦发生上述病变,则不能满足足部组织存活所需要的最基本代谢的血液供应,导致重症肢体缺血,如长期糖尿病患者。

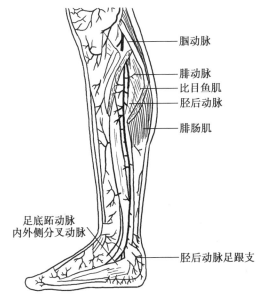

图 3-11-1　膝下胫后动脉供血区图

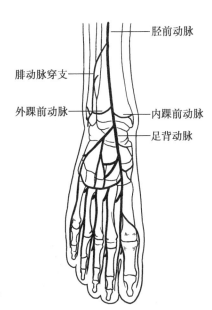

图 3-11-2　胫前动脉供血区

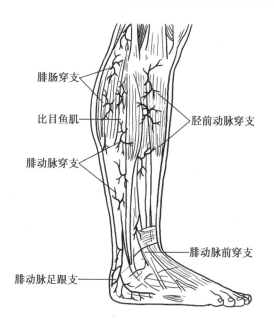

腓肠穿支

比目鱼肌

腓动脉穿支

胫前动脉穿支

腓动脉前穿支

腓动脉足跟支

图 3-11-3 腓动脉供血区

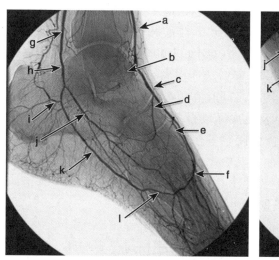

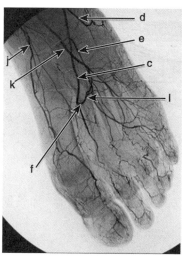

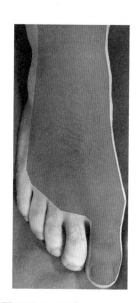

图 3-11-4 足部血管及吻合支解剖（DSA 影像）

a. 远端胫前动脉；b. 踝动脉；c. 足背动脉；d. 跗外侧动脉；e. 弓形动脉；f. 深穿支动脉；g. 远端胫后动脉；h. 足底总动脉；i. 跟骨内侧支；j. 足底内侧动脉；k. 足底外侧动脉；l. 足底弓

图 3-11-5 足背 Angiosome

红色区为胫前足背支供血区

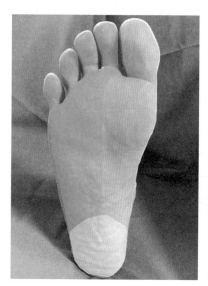

图 3-11-6 胫后动脉的三个 Angiosome 分区

粉色区为足底外侧支供血区；浅蓝色为足底内侧支供血区；黄色区为足跟支供血区

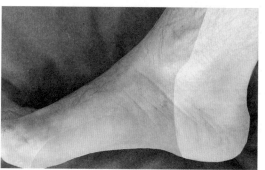

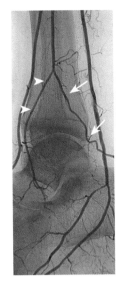
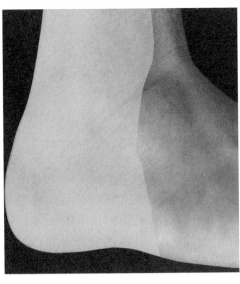

图 3-11-7　腓动脉的两个 Angiosome 分区
箭头示前穿支与足跟外侧支,绿色区为腓动脉供血区

第二节　Angiosome 血流重建在糖尿病足的意义

一、糖尿病足的形成机制及血供特点

DF 是糖尿病的严重慢性并发症之一,是在下肢大血管及微血管病变、神经病变和感染 3 大因素共同作用下出现的足部感染、溃疡、深层组织破坏、局部或全足坏疽等。约 15% 糖尿病患者会出现 DF,其中 20% 需要截肢。DF 神经系统病变包括感觉、运动及自主神经 3 类。感染后血液中促凝物增加,局部氧耗量增加,使局部缺血程度加重而发生坏疽,加重 DF 的发展进程。

糖尿病血管病变包括微血管病变及大血管病变两类。微血管病变指发生于微小动脉和微小静脉之间、管腔直径在 $100\mu m$ 以下的毛细血管网的病理改变,毛细血管基底膜增厚是糖尿病性微血管病变的主要病理特征;管腔缩小,血管弹力和收缩力下降,血流不畅,致使组织缺氧,血液黏度增高,红细胞变形能力下降,血小板和红细胞聚集性增强,加上一些促凝血物质增多等,造成血栓性微血管病变,是糖尿病发生最早、最常见的并发症,也是各种慢性并发症如视网膜病变、糖尿病肾病及 DF 等的病理基础。大血管病变指大、中动脉如主动脉、心、脑、肾及肢体主干动脉病变,表现为血管广泛狭窄及闭塞,伴有严重动脉中膜钙化;可能原因有内分泌及代谢紊乱所致血管内皮细胞的损伤、微量元素平衡失调、血液流变学异常、凝血功能亢进和抗凝血功能低下、前列环素合成减少、血栓素生成增多及血小板黏附、聚集、释放反应和促凝活性增强等。引起 DF 的主要原因为膝上股腘动脉及膝下动脉病变,尤其是膝下动脉狭窄及闭塞,包括胫前动脉、胫后动脉及腓动脉及其在足踝部的 6 个血管分区,是缺血性 DF 发病中最常见的犯罪血管,也是各种血运重建技术治疗 DF 的主战场。

TASC Ⅱ 中曾明确地指出约 15% 的糖尿病患者在其生存期内会伴发足部的溃烂(即糖尿病足),在这些患者中会有高达 24% 的患者不得不接受截肢手术。然而,如果早期的监测得当,并且发生足部溃烂时处理得当,85% 的患者截肢手术是可以完全避免的。

二、血管分区理念指导下膝下血管介入技术治疗 DF

对于侧支循环储备好的非糖尿病患者,只要开通膝下 3 支动脉中的一支,使动脉血流到达足部,即可缓解足部缺血状况。糖尿病患者膝下血管病变广泛、侧支循环储备差，如果不按照血管分区理念，仅开通一支非源动脉，通常不能使足部溃疡愈合，也不能避免截肢。Peregrin 等发现膝下 3 支动脉的开通率是保肢的关键因素，分别开通 0、1、2、3 支动脉时，1 年保肢率分别为 56%、73%、80% 和 83%，提示如果无法全部开通，至少应开通 1 支源动脉。Alexandrescu 等报道了 98 例 124 条 CLI 糖尿病足患者，Wagner 分级 1～4，按照 angiosome 理念进行了腔内开通，1 年及 32 个月的保肢率分别达 91% 及 84% 左右。基于以上理论，能否重建 angiosome SA 血运是治疗成败的关键，恢复溃疡或组织丢失区域的直接血流灌注成为治疗的目标。具体到每一位患者，其个体化开通方案又各不相同。Mustapha 等提出了"Jenali 膝下流出道（run off）分级及干预方案"，对个体化方案的制订具有很强的指导性，他们将 BTK 流出道分为 0～3 级：0 级膝下无直线血流的流出道，1～3 级分别有 1～3 条流出道。对于 0 级病变，主张先处理最短慢性闭塞性病变（chronic total occlusion, CTO），若见血液逆灌足前后循环的前交通动脉（anterior communicating artery, ACA），此时无须进一步处理，若无血流逆灌 ACA，则进一步选择治疗能够满足经 ACA 逆行灌注的动脉；1 级病变，若有正常的逆灌血流至 ACA，无组织缺失或坏疽，无须处理，若有组织缺失或坏疽，恢复对缺血区的直接血流灌注，若流出道动脉有 ≥70% 狭窄及缺血分级达 Rutherford 分级 4 级以上者需处理；2 级病变，若足部有正常的顺行性血流灌注，无须处理，若有 1 条流出道，狭窄 ≥70%，远侧没有通畅的血流灌注，则需处理，若远侧有通畅的血流灌注，则无须处理，若 2 条动脉狭窄均 ≥70%，应同时进行处理；3 级病变，若足部有正常顺行血流，无须处理，若其中两条狭窄 <70%，第 3 条狭窄 ≥70%，组织缺失及坏疽区域血流受阻，应处理 ≥70% 的动脉，若无组织缺失或坏疽，无须处理。这一理论较系统完整的指明了不同 BTK 流出道情况下，腔内开通 CTO 的策略，对临床处理 BTK CTO 具有参考价值。一般来讲，angiosome SA 开通成功的技术标志为：缺血区见到的连续性血流灌注，踝部收缩压 >50mmHg。

　　单纯就血运重建而言，按照 angiosome 理念开通溃疡或坏疽区域的 SA 获得直线血流的方法称为直接血运重建（direct revascularization, DR），非 SA 的开通称为间接血运重建（indirect revascularization, IR），在 BTK CTO 腔内治疗中，由于 angiosome 间 CV 代偿性开放程度因微血管病变而远不及非糖尿病患者，IR 开通后，开通区域周边的 CV 并不能满足邻近溃疡坏疽区域的血供，因此，IR 的溃疡愈合率及保肢率会低于 DR。Lejay 等报道了 54 例糖尿病足 58 条膝下病变行外科旁路血运重建手术的结果，DR 组（36 例）中期溃疡愈合时间 [（56±18）天] 明显短于 IR 组（22 例）[（112±45）天]（P=0.01），1、3 年及 5 年的保肢率 DR 组也明显高于 IR 组（P=0.03），分别为 91%、65% 及 58% 对 66%、24% 及 18%，但两组的生存率及首次通畅率无明显差异。最近的一项 Meta 分析涉及 9 项研究、715 条 DR 及 575 条下肢 IR 的结果表明，DR 在改善溃疡愈合及保肢方面优于 IR。但也有不同的声音存在：Azuma 等报道了 228 例 249 条 CLI 肢体，外科搭桥术后伤口愈合率 DR 和 IR 仅在糖尿病终末期肾病（end-stage renal disease, ESRD）患者中存在差异，在非 ESRD 患者中无差异，同时发现溃疡位置、范围及并发基础疾病与溃疡愈合有关，而不是 angiosome。Iida 等的一项涉及 718 例 CLI 患者的多中心回顾性分析研究结果显示，除了同时存在糖尿病和伤口感染的患者 IR 效果较差外，其余患者 DR 和 IR 在肢体保留的预后方面没有差异。由于糖尿病患者与非糖尿病患者以及不同病程糖尿病患者 angiosome 间 CV 的代偿能力不同，造成 IR 后，缺血区域血流灌注量有别，各中心入选研究对象的纳入条件存在差异，如糖尿病患者的比例、糖尿病病程长短、发病年龄、性别、合并 ESRD 的例数、糖尿病足的分级、动脉粥样硬化的程度、膝上动脉狭窄及闭塞程度、BTK 流出道评分、足踝下血管钙化闭塞程度、足底动脉环路的完整程度等因素的不同，都可能导致研究结果之间缺乏可比性，出现研究结论不一致的情况，目前尚缺乏令人信服的证据如前瞻性大样本临床试验结果。

　　近几年来随着腔内技术及器械的发展，动脉闭塞性疾病的腔内治疗逐渐成为一种重要的治疗手段。但是糖尿病足的腔内治疗后的再狭窄率很高，Alexandrescu 等统计结果显示糖尿病患者动脉成形术后 3 年的一期通畅率仅为 48%。然而，对于足部破损的患者，直线性的动脉灌注恢复后，局部组织修复会显著加快；同时，一旦局部修复结束，足部的局部代谢需求降低，足部皮肤的活力不会再受靶血管的再狭窄或闭塞的影响。而且，腔内治疗所开通的靶血管的逐渐出现狭窄及闭塞的时间对于供应足部的一个新的侧支的建立是足够的，所以对于破损已经修复的足部而言，即使靶血管再狭窄或闭塞，再发缺血的症状也会很轻微。从 2006 年 Attinger 等重新解读足部的 Angiosome 概念后，众多的学者开始探讨在 Angiosome 概念指导下行 Rutherford 5、6 级缺血患者的血管重建术（Bypass 或腔内成形术），所有的临床结果均显示：Angiosome 概念指导下的靶血管直接开通组的病例无论在保肢率还是创面愈合率上都显著高于非靶血管开通组（间接血运开通）。Iida 等的结果显示 Angiosome 指导下的腔内治疗术后 4 年的保肢率高达 86%，而非指导组为 69%。Neville 等分析膝下 Bypass 术随访 2 年的结果：按照 Angiosome 概念指导开通靶血管组有着 91% 的创面愈合率，而非指导开通组则为 62% 的愈合率。Varela 等对按照 Angiosome 概念指导下的膝下动脉 Bypass 及腔内治疗的创面愈合率和非 Angiosome 概念指导的对比显示：12 个月时的愈合率分别是 92% 和 73%。这些均说明 Angiosome 概念指导下的血管开通术后足部的溃疡愈合率及保肢率明显高于非 Angiosome 概念指导组。

对于膝下血管 CTO 病变，常用具体开通方法如下：将 0.035inch 导丝送达腘动脉远端，交换 5F 长鞘，经长鞘造影，确定开通方案；改用 0.014inch 导丝及 CXI18 导管，沿病变段血管推进，若出现导丝头端变形、成襻过大，则后撤调整后再次尝试推进，将导丝及导管送达远端流出道内，造影证实后交换入球囊扩张成形。导丝应尽量在真腔中推进，对膝下闭塞段较长或合并严重钙化的病变，也可考虑应用 V18 导丝内膜下以利于通过。因其一旦进入内膜下，往往返回真腔困难，即使返回真腔，球囊扩张后局部易形成夹层，又无合适的膝下长支架可用，且小腿段血管纤细，血液灌注量、压力、流速均小于膝上血管，内膜下开通后远期通畅率不如膝上动脉，因此尽量不要进入内膜下。对于开通困难的 CTO 患者，可以尝试在血管造影或超声引导下经小腿远端动脉逆行穿刺，开通血管分区的源动脉；或经非源动脉顺行下行，通过足底动脉环路，逆行送达源动脉内；也可经足背、胫后、腓动脉、侧支循环穿刺或切开入路逆行通过 CTO 病变等。之后从近端通过抓捕器或者超选择技术将导丝送入血管鞘内，建立球囊扩张路径。对分叉病变，可采用双球囊对吻技术（kissing technique）同时进行扩张。

三、存在的问题与挑战

（一）Angiosome 区动脉血管开通的难点

已有报道，20% 的基于 Angiosome 概念的腔内血管成形术可能由于技术原因和病变严重而不能成功重建血运。高龄是众所周知的动脉闭塞性疾病的主要危险因素。在不能直接开通 Angiosome 区动脉的间接开通组往往比直接开通组的患者年龄大，灌注溃疡病变的动脉闭塞程度也比直接开通组更严重。在 Angiosome 区，由于供应溃疡的相关动脉粥样硬化病变比其他小腿动脉更严重，所以腔内开通的难度明显增大。糖尿病患者的股动脉管壁由于严重硬化和钙化，腔内血运重建非常具有挑战性，加上远端流出道动脉的条件较差，间接增加了小腿 Angiosome 区血管开通的难度。在间接供血组中，腓动脉往往是主要的目标动脉，开通数目明显多于直接组。已有报道，腓动脉相对最晚累及动脉粥样硬化病变，往往是糖尿病患者最后存在的小腿血管。

（二）Angiosome 区血管开通后的注意事项

Angiosome 区血管开通后，必须注意对局部微循环血管的保护。CLI 患者往往会出现水肿，有可能是毛细血管舒缩反应受损致毛细血管高压及多余液体渗出。因此，在处理完主干动脉的血运重建后，必须注重对末梢微循环状态的保护，减少缺血再灌注对其的损伤，保护内皮细胞功能，减少局部水肿炎症对溃疡愈合的影响。对于糖尿病足的患者，必须及时清理局部溃烂创面，是先处理创面还是先进行血管重建，不能一概而论。在创面感染可控的情况下，以先开通血管为主，而后尽早处理局部溃疡或坏死组织，尽量清除感染组织，必要时行截趾术。截趾时必须清除相应残骨软骨面，一期不能缝合的行创面开放、碘伏纱条充填。传统清创后清洁换药病程长、费用高，增加患者痛苦，应用负压封闭引流（vacuum sealing drainage，VSD）技术可解决传统方法的不足。在一期清创后立即应用 VSD，待创面内新鲜肉芽组织增生、创面缩小后即可行皮瓣或皮片移植术修复创面。在皮片移植术中，也可应用 VSD 替代传统的油纱。血管重建与 VSD 结合有望将糖尿病足溃疡患者的治疗提升到一个新的高度。增加对疾病的认识，早期诊断、早期干预、缩短病程、缩小感染创面和减少感染并发症，也是治疗的关键所在。但目前医疗环境因素、有限的住院时间和医保费用，极大限制了该病的诊治。在住院期间，尽早开通基于 Angiosome 区的动脉血供，及时清理创面,争取门诊换药,可能是一个折中办法。

(三) 问题与挑战

研究表明,与单纯动脉粥样硬化性 CLI 相比,兼有神经和缺血因素的糖尿病足对肢体远端血流的弥散有着特殊的屏障。长期的糖尿病和肢体远端神经性、缺血性、感染性并存的创面大大损耗了足部的侧支血管储备。由于神经疾病和感染的存在,糖尿病足的血管病变变得更末端、更广泛,且包括动脉粥样硬化性的血管病损和功能性的微循环损害两方面,后者源于创面炎症引起的微血管急性脓毒性栓塞。这种现象被称为"糖尿病性终末动脉闭塞症"(diabetic end-artery occlusive disease,EAOD)。对于此类患者,血管重建术能否取得良好的促愈合作用,不但取决于是否能按 AMV 方式去开通相应的动脉主轴,也同时取决于侧支血管网的健全与否及肢体末梢微循环的功能状况。综上所述,有限的临床对比研究证明,AMV 理念对于提高 CLI 患者的创面愈合率有着积极的作用,为血管重建手术目标血管的选择提供了新的理念和依据。然而,也应该看到这些研究都是回顾性的病例分析,尚缺乏随机、对照、大样本的前瞻性研究。同时,针对有长期糖尿病病史和神经、血管、感染并存的糖尿病足患者,还要考虑 EAOD 的存在,重视对侧支循环和末梢微循环的评估和研究。

虽然理论上讲,angiosome 理念指导下的 DR 对 CLI 溃疡愈合有利,但在临床实际工作中有时很难达到,依然存在一些问题:①angiosome 在不同患者中存在变异,溃疡或组织丢失区 SA 无法辨认;②angiosome SA 可能由于病变严重钙化及技术难度较大而无法成功开通,尤其是糖尿病患者,犯罪血管(culprit vessel)往往属于严重的动脉中膜环形钙化性闭塞,这些钙化闭塞段多位于小腿 3 条主干动脉或踝部的屈肌支持韧带和伸肌支持韧带区域,导丝通过十分困难,或导丝勉强通过后,球囊跟进困难,造成开通操作失败;③当SA 闭塞后,侧支循环血管形成时间较长时,替代原 SA 供应缺血区域,这时开通原 SA 可能并不比开通侧支血管有利;④一些位于开口、分叉处病变、偏心斑块病变在腔内治疗后易导致重要分支动脉闭塞或夹层形成;⑤腔内治疗时斑块脱落造成远端栓塞事件(垃圾脚形成),加重原有缺血程度;⑥BTK 动脉距离心脏远,动脉的压力小,腔内治疗后易形成血栓而很快出现闭塞,或远端流出道差的小动脉扩张后易形成血栓而重新闭塞。这些问题的存在使得 angiosome 理念在实际应用过程中可能无法实现,或即使实现也并不能获得良好的临床效果,是我们目前遇到的挑战,需要相关学科基础及临床研究共同攻关,需要腔内治疗器材的不断更新,高新技术的不断渗入,以及医生操作技能的逐步提高等多方面共同努力逐步得以解决。

(张涛　纪东华)

参 考 文 献

[1] Taylor GI,Palmer JH. The vascular territories (angiosomes) of the body:Experimental studies and clinical applications. Br J Plast Surg,1987,40:113-141.

[2] Taylor GI,Pan WR. Angiosomes of the leg:Anatomic study and clinical implications. Plast Reconstr Surg,1997,4:183-198.

[3] Attinger CE,Evans KK,Bulan E,et al. Angiosomes of the foot and ankle and clinical implications for limb salvage:reconstruction,incisions,and revascularization. Plast Reconstr Surg,2006,117(7 Suppl):261S-293S.

[4] Eskelinen E,Lepantalo M. Role of infrainguinal angioplasty in the treatment of critical limb ischemia. Scand J Surg,2007,96:11-16.

[5] Norgreen L,Hiatt WR,Dormandy JA,et al. Inter-Society Consensus for the management of peripheral arterial disease (TASC Ⅱ). Eur J Vasc Endovasc Surg,2007,33Suppl 1:S32-55.

[6] Nelzen O,Bergqvist D,Lindhagen A. Longterm prognosis for patients with chronic leg ulcers:a prospective cohort study. Eur J Vasc Endovasc Surg,1997,13:500-508.

[7] Armstrong DG,Lavery LA. Diabetic foot ulcers:prevention,diagnosis and classification. Am Fam Physician,1998,57:1325-1338.

[8] Alexanderscu V,Hubermont G,Philips Y,et al. Selective primary angioplasty following an angiosome model of reperfusion in the treatment of Wagner 1-4 diabetic foot lesions:practice in a multidisciplinary diabetic limb service. J Endovasc Ther,2008,15(5):580-593.

[9] Lazaris AM,Tsiamis AC,Fishwick G,et al. Clinical outcome of primary infrainguinal subintimal angioplasty in diabetic patients

with critical lower limb ischemia. J Endovasc Ther,2004,11:447-453.

［10］ Faglia E,Mantero M,Caminiti M,et al. Extensive use of peripheral angioplasty,particularly infrapopliteal,in the treatment of ischemic diabetic foot ulcers:clinical results of a multicentric study of 221 consecutive diabetic subjects. J Intern Med,2002, 252:225-232.

［11］ Bolia A,Miles KA,Brennan J,et al. Percutaneous transluminal angioplasty of occlusions of the femoral and popliteal arteries by subintimal dissection. Cardiovasc Intervent Radiol,1990,13:357-363.

［12］ Nasr MK,McCarthy RJ,Hardman J,et al. The increasing role of percutaneous transluminal angioplasty in the primary manage-ment of critical limb ischemia. Eur J Vasc Endovasc Surg,2002,23:398-403.

［13］ Verzini F,De Rango P,Isernia G,et al. Results of the "endovascular treatment first" policy for infrapopliteal disease. J Cardio-vasc surg,2012,53:179-188.

［14］ Iida O,Soga Y,Hirano K,et al. Long-term results of direct and indirect endovascular revascularization based on the angiosome concept in patients with critical limb ischemia presenting with isolated below-the-knee lesions. J Vasc Surg,2012,55(2): 363-370.

［15］ Iida o,Nanto S,Uematsu M,et al. Importance of the angiosome concept for endovascular therapy in patients with critical limb ischemia. Catheter Cardiovasc Interv,2010,75(6):830-836.

［16］ Azuma N,Uchida H,Kokubo T,et al. Factors influencing wound healing of critical ischaemic foot after bypass surgery:is the angiosome important in selecting bypass target artery？ Eur J Endovasc Surg,2012,43(3):322-328.

［17］ Neville RF,Attinger CE,Bulan EJ,et al. Revascularization of a specific angiosome for limb salvage:does the target artery mat-ter？ Ann Vasc Surg,2009,23(3):367-373.

［18］ Azuma N,Uchida H,Kokubo T,et al. Factors influencing wound healing of critical ischaemic foot after bypass surgery:is the angiosome important in selecting bypass target artery？ Eur J Vasc Endovasc Surg,2012,43(3):322-328.

［19］ Alexanderscu V,Hubermont G. The challenging topic of diabetic foot revascularization:does the angiosome-guided angioplasty may improve outcome. J Cardiovasc Surg,2012,53(1):3-12.

［20］ Alexanderscu V,Vincent G,Azdad K,et al. A reliable approach to diabetic neuroischemic foot wounds:below-the-knee angio-some-oriented angioplasty. J Endovasc Ther,2011,18(3):376-387.

第十二章　下肢逆穿技术在糖尿病下肢动脉硬化闭塞腔内治疗中的作用

糖尿病下肢动脉硬化闭塞症可以表现为股、腘和膝下动脉闭塞，即慢性动脉全闭塞病变（chronic total occlusion，CTO）。如何应用腔内技术去通过 CTO 病变，是治疗疾病的基础。下肢逆穿技术是血管腔内治疗中不可缺少的技术之一。

一、CTO 病变解剖学基础

CTO 病变的解剖特点：闭塞病变两端的纤维帽，中间休眠血管或闭塞血管。根据冠脉研究，远端纤维帽较近端纤维帽钙化程度低，因此约有 20% 的顺血流方式不能通过 CTO 病变，需要考虑逆血流方法通过闭塞病变。

二、下肢动脉逆穿的指征

1. 对侧股动脉或同侧股动脉穿刺部位困难，如瘢痕、肥胖或既往腹主动脉瘤腔内移植物史。
2. 顺血流方向不能开通血管，同时闭塞远端有通畅的流出道血管。

三、方法

（一）逆行穿刺部位

1. 股浅动脉远端　患者仰卧位，于髌骨上缘内侧 5cm 起向上平行线可作为穿刺点，穿刺股浅动脉远段。

2. 腘动脉　既往采用患者俯卧位腘窝处穿刺，但因手术操作烦琐已很少采用。目前采用仰卧位穿刺，于膝关节或膝下内侧作为穿刺点。

3. 胫前动脉　患者仰卧位，于胫腓骨间穿刺，穿刺平面浅于腓动脉。

4. 胫后动脉　患者仰卧位，于小腿内侧胫骨后内至内踝后作为皮肤穿刺点。

5. 腓动脉　患者仰卧位，于小腿胫腓骨间穿刺，平面较胫前动脉深。

6. 足背动脉　患者仰卧位，足部背屈，内、外踝连线中点垂直线于足背处可作为皮肤穿刺点。

（二）操作步骤

1. 固定下肢　股腘动脉的逆穿时，膝关节略屈曲并外展；膝下胫前和腓动脉逆穿时，需于小腿两侧固定；胫后动脉逆穿时，需小腿适度外展；足背动脉逆穿时，需保持足部的背曲。

2. 辅助药物　局部皮下注射麻醉药物，在近端流入道动脉穿刺鞘内注射防止血管痉挛药物。

3. 穿刺器械选择　21G 微穿刺针，0.018in 导丝，通常采用无鞘操作。

4. 球管投影正位和切线位（相差 90°），通过动脉内注射造影剂，透视下穿刺动脉，也可以 Duplex 超声引导；穿刺针与皮肤成 30 度斜角，针尖斜面朝上，进入血管后，有突破感并有回血从针尾涌出。

5. V18 导丝进入血管,从远端向近端行进。

6. 顺血流导丝、逆血流导丝在闭塞段尽可能接近,分别远端逆行球囊和顺行球囊导管扩张,尽量使顺血流导丝进入远端逆行导丝行经管腔,或者逆向导丝进入近端导丝行经的管腔内,最后顺血流方向完成闭塞血管的腔内成形术。

四、临床治疗结果

1. 股腘动脉　股腘动脉逆向穿刺,可以在顺向血流不能开通闭塞股腘动脉时,逆向开通闭塞动脉,明显改善患者下肢缺血症状。Younes 报道 16 例复杂股腘动脉闭塞疾病,其中 67% 下肢严重间歇性跛行,33% 下肢严重缺血,顺血流不能开通闭塞动脉失败后,改行腘动脉逆向穿刺,技术成功率 94%,无穿刺相关的并发症。2 年的股腘动脉平均一期通畅率(66±9)%,二期通畅率 87% ±8%,保肢率 100%。

股腘动脉逆向穿刺并发症发生率在 2.5% ~5.2% 之间。Yilmaz 等报道术后小并发症为 3.01%,其中 6 例(2.58%)血肿范围在 4~9cm 之间,仅 1 例采用超声引导压迫,其余都保守治疗。其大并发症发生率为 1.29%,其中 2 例血肿范围大于 9cm,采用保守治疗;1 例 7cm 直径假性动脉瘤采取开放手术修复。另有学者报道,尿毒症病例腘动脉逆行穿刺后,穿刺部位假性动脉瘤发生率较高。

2. 膝下动脉　股、腘及膝下动脉闭塞症,如顺血流方向不能开通闭塞动脉,可以采用足背/胫前、胫后及腓动脉逆向穿刺技术,开通闭塞动脉。

Botti 等报道了 6 例严重下肢动脉缺血病例,顺血流技术失败,远端至少 1 根小腿动脉流出道。其中 4 例经胫后动脉逆向穿刺,2 例经足背动脉逆向穿刺,没有严重并发症发生。5 例患者足部溃疡痊愈,1 例患者因严重感染于术后 3 个月实施膝下截肢。

Roger 等报道了 13 例膝下动脉逆向穿刺,其中 8 例肢体严重缺血,3 例严重间歇性跛行,2 例急性下肢缺血。顺血流方向未能成功后,11 例实施胫后动脉逆向穿刺,2 例实施足背动脉逆向穿刺。11 例操作成功,2 例失败。术后穿刺处无并发症。2 例失败病例术后症状无加重。

Montero-Baker 等报道了 51 例下肢动脉缺血病例,顺血流技术失败,远端至少 1 根小腿动脉流出道。其中 45 例为肢体严重缺血病例,6 例为严重间歇性跛行。44 例病例成功实施胫前或胫后动脉逆向穿刺。1 例胫前动脉穿刺失败病例造成足背动脉闭塞,于次日实施取栓和原位足背动脉旁路手术。全部病例术后无严重并发症发生。

Walker 于 2010 年报道了膝下动脉逆向穿刺技术腔内治疗 273 例严重下肢缺血病例,其中 54% 病例实施胫前动脉逆向穿刺,45% 实施胫后动脉逆向穿刺,1% 病例实施腓动脉逆向穿刺。技术成功率 96%。在 57 例肢体坏疽的病例中,治疗后 49 例明显降低了截肢平面。

相关的治疗结果见表 3-12-1。

表 3-12-1　膝下动脉逆向穿刺临床结果

研究者	病例数	治疗指征			穿刺入路			技术成功率	并发症
		严重缺血	间歇性跛行	急性缺血	胫前/足背动脉	胫后动脉	腓动脉		
Botti 等	6	6(100%)	0	0	2	4	0	6(100%)	0
Montero-Baker 等	51	45(88%)	6(12%)	0	22	29	0	44(86%)	1(2%)
Walker C	273	273(100%)	0	0	148	123	2	254(93%)	0
Rogers 等	13	8(62%)	3(23%)	2(15%)	2	11	0	11(85%)	0

五、并发症的预防

逆向动脉穿刺技术,需要避免损伤邻近的静脉和神经,避免术后动脉穿刺部位的出血和闭塞。

1. 减小穿刺处的损伤　逆向动脉穿刺针采用21G的微穿刺针,治疗时尽量采用无鞘操作,以减少动脉的损伤。穿刺时经常采用透视或超声引导,避免邻近静脉和神经的误穿刺。

2. 药物的使用　术中肝素的使用,可以避免动脉血管内血栓的形成。在穿刺膝下动脉时,可在顺血流的动脉鞘或导管内注射100μg硝酸甘油,以预防穿刺部位动脉痉挛。

3. 穿刺部位正确的止血　完成动脉开通后,顺血流方向,在逆向穿刺部位动脉管腔内进行球囊扩张,并同时以手在动脉穿刺处外部加压,持续3~5分钟,退出球囊后进行造影确认是否有造影剂外渗。特别对于严重钙化的血管,加压止血时间更需延长。如造影发现穿刺部位仍有少量渗血,可以再次腔内球囊扩张,并术后于穿刺部位弹力绷带加压包扎。

六、展望

糖尿病下肢动脉硬化闭塞症是一个复杂的动脉CTO病变,如何成功开通闭塞的动脉是血管腔内治疗成功的关键。精准地应用逆向穿刺技术可以确实提高技术成功率,并减少腔内治疗的并发症。随着操作技术的提高和设备材料的更新,逆向穿刺技术必将得到更广泛的应用。

(梁　卫)

参 考 文 献

[1] Scheinert D,Bräunlich S,Scheinert S et al. Initial clinical experience with an IVUS-guided transmembranevpuncture device to facilitate recanalization of total femoral artery occlusions. EuroIntervention. ,2005,1:115-119.

[2] Schmidt A,Bausback Y,Piorkowski M,et al. Retrograde recanalization technique for use after failed antegrade angioplasty in chronic femoral artery occlusions. J Endovasc Ther. ,2012,19:23-29.

[3] Yilmaz S,Sindel T,Lüleci E. Ultrasound-guided retrograde popliteal artery catheterization:experience in 174 consecutive patients. J Endovasc Ther,2005,12:714-722.

[4] Yoko Yanagita,Katsuo Noda. Incidence and risk factors of vascular complications following endovascular treatment of peripheral arterial disease via the popliteal artery. Cardiovasc Interv and Ther,2011,26:209-214.

[5] Botti CF Jr,Ansel GM,Silver MJ,et al. Percutaneous retrograde tibial access in limb salvage. J Endovasc Ther,2003,10(3):614-618.

[6] Montero-Baker M,Schmidt A,Braunlich S,et al. Retrograde approach for complex popliteal and tibioperoneal occlusions. J Endovasc Ther,2008,15(5):594-604.

[7] Walker C. Durability of PTAs using pedal artery approaches. 37th Annual VEITH Symposium;November 18th,2010;New York City,NY 2010.

[8] Rogers RK,Dattilo PB,Garcia JA,et al. Retrograde approach to recanalization of complex tibial disease. Catheter Cardiovasc Interv,2011,77(6):915-925.

第十三章 糖尿病膝下动脉病变腔内治疗的新进展

第一节 概 论

糖尿病是下肢动脉硬化闭塞症的主要危险因素,膝下动脉病变患者中糖尿病患者约占90%,其截肢率是非糖尿病患者的10倍。我国的糖尿病患病率从1980年初的0.67%增加到2008年的9.7%,将近30年间,我国的糖尿病患病率增加了13倍。根据国际糖尿病联盟(IDF)2015年发布的糖尿病地图报告,全球糖尿病患者人数2015年是4.15亿人,2040年将是6.42亿人;其中亚太区2015年是1.532亿人,2040年将是2.148亿人;我国的糖尿病患者人数2015年是1.096亿人,2040年将是1.507亿人。导致膝下动脉闭塞的患者数量也逐年随之增加。糖尿病下肢缺血的血管病变特点为同时累及多节段,即累及股浅动脉的同时往往合并腘动脉和小腿动脉病变,尤其是小腿动脉很容易受累。

近20年来,越来越多的膝下动脉病变患者因接受腔内治疗而获益。腔内治疗主要有以下几个难点:

1. 小腿动脉直径细小,合适的球囊选择余地很小。

2. 小血管病变多发生于糖尿病下肢动脉硬化,此种斑块比一般动脉硬化的斑块要坚硬,不容易被扩张。

3. 距离心脏远,动脉的压力小,容易形成血栓。

4. 糖尿病患者,其远端流出道经常不良,且常常伴有足部血管的微循环障碍,术后也容易出现血栓。

目前普遍认为,对于膝下病变,单纯球囊成形可以取得较好的中远期治疗效果。Dorros等报道的235例CLI患者,膝下PTA治疗结果表明,虽然5年生存率仅为56%,但在这些患者中,保肢率可以达到91%。Romiti等对发表于2008年的荟萃分析,涵盖了1981年1月至2006年10月的膝下PTA代表性文献,入组患者2557例,技术成功率89.0%±2.2%,3年一期和二期通畅率分别为48.6%±8.0%和62.9%±11.0%,保肢率82.4%±3.4%。相较而言,国内膝下PTA的大样本文献很少,我们曾报道了48条膝下动脉PTA的治疗经验,平均随访8.5个月,术后疼痛缓解的33条患肢中疼痛消失率64.3%,7例有溃疡创面的患者中4例创面愈合,1例创面明显缩小,救肢率达到88.1%;我们认为对于无法接受动脉旁路移植的严重下肢缺血的患者,膝下动脉PTA可以作为首选治疗方法。在中长期结果方面,我们于2009年报道了116例2型糖尿病患者135条患肢接受PTA治疗的中期随访结果,平均随访21.5个月,71.7%的患者仍然保持无疼痛,尽管其中有23.9%疼痛复发,但是保肢率仍然达到95.6%。

尽管单纯球囊成形的近期效果尚可,然而,其远期效果不尽如人意,因此人们又在不断地探讨各种技术,最近5年来发展非常迅速。现分别介绍如下。

在介绍进展之前,我们必须先了解一下膝下动脉病变的治疗目标。

首先我们必须了解膝下动脉病变治疗的主要目标是:

1. 减少静息痛。

2. 处理溃疡或坏死等创面,促进创面的愈合。

3. 保肢。

而次要目标是要获得长期的通畅性。有了这个治疗目标,对我们的治疗方式的选择会有帮助。

第二节　腔内治疗进展

主要包括三个方面的进展:治疗思维的进展、治疗器材的进展、治疗技术的进展。现分别介绍如下。

一、腔内治疗思维的进展

主要分为以下五个阶段:

第一阶段:开通任一支即可达到治疗目标或侥幸打通区域血管,能够促进部分患者的创面愈合。然而,临床实践中发现有很多足部创面不能愈合,怎么办? 人们开始寻找另外的方法。

第二阶段:直接血流"Direct flow"概念的提出:足部组织的血流供应包括胫前动脉、胫后动脉和腓动脉,我们称胫前动脉和胫后动脉为直接血流。而腓动脉为非直接血流(non-Direct flow)。

我们在以前的研究中发现糖尿病患者的膝下动脉病变最先累及的是胫前动脉,其次是胫后动脉,最后是腓动脉。因此,我们建议行膝下动脉腔内治疗术中,要应尽可能开通胫前或胫后动脉。然而仍有30%足部伤口无法愈合,怎么办? 我们的同行继续探索。

第三阶段:开通足弓血管。我们在临床中发现足背-足底环(pedal-plantar loop,PPL)成形技术在足部创面方面起着重要的作用,所以开始探索开通PPL,以促进创面的愈合。但仍有20%足部伤口无法愈合,怎么办? 我们继续探索下一个阶段。

第四阶段:按照Angiosome的概念开通闭塞病变血管,有的放矢地选择"供应哪个区域的哪支血管需要开通?"表3-13-1是足部溃疡面与供血动脉的关系,选择开通供血动脉,能够促进相对应的创面愈合。

表 3-13-1　足部溃疡面与供血动脉关系

溃疡部位	优先处理动脉	溃疡部位	优先处理动脉
足跟	胫后或腓动脉	外踝	腓动脉
足底	胫后动脉	足背	胫前动脉

Angiosome的概念提出和应用,对于提高糖尿病足保肢率和创面愈合率具有非常积极的意义。Clemens MW等以Angiosome为依据,将52例糖尿病足(溃疡)接受血管重建患者分为直接处理和间接处理组,结果发现:直接处理组的截肢率仅为9.1%,而间接处理组的截肢率竟然高达38.1%。Alexandrescu等报道对124例Wanger分级1~4级糖尿病足溃疡患者进行腔内治疗,其中70例Wanger1~2级患者中62例54例Wanger3~4级患者中36例。结果79%(98/124)的患者伤口在介入术后1~3个月完全愈合(部分接受小截肢)。说明了Angiosome的概念提出和应用是非常必要的。然而,我们还要看到仍然有20%患者的创面在腔内治疗术后3个月不愈合,说明仍然有一些其他因素影响着创面的愈合。哪么是什么原因导致即使按照Angiosome的理论开通了闭塞的动脉,糖尿病足患者的创面仍然不能够按时愈合? 这样膝下动脉腔内治疗又有了新的进展。

第五阶段,要重视创面愈合的时间窗。2项随机对照研究结果:Margolis等发现前4周溃疡面积减少率(PAR)≥50%的患者中57%(39/69,95% CI)于第12周溃疡愈合,PAR<50%的患者,12周愈合率仅5%(3/64,95% CI)。Sheehan等发现PAR≥50%中52%(38/73,95% CI)12周愈合,PAR<50%中2%(1/44,95% CI)12周愈合。

Robert等对上述2项试验进行对比统计,发现第12周溃疡愈合组前4周平均PAR为93.8%±17.4%,溃疡未愈合组PAR为38.9%±39.8%。因此,这里我们要强调4周的愈合时间窗,建议糖尿病足患者在下肢血供改善情况下,要充分利用愈合的时间窗,采用多种措施力争在4周内愈合,巨大溃疡无法愈合者,则要在 4 周内使溃疡愈合面积大于 50% 以上,只有这样才能保证溃疡在后续治疗中能够及时愈合。

二、腔内治疗器材的进展

(一) 膝下药物支架的应用

尽管目前国内还没有药物洗脱支架的问世,但是外周血管专家为了治疗膝下动脉闭塞病变,借鉴冠状动脉药物洗脱支架的经验和器材,治疗了一些膝下动脉闭塞性病变,取得了一些效果。目前多个大样本多中心的随机对照研究都证明了膝下药物涂层支架的良好疗效。其中最著名的 2 个临床研究。

1. Achilles Trial——药物(sirolimus)洗脱支架与标准球囊成形的对比。Achilles 试验是一项随机、多中心研究,主要评估西罗莫司洗脱支架(Cordis 公司)与球囊扩张血管成形术在治疗新发和再狭窄的膝下动脉病变的效果。在 17 个中心的欧洲研究中纳入了 200 名症状分级卢瑟福 3~5 级的重度肢体缺血患者(critical limb ischemia CLI),每个患者在胫腓干、胫前和(或)胫后和(或)腓动脉均有新发或再狭窄病变。测试组中西罗莫司支架与球囊扩张成形的比例为随机的 1:1。主要的研究终点为对应病变节段的 1 年后再狭窄,次要终点包括:器械、病变和手术成功率;1 年时的后期的损失和支架断裂;在 6 周、6 个月和 1 年时的截肢、伤口愈合和总体的肢体/血管血运重建情况。病变平均长度为 27mm,1 年后血管造影结果显示,药物支架组再狭窄率显著低于球囊扩张组(22.4% vs.41.9%),随访 3 年未发生终点事件(死亡、靶病变血运重建、血管旁路术和截肢)。这个试验证明了药物洗脱支架明显优于单纯球囊成形技术。

2. DESTINY Trial——药物(everoloimus)洗脱支架与普通金属支架成形的对比 DESTINY 试验的全称是药物洗脱支架在严重下肢缺血的应用,Drug Eluting Stents In The Critically Ischemic Lower Leg,DESTINY。这项试验比较了均来自雅培(Abbott)公司的依维莫司药物洗脱支架和 MULTILINK VISION 裸金属支架的有效性。主要的结果被设置为不论使用造影还是超声检查,1 年时支架内再狭窄率<50%。

该试验已经公布了裸支架与药物洗脱支架的 1 年通畅率,药物洗脱支架组的通畅率比裸支架组提高了 30%。1 年时裸支架组的再干预率较药物洗脱支架组明显增高(裸支架组 33.6% vs. 药物洗脱支架组 8.7%)。这个试验说明了药物洗脱支架要优于普通的金属裸支架。

上述的 2 个著名试验说明了药物洗脱支架在治疗膝下动脉病变的重要地位。关于药物洗脱支架的长期结果,有研究显示药物洗脱支架的疗效肯定:Martin Werner 报道了 158 例药物(sirolimus-eluting)洗脱支架治疗膝下动脉病变 5 年结果显示:6 个月、12 个月和 60 个月的血管通畅率分别为 97.0%、87.0% 和 83.3%;而 144 例(31.1±)20.3 个月的临床改善率,严重缺血者改善为 92%,间歇性跛行者改善为 77%。说明了药物洗脱支架的有较好的长期疗效。

我们在国内率先采用冠状动脉药物洗脱支架治疗膝下动脉闭塞性病变,也取得了较好的效果。2012年,我们回顾性分析了 13 例严重下肢缺血接受膝下支架成形患者的临床资料,所有患者手术均获得成功。出院时所有患者再通血管保持通畅。跛行距离均增至 500 米以上,4 例静息痛全部缓解,2 例足趾溃疡面积均有所缩小,2 例坏疽保持干燥出院,术后踝肱指数(ABI)均有增加。所有患者得到随访,平均随访时间(6.9±2.2)个月。1 例下肢坏疽患者的症状 6 个月后复发(其胫前动脉支架仍然保持通畅)而截肢,坏疽的另外 1 例患者的第 2 趾脱落,创面愈合。2 例溃疡面愈合,静息痛无复发。

(二) 动脉内硬化斑块切除(SilverHawk 斑块切除系统的应用)

大量临床研究表明:单纯球囊成形对于小腿动脉病变治疗有比较好的效果,不少患者静息痛缓解,跛行距离增加,足部创面愈合;然而,仍有患者会在较短时间再次复发,主要原因是再通血管的弹性回缩。复发率高是单纯球囊成形的主要缺点。为了克服这一缺点,增加再通血管的通畅时间,很多学者进行了不同的尝试,包括药物涂层支架和药物涂层球囊。而斑块切除的使用,正是在不使用支架的情况下,尽量减低再狭窄发生率的一种尝试。

Silverhawk 在股腘动脉病变应用方面的安全性和有效性已经得到了证实,该系统可以处理的最小动脉直径为 1.5mm,所以包括了胫腓干和小腿动脉甚至足背动脉近段。术后要注意充分抗凝,以避免继发血栓形成。Zeller 等使用斑块切除治疗膝下病变,获得了比较满意的早期和中期临床结果:6 个月再狭窄率为22%,12 个月再狭窄率为33%,虽然增加了50%的再狭窄率,但相较膝下单纯球囊扩张术后12 个月约40%的再狭窄率,仍然是可以接受的。谷涌泉团队在国内最早对膝下动脉硬化闭塞病变进行了斑块切除治疗,对完成的病例进行分析,在症状改善、溃疡伤口愈合、保肢方面均有明显收益。对比球囊扩张,斑块切除在膝下动脉病变应用中主要有三大优势。第一,斑块切除能够降低支架的使用。TALON(Treating Peripherals With SilverHawk;Outcomes Collection)临床研究发现,斑块切除后的支架置入只有6.3%。Shammas 等对斑块切除和球囊扩张进行了随机对照研究,发现前者支架使用率明显低于后者。本样本中,9 例患者均未使用支架,但该结论仍需要更大样本的临床结果支持。第二,斑块切除有更高的技术成功率,因为其不存在弹性回缩和扩张不充分的问题。Zeller 等报告膝下斑块切除总体技术成功率为96%。第三,不破坏既有的分支、侧支血管,而且治疗后可以开通新的分支、侧支血管,有效保证血供。

该技术在应用方面有四点需要注意的地方:①SilverHawk 斑块切除装置对动脉的直径有要求,一般而言,要求动脉直径至少达到1.5mm 才能满足治疗条件。但对于糖尿病动脉病变患者而言,因为此类患者很多都会出现动脉中膜的硬化(钙化),所以建议此类患者目标血管直径至少要大于2.5mm,否则装置的头端很难到达并通过病变部位。②对于膝下动脉分叉区域角度较大的目标病变,尤其是胫前动脉分支起始段,治疗时要格外小心。曾有胫前动脉斑块切除时导致夹层而以支架补救的报道,同样,该区域穿孔的风险更高。③对于膝下狭窄性病变,可以直接斑块切除处理。对于闭塞病变,可以使用小号的球囊进行预扩张,来帮助导丝在真腔内通过闭塞病变。如果是在内膜下通过闭塞病变,使用斑块切除会增加穿孔的风险。④斑块切除技术适用于较硬的组织,如斑块或者内膜,不适用于血栓组织。术前要鉴别是否病变为血栓成分,尤其是在动脉硬化严重狭窄基础上继发的血栓。因为在切除血栓时,容易导致血栓成分脱落,阻塞流出道。

(三) 药物球囊技术的发展和应用

世界上第一例膝下药物球囊技术治疗糖尿病足的是德国莱比锡的 Schmidt 医生,他首在 Linc 会议上报道了这例患者,经过药物球囊治疗半年后足部溃疡愈合(图 3-13-1)。

我们也采用国产先瑞达公司的药物球囊治疗了一些患者,取得了满意效果,本篇中有专门的章节介绍这方面的内容,在这里不再赘述了。

三、腔内治疗技术的进展

(一) 腔内治疗入路选择的进展

传统的穿刺方法是从对侧股动脉穿刺,翻山到病变侧的膝下进行治疗,不过由于从对侧股动脉穿刺的路径长,经常会出现没有合适长的导管选择,因此便出现了顺行穿刺技术。

1. 顺行穿刺技术　优点是路径短,直接,易于操作;而缺点是穿刺难度大,不易压迫。随着腔内技术不断提高,顺行穿刺的难度应该不是太高。不过,有些长段闭塞、钙化严重的病变,顺行穿刺的入径不能够通过,导致腔内治疗失败,此时需要逆行穿刺。

2. 逆穿技术　一般选用足部逆行穿刺(足背、胫后动脉、腓动脉,甚至足弓穿刺)。其优点是距离病变部位短,操作方便,而且其成功率高。缺点是穿刺难度大,未能开通病变时有可能加重远端缺血。膝下动脉近端病变顺行未能开通时,也可以穿刺通畅动脉中远段。逆行穿刺可以在超声引导下完成,也可以在血管造影的路图下完成,有时候可以通过钙化斑块穿刺成功;对于初学者,如果实在无法穿刺成功,也可以切开足踝部的胫后动脉或足背动脉直视下穿刺。本专著有专门的章节描述,这里也不再赘述。

(二) 分叉部位病变的处理

对于膝下动脉三支病变者,分叉部位的治疗是一个难题,如果采用普通的治疗,经常会出现一支动脉通畅,而另外一支动脉被球囊扩起来的斑块堵塞。因此,我们就会采用 Kissing 球囊技术,同时采用2 个或3 个球囊扩张(图 3-13-2)。

综上所述,我们认为对于膝下动脉腔内治疗:①膝下血管病变复杂,处理困难;②近几年来,膝下动脉

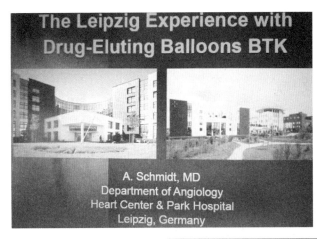
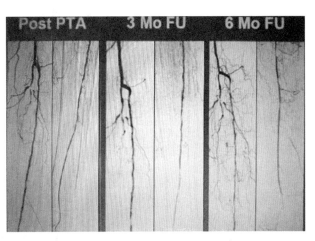
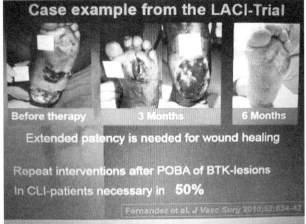

图 3-13-1　德国莱比锡 Schmidt 医生使用膝下药物球囊治疗的病例展示

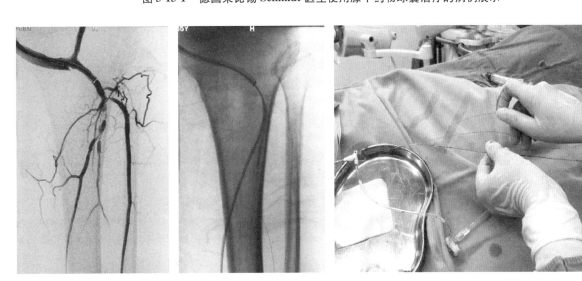

图 3-13-2　应用三根导丝(分别位于胫前、胫后和腓动脉内)和 Kissing 球囊技术(两根球囊分部位于胫后和腓动脉内,同时扩张)实施膝下动脉球囊成形术

病变腔内治疗的发展非常迅速,无论在腔内治疗的理念上、还是在腔内治疗的器材改善上以及治疗的技巧上均有比较大的进展;③重视 Angio 介入治疗作为微创技术有其独特的优势;④复杂手术简单化,并开通闭塞的血管是我们的手段;⑤保肢是我们的目的。

　　上述是糖尿病足膝下动脉病变腔内治疗的进展,相信随着腔内技术不断提高,腔内治疗器材的不断完善,在最近几年仍会有一些新的进展,比如可吸收支架的出现,以及精准腔内治疗的技术的发展,可能会引领又一轮的腔内技术的变革,这就是我们处于大变革的年代带来的好处。最后是更多的患者受益。

(谷涌泉 郭建明)

参 考 文 献

[1] Siablis D,Katsanos K,Karnabatidis D. Commentary:infrapopliteal angioplasty with drug-eluting stents:from heart to toe. J Endovasc Ther,2010. 17(4):488-491.

[2] Yang SH,Dou KF,Song WJ. Prevalence of diabetes among men and women in China. N Engl J Med,2010. 362(25):2425-2426.

[3] 谷涌泉,张建,齐立行,等.老年人糖尿病下肢动脉粥样硬化临床特点及相关因素的研究.中华老年多器官疾病杂志,2007,6(4):266-268.

[4] 齐立行,谷涌泉,俞恒锡,等.糖尿病性与非糖尿病性动脉硬化下肢血管造影特点及其临床意义.中华糖尿病杂志,2005,13(6):412-416.

[5] 谷涌泉,张建,齐立行,等.小腿动脉球囊成形术治疗2型糖尿病下肢缺血的疗效观察.中国糖尿病杂志,2010,18(2):132-134.

[6] Dorros G,Jaff MR,Dorros AM,et al. Tibioperoneal(outflow lesion)angioplasty can be used as primary treatment in 235 patients with critical limb ischemia:five-year follow-up. Circulation,2001,104:2057-2062.

[7] Romiti M,Albers M,Brochado-Neto FC,et al. Meta-analysis of infrapopliteal angioplasty for chronic critical limb ischemia. J Vasc Surg,2008,47(5):975-981.

[8] 谷涌泉,张建,俞恒锡,等.膝下动脉腔内成形术治疗严重下肢缺血.中华普通外科杂志,2007,22(2):123-124.

[9] Clemens MW;Attinger CE. Angiosomes and wound care in the diabetic foot. Foot Ankle Clin,2010V15N3:439-464.

[10] Alexandrescu VA,Hubermont G,Philips Y,et al. Selective primary angioplasty following an angiosome model of reperfusion in the treatment of Wagner 1-4 diabetic foot lesions:practice in a multidisciplinary diabetic limb service. J Endovasc Ther,2008,15(5):580-593.

[11] Margolis DJ,Allen-Taylor L,Hoffstad O,et al. Diabetic neuropathic foot ulcers:predicting which ones will not heal. Am J Med,2003,115:627-631.

[12] Sheehan P,Jones P,Caselli A,et al. Percent change in ulcer area of diabetic foot ulcers over a 4-week period is a robust predictor of complete healing in a 12-week prospective trial. Diabetes Care,2003,26:1879-1882.

[13] Scheinert D,Katsanos K,Zeller T,et al. A prospective randomized multicenter comparison of balloon angioplasty and infrapopliteal stenting with the sirolimus-eluting stent in patients with ischemic peripheral arterial disease:1-year results from the ACHILLES trial. J Am Coll Cardiol,2012,60(22):2290-2295.

[14] Bosiers M. DESTINY trial-12 months clinical and angiographic findings[C]. The Leipzig Interventional Course. Leipzig,Germany,2011.

[15] Martin Werner,et al. Sirolimus-Eluting Stent for the Treatment of Infrapopliteal Arteries in Chronic Limb Ischemia:Long-term Clinical and Angiographic Follow-up. J Endovasc Ther,2012,19:12-19.

[16] 谷涌泉,郭连瑞,齐立行,等.膝下动脉支架成形术治疗严重下肢缺血.中华普通外科杂志,2012,27(3):184-186.

[17] Shammas NW,Shammas GA,Jerin M,et al. Differences in patient selection and outcomes between SilverHawk atherectomy and laser ablation in the treatment of femoropopliteal in-stent restenosis:a retrospective analysis from a single center. J Endovasc Ther,2013,20(6):844-852.

[18] Yongquan G,Lianrui G,Lixing Q,et al. Plaque excision in the management of lower-limb ischemia of atherosclerosis and in-stent restenosis with the SilverHawk atherectomy catheter. Int Angiol,2013,32(4):362-367.

[19] Zeller T,Rastan A,Schwarzwälder U,et al. Midterm results after atherectomy assisted angioplasty of below the knee arteries using the SilverHawk device. J Vasc Interv Radiol,2004,15(12):1391-1397.

[20] Katsanos K,Diamantopoulos A,Siablis D. Prime time for infapopliteal drug-eluting stents? J Endovasc Ther,2012,19(1):20-22.

[21] 郭建明,谷涌泉,郭连瑞,等.Silverhawk斑块切除成形治疗严重膝下动脉硬化闭塞性病变.中国普通外科杂志,2014,23(6):732-736.

[22] Ramaiah V,Gammon R,Kiesz S,et al. Midterm outcomes from the TALON Registry:treating peripherals with SilverHawk:out-

comes collection. J Endovasc Ther,2006,13:592-602.

[23] Shammas NW,Coiner D,Shammas GA,et al. Reduced stent utilization with SilverHawk atherectomy versus balloon angioplasty inpatients undergoing peripheral vascular interventions:a randomized trial. Presented at:Cardiovascular Revascularization Therapies,March 11-13,2008,Washington,DC,USA.

第十四章　机械血栓抽吸在糖尿病下肢缺血中的应用

经皮机械血栓清除术(percutaneous mechanical thrombectomy,PMT)是指通过介入经皮穿刺技术将特殊的血栓或斑块消融导管插入血管腔内,通过物理机械吸栓或(和)溶栓技术直接清除血栓,这些导管均为一系列比较复杂的自动机械装置,可以浸渍、切碎、去除、溶解或液化血栓。

从20世纪80年代以来,随着技术的不断更新,PMT在血透通路、外周血管、肺动脉、冠状动脉、TIPS、内脏血管、肝移植术后以及下肢深静脉血栓形成中等均得到普遍的使用,同时也取得了较好的临床效果。

糖尿病下肢缺血的本质仍是下肢动脉硬化闭塞症合并糖尿病特殊的微循环障碍。在疾病的进程中,动脉闭塞性病变非常常见,而闭塞性病变也常常合并有血栓的存在。提前合理处理这些血栓,对避免远端栓塞的发生,同时避免血栓导致腔内治疗的失败至关重要。

第一节　血栓抽吸装置介绍

血栓抽吸装置,包括 Angiojet(Boston Scientific 公司)、Rotarex(Straub 公司)、Jetstream 等多种设备,而国内在去年才刚刚引入了前两款产品(Angiojet 和 Rotarex)。

一、Angiojet 血栓抽吸装置

1. 基本配置和参数　基本配置包括 Ultra 控制台、控制台操作与维修手册、脚踏开关电线、电源线(图 3-14-1)。

2. 主要技术参数和性能指标　见表 3-14-1。

表 3-14-1　主要技术参数和性能指标

序号	参数指标名称	技术参数及性能指标的具体内容
1	操作系统	中文操作系统(十几种操作语言可以进行切换)
2	控制台自检	控制面板的电源按钮按下后,控制面板上的所有指示灯都将亮起,状态面板将显示 ANGIOJET ULTRA,同时控制台开始进行自检。泵柜将打开,表示自检成功
3	导管的识别	在控制台上安装泵,控制台将从泵的条形码上信息识别出导管型号,并显示在状态面板上。控制台将自动装填泵
4	警报和错误消息提示	当设备准备不当或组件操作异常时,控制台状态面板将显示警报解决方法消息和提示

序号	参数指标名称	技术参数及性能指标的具体内容
5	控制面板显示功能	时间显示:在导管装填过程中,时间显示倒计时。在手术中,时间显示从零开始计时 图标:显示设置进度和操作步骤,并在出现警报或系统错误时加以显示(以图标显示)
6	气动系统	滚轮泵:具有精确快速的转动特性,确保每次气体压缩能达到相应值
7	脚踏式控制开关	为密封型脚踏开关,对有害进液的防护程度能够达到IPX8
8	具有专有的Power Pulse模式	可以使用溶栓剂喷射功能
9	电击保护程度	防除颤类CF型装置
10	电源要求	110/120VAC和220/240VAC;频率:50/60Hz;电流:最大10A
11	工作大气压力	700hPa至1060hPa

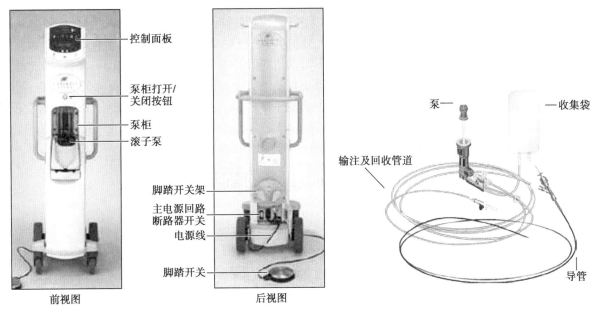

图 3-14-1 Angiojet Ultra 血栓抽吸系统的主机和吸栓导管

3. 基本原理 AngioJet血栓清除系统与其他机械血栓抽吸设备相比,具有两个独特的特点:①唯一采用流体力学伯努利原理,通过高速水流产生负压进行抽吸,安全性更佳;②除常规抽吸功能外,还独具喷药溶栓功能,因而血栓清除效率更高。

(1) 流变吸栓:运用了流体力学伯努利原理,控制台对导管部件泵的加压,使盐水泵入,高速盐水形成负压区,从而将血栓吸入,并被高速水流击碎随之排至体外废液袋中。部分盐水呈水雾喷出并在远端吸入,形成循环水流,从而扩大抽吸范围和增强抽吸效率。

(2) 喷药溶栓:控制台还可以切换至局部喷药溶栓模式,此时机器对泵的加压将配置的溶栓药物送入,通过导管上的开孔向外喷出并直接作用于血栓。等待一定时间后,再将同一根导管送入进行机械抽吸,从而将软化的血栓清除。

4. 基本操作步骤 AngioJet系统的操作非常便捷简单,仅需三步就能完成机器与导管准备,①机器开机;②导管取出与机器连接;③通过机器对导管进行自动冲洗排气,即完成术前准备。待导丝通过血栓病变后,就可以沿着导丝送入抽吸导管,于血栓近端开始抽吸,并将导管缓慢前送,至血栓远端后再回撤。可

265

重复上述操作多次,直至将血栓清除干净。对于较陈旧的血栓,机器还可以调至药物溶栓模式,通过导管将溶栓药物喷至血栓部位,待血栓软化后,再进行抽吸,能进一步提高血栓清除效果。同时,治疗效果可直接通过介入手术血管造影判定,观察血栓清除效果,非常直观简便。

二、Rotarex 血栓抽吸装置

1. 机械装置组成 主要包括三个部分:①旋切导管。系 6~8F 聚氨酯管,内含不锈钢螺圈中心可通过 0.020in 导丝,导管头有 2 个圆筒互相套合,外筒为一转子,固定于螺圈上,内筒附在导管干上。每个圆筒有 2 个卵圆孔。导管通过磁性离合器与动力部件相连。②动力部件。动力部件以 40 000r/min 速度旋转,2 个卵圆孔就作每分钟 80 000 次切割。同时产生负压达 5.8kPa(43.5mmHg)。切割下的碎屑被螺圈输送到近端的收集袋内。无须外加抽吸。③控制部件。可以手控或足控,当导管头被纤维组织卡住而速度减慢时有光与声表示,并可通过反向转动按钮松解导管头。

2. 技术资料 导管外径:8F,单腔,长度:84cm 全长。切割能力:新鲜血栓 1cm/s,陈旧血栓 1cm/3~4s。半径扩张系数:在新鲜血栓>2。抽吸率:1.5ml/s。吸出颗粒大小:100~500μm。转速:40 000r/min。

3. 工作原理 导管随 0.020in 导丝进入血栓区,转动时血栓脱落,由负压将栓塞物通过卵圆孔吸入并打碎,经螺旋干传送到近端侧臂,排至贮液袋,故无须外加吸引装置。该装置存在两个特点:①Straub Rotarex System 血栓旋切器只需常规 Seldinger 技术穿刺插管即可进行治疗,旋切导管通过导丝引导容易到位并有导丝的保护不易损伤血管,导管与动力部件之间通过电磁联动,当阻力过大时能自动分离,如有纤维组织卡住导管头时,可通过逆向旋转解除,而且不需润滑剂及冷却设备;②Straub Rotarex System 的动力部件以 40 000r/min 速度旋转的动力供给旋切导管,旋切头的 2 个卵圆孔每分钟产生 80 000 次切割,每秒能切除 0.5~1cm 的血栓,同时在导管内形成负压使切割下来的碎屑沿螺旋状转动轴运送出体外,避免引起远端微小血管堵塞。

第二节 血栓抽吸设备的临床应用

1985 年,Simpson 首次在临床使用经皮机械血栓旋切术。自那时以来,机械性切除设备经不断改进和推陈出新,至今已得到了长足的发展。自 2008 年 Rotarex S 腔内旋吸导管在瑞士上市以来,Straub 血栓抽吸术也已在国外得到广泛应用,经临床验证安全、可靠、高效。Rotarex@S 腔内旋吸导管已成为国际上治疗动脉闭塞性疾病的重要治疗方法之一。2015 年,Rotarex@S 和 angiojet 相继获得 CFDA 的批准进入中国市场,中国的外周血管介入专家可使用这些腔内血栓抽吸系统为患者治疗各种不同的血管闭塞性疾病。

一、血栓抽吸设备用于下肢动脉硬化闭塞的治疗

下肢动脉硬化闭塞症患者的闭塞血管内,常常会有一定的新鲜或陈旧血栓,而血栓在腔内治疗中很容易造成动脉的远端栓塞。

1997 年,美国新奥尔良的 Silva 医师较早的应用 Angiojet 治疗下肢动脉缺血性疾病,该医疗团队治疗了 21 例严重下肢缺血的患者[平均年龄(68±12)岁,66% 为男性],22 根血管。52% 的患者同时接受了溶栓治疗,57% 的患者合并严重的并发症。所有的病变均为造影证实的闭塞病变。手术成功率为 91%(20 根血管)。短期保肢率为 95%(18/19),剩余 18 位患者,6 个月的保肢率为 89%(16/18)。因此,认为机械血栓清除系统能够有效改善即刻血流,缓解严重肢体缺血方面,尤其适用于外科手术风险高的患者。

1999 年,德国莱比锡的 Schmitt 教授等报道 10 例应用经验,均系股、腘动脉闭塞病变,病期 2~28 天,平均病变段长 5.8cm(2~15cm)。技术成功率:100%,需时:2.8s/cm 闭塞段,抽吸量:20~90ml,附加治疗:9 例 PTA,并发症:1 例远端栓塞,溶栓解决,术后改善:踝臂指数从 0.41±10.18 上升至 0.88±0.15;术

后 3 个月踝臂指数为 0.84±0.20,8 例仍通,2 例在 2 周后又闭塞,但因 PAOD 均达 Ⅱ 级,所以不需要再作介入治疗。作者认为该系统优于以往的器械。操作简单,有导丝引导,单管操作,不需润滑剂与冷却设备,能粉碎同时抽吸新鲜及陈旧血块,如有大量纤维组织,导管头不会被阻,如被卡住,可逆转后退出,操作时间短,开通速率:15cm/s,血液丢失少,80~90ml/min。

2000 年,Jaeger 等报道一组 60 例患者,其中 40 例(67%)有间歇性跛行,19 例(32%)肢体严重缺血,闭塞长度为(9.1±6.3)cm(1~39cm),缺血时间为(39.4±29.8)天(1~90 天),经 1~4 次旋切后,60 例全部开通,58 例残留狭窄 37%(0~70%),加作 PTA,并发症:远端栓塞 9 例(15%),其中旋切后占 3 例,PTA 后 6 例,均通过介入方法治愈;血肿 13 例(22%),假性动脉瘤 6 例(10%),也均通过介入方法解决。疗效:踝臂指数明显改善(p<0.0001),从术前:0.51±0.18 到术后 0.95±0.19,3 个月后 0.85±0.25,6 个月后 0.84±0.18。结论:Rotarex 导管对股腘动脉亚急性和长段闭塞是有效的。

2011 年 Minko 等研究 160 例急性、亚急性下肢动脉闭塞症应用 Rotarex 机械旋切系统的效果,发现 60 例完全开通闭塞段,58 例加做 PTA 后残留狭窄 37%,远端栓塞 15%,血肿 22%,假性动脉瘤 10%,证明 Straub Rotarex 系统对于急性亚急性(1~90 天)和长段(1~39mm)闭塞的股腘动脉闭塞是有效的。Liehtenberg 等报道 40 例下肢动脉闭塞的单中心实验,观察 Straub Rotarex 系统的临床疗效,结果发现<6 个月的短段股腘不完全硬化闭塞、急性亚急性动脉闭塞行 Straub 经皮机械血栓旋切术效果好。其中观察对象中 4 例髂动脉闭塞,36 例为股腘动脉闭塞,平均病段长度为 12.3cm,手术成功率 100%,67.5% 合并 PTA 治疗,17.5% 合并支架置入治疗。12 个月后随访发现再狭窄发病率为 22.5%,期间无远端动脉栓塞、截肢、死亡的发生。

国内李麟荪等于 2004 年最早将该技术应用治疗糖尿病下肢缺血,取得了理想的治疗效果。该团队报道最长的闭塞长度为 56cm,闭塞最长的时间为 10 个月,上述研究均证明 Straub Rotarex 旋切导管对亚急性血栓及长段闭塞是有效的。另外可供使用旋切导管有 8F 及 6F 2 种,而旋切导管的管径越大,其旋切效率越高,有效旋切半径越大。作者认为胫前、后动脉开口以上的栓塞应选用 8F 旋切导管,而胫前、胫后动脉及腓动脉有栓塞的患者应选用 6F 旋切导管,由于 6F 旋切导管能到达胫前、后动脉及腓动脉的中段,这样选择,可以避免一位患者同时使用 2 根不同型号的导管,从而可以有效地降低治疗费用。但国内目前相关治疗总样本较小,仍待进一步大样本长期结果的证实。

二、机械血栓抽吸装置用于支架内血栓形成的治疗

随着血管腔内技术的进步,越来越多的下肢动脉硬化闭塞患者接受了动脉支架成形治疗,但是支架内膜增生和支架内血栓形成一直是影响其通畅率的主要问题。

支架内血栓成因,目前的观点认为和支架内再狭窄、流出道情况差、支架长度过长、支架断裂、抗血小板和抗凝药物使用不当、外伤等因素相关。常用的治疗手段包括置管溶栓、导管抽吸血栓、Fogarty 导管取栓等。考虑支架内血栓形成患者多为高龄、一般情况差、合并症多,Fogarty 导管取栓手术风险高,且对于动脉硬化基础上继发的血栓,取栓会增加内膜损伤的概率,一旦抗凝效果不充分,继发形成的血栓范围更广、程度更重,导致缺血愈加严重。腔内治疗手段可以有效规避传统取栓手术的缺陷,但其也存在一些自身的问题,比如溶栓治疗会存在出血的潜在风险,且血栓形成时间较长后导致部分机化,置管溶栓开通概率会显著下降。导管抽吸血栓可能造成远端动脉栓塞,而且血栓抽吸效果容易受到动脉解剖学形态及血栓性状影响,对于髂股动脉病变,尤其是支架后的血栓形成,因多为长段病变,血栓负荷大,难以充分发挥负压抽吸作用而使血栓抽吸困难,这时候就需要抽吸力量更大的治疗装置。

AngioJet 血栓清除系统作为机械性血栓抽吸装置,是通过流体击碎并吸引动脉内血栓而将其移出体外的一种新的动脉介入治疗技术。其是通过特制双腔导管的流入腔将 0.9% 氯化钠溶液高速喷射至导管尖端(动脉内血栓处),同时通过流出腔再将喷射出的 0.9% 氯化钠溶液流吸出,从而在导管尖端形成局限性低压区,造成真空效应(伯努利效应)。此效应可吸引、击碎血栓并将其通过流出腔移出体外。该技术抽吸力量大,尤其适合血栓负荷大的患者,而且对于亚急性期血栓患者也是一个新的治疗选择。

目前 AngioJet 的治疗效果在冠状动脉领域已得到证实，JETSTENT 研究证实 AngioJet 在治疗大面积血栓的 ST 段抬高心肌梗死患者有临床收益。关于 Angiojet 应用于下肢动脉急性血栓形成，Silva 等的一项多中心研究发现，其治疗成功率为 91%，术后 6 个月保肢率为 89%。Borgia 等率先报道了 Angiojet 成功治疗股浅动脉支架内血栓形成的病例和股腘动脉桥血管闭塞病例。国内宣武医院血管外科首次报道了该技术应用于外周动脉的支架内再狭窄的治疗。初步的成功尝试说明，Angiojet 应用于髂股动脉支架内血栓形成治疗是安全、可行的，但尚需大样本后继病例和远期效果的随访观察。

（郭连瑞）

参 考 文 献

［1］李麟荪，施海彬，姜志良，等. 一种新的血栓旋切器-Straub Rotarex System 及其临床应用介绍. 介入放射学杂志，2004，13（6）：502-505.

［2］陈宦君，李毅，李丽云，等. Straub Rotarex System 血栓旋切器治疗动脉血栓栓塞的临床应用. 介入放射学杂志，2006，15（3）：150-152.

［3］庄俊丽，姚野，李敬博，等. 经皮机械血栓旋切术在下肢血管疾病中的临床分析. 国际外科学杂志，2015，42（12）：845-848.

［4］郭建明，谷涌泉，郭连瑞，等. 机械血栓抽吸装置 AngioJet 治疗髂股动脉支架内血栓形成一例. 国际外科学杂志，2015，42（2）：111-112.

［5］Schmitt HE，Jager KA，Jacob AL，et al. A new rotational thrombectomy catheter：system design and first clinical experiences. Cardiovesc Intervent Radiol，1999，22；504-509.

［6］Jaeger KA，Schmitt EM，Schmitt HE，et al. Peripheral thrombectomny with the new Straub-Rotarax catheter：A multicenter study. Intern Angiol，2000，24（Suppl）：19.

［7］Minko P，Katoh M，Jaeger S，et al. Atherectomy of heavily Calcified femoropopliteal stenotic lesions. J Vasc Interv Radiol，2011，22（7）：995-1000.

［8］Liehtenberg M，Kilunicke M，Hailer B. Rotational thrombectomy as treatment option for acute and subacute occluded femoropopliteal bypasses. Zeitschrifl fur Gefassmedizin，2011，8（4）：5-10.

［9］Silva JA，Ramee SR，Collins TJ，et al. Rheolytic thrombectomy in the treatment of acute limb-threatening ischemia：immediate results and six-month follow-up of the multicenter Angiojet registry. Possis Peripheral Angiojet StudyAngiojet Investigators. Cathet Cardiovasc Diagn，1998 Dec，45（4）：386-393.

［10］Borgia F，Di Serafino L，Sannino A，et al. AngioJet rheolytic thrombectomy for acute superficial femoral artery stent or femoropopliteal by-pass thrombosis. Monaldi Arch Chest Dis，2010，74（2）：76-81.

第十五章　动脉微灌注治疗轻度糖尿病足下肢缺血

糖尿病足下肢血管病变主要是下肢动脉闭塞,有研究表明,糖尿病下肢动脉闭塞病变主要累及股浅动脉及其以远的动脉,对于轻度缺血者有时候简单采用动脉灌注方法,也能够起到一定的治疗作用。本文结合我们的经验简单地给予论述。

一、动脉微灌注的定义和目的

动脉微灌注是利用微穿技术,把纤细微导管放入动脉内,通过微导管灌注各种扩张血管,改善微循环,改善神经代谢药物,这些药物直接从动脉灌注到足部病变区起到治疗作用,这种方法称为动脉微灌注治疗。动脉微灌注治疗糖尿病足的目的是让扩张血管,改善微循环,改善神经代谢药物直接注入足部病灶区,提高局部药物浓度,更充分扩张小动脉和微循环,开放血管,加快微小血管血流速度,促进侧支循环开放,改善足部动脉供血和神经代谢,起到静脉用药无法起到的治疗作用。

二、动脉微灌注治疗禁忌证

1. 股动脉穿刺部位严重钙化,狭窄>50%。
2. 凝血功能障碍。
3. 严重低血糖(舒张压<0mmHg)。
4. 严重高血压(舒张压>110mmHg)。
5. 穿刺部位感染。

三、动脉微灌注基础用药

1. 下肢小血管狭窄或闭塞为主的基础用药
前列地尔注射液 10U/生理盐水 20ml 2ml/分泵入
马来酸桂哌齐特注射液 160mg/生理盐水 20ml 2ml/分泵入
小牛血清去蛋白注射液 10ml/生理盐水 20ml 2ml/分泵入
2. 下肢血管微循环障碍为主的基础用药
前列地尔注射液 10 单位/生理盐水 20ml 2ml/分泵入
银杏叶提取物注射液 35mg/生理盐水 20ml 2ml/分泵入
盐酸消旋山莨菪碱 10mg/生理盐水 20ml 2ml/分泵入
3. 下肢周围神经病变为主的基础用药
前列地尔注射液 10U/生理盐水 20ml 2ml/分泵入
银杏叶提取物注射液 35mg/生理盐水 20ml 2ml/分泵入

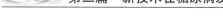

甲钴胺注射液 0.5mg/生理盐水 20ml 2ml/分泵入

四、动脉微灌注治疗的常用药物和剂量

低分子肝素钠 500~1000U/次
前列腺素 E1 注射液 10U/次
山莨菪碱注射液 10mg/次
血塞通注射液 400mg/次
银杏达莫注射液 10ml/次
丹参注射液 4ml/次
脉络宁注射液 10ml/次
银杏叶提取物注射液 10ml/次
疏血通注射液 6ml/次
尿激酶 10 万 U/次
降纤酶 5U/次
舒血宁注射液 10ml/次
小牛血清去蛋白注射液 10ml/次
硫辛酸注射液 300mg/次
盐酸川芎嗪注射液 40mg/次
甲钴胺注射液 0.5mg/次
马来酸桂哌齐特注射液 80mg/次

五、动脉微灌注治疗所需的设备和器材

足部皮温测定仪(可应用多功能监护仪上的皮温测定仪)。
组合式微量注射泵装置(需要 4 合微量注射泵组合在一起)。
20G×50mm 正压动脉留置导管针(上海普益医疗器材有限公司为动脉微灌注研发的专用留置导管针)。
30cm 长输液连接管。
5ml、20ml、50ml 射器,一次性无菌盘,无菌孔巾,压迫砂袋接。
配置肝素盐水:500ml 盐水加 3000U 肝素,无菌盘放入肝素盐水和留置导管针,反复冲洗留置导管针和灌注连接管,另一无菌盘内放已经配好的 1% 利多卡因(3ml)注射器和含有肝素盐水的 20ml 注射器,各个微量泵上放置好灌注药品。灌注前用肝素盐水冲洗连接管。

六、动脉微灌注治疗前后的常规检查

血常规+凝血常规
10g 尼龙丝检查
半定量音叉检查
震动感觉阈检查
肌电诱发电位检查
下肢动脉彩超检查

七、动脉微灌注治疗的应用方法

患者平卧在治疗床上,双足放置皮温测定仪传感器(治疗前后记录足部皮温)患侧腹股沟部位消毒无菌巾在股动脉搏动最强点做局部麻醉(使用1%利多可因)后,用专用动脉留置导管针行股动脉45°角进行穿刺,见回血后,轻轻少许拔出部分针芯,缓缓送入动脉留置导管,用含有肝素盐水的20ml注射器回吸可见有新鲜血液反流到注射器后,用肝素盐水冲洗灌注导管后用胶布固定灌注导管,依次连接微量泵,灌注扩血管,改善微循环,改善神经代谢药物。

一般每种药都加入20ml生理盐水,按每分钟2ml速度灌注。一般灌注时间为30~50分钟,完成灌注治疗后拔出微灌注导管,用手指按压穿刺点10分钟,观察无压迫状态下穿刺点无出血后,用压迫砂袋压迫20分钟后拿掉砂袋,患者可以自行下床步行离开治疗室。

八、动脉微灌注治疗合并症的预防和处理

1. 注射部位周围疼痛 主要是由于药物刺激动脉壁造成的注射部位周围疼痛。主要表现为在灌注过程中出现以灌注部位为中心的传导性刺痛或胀痛,输液速度不受影响,动脉灌注导管通畅,这是由于微导管头部贴进血管壁药液刺激血管壁或灌注导管直接刺激血管壁造成的,这种现象多发生在灌注前列地尔注射液时。预防的方法是尽量在股总动脉中点进针,呈30°~45°角在股总动脉进行穿刺,把微灌注留置导管放入股总动脉腔内中心部位,避免导管和药物对动脉壁的刺激,如发生难忍性刺痛时应及时后撤一点导管,观察疼痛是否减轻,如果疼痛仍然不减轻,则要拔出微灌注留置导管,更换一个新的留置导管针,再次穿刺重新放置微灌注留置导管。

2. 局部血肿 主要是由于反复动脉穿刺或微灌注期间患者身体移动造成导管移位,动脉壁与微导管出现空隙,血液外渗造成局部血肿,另外一个发生局部血肿的原因是按压穿刺点时间过短或按压方法不正确造成血肿。预防的方法是熟练掌握动脉穿刺技术,减少动脉穿刺次数。在微灌注过程中让患者避免肢体活动,防止留置导管移动,正确进行股动脉穿刺部位按压。如果发生穿刺部位血肿,24小时之内做冷敷并用弹力绷带适当加压12小时,24小时之后做局部热敷,血肿多在2周内逐渐吸收,残留的穿刺部位硬结在数日周缓慢吸收。

九、对动脉微灌注治疗早期糖尿病足的理念和疗效分析

糖尿病足是糖尿病最常见的合并症。糖尿病病史10年以上的患者中80%有不同程度的糖尿病足表现,只有在糖尿病足的早期就积极治疗糖尿病足才能有效延缓糖尿病足向晚期发展的时间,减少足溃烂的发生,减少糖尿病足的截肢率。糖尿病足的发病原因中小血管病变,微循环障碍,周围神经营养障碍是相互联系,互为因果的。例如,周围神经营养依靠其并行的滋养血管就是微血管,微循环障碍直接影响周围神经功能,而周围神经功能障碍,微血管调解功能失调造成微循环障碍。

积极利用动脉微灌注治疗早期糖尿病足可以有效改善下肢微循环功能,改善周围神经代谢,延缓病情的发展,减少足溃疡和截肢的发生。

在临床实践中可以看到动脉微灌注可以在短时间内改善足缺血,微循环障碍和周围神经病变的症状和体征,尤其对症状改善最为明显,我们观察到灌注前列地尔后绝大部分患者出现足趾红润,发热感,部分患者足部由干燥转为湿润,汗毛稀少症状改善,行走距离延长,表浅的足部溃疡愈合时间缩短,从我们的临床分析看,治疗后一年内效果比较明显,一年后约60%的患者再次不同程度出现治疗前症状,这提示动脉微灌注治疗后长期控制血糖,改善微循环,改善神经代谢治疗是非常必要的。症状复发后再次进行动脉微灌注治疗仍然可以取得较好的疗效。

(王爱林)

参 考 文 献

［1］Boulton AJ. The global burden of diabetic fod disease. Lancet,2005,366(9498):1719-1724.

［2］段文若. 糖尿病的诊断与个体化治疗. 北京:人民卫生出版社,2010:166-167.

［3］罗艳. 中药足浴联合按摩治疗糖尿病足0级50例. 中国中医药科技,2013,20(3):322-323.

［4］邓建华. 补阳还五汤联合空气液压治疗仪治疗糖尿病足0级. 中国临床研究,2013(18):4-7.

［5］谷涌泉. 下肢远端动脉搭桥治疗46例糖尿病足. 血管外科,2002,3(4):9-12.

［6］陈炯. 糖尿病足:临床操作指南. 天津:科学技术出版社,2009:7-17.

第四篇　糖尿病足部创面的修复

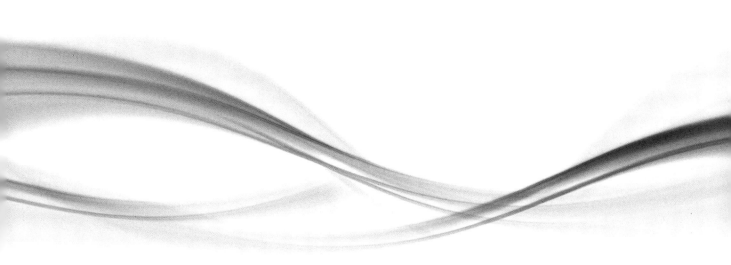

第一章 糖尿病足创面修复的进展

经济的快速发展和生活方式的改变导致糖尿病患者人数快速增加,中国已成为全球糖尿病患病人数最多的国家。糖尿病足是糖尿病最严重和治疗费用最高的慢性并发症之一。中国糖尿病足患者多为高龄、低文化程度、低收入者,已成为体表慢性难愈合创面最主要的形成原因。糖尿病患者年新发溃疡发病率为8.1%,并在糖尿病病程8年后明显增加,防治糖尿病足的工作任重而道远。

创面愈合本身是一个复杂的生物学过程,涉及炎性细胞、修复细胞、细胞外基质及细胞因子等很多因素的共同参与,是在不同时期通过高度协调、相互调控,以达到恢复组织结构完整性为目的的复杂过程,具有网络化和时相性的特点。根据创面愈合的生理病理过程,采取相应的处理原则对于创面治疗结局至关重要。清创是创面愈合的基础,彻底清创是防止创面感染的重要措施,及时闭合创面又是防止组织进一步发生坏死的重要手段。当完成对创面的预判工作后,适当的创基处理、合适的敷料覆盖以及闭合方法在加速愈合中有重要作用。随着对糖尿病创面愈合障碍机制研究的深入,宏观病理机制涉及糖尿病周围神经病变、周围血管病变、感染耐药菌形成和细菌生物膜形成等。微观病理机制在细胞、分子水平层面,涉及氧化应激、糖基化终末产物、细胞因子、细胞凋亡、细胞间基质等方面的研究逐渐成为热点,治疗手段在清创方式、新型敷料、细胞因子、干细胞治疗、组织工程材料及物理治疗等方面均取得了长足的进步。

一、创面愈合障碍机制

(一) 氧化应激

高糖状态下醛糖还原酶活性增加,多元醇通路激活;磷酸二羟丙酮增加,来源于葡萄糖的二酰甘油合成激活蛋白激酶C(protein kinase C,PKC);6-磷酸果糖增加激活己糖胺途径;丙糖过多转化为AGEs的前体物质甲基乙二醛,进而生成晚期糖基化终末产物(advanced glycation endproducts,AGEs)。多元醇、AGE、PKC、己糖胺通路均可引起细胞功能紊乱,导致糖尿病创面难愈的发生。

(二) 糖基化终末产物

糖基化终末产物(AGEs)是指蛋白质、脂质或核酸等大分子在没有酶参与的条件下,自发的与葡萄糖或其他还原单糖反应所生成的稳定共价加成物。AGEs可以和人体的各种组织细胞相结合并破坏这些组织细胞,从而造成对人体的危害。持续的高血糖可引起体内多种蛋白质非酶糖基化,并由此形成的AGEs明显增多,通过干扰内皮细胞与白细胞间的相互作用,还能使单核巨噬细胞、内皮细胞和成纤维细胞功能受抑,分泌细胞因子的能力下降,且在创面浸润的时间延长,进而会影响到创面愈合。

(三) 细胞因子

糖尿病发生时,不同生长因子的表达水平和表达的时程变化影响了正常的创面愈合进程。传统观点认为,糖尿病创面难愈是因为创面生长因子合成的相对或绝对不足,局部应用生长因子,可以促进创面愈合。但有研究认为,糖尿病创面愈合障碍,除创面局部某些生长因子缺乏和不足外,生长因子活性的改变可能也是影响糖尿病创面愈合的另一重要因素,如生长因子的糖基化。AGEs对基质的修饰,不仅可能会引起组织修复细胞支架的改变,还会影响生长因子的储存和释放。

（四）细胞凋亡

糖基化终末产物通过对细胞凋亡相关因子 BCL-2、Bax、p53 及细胞周期相关因子 cdk4、Ki67 等的影响，致细胞凋亡增加，增殖受抑。同时，糖基化终末产物使生长因子糖基化，进而造成在创面修复中发挥重要作用的巨噬细胞趋化功能异常及其与炎症阶段和增殖阶段的不同步，出现Ⅰ型巨噬细胞数量表达不足而Ⅱ型巨噬细胞数量表达过度，呈现巨噬细胞浸润的时相异常和Ⅰ、Ⅱ型巨噬细胞表达比例的异常，造成炎性细胞功能受损，使局部免疫异常从而导致创面愈合障碍。

（五）MMPs 家族动态平衡

创面愈合过程中的细胞移行、肉芽组织形成、新生血管化及基质重塑均有赖于细胞外基质（extracellular matrix，ECM）可控性代谢。基质金属蛋白酶（matrix metalloproteinases，MMPs）是一类具有共同生化性质的、可降解 ECM 的锌依赖性肽链内切酶，是参与 ECM 降解的主要蛋白酶之一。在创伤早期的炎症浸润阶段，向创面迁移的中性粒细胞、巨噬细胞、淋巴细胞等炎性细胞能分泌 MMPs，为修复细胞和炎性细胞的迁移清除障碍；在增生期，角质形成细胞、成纤维细胞和内皮细胞等修复细胞分泌 MMPs，以促进细胞的迁移、创面的上皮化形成和新生血管形成；在重塑期，MMP 影响着胶原的合成与分解的动态平衡及创面的收缩和瘢痕重塑过程。蛋白酶激活的调控有几种机制，包括转录水平，酶原激活和金属蛋白酶组织抑制物（tissue inhibitors of metalloproteinases，TIMPs）的调控。MMPs 和 TIMPs 的活化需要被精细地调控，如果 MMPs 被过度地激活，或者 TIMPs 缺乏将会导致新形成的细胞外基质和某些细胞因子被降解，从而阻碍创面愈合。MMP/TIMP 的比例对反映创面愈合情况更重要。在糖尿病难愈性创面中还出现 MMP-1、MMP-2、MMP-13 水平增高的现象，这可能是由于在角质细胞增殖中的 MMP-1 的表达有助于新上皮形成，而在愈合后期，MMP-1 在上皮中的过表达阻碍了基膜形成和肉芽组织形成，影响了组织重塑。MMPs 在糖尿病患者创伤前后皮肤组织中时空表达异常及 MMPs/TIMP 失衡可能是糖尿病创面愈合延迟的重要机制之一。

二、清创方式

清创方式已经由传统狭义的清创术，即清洗、消毒污染的创面，用手术刀、剪切除坏死组织，使之变为清洁的创面，而向选择性、柔性损伤的机械和器械清创术转变。

常用的柔性清创方式有：

1. 通过水流冲洗、器械搔刮等方法去除伤口中的腐肉、组织碎片、异物和杂质等使创面床洁净，具体有超声刀清创、水刀清创等。

2. 通过干-湿纱布交换，当纱布移除时坏死组织也被清除。现代敷料（泡沫敷料等）也是这一原理，通过技术改进克服了传统方式所带来的疼痛、损伤组织的弊端。现在临床上广泛应用的创面负压治疗（NPWT），也是一种敷料清创。

3. 利用伤口内自身的溶酶使失活组织液化、软化、去除坏死组织和纤维蛋白原覆盖物，通过一系列的现代先进敷料来实现，常用敷料为水凝胶、水胶体或藻酸盐敷料，它的作用在封闭环境中能得到加强。此种方式很难与前述的敷料清创截然区分。

4. 采用某些具有蛋白水解作用的外源性酶类，将坏死或失活的组织分解、清除，同时又不损害邻近正常组织，从而达到清创目的一种方法。在创面愈合的最初阶段，自溶清创术是通过中性粒细胞酶的作用实现的，包括弹性蛋白酶、胶原蛋白酶、髓过氧化物酶、酸性水解酶及溶酶体等。目前用于酶清创的蛋白酶种类较多，来源包括细菌及动、植物，应用较多的是枯草菌酶、胶原酶、菠萝蛋白酶及木瓜蛋白酶。

5. 利用严选、已测试及消毒后的蝇蛆来清理未能愈合的伤口，主要适用于坏死组织已软化或难以清除的慢性创面。丝光绿蝇是常用的物种，该疗法涉及伦理、患者心理等问题，相关研究处于初期。

三、新型敷料

敷料实际上是指应用于创面覆盖或填充创面，或用于创面治疗的一类物质的总称。包括生物材料和非生物材料等多种。

作为治疗创伤的一种手段,传统的敷料在创面治疗中发挥了重要的作用,其设计理念主要在于覆盖创面,使创面与外界隔离,避免创面受到外界进一步污染等。新型敷料实际上就是指那些相对于传统纱布(干性敷料,又称惰性敷料)而言的、具有保湿与促修复作用的生物活性敷料,包括藻酸盐敷料、水胶体敷料及水凝胶敷料等。近半个世纪以来,随着人们对创伤修复与组织再生机制认识的加深,特别是20个世纪60年代Winter博士有关湿性环境与创面愈合作用及其相关机制的研究,使人们逐渐认识到敷料不仅仅起覆盖创面的作用,而且还应当赋予促进或加速创面愈合的速度与提高修复质量等功能。所以,现代敷料设计的理念在此基础上得到了进一步的深化,主要包括以下方面:通过敷料使创面保持一个微湿的环境,以利于坏死组织溶解,但又不增加感染的危险;有利于促进和加速多种与组织修复和再生有关的生长因子蛋白或多肽的释放;能够显著加速肉芽组织的形成;有助于减轻伤口疼痛;在交换敷料时不会对新生的肉芽组织或上皮组织产生破坏作用;减轻医生与护士的劳动和方便生活,如减少交换敷料的频次及可以在应用敷料的情况下洗澡等。在这一思想指导下,各种现代敷料(又称革命性敷料)便应运而生。因此,现代的敷料包括了多种采用高科技手段生产的现代敷料和多种组织工程产品,如各种先进的保湿敷料和组织工程皮肤(表皮、真皮和复合皮)等。目前这类产品已在欧美普遍应用,并进入家庭。在我国,目前也有以康乐宝公司、施贵宝公司、施乐辉公司等的部分产品在市上销售。国内敷料总的发展趋势是以引进、消化和自主研发相结合的形式存在。20个世纪90年代以来,随着多种现代敷料的引进和逐步推广,国内厂家开始通过合资引进现代敷料生产线,或者根据现代敷料设计理念自己研发新的产品,如将纳米技术应用于新产品研发等。

四、细胞因子

(一)血小板源性生长因子

血小板源性生长因子(platelet derived growth factor,PDGF)家族有两个主要成员:PDGF和血管内皮生长因子(vascular endothelial growth factor,VEGF),它们具有相似的结构,但结合不同的受体,产生不同的作用。PDGF主要作用于间质细胞,如成纤维细胞,而VEGF则作用于内皮细胞。PDGF刺激中性粒细胞、巨噬细胞、成纤维细胞、平滑肌细胞的丝裂原活性和趋化性,有利于炎症反应的启动。PDGF在招募周细胞和平滑肌细胞到毛细血管过程中很重要,周细胞嵌入毛细血管内皮细胞的基膜中,通过物理接触和旁分泌信号与内皮细胞进行细胞通信,监视和稳定内皮细胞的成熟过程。周细胞和平滑肌细胞有利于提高血管结构的完整性。PDGF还可促进成纤维细胞的增殖,增加细胞外基质量,诱导肌成纤维细胞表达,刺激成纤维细胞构建胶原矩阵形成。PDGF由于其对蛋白水解作用的易感性,在慢性难愈合创面降低。早在1997年,FDA已批准了Becaplermin(贝卡普勒明,诺华疫苗和诊断公司)治疗糖尿病足溃疡(DFUs),这是FDA批准的唯一可以用于治疗的生长因子。国内也有类似产品(天士力公司)即将上市,进入临床应用。

(二)成纤维细胞生长因子

FGF家族目前有24种之多,有人将它们分为6个亚家族,可由角质形成细胞、成纤维细胞、血管内皮细胞、平滑肌细胞、软骨细胞和肥大细胞产生。在已发现的24种FGF中,研究最多、最重要的是FGF1和FGF2,因它们的等电点分别属于酸性和碱性,故又称酸性成纤维细胞生长因子(acid fibroblast growth factor,aFGF)和碱性成纤维细胞生长因子(basic fibroblast growth factor,bFGF)。其机制主要有以下三个方面:

1. 通过增强细胞的增殖能力,促进肉芽组织的形成。在创面早期,创面内皮细胞和巨噬细胞等可释放aFGF,促进成纤维细胞和角化细胞增殖、迁移,诱导胶原、基质及各种细胞因子的产生。

2. 促进胶原重塑。aFGF可通过刺激成纤维细胞增殖、分化,促进胶原沉积,同时aFGF还可调节成纤维细胞、内皮细胞分泌胶原酶。通过对胶原纤维的合成与分解进行调节,达到皮肤组织中胶原含量的相对平衡。

3. 促进血管的形成。目前已有成品的aFGF应用于临床,能够明显促进创面愈合,但利用率较低。

bFGF 可由成纤维细胞、巨噬细胞、内皮细胞等分泌,是皮肤成纤维细胞重要的促分裂剂和趋化因子。在创面愈合中可促进成纤维细胞迁移,刺激其产生胶原的细胞外基质,可刺激再上皮化的角质形成细胞增殖、分化和迁移。尤其是组织受损后,通过刺激毛细血管内皮细胞的渗透和增殖,来促进肉芽创面新生血管的形成。由于其在早期就会由创区炎性细胞等分泌,所以是启动肉芽组织形成的重要因素,在组织重塑的后期也有着重要作用。我们团队针对糖基化产物对生长因子糖基化造成其活力下降,促愈合能力降低等病因,将成纤维细胞生长因子进一步进行改性和保护性处理,使其抗氧化能力明显增强,进一步提高了生长因子促创面修复效果。

(三) 表皮细胞生长因子

EGF 广泛存在于体液和多种腺体中,在血浆中浓度极低,富含于血小板中。EGF 家族有十几个成员,主要有四种形式:EGF、TGF-α、HB-EGF(肝素结合的表皮生长因子)和 AB(两性调节因子),它们拥有相似的结构,结合 EGF 受体,但有不同的生物学活性。EGF 的主要靶细胞是表皮细胞,但 EGF 对其他细胞,如角质形成细胞、成纤维细胞、神经胶质细胞、平滑肌细胞和软骨细胞等均具有趋化性和促分裂作用。EGF 能够刺激表皮细胞迁移和分裂及某些蛋白质如纤维链接蛋白的合成,后者能促进细胞连接和迁移。在我国,基因工程"重组人表皮生长因子"对 2000 多例烧伤、外伤、慢性溃疡病等病例进行了临床试验,结果表明,重组人表皮生长因子外用药的治疗效果,有效率达 86% 以上,疗效肯定。

外源性 EGF 是如何促进内源性 EGF 表达,信号转导的途径需要进一步探究。外源性 EGF 半衰期短,局部使用之后很快被稀释和降解,需反复大量使用,针对这些问题目前致力于 EGF 的载体和缓释系统。缓释系统必须满足:制备工艺简单;载药量足够大,包封率足够高;组织相容性好;保持表皮生长因子的活性,无毒可降解等;利于保存,能持久保持生长因子活性。壳聚糖、聚乳酸、明胶和多糖基水凝胶都是外源性表皮生长因子的良好缓释载体,也有通过良好的构建,分别包含了不同细胞因子和(或)细胞组合的组织工程生物材料,其中部分还是临床科学构想,也有部分产品在做临床前研究或临床研究,有一些已经在临床中应用,例如"安体肤"。

临床中广泛应用的富血小板血浆(PRP)因为含有多种细胞因子,可以看作多种细胞因子的复合体,其促进糖尿病足创面愈合的治疗效果已经在临床中得到了广泛的验证。

五、干细胞

根据干细胞的来源,干细胞可以分为异体源性干细胞和自体源性干细胞。异体源性干细胞包括脐血内皮祖细胞和提取自胎盘、脐带、脐血的多能间叶基质细胞。自体源性干细胞包括外周血单核细胞、骨髓单核细胞、脂肪源性干细胞。干细胞应用与创面修复和组织再生主要发挥两方面的作用,一方面,干细胞在损伤部位局部微环境的作用下,转变为相关的组织修复细胞发挥促进修复和再生的作用。另一方面,干细胞在创面发挥自分泌和旁分泌作用,分泌大量与组织修复和再生相关的生长因子参与修复与再生过程。目前,已经有相关报告表明,局部应用间充质干细胞对糖尿病足的血管再生及严重烧伤后皮肤汗腺再生等产生了积极的作用。胎盘和羊水中分离的干细胞具有分化成多种细胞的潜能,而且外胚层和内胚层的干细胞也具有此分化作用。关于人类应用胚胎干细胞作为治疗方式还存在巨大的争议,尤其是来自伦理学方面的强大质疑严重限定了其在临床中的应用。随着《干细胞临床研究管理办法》和与之配套的《干细胞制剂质量控制及临床前指导原则》等管理措施的实施,中国政府已经把干细胞和再生医学研究放在优先发展的重要战略位置。全球发达国家共同的做法是异体、自体源性干细胞均可注册申报为干细胞产品,异体源性干细胞可注册申报为干细胞药品并上市。这些必将为此类治疗手段更快更好地进入临床提供保证。

六、组织工程生物材料

随着细胞生物学、分子生物学、生物工程和材料科学的发展,在 20 世纪 80 年代末至 90 年代初诞生了组织工程学(tissue engineering),是再生医学的重要组成部分。关于组织工程生物材料的术语很多,包括生物工程皮肤、生物工程皮肤替代物、生物皮肤替代物、组织工程皮肤、培养的皮肤类似物等。基于活细胞的组织工程生物材料应用于创面治疗时，一般通过刺激创面床愈合过程或提供外源性生长因子起作用。一些组织工程生物材料除了含有生长因子外，还有活性的成纤维细胞和角质形成细胞。组织工程生物材料的临床应用效果与治疗人员处理创面的经验及对该类产品特性的了解高度相关，使用时机是决定治疗效果成败的关键因素。

七、其他技术、方法和材料

高能窄谱红光[（640±10）nm]能被细胞线粒体大量吸收形成光化学反应，修复细胞酶促反应和有氧呼吸，从而显著改善创面愈合微环境，减轻糖基化产物对修复细胞的毒性作用，提高组织愈合速度和质量。我们团队在国际上研制出第一台商业化实际应用于外科创面治疗的红光治疗仪，已经在全国1300余家医院推广应用，使广大患者受益，已经成为创面治疗的重要手段之一。蓝光对于有效灭菌，特别是杀灭耐药菌及破坏及细菌生物膜有独特疗效。在常规治疗的基础上，其他激光（半导体激光、氦-氖激光）、红外线、红光、微波、紫外线、超短波均报道有助于糖尿病足溃疡愈合，而且多种光疗联合应用效果更佳。有研究证实，高压氧可有效改善糖尿病足溃疡患者的供氧和营养代谢，促进皮肤修复和生长，加速溃疡愈合，而局部应用臭氧可控制糖尿病足感染，从而有助于糖尿病足创面愈合。

八、传统医学

我国对于创面（疮疡）的处理经验自5000余年前的周代即有记载。中医治疗创面分局部和全身两方面，治疗分为消、托、补三法。早期以消为主，解热清毒；中期以托为主，托毒外出兼以解毒；晚期以补为主，益气托里生肌。同时，根据创面情况多法同用，灵活掌握。阴性创面通常要先回阳内托，再按阳性创面处理，与西医把慢性创面转变成急性创面进而促进愈合相一致。

具有代表性的治疗方法"煨脓生肌"，是历代医家在总结疮疡形成病因及病机演变基础上，对疮疡愈合过程经过仔细观察、总结，并经临床实践检验的基础上衍生而成，并发明出"玉红膏""生肌玉红膏""黄连解毒膏""生肌散"等外治方药。这些方药愈创作用主要是通过促进血液循环、成纤维细胞增长、激活、趋化巨噬细胞、增强创面免疫活性细胞氧化代谢功能、提高创面纤维结合蛋白含量、促进创面收缩物质增生等方面来完成。由此还派生出"箍围疗法""溻渍疗法"等，使药物有效成分经局部吸收，起到清热消肿、散瘀定痛、温经化痰等治疗效应，即截毒、束毒、拔毒等效应。

现代湿润创面愈合理论和"煨脓生肌"理论均强调创面的生长需要适宜的湿性环境。"煨脓生肌"理论中存在主动修复的概念，通过改善创周局部微环境可以更有效地促进创面愈合。京万红软膏作为"煨脓生肌"外治法的代表，我们曾将其与创面常用药物磺胺嘧啶银锌凝胶进行了动物对照实验和多中心临床观察，发现无论在愈合速度及愈合质量，均显示出良好的促糖尿病创面愈合的作用。临床实践中如果与现代保湿泡沫敷料结合使用，疗效更佳。

上海市中西医结合医院奚九一教授总结出"筋疽"及"奚氏"分型理论，对于中医辨证分型治疗具有很好的指导作用。

九、糖尿病足治疗的组织与管理-专科治疗

糖尿病足创面本身具有发病机制复杂、合并症多、住院日长、严重占用和消耗医疗和社会资源的特点。要想取得良好的治疗效果并降低治疗成本，必须改变传统治疗模式，创新复杂难愈合创面治疗的新模式，即开展慢性难愈合创面的专科治疗。与此同时，针对慢性难愈合创面长期压床的问题，必须解决患者在医院内和医院外治疗的流动问题。为此，我们团队针对慢性难愈合创面具有"小病房、大门诊"的特点，首创以创面治疗专科和社区医疗机构双向联动与转诊的新模式，初步解决了慢性难愈合创面患者看病难、看病

贵及住院时间长的难题,受到国际同行的高度肯定。而且针对慢性难愈合创面具有可防治的特征,创新性建立了针对糖尿病足为代表的慢性难愈合创面防控的宣传教育体系。相关研究得到世界糖尿病基金会(World Diabetes Foundation,WDF)高度认可,并投资55万美元实施。到目前为止,已在全国20余个城市开办60余个学习班,参加人数8600余人,受到国际同行的高度肯定,并且在全国建立了具有示范性作用的近100家创面治疗中心(包括糖尿病足专科中心)。通过以上治疗模式的创新,大大提高了创面治愈率,降低了糖尿病足的截肢率。有关中国人体表慢性难愈合创面防控的创新理论与关键措施研究获得了2015年度国家科技进步奖一等奖,这从一个侧面体现出我国在包括以糖尿病足为代表的体表慢性难愈合创面防控领域取得的巨大成绩获得国家的高度肯定。

针对体表慢性难愈合创面规范化治疗的需求,2011年,付小兵院士和韩春茂教授等组织相关专家,编辑出版了国内第一本关于慢性伤口的指南性书籍《慢性伤口诊疗指导意见》(2011版),出版后受到广大业内人员的欢迎,对规范我国创面治疗起到了一定的作用。与此同时,国内部分专家还应邀参与了国际创面治疗指南的编写工作,获得国际同行的高度认可。2013年底,为进一步提高我国慢性难愈合创面的治疗水平和规范急性及慢性创面的诊疗过程,同时为了让指南更加符合中国人的特性,付小兵院士提议,根据国内相关文献,结合国外相关指南,建立一个全面的、属于中国人自己的创面诊疗指南。

通过制定标准、文献调研、专家分析、小组专题讨论和不同领域专家交叉评估,以及领域专家审读等形式,历经1年多,最终完成了这部中国人的创面诊疗指南编写工作,并由人民卫生出版社正式出版。这本《中国创面诊疗指南》(2015版)制定的文献依据均来自中国的相关文献,未采用国外的相关报告。在指南的文献收集、研究和分析中,我们发现,国内的文献较国外相关报告存在一定的差距。这个差距主要表现在国内文献的质量不高,包括研究方法、统计分析、研究结果等。这个差距除和发达国家的医疗水平差距有关外,更多的在于创面治疗的患者许多在基层和非教学医院,而这些医院的研究水平较差,这也是急需制定指南的需求所在。同时也提示我们,创面诊疗工作的重心需要下沉。

十、总结和展望

创面治疗是一个复杂的系统工程,涉及学术、技术与管理多个层面,需要多方面的协同与合作。理想的创面修复是完全恢复受损组织的各层结构和功能,即达到完美的再生,是组织修复与再生医学面临的新问题与新挑战。利用现代敷料创造最利于组织修复与再生的环境(调节温度、湿度、pH、氧分压、生物电、磁、光等),并通过有效地补充外源性多种组织细胞、细胞成分及细胞外基质成分,以达到多种组织的同步修复与再生,是未来的研究和发展方向,具体通过生物材料、组织工程技术与产品等来实现。

未来的理想创面修复材料,应该是:

1. 有良好的遮盖,与受体排异性最小。

2. 能根据创面生长需要,智能提供所需的细胞、细胞因子及细胞间基质等成分。

3. 能分泌镇痛成分。

4. 能提供适宜的温度、湿度、pH、氧分压、生物电等创面生长的一切因素。

随着科学技术的发展,理想敷料和技术必将成为我们临床中的常用手段,但未来仍有很远的路要走。

(姜玉峰　付小兵)

参 考 文 献

［1］Yufeng Jiang,Xuemei Wang,Lei Xia,et al. A cohort study of diabetic patients and diabetic foot ulceration patients in China. Wound Rep Reg,2015,(23):222-230.

［2］Yufeng Jiang,Lei Xia,Lijing Jia,et al. Survey of Wound-Healing Centers and Wound Care Units in China. Int J Low Extrem Wounds,2015,15(3):274-279.

［3］Yufeng Jiang,Xingwu Ran,Zhangrong Xu,et al. Epidemiology of type 2 diabetic foot problems and predictive factors for amputation in China. Int J Low Extrem Wounds,2015,14(1):19-27.

[4] Yufeng Jiang,Zhangrong Xu,Xiaobing Fu. Healing Diabetic Foot Ulcers Step by Step. Int J Low Extrem Wounds,2012,11(4):307-310.

[5] Yufeng Jiang,Sha Huang,Xiaobing Fu,et al. Epidemiology of chronic cutaneous wounds in China. Wound Rep and Reg,2011,19:181-188.

[6] 付小兵,王德文. 现代创伤修复学. 北京:人民军医出版社,1999:238-255.

[7] 付小兵. 生长因子与创伤修复. 北京:人民军医出版社,1991:2-195.

[8] 付小兵,王德文. 创伤修复基础. 北京:人民军医出版社,1997:14-166

[9] 付小兵,王正国. 现代高新技术与创伤修复. 北京:人民军医出版社,2002:97-107.

[10] 付小兵,吴志谷. 现代创伤敷料理论与实践. 北京:化学工业出版社,2007:1-250.

[11] 付小兵,王正国. 再生医学:原理与实践. 上海:上海科学技术出版社,2008:17-32.

[12] 付小兵,王正国. 再生医学-基础与临床. 北京:人民卫生出版社,2013:157-231.

[13] 付小兵. 糖尿病足及其相关慢性难愈合创面的处理. 北京:人民军医出版社,2011,1-110.

[14] 付小兵,韩春茂. 慢性伤口诊疗指导意见. 北京:人民卫生出版社,2011:1-97.

[15] 付小兵,韩春茂,陆树良. 中国创面诊疗指南. 北京:人民卫生出版社,2016:9-12.

[16] 杨云滨,付小兵,覃国强. 建立创面治疗中心的管理学探讨——(一)建立创面治疗中心的现实基础. 感染、炎症、修复,2011,12(2):67-68.

[17] 杨云滨,付小兵,覃国强. 建立创面治疗中心的管理学探讨——(二)建立创面治疗中心的依据. 感染、炎症、修复,2011,12(3):131-133.

[18] 杨云滨,付小兵,覃国强. 建立创面治疗中心的管理学探讨——(三)创面治疗中心的建设构想. 感染、炎症、修复,2011,12(4):195-196.

[19] 杨云滨,付小兵,覃国强. 建立创面治疗中心的管理学探讨——(四)建立创面治疗中心的一些问题及解决办法. 感染、炎症、修复,2012,13(1):3-5.

[20] 付小兵. 创面治疗中心建设的实践. 中华烧伤杂志,2011,27(7):8-9.

[21] 姜玉峰,付小兵. 体表慢性难愈合创面的研究进展. 感染、炎症、修复,2011,12(1):59-61.

[22] 姜玉峰,付小兵,陆树良,等. 中国人群体表慢性难愈合创面病原微生物学特征分析. 感染、炎症、修复,2011,12(3):134-138.

[23] 姜玉峰,许樟荣,付小兵. 整体观、系统观及多学科合作在糖尿病足诊治中的重要性. 感染、炎症、修复,2012,13(2):67-69.

[24] 姜玉峰,贾黎静. 实用糖尿病足诊疗学. 北京:科学技术文献出版社,2015:188-215.

[25] 许永安,付小兵. 蝇蛆疗法在创面修复治疗中的应用进展. 感染、炎症、修复,2010,11(1):58-60.

[26] Gurtner GC,Werner S,Barrandon Y,et al. Wound repair and regeneration. Nature,2008,453(7193):314-321.

[27] Roszer T. Inflammation as death or life signal in diabetic fracture healing. Inflamm Res,2011,60(1):3-10.

[28] Lin WD,Lu SL,Qing C,et al. The relationship of diabetic non-healing wound and AGEs. Chin J Clin Ehab,2003,7(17):2491-2493.

[29] Lin WD,Lu SL,Q ing C,et al. Proliferation inhibiting effect of advanced glycation end products modified human serum album into vascular endothelial cell ECV304. Natl Med Ch ina,2003,83(7):572-576.

[30] Lin WD,Lu SL,Qing C,et al. The relationship of diabetic non-healing wound and AGEs. Chin J Clin Rehab,2003,7(17):2491-2493.

[31] Morgan C,Nigam Y. Naturally derived factors and their role in the promotion of angiogenesis for the healing of chronic wounds. Angiogenesis,2013,16(3):493-502.

[32] Aloe L. Nerve growth factor,human skin ulcers and vascularization. Our experience. Prog Brain Res,2004,146:515-22.

[33] Nissen NN,Shankar R,Gamelli RL,et al. Heparin and heparin sulphate project basic fibroblast growth factor from non-enzymic glycosylation. Beochem,1999,338:637-642.

[34] Arya AK,Tripathi R,Kumar S,et al. Recent advances on the association of apoptosis in chronic non healing diabetic wound. World J Diabetes,2014,5(6):756-762.

[35] Dasu MR,Barrow RE,Spies M,et al. Matrix metal loproteinase expression in cytokine stimulated human dermal fibroblast s. Burns,2003,29(6):527-531.

[36] Ladwig GP,Robson MC,Liu R,et al. Ratios of activated matrix metalloproteinase-9 to tissue inhibitor of matrix metalloprotein-

ase-1 in wound fluids are inversely correlated with healing of pressure ulcers. Wound Repair Regen,2002,10(1):26-37.

[37] Cheng AM,Byrom MW,Shelton J,et al. Antisense inhibition of human miRNAs and indications for an involvement of miRNA in cell growth and apoptosis. Nucleic Acids Res,2005,33(4):1290-1297.

[38] Xu J,Wu W,Zhang L,et al. The role of microRNA-146a in the pathogenesis of the diabetic wound-healing impairment:correction with mesenchymal stem cell treatment. Diabetes,2012,61(11):2906-2912.

[39] Yang X,Wang J,Guo SL,et al. miR-21 promotes keratinocyte migration and re-epithelialization during wound healing. Int J Biol Sci,2011,7(5):685-690.

[40] Albrecht-Schgoer K,Schgoer W,Theurl M,et al. Topical secretoneurin gene therapy accelerates diabetic wound healing by interaction between heparan-sulfate proteoglycans and basic FGF. Angiogenesis,2014,17(1):27-36.

[41] Amoli MM,Hasani-Ranjbar S,Roohipour N,et al. VEGF gene polymorphism association with diabetic foot ulcer. Diabetes Res Clin rac,2011,93(2):215-219.

[42] Barrientos S,Brem H,Stojadinovic O,et al. Clinical application of growth factors and cytokines in wound healing. Wound Rep Reg,2014(22):569-578.

[43] Gomez-Villa R,Aguilar-Rebolledo F,Lozano-Platonoff A,et al. Efficacy of intralesional recombinant human epidermal growth factor in diabetic foot ulcers in Mexican patients:a randomized double-blinded controlled trial. Wound Repair Regen,2014,22(4):497-503.

[44] Huang P,Li S,Han M,et al. Autologous transplantation of granulocyte colony-stimulating factor mobilized peripheral blood mononuclear cells improves critical limb ischemia in diabetes. Diabetes Care,2005,28(9):2155-2160.

[45] Nowak WN,Borys S,Kusińska K,et al. Number of circulating pro-angiogenic cells,growth factor and anti-oxidative gene profiles might be altered in type 2 diabetes with and without diabetic foot syndrome. J Diabetes Investig,2014,5(1):99-107.

[46] Singla S,Garg R,Kumar A,et al. Efficacy of topical application of beta urogastrone(recombinant human epidermal growth factor)in Wagner's Grade 1 and 2 diabetic foot ulcers:Comparative analysis of 50 patients. J Nat Sci Biol Med,2014,5(2):273-177.

[47] 曹雪涛. 免疫学前沿进展. 北京:人民卫生出版社,2009:332.

[48] 付小兵. 慢性难愈合创面防治理论与实践. 北京:人民卫生出版社,2010:120-140.

[49] 李斌,吴晓勇,徐丽红,等. 糖尿病创面愈合与粒细胞巨噬细胞集落刺激因子关系的研究. 中国现代医药杂志,2008,10(11):24-26.

[50] 李炳辉,高瑞超,籍胤玺. 神经生长因子在糖尿病足创面组织中表达相关性的研究进展. 中华损伤与修复杂志:电子版,2011,6(4):70-71.

[51] 林才,张鹏,罗旭,等. 外用重组牛碱性成纤维细胞生长因子治疗糖尿病足难愈创口临床分析. 临床医学,2008,28(6):33-34.

[52] 刘晓韬,洪小芳,张志文. 自体富血小板血浆凝胶与重组生长因子在糖尿病足治疗的比较研究. 医药前沿,2013,1:140-141.

[53] 王润秀,林源,张立明,等. 局部应用外源性生长因子对糖尿病创面愈合影响的临床研究. 广西医科大学学报,2004,21(1):5-7.

[54] 魏婷婷,谢丽云,管咪咪,等. aFGF 抗糖尿病溃疡作用的研究进展. 温州医学院学报,2013,43(7):488-494.

[55] 易吉秀. 重组人粒细胞-巨噬细胞集落刺激因子治疗早期糖尿病足溃疡疗效观察. 中国药房,2011,22(10):909-911.

[56] 袁继龙,李春山,赵欣宇,等. PRP 技术及其在美容医学领域中的应用. 中国美容整形外科杂志,2009,20(10):631-638.

[57] 朱晓璐,孙嘉. 生长因子治疗糖尿病足溃疡的研究进展. 中华损伤与修复杂志,2012,7(2):63-67.

[58] Kalka C,Masuda H,Takahashi T,et al. Transplantation of exvivo expanded endothelial progenitor cells for therapeutic neovascularization. Proc Natl Acad Sci U S A,2000,97(7):3422-3427.

[59] Naruse K,Hamada Y,Nakashima E,et al. Therapeutic neovascularization using cord blood-derived endothelial progenitor cells for diabetic neuropathy. Diabetes,2005,54(6):1823-1828.

[60] Fukuchi Y,Nakajima H,Sugiyama D,et al. Human placenta-derived cells have mesenchymal stem/progenitor cell potential. Stem Cells,2004,22(5):649-658.

[61] Miao Z,Jin J,Chen L,et al. Isolation of mesenchymal stem cells from human placenta:comparison with human bone marrow mesenchymal stem cells. Cell Biol Int,2006,30(9):681-687.

[62] Lee OK,Kuo TK,Chen WM,et al. Isolation of multipotent mesenchymal stem cells from umbilical cord blood. Blood,2004,103

（5）:1669-1675.

［63］ Romanov YA,Svintsitskaya VA,Smirnov VN. Searching for alternative sources of postnatal human mesenchymal stem cells: candidate MSC-like cells from umbilical cord. Stem Cells,2003,21(1):105-110.

［64］ Gang EJ,Jeong JA,Hong SH,et al. Skeletal myogenic differentiation of mesenchymal stem cells isolated from human umbilical cord blood. Stem Cells,2004,22(4):617-624.

［65］ Mareschi K,Biasin E,Piacibello W,et al. Isolation of human mesenchymal stem cells:bone marrow versus umbilical cord blood. Haematologica,2001,6(10):1099-1100.

［66］ Prather WR,Toren A,Meiron M,et al. The role of placental-derived adherent stromal cell（PLX-PAD）in the treatment of critical limb ischemia. Cytotherapy,2009,11(4):427-434.

［67］ Chiao E,Kmet M,Behr B,et al. Derivation of human embryonic stem cells in standard and chemically defined conditions. Methods Cell Biol,2008,86:1-14.

［68］ Klimanskaya I,Chung Y,Becker S,et al. Human embryonic stem cell lines derived from single blastomere s. Nature,2006,444（7118）:481-485.

［69］ Cho SW,Moon SH,Lee SH,et al. Improvement of postnatal neovascularization by human embryonic stem cell derived endothelial-like cell transplantation in a mouse model of hindlimb ischemia. Circulation,2007,116(21):2409-2419.

［70］ Lee KB,Choi J,Cho SB,et al. Topical embryonic stem cells enhance wound healing in diabetic rats. J Orthop Res,2011,29（10）:1554-1562.

［71］ Hasegawa T,Kosaki A,Shimizu K,et al. Amelioration of diabetic peripheral neuropathy by implantation of hematopoietic mononuclear cells in streptozotocin-induced diabetic rats. Exp Neurol,2006,199(2):274-280.

［72］ Kamihata H,Matsubara H,Nishiue T,et al. Improvement of collateral perfusion and regional function by implantation of peripheral blood mononuclear cells into ischemic hibernating myocardium. Arterioscler Thromb Vasc Biol,2002,22(11):1804-1810.

［73］ Iba O,Matsubara H,Nozawa Y,et al. Angiogenesis by implantation of peripheral blood mononuclear cells and platelets into ischemic limbs. Circulation,2002,106(15):2019-2025.

［74］ Salven P,Hattori K,Heissig B,et al. Interleukin-1 alpha promotes angiogenesis in vivo via VEGFR-2 pathway by inducing inflammatory cell VEGF synthesis and secretion. FASEB J,2002,16(11):1471-1473.

［75］ Kawamura A,Horie T,Tsuda I,et al. Prevention of limb amputation in patients with limbs ulcers by autologous peripheral blood mononuclear cell implantation. Ther Apher Dial,2005,9(1):59-63.

［76］ Kamihata H,Matsubara H,Nishiue T,et al. Implantation of bone marrow mononuclear cells into ischemic myocardium enhances collateral perfusion and regional function via side supply of angioblasts,angiogenic ligands,and cytokines. Circulation,2001,104(9):1046-1052.

［77］ Shintani S,Murohara T,Ikeda H,et al. Mobilization of endothelial progenitor cells in patients with acute myocardial infarction. Circulation,2001,103(23):2776-2779.

［78］ Kim H,Park JS,Choi YJ,et al. Bone marrow mononuclear cells have neurovascular tropism and improve diabetic neuropathy. Stem Cells,2009,27(7):1686-1696.

［79］ Naruse K,Sato J,Funakubo M,et al. Transplantation of bone marrow-derived mononuclear cells improves mechanical hyperalgesia,cold allodynia and nerve function in diabetic neuropathy. PLoS One,2011,6(11):e27458.

［80］ Rayman G,Baker NR,Krishnan ST. Glyceryl trinitrate patches as an alternative to isosorbide dinitrate spray in the treatment of chronic painful diabetic neuropathy. Diabetes Care,2003,26(9):2697-2698.

［81］ Strem BM,Hedrick MH. The growing importance of fat in regenerative medicine. Trends Biotechnol,2005,23(2):64-66.

［82］ Fraser JK,Wulur I,Alfonso Z,et al. Fat tissue:an underappreciated source of stem cells for biotechnology. Trends Biotechnol,2006,24(4):150-154.

［83］ Procházka V,Gumulec J,Chmelová J,et al. Autologous bone marrow stem cell transplantation in patients with end-stage chronical critical limb ischemia and diabetic foot. Vnitr Lek,2009,55(3):173-178.

［84］ Di Rocco G,Gentile A,Antonini A,et al. Enhanced healing of diabetic wounds by topical administration of adipose tissue-derived stromal cells overexpressing stromal-derived factor-1:biodistribution and engraftment analysis bybioluminescent imaging. Stem Cells Int,2011:304562.

［85］ Marino G,Moraci M,Armenia E,et al. Therapy with autologous adipose-derived regenerative cells for the care of chronic ulcer of lower limbs in patients with peripheral arterial disease. J Surg Res,2013,185(1):36-44.

［86］ Jin P,Zhang X,Wu Y,et al. Streptozotocin-induced diabetic rat-derived bone marrow mesenchymal stem cells have impaired abilities in proliferation,paracrine,antiapoptosis,and myogenic differentiation. Transplant Proc,2010,42(7):2745-2752.

［87］ Shibata T,Naruse K,Kamiya H,et al. Transplantation of bone marrow-derived mesenchymal stem cells improves diabetic polyneuropathy in rats. Diabetes,2008,57(11):3099-3107.

［88］ Procházka V,Gumulec J,Chmelová J,et al. Autologous bone marrow stem cell transplantation in patients with end-stage chronical critical limb ischemia and diabetic foot. Vnitr Lek,2009,55(3):173-178.

［89］ Lu D,Chen B,Liang Z,et al. Comparison of bone marrow mesenchymal stem cells with bone marrow-derived mononuclear cells for treatment of diabetic critical limb ischemia and foot ulcer:a double-blind,randomized,controlled trial. Diabetes Res Clin Pract,2011,92(1):26-36.

［90］ 孙浩,王红,孙祥煜.壳多糖及其衍生物的复合抑菌作用.大连工业大学学报,2008,27(4):301-303.

［91］ 周凌,伍津津,鲁元刚,等.复方壳多糖组织工程真皮促血管生成活性的研究.中华烧伤杂志,2007,23(5):372-373.

［92］ Worden B,Yang XP,Lee TL,et al. Hepatocyte growth factor/scatter factor differentially regulates expression of proangiogenic factors throush Egr-1 in head and neck squamous cell carcinoma. Cancer Res,2005,65(16):7071-7080.

［93］ Tang Y,Nakada M,Kesavan P,et al. Extracellular matrix metalloproteinase inducer stimulates tumor angiogenesis by elevating vascular endothelial cell growth factor and matix metalloprotenase. Cancer Res,2005,65(8):3193-3199.

［94］ Kirsner RS,Falanga V,Eaglstein WH. The development of bioengineered skin. Trends Biotechnol,1998,16(6):246-249.

［95］ Lee KH. Tissue-engineered human living skin substitutes:development and clinical application. Yonsei Med J,2000,41(6):774-779.

［96］ Bello YM,Falabella AF,Eaglstein WH. Tissue-engineered skin. Current status in wound healing. Am J Clin Dermatol,2001:2(5):305-313.

［97］ Curran MP. Plosker GL. Bilayered bioengineered skin substitute(Apligraf):a review of its use in the treatment of venous leg ulcers and diabetic foot ulcers. BioDrugs,2002,16(6):439-455.

［98］ Claxton MJ,Armstrong DG,Boulton AJM. Healing the diabetic wound and keeping it healed:modalities for the early 21st century. Curr Diab Rep,2002 Dec,2(6):510-518.

［99］ Harding KG,Morris HL. Patel GK Science,medicine and the future:healing of chronic wounds. BMJ,2002,324(7330):160-163.

［100］ Jones I,Currie L,Martin R. A guide to biological skin substitutes. Br J Plast Surg,2002,55:185-193.

［101］ Marston WA. Dermagraft,a bioengineered human dermal equivalent for the treatment of chronic nonhealing diabetic foot ulcer. Expert Rev Med Devices,2004,1(1):21-31.

［102］ Dini V,Romanelli M,Piaggesi A. et al. Cutaneous tissue engineering and lower extremity wounds(part 2). Int J Low Extrem Wounds,2006,5(1):27-34.

［103］ Brem H,Balledux J,Bloom T. et al. Healing of diabetic foot ulcers and pressure ulcers with human skin equivalent:a new paradigm in healing. Arch Surg,2000,135(6):627-634.

［104］ Falanga VJ. Tissue engineering in wound repair. Adv Skin Wound Care,2000,13(2 Suppl):15-19.

［105］ Brem H,Balledux J,Sukkarieh T,et al. Healing of venous ulcers of long duration with a bilayered living skin substitute:results from a general surgery and dermatology department. Dermatol Surg,2001,27(11):915-919.

［106］ Long RE,Falabella AF,Valencia I,et al. Treatment of refractory,atypical lower extremity ulcers with tissue-engineered skin(Apligraf). Arch Dermatol,2001,137(12):1660-1661.

［107］ Veves A,Falanga V,Armstrong DG,et al. Graftskin,a human skin equivalent,is effective in the management of noninfected neuropathic diabetic foot ulcers:a prospective randomized multicenter clinical trial. Diabetes Care,2001,24:290-295.

［108］ Sams HH,Chen J,King LE. Graftskin treatment of difficult to heal diabetic foot ulcers:one center's experience. Dermatol Surg,2002,28(8):698-703.

［109］ Redekop WK,McDonnell J,Verboom P,et al. The cost effectiveness of Apligraf treatment of diabetic foot ulcers. Pharmacoeconomics,2003,21(16):1171-1183.

［110］ Fivenson D,Scherschun L. Clinical and economic impact for the treatment of nonhealing venous leg ulcers. IntJ Dermatol,2003,42(12):960-965.

［111］ Akopian G,Nunnery SP,Piangenti J,et al. Outcomes of conventional wound treatment in a comprehensive wound center. Am

Surg,2006,72(4):314-317.

[112] GreyJF,Lowe G,Bale S,et al. The use of cultured dermis in the treatment of diabetic foot ulcers. J Wound Care,1998,7(7):324-325.

[113] Allenet B,Paree F,Lebrun T,et al. Cost-effectiveness modeling of Dermagraft for the treatment of diabetic foot ulcers in the French context. Diabetes Metah,2000,26:125-132.

[114] Hanft JR,Surprenant MS. Healing of chronic foot ulcers in diabetic,patients treated with a human fibroblast-derived dermis. J Foot Ankle Surg,2002,41(5):291-299.

[115] Newton DJ,Khan F,Belch-JJF,et al. Blood flow changes in diabetic foot ulcers treated with dermal replacement therapy. J Foot Ankle Surg,2002,41(4):233-237.

[116] Marston WA,Hanft J,Norwood P. et al. The efficacy and safety of Dermagraft in improving the healing of chronic diabetic foot ulcers,results from a prospective randomized trial. Diabetes Care,2003,26(6):1701-1705.

[117] Omar AA,Mavor AID,Jones AM,et al. Treatment of venous leg ulcers with Dermagraft. EurJ Vase Endovase Surg,2004,27:666-672.

[118] Michaeli D,McPherson M. Immunologic study of artificial skin used in the treatment of thermal injuries. J Burn Care Rehabil,1990,11(1):21-26.

[119] Stern R,McPherson M,Longaker MT. Histologic study of artificial skin used in the treatment of full-thickness thermal injury. J Burn Care Rehabil,1990,11(1):7-13.

[120] Boyce ST,Kagan RJ,Meyer NA,et al. The 1999 clinical research award. Cultured skin substitutes combined with Integra artificial skin to replace native skin autograft and allograft for the closure of full-thickness burns. J Burn Care Rehabil,1999,20(6):453-461.

[121] Ryan CM,Shoenfejd DA,Maljoy M,et al. Use of Integra artificial skin is associated with decreased length of stay for severely injured adult burn survivors. J Burn Care Rehab,2002,23(5):311-317.

[122] Heitland A,Piatkowski A,Noah EM,et al. Update on the use of collagen/gly-cosaminoglycate skin substitute-six years of experience with artificial skin in 15 German burn centers. Burns,2004,30:471-475.

[123] Wisser D,Rennekampff HO,Schaller HE. Skin assessment of burn wounds covered with a collagen based dermal substitute in a 2 year-follow-up. Burns,2004,30:399-401.

[124] Molnar JA,DeFranzo AJ,Hadaegh A. et al. Acceleration of Integra incorporation in complex tissue defects with subatmospheric pressure. Plastic Reconstr Surg,2004,113(5):1339-1346.

[125] 滕永军,王金文,王燕炯,等. 组织工程皮肤治疗糖尿病足溃疡的 Meta 分析. 中国循证医学杂志,2009,9(5):584-592.

[126] Silverstein G. Dermal regeneration template in the surgical management of diabetic foot ulcers:a series of five cases. J Foot Ankie Surg,2006,45(1):28-33.

[127] Viofas P,Abid A,Darodes P,et al. Integra artificial skin in the management of severe tissue defects,including bone exposure in injured children. J Pediatr Orthop B,2005,14(5):381-384.

[128] Wilensky JS,Rosenthat AH,Bradford CR,et al. The use of bovine collagen construct for reconstruction of full-thickness scalp defects in the elderly patient with cutaneous malignancy. Ann Plast Surg,2005,54(3):297-301.

[129] Martin BR,Sangalang M,Wu S,et al. Outcomes of allogenic acellular matrix therapy in treatment of diabetic foot wounds:an initial experience. Int Wound J,2005,2(2):161-165.

[130] Brigido SA. The use of an acellular dermal regenerative tissue matrix in the treatment of lower extremity wounds:a prospective 16-week pilot study. Im Wound J,2006,3(3):181-187.

[131] Mostow EN,Haraway GD,Dalsing M,et al. OASIS Venus Ulcer Study Croup. Effectiveness of an extracellular matrix graft(OASIS Wound Matrix)in the treatment of chronic leg ulcers:a randomized clinical trial. I Vasc Surg,2005,41(5):837-843.

[132] Knighton DR,Ciresi K,Fiegel VD,et al. Classification and treatment of chronic nonhealing wounds. Successful treatment with autologous platelet derived wound healing factors(PDWHF). Ann Surg,1986,204(3):322-330.

[133] Ollier M. The use of advanced biological and tissue engineered wound products. Nurs Stand,2006,21:68-72.

[134] Baer WS(2011)The classic:The treatment of chronic osteomyelitis with the maggot(larva of the blow fly). ClinOrthopRelat Res,1931,469:920-944.

[135] Whitaker IS,Twine C,Whitaker MJ,et al. Larval therapy from antiquity to the present day:mechanism of action,clinical ap-

plication and future potential. Postgrad Med J,2007,83:409-413.

[136] SchwarckL. Maggot debridement therapy. J Conti Educ Nurs,2009,40:14-15.

[137] Attinger CE,Janis JE,Steinberg J,et al. Clinical approach to wounds:debridement and wound bed preparation including the use of dressings and wound-healing adjuvants. PlastReconstr Surg,2006,117(7 Suppl):72S-109S.

[138] Paul AG,Ahmad NW,Lee HL,et al. Maggot debridement therapy with Luciliscuprina:a comparison with conventional debridement in diabetic ulcers. Int Wound J,2009,6:39-46.

[139] Turkmen A,Gmham K,McCmutherDA. Thempeutic application of the larvae for wound debridement. J PlastReconstrAethet-Surg,2010,63:184.

[140] Chan DC,Fong DH,Leung JY,et al. Maggot debridement therapy in chronic wound care. Hong Kong Med J,2007,13:382-386.

[141] Harris LG,Bexfield A,Nigam Y,et al. Disruption of Staphylococcus epidemodis biofilms by medicinal maggot Luciliasericata excretions/secretions. Int J Artif Organs,2009,32:555-564.

[142] Armstrong DG,Salas P,Short B,et al. Maggot therapy in"lower-extremity hospice" wound care:fewer amputations and more-antibiotic-free days. J Am Podiatr Med Assoc,2005,95:254-257.

[143] AkliD,LapanjeA,ZupaniK,et al. Selective antimicrobial ac9tivity of maggonts against pathogenic bacteria. J Med Microbiol,2008,57:617-625.

[144] DaeschleniaG,Mumcuoglub KY,Assadianc O,et al. In vivo antibacterial activity of Luciliasericata maggot secretions. SkinPharmacol Physiol,2008,20:112-115.

[145] Jiang KC,Sun XJ,Wang W,Liu L,Cai Y,et al. Excretions/secretions from bacteria-pretreated maggot are more effective against Pseudomonas aeruginosa biofilms. PLoS One,2012,7:e49815.

[146] Sun X,Jiang K,Chen J,et al. A systematic reviews of maggot debridement therapy for chronically infected wounds and ulcers. Int J Infect Dis,2014,25:32-37.

第二章 糖尿病难愈创面形成的"微环境污染" 机制及其防治措施的探索

糖尿病合并创面难愈因其日益升高的患病率及治疗手段的局限,成为当前临床和基础研究的重点和难点。迄今认为,糖尿病足的发生是基于血管神经病变,大体表现为伴有血供不足和感染的创面愈合延迟与溃疡形成,涉及组织细胞、细胞外基质、生长因子等诸多环节,但在此研究基础上衍生出来的治疗策略仍然差强人意。故有必要对以往的研究策略进行反思:

1. 糖尿病难愈创面包括自发性溃疡及外源性创伤,两者发生难愈的机制是否有所不同。

2. 糖尿病血管神经病变并不能完全解释众多的糖尿病皮肤细胞学及分子生物学异常,原因何在。

3. 目前的研究主要针对创面愈合过程中某一特定环节,在不同实验模型或临床实践中可能得到矛盾的结果,且在一定程度上缺乏相互关联,那么,糖尿病创伤愈合过程中众多的生物学行为异常是否具有共同的"开关"。

近期研究注意到,糖尿病下肢溃疡的血管病变是以血管基膜增厚引发的管腔狭窄为主要特征,溃疡形成后主要因供血不足导致残留毛细血管在创面中的再生障碍;而外源性创伤后的血管修复还包括创伤刺激下的新生血管重建。两者在生长因子表达等若干生物学行为中也呈现有差别的异常。造成这样差异的可能原因是,糖尿病下肢溃疡的发生是由于糖尿病皮肤中已经存在众多异常,而引发以神经血管病变为主要临床特征的病理过程,并逐渐发展至自发性溃疡的形成。溃疡发生后的修复过程虽然包含了创伤愈合的各个要素,但本质上是同一病理进程的延续,这与糖尿病皮肤受到外源性创伤后启动的创面愈合过程存在若干差异。因此,糖尿病创面愈合"失控"机制的研究,不仅包括下肢溃疡的发生,外源性创伤引起的创面难愈也应是其中重要的内容。

无论是糖尿病自发性溃疡,或是外源性创伤引起的创面,都具有相同的临床特征——难愈。尽管糖尿病血管神经病变被认为是糖尿病难愈的机制,但这一认识并不能解释糖尿病皮肤及创面愈合中的诸多生物学行为异常。究其原因,糖尿病血管神经病变可能只是糖尿病并发症的病理结局,有必要探讨糖尿病创面难愈过程中诸多生物学行为异常的共同"开关",从而在机制上阐明难愈发生的始动因素,为临床治疗提供更为有效的切入点。

第一节 糖尿病皮肤的特征——皮肤组织"隐性损害"现象

糖尿病创面愈合是一个无创-有创-修复的生物学过程,因此,糖尿病皮肤在外源性创伤前的状态对整个创伤修复过程的"失控"具有重要意义。

糖尿病是以持续病理性高血糖为基本生化特征的代谢性疾病,糖尿病大鼠皮肤组织糖含量是正常大鼠的 2~3 倍,且与血糖水平呈正相关,创面愈合时间延迟的烫伤大鼠皮肤组织糖平均含量较正常愈合烫伤大鼠明显升高,这些现象表明,糖尿病大鼠创面难愈与血糖水平升高和局部组织高浓度的糖含量有不可分割的联系。同时,糖尿病大鼠皮肤组织中糖基化终末产物(AGEs)大量沉积于血管基膜周围、真皮基质和细胞中,且蓄积程度随糖尿病病程延长而明显加剧。通过 AGE Reader(DiagnOptics,格罗宁根,荷兰)检测皮肤自体荧光(skin autofluorescence,SAF)值显示糖尿病足患者皮肤组织中AGEs蓄积显著高于健康人群和未合并足溃疡的糖尿病患者。Ⅰ型胶原蛋白的AGEs蓄积程度显著增高,与皮肤组织中的AGEs水平具有相关性,由此提示糖尿病创面难愈与糖尿病代谢变化存在关联,而局部高糖和AGEs蓄积是糖尿病皮肤环境生化改变的重要特征。研究表明,糖尿病创面难愈与糖尿病代谢变化存在关联,而局部高糖和AGEs蓄积是糖尿病皮肤环境生化改变的重要特征。

糖尿病皮肤通常具有菲薄的外观,表皮、真皮厚度变薄,表皮层次欠清,真皮层胶原纤细伴炎性细胞局灶性浸润;皮肤组织羟脯氨酸含量及胶原溶解度均显著下降,胶原合成和分解的动态失衡。

组织修复细胞在维持皮肤组织代谢及创伤修复过程中起着极为重要的作用。糖尿病患者皮肤中凋亡细胞增加,相关调控蛋白BCL-2、Bax、p53表达改变;表皮角质形成细胞的细胞活力、黏附能力下降,细胞增殖受抑并呈现细胞周期S期滞留现象,伴相关的细胞周期调控因子cdk4、Ki67和MPF活性改变。

生长因子参与维持皮肤组织代谢及调控创面修复的各个阶段。在糖尿病大鼠模型上,生长因子表达水平并不低,但部分组织修复细胞却呈现对生长因子的低反应性,应用免疫荧光双标记技术可观察到糖尿病大鼠皮肤组织中FGF-2与AGEs在同一部位共表达。通过免疫共沉淀方法检测到糖尿病患者皮肤组织中糖化FGF-2含量明显增高,提示高糖环境可能诱发生长因子蛋白质的糖基化改变,导致糖尿病皮肤中具有正常功能活性的生长因子的缺乏。

炎性细胞通常在创面形成后进入创缘周边发挥作用,但在无创伤糖尿病皮肤中,可观察到胶原变性区域的炎性细胞局灶性浸润,蛋白酶表达改变,结合Vimentin抗原的阳性表达,提示糖尿病皮肤组织有过量的炎症细胞浸润和一定程度的组织受损,存在着亚临床炎症状态。

糖尿病皮肤组织的上述特征显示,糖尿病皮肤组织在未受到外源性创伤的情况下已经存在着组织学和细胞生物学改变,我们将这一改变称为糖尿病皮肤组织的"隐性损害"现象(underlying disorders)。这一系列的糖尿病皮肤组织行为表现涉及与创面愈合相关的各个环节,意味着糖尿病皮肤具有不同于正常的创伤起点,从而必将对创伤后的愈合进程产生影响。值得注意的是,这一系列病理生理现象和分子生物学改变包含了细胞、细胞外基质、生长因子等多个要素,这些要素具有各自的行为特征,同时彼此之间相互关联,因此,有理由推测,这一系列的生物学行为异常可能具有共同的始动机制。

第二节　糖尿病创面的愈合特征

深Ⅱ度烫伤为乳头层以下的真皮损伤,但仍残留有部分真皮。由于真皮网织层内毛囊、汗腺的残留,仍可通过上皮再生自行愈合,但创面在未被增殖的上皮被覆之前,已形成一定量的肉芽组织。由于深Ⅱ度烫伤愈合过程中的这种病理特征,使其成为研究糖尿病合并烧伤创面难愈机制的较好载体。糖尿病大鼠深Ⅱ度烫伤后坏死组织脱落延迟,创面感染加重,肉芽形成不良,上皮化延迟,呈现典型的难愈创面特征。

成纤维细胞是主要的修复细胞之一。成纤维细胞活化成熟后分泌胶原、纤维连接蛋白等细胞外基质,以填充组织缺损,并为角质形成细胞的迁移提供支架。活化的成纤维细胞还通过分泌TGFβ、FGF等生长因子,参与创面愈合的调控作用。糖尿病皮肤烧伤创面局部成纤维细胞的数量明显减少,胶原沉积亦显著减少。电镜观察发现,伤后14天,源自创面的大鼠成纤维细胞线粒体肿胀或空泡变性,粗面内质网扩张,部分可见散在核糖体,染色质边集,呈现典型的凋亡征象,周围可见大量老化的纤维细胞。

血管内皮细胞参与炎症反应的启动和发生,其趋化、活化、迁移、增殖和分化等功能对新生血管的形成具有重要作用,同时血管内皮细胞通过分泌生长因子、细胞外基质和蛋白酶参与创面愈合的调控。通过对糖尿病大鼠的观察发现,和正常相比,创伤后新生基质中血管内皮细胞的数量并未明显减少,单个血管内皮细胞的功能是活跃的,表现出明显的增殖倾向;但也有研究报道,糖尿病创面中血管内皮细胞受抑,亚细胞水平检测显示血管内皮细胞退化,胞质空泡变性,细胞器减少,肿胀,核染色质浓缩,基膜增厚明显。但无论细胞增殖受抑与否,皮肤组织内具有有效血运的新生血管密度却显著降低。进一步的实验显示,在正常创伤愈合中,伤口信号刺激创面局部组织分泌Ang-2和VEGF,刺激创面中残余血管的内皮细胞以芽生方式迁移、增生,随后 Ang-2 开始消退,在 Ang-1 作用下,管腔形成、血管成熟,保持稳定,而糖尿病大鼠烫伤后 Ang-2 呈持续高水平表达。这些现象提示:糖尿病创面愈合过程中存在着新生血管化障碍,表现为具有功能性的新生血管数量的减少,其发生机制不仅依赖于血管内皮细胞的增殖,同时,新生血管的装配障碍是导致血管重构受抑的重要环节。

创面愈合的一个重要标志是创面的再上皮化。再上皮化过程中,表皮角质形成细胞的增殖活动是创面愈合最重要的修复行为之一。正常有序的增殖调控是创面顺利愈合的必要保证。糖尿病大鼠伤后各时相点再上皮化均显著延迟,皮肤组织中表皮角质形成细胞伤后早期亦呈现组织学上的增殖趋势,但其时相及表达强度不同于正常组织。在伤后 14 天,伴随创面明显上皮化延迟,表皮角质形成细胞出现 S 期滞留,细胞周期正性调控因子 cyclinD1 和 cdk4 的表达及 MPF 活性显著降低,表现为细胞有丝分裂障碍的增殖异常。表明,糖尿病病理条件下,表皮角质形成细胞的细胞周期调控因子的表达和活性降低是导致创伤后再上皮化延迟、创面难愈的机制之一。

糖尿病创面愈合过程中,生长因子不仅有量的变化,免疫共沉淀检测发现糖尿病患者肉芽创面中糖化 FGF-2 明显高于非糖尿病患者肉芽创面。FGF-2 与糖基化蛋白同一部位的共表达现象提示,可能存在生长因子糖基化导致的有正常功能活性的生长因子不足的重要事件,外源性生长因子 FGF-2 的局部应用可促进糖尿病创面组织胶原新生,修复细胞功能改善,佐证了这一推论。

炎症反应是创面愈合中的重要阶段。正常皮肤创伤后,早期急性炎症细胞在炎症介质的趋化下聚集到创缘行使其使命,在组织学形成一条相对清晰的炎症反应带,而糖尿病皮肤创伤后多量炎症细胞呈弥散性浸润,并在创面愈合过程中持续存在,糖尿病创面组织中巨噬细胞浸润存在"慢进慢出"现象,同时,创面组织中丙二醛、髓过氧化物酶含量持续升高,伴蛋白酶改变,提示糖尿病创面炎症反应活跃,创面氧自由基损害程度较高,糖尿病创面愈合进程中存在着炎症反应异常。

糖尿病皮肤组织及愈合特征的探索揭示了组织细胞、细胞外基质、生长因子等愈合要素通过各自的行为异常,在愈合的各个阶段相互作用,相互影响,构成糖尿病创面愈合"失控"的网络。值得注意的是,糖尿病皮肤在创伤前或在创面修复过程中始终伴随着高糖和代谢产物蓄积的环境存在。

第三节 糖尿病代谢紊乱与愈合要素的关系

糖尿病是以持续高血糖为基本生化特征的一组代谢性疾病。持久的病理性高血糖,引发多元醇代谢通路、二酰甘油-蛋白激酶 C 途径(DAG-PKC 途径)和非酶促糖基化反应等异常代谢途径的激活,导致细胞赖以生存的内环境紊乱。其中,长期高血糖引发的非酶促糖基化反应是主要的代谢重构活动之一,其生化结局是局部高糖及 AGEs 蓄积。AGEs 具有广泛的生物学活性,通过直接作用和受体途径引起组织、细胞功能的紊乱,参与了糖尿病并发症的发生发展的诸多环节。糖尿病皮肤组织中存在大量长半衰期的组织成分,是糖基化的好发部位;糖尿病皮肤组织中糖含量增高、AGEs 蓄积,AGEs 含量随糖尿病病程延长而升高,即短病程糖尿病以皮肤组织糖含量升高为主,而长病程糖尿病则同时伴有皮肤组织糖含量增高和 AGEs 大量蓄积。研究表明,糖尿病足溃疡患者皮肤组织中 AGEs 的蓄积程度是糖尿病微血管并发症和大血管并发症发生的独立相关因素。同时,长期的高糖环境使得参与创面愈合的组织细胞易于表达糖基化产物受体(RAGE),从而为糖基化产物发挥病理效应构建了途径,外源性应用 RAGE 抗体阻断 AGEs-RAGE 效应可改善糖尿病大鼠全层皮肤缺损创面的愈合速度,从而进一步明确糖尿病创面难愈与糖尿病皮肤组织中代谢产物 AGEs 的蓄积密切相关。

体外实验显示,AGE-HSA 干预下角质形成细胞、内皮细胞和成纤维细胞活力下降、凋亡细胞比例增加、贴壁能力减弱。通过建立糖基化细胞外基质模型,进一步证实了成纤维细胞分泌的细胞外基质糖基化后经 RAGE 介导抑制成纤维细胞的黏附和增殖,并导致凋亡细胞增多。高糖和 AGEs 影响修复细胞行为的差异性研究显示,高糖、AGEs 对修复细胞的生物学行为的不利影响均呈时效和量效关系,AGEs 的损害作用大于高糖;此外,成纤维细胞对高糖和 AGEs 损害的耐受性大于内皮细胞,内皮细胞的耐受性大于角质形成细胞,表明糖尿病病理损害对不同的组织修复细胞具有程度不同的病理效应。

体外实验还证实,终末产物 AGEs 的形成过程伴随多种活性中间代谢物的蓄积。高糖在开放的有氧环境中可自发氧化形成 AGEs,伴随 CO 和 H_2O_2 的产生;AGEs 可使中性粒细胞凋亡率下降,弹性蛋白酶和活性氧释放增加,呈现剂量依赖关系;活性氧的产生既加速 AGEs 的形成,又促进细胞 ROS、丙二醛的产生,从而在氧化应激和 AGEs 之间形成一个不依赖高糖环境的恶性循环,彼此之间相互影响互为因果,产生一系列的连锁反应和放大效应。

这一系列研究提示,局部高糖和 AGEs 蓄积作为皮肤组织细胞、细胞外基质和生长因子改变的重要环境介质,存在着对修复细胞生物学行为的损害作用和差异性效应。局部高糖和 AGEs 蓄积作为糖尿病代谢重构的直接产物,是皮肤组织细胞、细胞外基质和生长因子改变的重要环境介质,通过改变皮肤微环境,始动性地介导糖尿病皮肤的生物学异常。这些表象上不同的生物学行为改变本质上具有代谢异常的共同始动因素,因而是整体的、相互关联的一组综合征,即糖尿病皮肤"隐性损害"。同时,局部代谢产物蓄积作为重要的环境刺激原之一,在创伤修复的全过程中,充当着糖尿病创面愈合"失控"网络的"开关"。

我们通过对糖尿病皮肤"隐性损害"和创伤后愈合特征的分析,总结了糖尿病创面难愈的本质,即糖尿病合并创面难愈是基于糖尿病代谢障碍为基础的、由代谢异常后续事件所介导的病理演变过程。相对于糖尿病皮肤血管、神经病变而言,局部组织中代谢产物的蓄积,是此病程发生发展的上游事件。糖尿病代谢紊乱所致皮肤组织中糖含量增高和代谢产物蓄积引起的皮肤微环境改变,即"微环境污染",是导致糖尿病创面难愈的始动因素之一。"微环境污染"使得无创伤糖尿病皮肤发生一系列以组织学、细胞功能学改变为特征的隐性损害,并在创伤后持续地影响着创面愈合的各个环节,最终导致创面愈合延迟或不愈。

第四节　糖尿病合并难愈创面干预手段的探索

一、国内外糖尿病难愈创面的机制研究及干预手段的概况

对于糖尿病合并的难愈创面,迄今仍然缺乏有效的临床干预手段。一般是在控制血糖的基础上,根据创面处理的外科原则给予清创,和(或)在全身及局部条件许可的情况下手术修复创面。尽管由于创面处理方式的改进使得创面成功修复的概率增高,但这一方法仍摆脱不了被动干预的特征,并且难以控制糖尿病溃疡的再发生。鉴于此,国内外对糖尿病难愈创面的相关机制,特别是糖尿病足的发生发展,进行了大量的研究,并取得了一定了成果。

迄今认为,糖尿病血管神经病理改变是糖尿病创面难愈的重要原因。随着研究的深入,人们也注意到了糖尿病生化改变与糖尿病并发症的关系,认为在高糖介导的糖尿病并发症损害形成的机制中,多元醇通路、糖基化终末产物的形成、蛋白激酶 C(PKC)通路和氨基己糖通路代谢重构构成了代谢异常的主要途径。这些代谢重构均可通过过氧化物的过度生成影响糖尿病并发症的发生发展。

在此基础上,人们对相关的干预手段进行了探索。这些干预措施大致可分为两类。一类是针对以血管神经病变等主要成因的手段,包括改善血供和神经营养、生长因子应用、减轻局部力学负荷、抗感染治疗及糖尿病足部护理等。第二类手段是通过某些药物对糖尿病生化异常及后续途径进行干预,以达到促愈的目的。氨基胍是近年来研究的一个热点。研究表明,氨基胍可通过阻断 AGEs 和脂氧化终末产物(ALE),选择性地抑制一氧化氮合成酶(iNOS)活性,促进糖尿病难愈创面愈合。

综上所述,迄今的研究通过对糖尿病创面的病理生理及分子生物学异常概貌的描述,极大地推动了相关机制的研究进展。但在此基础上进行的干预手段探索仍然难尽人意。

二、干预手段的确立

鉴于以往糖尿病难愈创面机制研究中的经验和不足之处,我们建议,干预手段的确立必须考虑以下几个因素。

1. 干预手段的确立必须建立在系统机制研究的基础上 以往的机制研究涉及创伤修复过程中包括细胞、细胞外基质、生长因子等各个要素,也观察到了糖尿病皮肤中的诸多病理生理改变,同时探索了糖代谢异常所导致的代谢重构对糖尿病并发症发生的可能作用途径。但是,上述研究的一个明显的缺陷是:各个要素之间缺乏系统有机的关联。

在国内外研究的基础上,我们对糖尿病合并创面难愈机制进行了较为深入的研究。结果显示,糖尿病皮肤组织在未受到外源性创伤的情况下已经存在着组织学和细胞生物学改变。这一系列的糖尿病皮肤组织行为表现涉及与创面愈合相关的各个要素,这些要素具有各自的行为特征,同时彼此之间相互关联。同时,局部高糖和AGEs蓄积作为糖尿病代谢重构的直接产物,通过改变皮肤微环境,始动性地介导糖尿病皮肤的生物学异常。这些表象上不同的生物学异常由于本质上具有代谢异常的共同始动因素,因而是整体的、相互关联的一组综合征,即糖尿病皮肤"隐性损害"。基于这样的认识,我们所选择的干预手段能够逆转或减轻糖尿病皮肤"隐性损害",从而达到改善创面难愈的目的。

2. 干预手段应当优先着眼于发病机制中的较上游事件 尽管糖尿病血管神经病变被认为是糖尿病难愈的机制,但这一认识并不能完全解释糖尿病皮肤及创面愈合中的诸多生物学行为异常。究其原因,糖尿病血管神经病变可能只是糖尿病并发症的病理结局,糖尿病代谢紊乱所致皮肤组织中糖含量增高和代谢产物蓄积引起的皮肤微环境改变,是导致糖尿病创面难愈的始动因素之一。因此,对于糖尿病合并创面难愈的防治,无疑应将着眼点放在"微环境污染"的起始环节,即通过对创面愈合相关的上游环节的干预,以终止其后续效应的发生或发展,从而为有效、可行的预防和治疗策略提供手段,取得对糖尿病合并难愈创面的较理想的预防和治疗效果。

3. 干预手段应当尽量避免仅仅针对创面愈合过程中的某一特定环节的策略 糖尿病皮肤组织特征及其愈合特征的探索,初步揭示了糖尿病创面难愈的规律,即组织细胞、细胞外基质、生长因子等愈合要素通过各自的行为异常,在愈合的各个阶段相互作用,相互影响,构成糖尿病创面愈合"失控"的网络。因此,单一的干预手段或针对单一过程的干预策略往往难以达到较好的促愈效果。

基于以上的原则,我们在大量实验研究的基础上,选择了精氨酸、氨基胍作为改善和防治糖尿病皮肤组织"隐性损害"和难愈创面的干预手段,其中,"精氨酸对糖尿病皮肤组织隐性损害的改善作用"已获得专利授权(03141583.0),"氨基胍对难愈创面的防治作用"已申请发明专利(申请号200310109312.8),目前处于实审阶段。

三、精氨酸、氨基胍在糖尿病合并创面难愈机制的主要作用节点

1. 精氨酸对糖尿病皮肤组织"隐性损害"的改善作用 精氨酸是一种条件必需氨基酸,在正常情况下机体可通过自身合成来满足代谢的需要,但在某些病理条件下,机体对精氨酸的需要量增加,而精氨酸的合成不能相应增加,表现为精氨酸相对不足,此时需补充外源性精氨酸才能满足修复的需要。精氨酸不仅具有降血糖和促进胰岛素分泌的作用,而且还能通过加速胶原合成、重建一氧化氮通路恢复细胞正常的增殖状态等机制促进糖尿病难愈创面的修复应用精氨酸后,皮肤组织局部的糖含量显著降低,表明精氨酸可有效纠正糖代谢紊乱引起的局部组织糖含量升高,可能因此减轻局部组织的病理生理改变。精氨酸可通过多胺形成途径降低糖尿病大鼠的高血糖水平,同时,精氨酸还可通过刺激胰岛素释放或增加组织对胰岛素的敏感性来降低血糖。

精氨酸喂养的糖尿病大鼠表皮及真皮层次、结构与正常大鼠接近,少见炎性细胞浸润,皮肤厚度亦显著增加。精氨酸是合成胶原物质脯氨酸和羟脯氨酸的代谢前体,补充精氨酸可增加局部羟脯氨酸含量和

胶原沉积。

目前研究证实,精氨酸主要通过以下途径影响细胞生理,即精氨酸转变为多胺和一氧化氮(NO),而多胺和 NO 可调节和刺激细胞增殖。精氨酸是合成 NO 的前体物质,NO 可激活细胞内鸟苷酸环化酶,参与多种细胞内的代谢过程。精氨酸经过鸟氨酸转变成腐胺、多胺,多胺与细胞生长密切相关,可刺激 DNA 和 RNA 的生物合成;腐胺也具有促进细胞增殖的作用。在糖尿病皮肤组织中,由于 iNOS 的活性降低,NO 含量不足。这种 NO 的缺乏可能是导致组织修复细胞增殖障碍的重要原因。而外源性精氨酸的补充可以显著提高 iNOS 的活性,增加局部 NO 的水平,从而达到重建细胞增殖行为的目的。

鉴于上述精氨酸的药效学作用,将精氨酸预防性应用于糖尿病患者,可改善糖尿病皮肤的"隐性损害"现象,从而降低糖尿病皮肤组织并发症的发生。

2. 氨基胍对糖尿病难愈创面的防治作用　氨基胍是一种具有亲核作用的肼化合物。由于早期糖基化产物与氨基胍的结合力大于其与蛋白质分子中赖氨酸和羟基赖氨酸的 ε 氨基基团结合力,因此氨基胍可竞争性结合早期糖基化产物,生成不能引起蛋白质交联的无活性替代物,从而抑制 AGEs 形成,缓解由 AGEs 介导的组织修复细胞、细胞外基质、生长因子等愈合要素的生物学行为异常。

我们的研究表明,预防性应用氨基胍后,糖尿病皮肤组织中的 AGEs 含量显著降低,皮肤胶原溶解度显著上升;创面愈合率显著增加。此外,氨基胍显著抑制 AGEs 和氧化应激之间的恶性循环,并改善 H_2O_2 对成纤维细胞的毒性作用。

四、糖尿病合并创面难愈干预手段的应用前景

糖尿病是日常生活中最常见的疾病之一。随着经济发展和生活水平的提高,其发生率正逐年上升。根据世界卫生组织的估计,全世界大约有 1.77 亿人患糖尿病,预计到 2025 年将达到 3 亿人,其中 75% 在中国、印度等发展中国家。我国糖尿病患者也不断增多,1980 年其发病率为 0.67%,1996 年为 3.12%,预计到 2025 年将达 3800 万人。

糖尿病合并创面难愈是糖尿病重要并发症之一。据报道约 15% 的糖尿病患者中会并发经久不愈的下肢溃疡等各类并发症,在遭遇各类烧伤、创伤、外科手术后,亦常发生创面愈合延迟或经久不愈,治疗非常棘手。据统计,英国糖尿病合并足部溃疡的床位使用情况为 125 万张/年,耗费医疗费用 32 500 万英镑;而美国合并足部溃疡的糖尿病患者占全部糖尿病住院患者的 20%,由于糖尿病足部溃疡所致的截肢占全部非创伤截肢患者的 50%。

在我国,与日益增多的糖尿病合并创面难愈发生形成鲜明对照的是目前防治意识和手段匮乏的现状。糖尿病合并难愈创面的患者及高危人群即无专科的治疗,也缺乏有效的健康宣教。与此同时,一些西方发达国家十分重视糖尿病难愈创面的预防和治疗,并已开始形成诊疗常规、预防和护理原则,并针对相关的干预手段进行大量的研究。在这一领域,我国已明显处于落后状态。

因此,依托糖尿病合并创面难愈机制的系统性研究积累和拥有自主知识产权的干预手段,深入研究精氨酸、氨基胍对于糖尿病合并创面难愈的预防和治疗机制与最佳应用方案,最终完成精氨酸、氨基胍的临床前实验,从而为规范化、系统化的糖尿病难愈创面诊疗常规的建立奠定基础,不仅具有学术上的价值,同时孕育着广泛的市场前景。

(陆树良　牛轶雯　谢挺)

参 考 文 献

[1] Adler AI,Boyko EJ,Ahroni JH,et al. Lower-extremity amputationin diabetes. The independent effects of peripheral vasculardisease,sensory neuropathy,and foot ulcers. Diabetes Care,1999,22:1029-1035.

[2] R. BlakytnyR,Jude E. The molecular biology of chronic wounds and delayed healing in diabetes. Diabetic Medicine,2006,23:594-608.

[3] Goldman R. Growth factors and chronic wound healing:past,present and future. Adv Skin Wound Care,2004,17:24-35.

[4] 林炜栋,陆树良,青春,等.糖尿病大鼠深二度烫伤创面 VEGF 和 bFGF 的表达规律及其与创面微血管密度的关系.中华医学杂志,2003,83(19):1702-1704.

[5] Liu C,Xu L,Gao H,et al. The association between skin autofluorescence and vascular complications in Chinese patients with diabetic foot ulcer:an observational study done in Shanghai. Int J Low Extrem Wounds,2015 Mar,14(1):28-36.

[6] Meerwaldt R,Graaff R,Oomen PH,et al. Simple non-invasive assessment of advanced glycationendproduct accumulation. Diabetologia,2004,47(7):1324-1330.

[7] 陆树良,乔亮,谢挺,等.血糖及皮肤组织糖含量对大鼠浅二度烫伤创面愈合影响的实验研究.中华医学杂志,2005,85(27):1899-1902.

[8] 陆树良,青春,谢挺,等.糖尿病皮肤"隐性损害"的机制研究.中华创伤杂志,2004,20(8):468-473.

[9] 牛轶雯,谢挺,葛奎,等.糖尿病皮肤"隐性损害"现象——糖尿病真皮组织中细胞的增殖凋亡状态.上海交通大学学报(医学版),2007,27(4):376-379.

[10] 田鸣,青春,牛轶雯,等.晚期糖基化终末产物对表皮角质形成细胞功能的影响及其机制.中华创伤杂志,2006,22(10):779-782.

[11] 谢挺,陆树良.糖尿病大鼠皮肤组织表皮细胞增殖相关事件的研究.上海第二医科大学学报,2005,25(6):541-545.

[12] 乔亮,陆树良,高見佳宏,等.高糖环境对浅二度烫伤创面 VEGF 表达及创面血管化的影响.上海交通大学学报(医学版),2006,26(8):860-864.

[13] CAO Xiao-zan,XIE Ting,SUN Xiao-fang,et al. Increased glycated basic fibroblast growth factor in diabetic skin reduces the cell viability and angiogenesis of human dermal microvascular endothelial cells. 上海交通大学学报(医学版),2016,36(05):676-682.

[14] Niu Y,Cao X,Song F,et al. Reduced dermis thickness and AGE accumulation in diabetic abdominal skin. Int J Low Extrem Wounds,2012 Sep,11(3):224-230.

[15] 王敏骏,青春,廖镇江,等.糖尿病大鼠深二度烫伤后真皮成纤维细胞的生物学特征.中华烧伤杂志,2006,22(1):63-65.

[16] Qiao L,Lu SL,Dong JY,et al. Abnormal regulation of neo-vascularisation in deep partial thickness scalds in rats with diabetes mellitus. Burns,2011 Sep,37(6):1015-1022.

[17] 谢挺,陆树良,牛轶雯,等.深Ⅱ度烫伤大鼠创缘皮肤组织中表皮细胞增殖的研究.中华烧伤杂志,2005,21(2):128-132.

[18] 王润秀,林源,张立明,等.局部应用外源性生长因子对糖尿病创面愈合影响的临床研究.广西医科大学学报,2004,21(1):5-7.

[19] Miao M,Niu Y,Xie T,et al. Diabetes-impaired wound healing and altered macrophage activation:a possible pathophysiologic correlation. Wound Repair Regen,2012 Mar-Apr,20(2):203-13.

[20] 牛轶雯,陆树良,青春,等.糖尿病鼠烫伤后 aMMP-2 和 TIMP-2 的变化.上海第二医科大学学报,2004,24(3):181-184.

[21] 林炜栋,陆树良,青春,等.晚期糖基化终产物修饰人血清白蛋白对人血管内皮细胞的生长抑制作用.中华医学杂志,2003,83(7):572-576.

[22] 王敏骏,陆树良,盛昭园,等.高糖环境中真皮成纤维细胞生物学行为的变化.中国糖尿病杂志,2006,14(2):137-141.

[23] Dong J,Takami Y,Tanaka H,et al. Protective effects of a free radical scavenger,MCI-186,on high-glucose-induced dysfunction of human dermal microvascular endothelial cells. Wound Repair Regen,2004,12(6):607-612.

[24] Niu Y,Xie T,Ge K,et al. Effects of extracellular matrix glycosylation on proliferation and apoptosis of human dermal fibroblasts via the receptor for advanced glycosylated end products. Am J Dermatopathol,2008 Aug,30(4):344-351.

[25] 牛轶雯,等.晚期糖基化终末产物与其受体对糖尿病创面氧化应激反应的影响.中华烧伤杂志,2012,28(1):32-35.

[26] 葛奎,陆树良.上海交通大学博士学位论文:氨基胍对糖尿病创面愈合作用的影响及其机理的研究.2006.

[27] 葛奎,陆树良,青春,等.口服精氨酸对糖尿病大鼠皮肤组织糖利用的影响.中国临床康复,2004,8(30):6636-6637.

[28] 葛奎,陆树良,青春,等.氨基胍对糖尿病烧伤创面促愈作用的研究.中华创伤杂志,2004,20(8):463-467.

[29] 田鸣,青春,曹晓赞,等.外敷氨基胍霜剂对糖尿病大鼠皮肤组织的影响.中华烧伤杂志,2011,27(1):21-25.

[30] Tian M,Qing C,Niu Y,et al. Effect of Aminoguanidine Intervention on Neutrophils in Diabetes Inflammatory Cells Wound Healing. Exp Clin Endocrinol Diabetes,121(10):635-642.

第三章　血管外科医生治疗糖尿病足创面的经验

第一节　概　论

糖尿病足部溃疡(俗称糖尿病足)是一种特殊类型的慢性创面,是糖尿病一种最常见的破坏性并发症,也是发达国家中非创伤性下肢截肢的最常见原因。美国1400万糖尿病患者中,约6%因糖尿病足部溃疡而接受下肢截肢术。Williams的研究结果表明英国的情况与美国大致相同。他认为在英国有4%的糖尿病患者(3万人)失去了一个肢体或者一部分肢体,6%的糖尿病患者(4.5万人)有活动性足部溃疡。据统计,15%的糖尿病患者在其有生之年会发生足部溃疡,6%～20%的糖尿病患者会因足部溃疡而就诊。Carrington等最近通过对1万名糖尿病患者进行研究,发现有4.8%的糖尿病患者有足部溃疡,有1.4%的患者已经接受过截肢手术。

糖尿病足部溃疡,尤其是伴有下肢血管疾病者,病死率较高。据国内最新报道的一组在全国30个省、市、自治区对2万多例糖尿病患者进行的调查得到的数据表明,我国糖尿病住院患者下肢血管并发症的发病率也很高,总计有5%的患者出现下肢血管并发症,其中在1型糖尿病患者中发病率为2.6%,在2型糖尿病患者中发病率为5.2%。

神经因素和缺血是糖尿病足部溃疡形成的两个基本条件。血管外科医生治疗糖尿病足创面更为关注糖尿病血管病变。1型和2型糖尿病患者均可发生糖尿病血管病变,但前者更为常见。病变可以累及大血管和微血管。相对于非糖尿病患者而言,大血管病变在糖尿病患者中发病更早,进展更迅速,累及部位更广,影响更大,在从股动脉表浅分支到足弓远端的血管上都可发生。糖尿病的其他特征还包括内弹性膜周围血管钙化增加和胫动脉闭塞病高发。

大血管病变在糖尿病足发病机制中的作用已经被广泛接受,而微血管病变在其中的作用仍有争议。

周围血管疾病可能与溃疡的起始有关,并且是溃疡发生的重要独立危险因素。更为重要的是,它还会延迟溃疡的愈合。

一、流行病学

1. 国外资料,在糖尿病足国际临床指南中明确了国外的流行病学资料。

(1) 在所有的非外伤性低位截肢手术中,糖尿病患者占40%～60%。

(2) 在糖尿病相关的低位远端截肢中,有85%是发生在足部溃疡后。

(3) 在糖尿病患者中,5个溃疡中有4个是因为外伤而诱发或恶化。

(4) 糖尿病患者中足部溃疡的患病率为4%～100%。

2. 美国的流行病学资料表明,糖尿病患者住院的主要的原因是糖尿病足,足部溃疡多发于糖尿病发病10年以后,病程超过20年,则糖尿病足的发生率将达到50%。

3. 国内的资料表明,随着我国经济的飞速发展,广大人民群众物质生活水平得以不断提高,糖尿病发病率逐年呈现上升趋势。目前全国糖尿病患者已经超过 6000 万人,而且每年以 120 万人的速度增加。而糖尿病患者足坏疽的发生率 10 年前为 0.9% ~ 1.7%。老年糖尿病患者坏疽者占 2.8% ~ 14.5%。从资料分析 10 年间糖尿病坏疽逐年增加,10 年总平均坏疽患者占糖尿病门诊人数的 2.42%,比 1980 年增加 6.7 倍,占糖尿病住院人数的 12.4%,比 1980 年增加 5.7 倍。说明我国糖尿病并发肢端坏疽的发生率有逐年增加的趋势,要比非糖尿病患者高 20 ~ 30 倍,50 岁以上高达 40 倍。

第二节　糖尿病足缺血性创面的处理

缺血性创面处理方法,首先要下肢血供的重建,这是重中之重,也是血管外科医生治疗糖尿病足创面的主要工作;其次,合理的局部创面处理也是关键。由于血管重建方法很多,而且有专门章节介绍,这里不再赘述。这里主要谈一下局部创面的处理——合理的创面处理原则:彻底清创和有效地控制感染。

一、清创术概论

(一) 外科清创术(锐性清创术)

外科清创术(锐性清创术)是用手术或剪刀直接切除痂皮及坏死组织。此方法优点是可快捷、迅速的地去除坏死或感染组织,缩短愈合时间,但不适合有出血倾向、服用抗凝剂、组织灌注不足、有免疫系统疾病及临终的患者。操作也必须由外科医生或专业护士来完成。

(二) 机械性清创术

机械性清创术是用冲洗液冲洗或用湿敷纱布至干燥后揭掉的方法来除去创口上的异物、炎性物质及坏死组织。冲洗液可用生理盐水、蒸馏水、过氧化氢溶液等。

(三) 化学性清创术

化学性清创术是用一些酶类制剂湿敷创口来去除坏死组织,但酶类药剂价格昂贵,限制了广泛的应用。

(四) 生物性清创术

如用蛆来帮助清除创口的炎性感染组织,现很少采用。

(五) 超声清创术

超声清创仪的基本原理是:应用低频超声 25kHz 通过冲洗液传导至组织,利用空化效应和微声流作用,将坏死组织去除,同时很好地保护肉芽组织;而且有杀菌的功能。

二、糖尿病足创面清创常用方法

(一) 超声清创术

低频超声清创术作为一种清创方式,与传统的锐性清创术相比有创伤小、失血少、疼痛轻微,同时有杀菌作用等优点,现已应用于临床。其实超声波对生物组织的作用人们已经进行了深入而广泛的研究。20 世纪 80 年代已广泛应用于口腔科领域,90 年代以后应用范围逐渐扩展。动物实验表明,超声波对组织有直接或细微的加热作用、有强冲洗作用、有浅表的机械清创作用、有空化效应,还可破坏细菌的生物膜,有抗菌作用,可提高抗生素活性,还有促进纤维蛋白分解、改善循环及使血管舒张等作用。低频超声清创仪的作用原理是:低频超声(超过 20kHz),通过冲洗液传导至组织,利用空化效应和微声流作用,将创口中坏死组织去除,同时很好地保护肉芽组织,并且有杀菌功能。其杀菌功能可能与其破坏了细菌与坏死组织形成的生物膜有关。

低频超声清创仪设备组成包括(以德国速灵公司的产品为例):一台低频超声发射主机,超声手柄及连线,输液管线及一脚踏开关(图 4-3-1)。

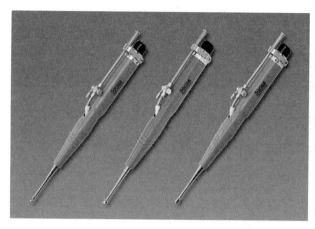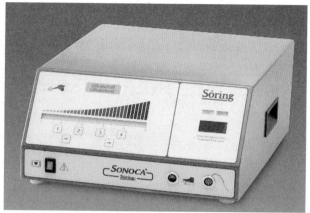

图 4-3-1　德国速灵公司 SONOCA180 超声清创仪的主机和 3 款不同刀头的手柄

应用超声清创仪的适应证:凡是需要清创的伤口,包括感染性伤口,如糖尿病足溃疡创口,慢性溃疡性伤口,烧伤创口等均可用超声清创仪清创,尤其适用于有狭长瘘管的慢性创口。

1. 应用超声清创仪的禁忌证

(1) 感染有向深部扩散征象的创口。

(2) 慢性静脉功能不全的患者要慎用。

(3) 开放性损伤,肌腱和骨组织暴露但血运差的创口。

(4) 有 MRSA 和 HIV 感染的创口。

(5) 非典型性溃疡但不能排除动脉炎和基底细胞癌的创口。

2. 使用仪器的注意事项

(1) 手柄要进行消毒。

(2) 使用时最好使用吸引器或用敷料遮盖操作创口。

(3) 如有专门的治疗室,在工作区域治疗后要进行消毒。

(4) 做治疗的医生应使用抗菌面罩。

(5) 按说明连接各配件。

(6) 主机有输出时不要调节输出功率的大小。

(7) 手柄使用前,一定要有液体自刀头流出。

(8) 手柄尾部不可进水。

(9) 使用时手柄不可碰撞金属。

(10) 面板不能用酒精等易燃易爆物清洁。

3. 超声清创仪使用步骤

(1) 麻醉可采用利多卡因凝胶表面麻醉或局部麻醉,多数患者无须麻醉。

(2) 连接主机手柄,脚踏开关,用输液管将生理盐水输入手柄。

(3) 清创步骤:压下脚踏开关,主机发送超声波至手柄,手柄中的生理盐水从刀头部喷出,变成微细的雾状,将手柄头端靠近创面(距离约 1mm 最好),保持手柄在创面不断移动,手柄刀头喷出的雾状盐水冲刷创面,同时超声波通过生理盐水作用到创口组织,将覆盖在创口表面的生物膜层清除掉。坏死组织被去除后即可暴露出下方的肉芽组织。

(4) 超声波幅最好设置在 80% ~ 100% ,而创口治疗时间为 20s/cm^2 ,单次治疗时间一般不超过半小时。

(5) 治疗间隔时间要根据患者的创口情况及耐受力决定,主要由创口坏死组织积累情况来确定。初期常需多次清创术来改善创口状况,以后当创口较清洁或有健康的肉芽组织时,可延长清创间隔。一般早期每天或隔日一次,后期 2 ~ 3 周一次。

4. 超声清创术的优点

(1) 设备操作简便,降低了医生的工作强度,节省了操作时间。

（2）接受超声清创的患者,术中疼痛轻,耐受性好,容易接受超声清创治疗。

（3）能较好地清除坏死组织,而对健康组织损伤轻微,且能提高组织内氧分压,并有改善组织血液循环的作用,从而缩短创面愈合时间,其可在皮肤移植前做创面准备用。

（4）超声清创术具有杀灭创口内细菌的作用,无须应用抗生素。

（5）无严重的副作用,出血少,即便在抗凝情况下出血也不多。

低频超声清创术治疗糖尿病足溃疡属于局部处理,治疗前应先对糖尿病足溃疡患者进行病因治疗,如有动脉闭塞性病变者需行血管重建术恢复血运,并控制危险因素后,如调整好血糖、控制感染后,方能取得良好效果。目前低频超声治疗在欧洲及美国已经普遍地应用到糖尿病足的治疗中,取得了良好的效果。其被认为是一种理想的创口处理方法,可以代替锐性清创术来对复杂的创口行清创处理。对于小创口,可以实现直接闭合;对于大创口,可作为皮肤移植或为缝合进行创面准备。低频清创术虽有许多优点,但作为一种新的清创手段,我们还需要做更多的工作来进一步阐述其作用机制,以及确定应用时的最佳模式,理想的治疗间隔及哪种创口对超声治疗反应最好。

我们使用低频超声清创仪治疗了23例患者的足部或下肢感染创面的伤口,发现这种方法的确有效,大多数伤口经过超声清创后,感染容易被控制,创面愈合速度明显加快。一般小的创面经过3~5次的清创,基本可以愈合,大的创面愈合时间可能较长,根据我们的经验,其愈合速度也快于单纯的换药。

综上所述,我们认为,低频超声清创仪是医生的一个好帮手,是一种值得推广的新方法。

（二）负压吸引的应用

负压引流技术(vacuum sealing drainage,VSD)是一种处理复杂创面和用于深部引流的方法,负压引流系统技术由 Fleilchmann 首创。这种方法是在创面表面形成密闭的空间并给予均匀的负压吸力,通过控制负压来促进创面愈合,最先用于骨科领域的软组织缺损和感染性创面治疗。近年来,国内外诸多学者将其应用于各种急慢性复杂创面的治疗或促进移植皮肤的成活,取得了良好的效果。

1. VSD 对糖尿病足溃疡的促愈机制

（1）持续吸引创面的渗出液、自由基、细胞因子及其他的炎症介质等,加快创面愈合。

（2）使创面组织形成的负压环境可以改善血液循环,促进有害物质的清除,并且促进肉芽组织的生长。

（3）负压环境可以减少创面的细菌数量。

（4）负压吸引为创面愈合提供外力支持,因伤口愈合时,伤口周缘的皮肤及皮下组织在肌成纤维细胞的牵拉作用下向中心移动,使伤口缩小。

2. 采用负压吸引装置的特点

（1）创面均匀的负压引流,及时将各处坏死组织和渗出液排出体外。

（2）为创面创造一个湿润而无大气氧的愈合环境,则更有利于创面毛细血管增生,从而避免结痂,加快表皮细胞移动,促使溃疡创面尽早愈合。研究证明,生物敷料有较好的生物相容性和透气性、透水性,对保护创面、促进创面愈合可能起积极作用。

（3）组织学检查证实:负压封闭引流的创面淋巴细胞浸润消退较快,增生期胶原合成较早,修复期可见到收缩性纤维合成增强。

（4）采用 VSD 治疗与早期采用常规换药和引流治疗的糖尿病足伴感染患者相比,需要二期处理的时间、总住院时间明显缩短,换药次数及材料消耗、抗生素用量和费用大为降低,病程可缩短,患者住院的总体费用得到降低。解除了患者由于换药导致的痛楚,缓解了患者的心理压力。VSD 方法对于糖尿病足创面的治疗具有独特的优势,为临床治疗提供了一种新的思路与途径,而且其操作简单、方便,患者的痛苦也明显减轻。

（三）快速愈合辅料的应用

1. 传统敷料　凡士林油纱及纱布。

2. 合成敷料　常用以下几种,各有不同的作用特点。

（1）聚氨酯泡沫敷料:有良好的弹性和吸水性。

（2）藻酸盐敷料:高吸水性、成胶性和止血功能。

（3）水凝胶体敷料:分解坏死组织。

（4）水胶体类敷料：促进纤维蛋白和坏死组织溶解。

（5）甲壳素麻油蜂蜡敷料：抗炎、止血、镇痛和促进创面愈合。

3. 生物敷料　同种皮、异种皮及各种生物膜等。目前组织工程皮肤已经进入临床应用，对于慢性创面愈合起到了极大促进作用。

近些年来，快速愈合辅料的发展非常迅速，临床上对促进创面愈合起到了非常好的促进作用，由于有专门的章节详细介绍，这里不再赘述了。

第三节　糖尿病足缺血行创面的修复技术

对于糖尿病足下肢缺血性创面的修复，如果没有及时血供改善，单纯局部换药处理，可能事倍功半；反之，在改善血供的基础上加强换药，则可以起到事半功倍的作用，这就是本章的主要目的。

目前国内外关于改善下肢血供的方法主要有以下几个方面：①下肢动脉腔内介入治疗，包括股浅动脉以上病变的介入和膝下小动脉的介入，其他措施如血管内超声消融术、血管内斑块旋切等。②下肢动脉旁路移植，包括常规的主-髂动脉、髂-股动脉、股-腘动脉旁路移植，下肢远端小动脉旁路移植。③血管新生疗法，包括下肢自体干细胞移植（骨髓血、外周血、脐血和胚胎干细胞）和细胞因子治疗。④其他措施，如下肢静脉动脉化、动脉内膜剥脱、动脉内膜下成形、大网膜下肢移植、近段的动脉旁路移植+小腿大隐静脉动脉化等。

由于绝大多数患者经过前三项措施能够达到创面愈合的目的，最后一项已经很少使用了。这里分别介绍一下上述三种方法。

1. 下肢动脉旁路移植　此种方法作为最传统的技术，已经成为血管外科医生的基本功，尤其是股-腘动脉旁路移植更是常用。举例1，如图4-3-2，这是一位68岁女性患者，足部坏疽，面临截肢。我们仅仅完成股-腘动脉人工血管旁路移植，局部采用超声清创刀清创换药，半年后足部创面愈合，保留了足跟，生活质量与患病前几乎没有区别（图4-3-3）。举例2，女性患者糖尿病多年，左侧第4足趾截除后不愈合（图4-3-4），经过局部生物血管旁路移植（图4-3-5）后，创面很快愈合（图4-3-6）。

2. 下肢腔内治疗　腔内治疗由于具有创伤小、术后恢复快的特点，得到了医生和患者的青睐，越来越多在临床上使用。目前腔内技术已经成为治疗糖尿病足血管病变的首选措施。而且在过去旁路移植失败的病例，也可以通过腔内技术达到治疗的目的。举例1，是一位男性72岁患者。7年前曾行下肢动脉旁路移植手术，主要采用股-腘动脉人工血管旁路移植-胫后动脉自体大隐静脉旁路移植，后来旁路移植血管桥闭塞，足趾出现皮肤坏疽（图4-3-7）。我们为他开通了原来的血管（图4-3-8、图4-3-9），2个月后坏疽的皮肤脱落，创面愈合（图4-3-10）

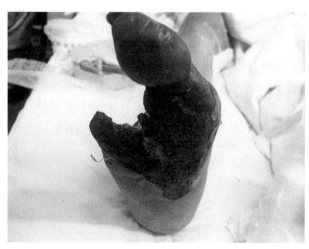

图4-3-2　糖尿病性足坏疽（右侧）

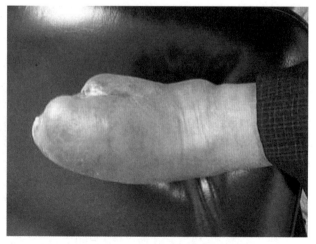

图4-3-3　经过旁路移植+局部换药创面愈合

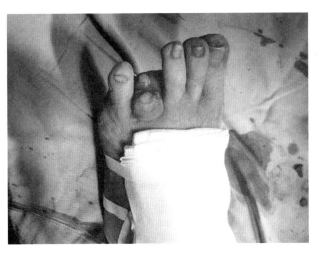

图 4-3-4　左侧第 4 足趾创面不愈合

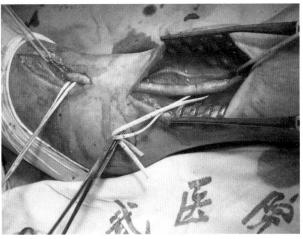

图 4-3-5　采用生物型人工血管行胫前动脉-足背动脉旁路移植术

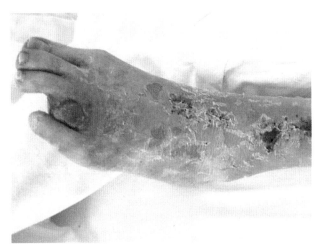

图 4-3-6　胫前动脉-足背动脉旁路移植术后 20 天创面完全愈合

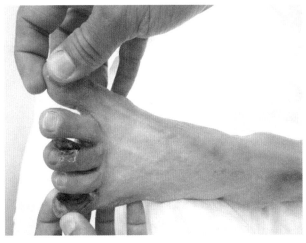

图 4-3-7　糖尿病足患者，左足第 3、5 趾皮肤破溃并部分坏疽

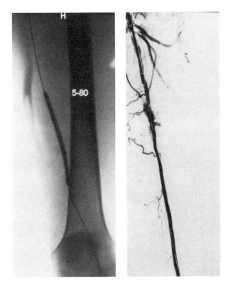

图 4-3-8　腔内治疗再开通闭塞的股腘动脉

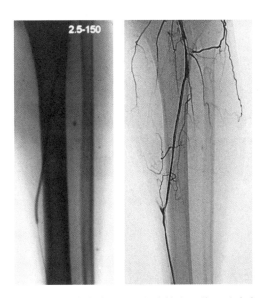

图 4-3-9　腔内治疗再开通闭塞的小腿约胫后动脉

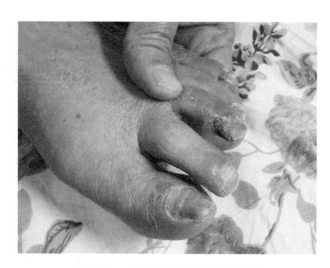

图 4-3-10　足趾间的坏疽区域创面愈合

3. 血管新生疗法的应用　主要包括干细胞移植技术（自体或异体等）和基因重组的细胞因子等促进血管再生，改善了足部组织的血液供应，从而达到促进创面愈合的目的。举例1，是一位老年女性患者，足部巨大溃疡（图 4-3-11），经过自体骨髓干细胞移植，术后 8 周溃疡完全愈合（图 4-3-12）。干细胞移植的近期效果不错，远期效果如何，这里有一个例子可以说明这个问题。这是一位 83 岁的女性患者，20 多年的糖尿病病史，足趾间溃疡，甲下积脓（图 4-3-13），5 年完成了 5 次自体骨髓干细胞移植，5 年后足部已经恢复正常，足部麻木等神经病变也消失（图 4-3-14）。我们认为，成体干细胞的效果不应该如此良好，此患者之所以得到这么好

的结果，主要是多次干细胞移植的结果，因为成体干细胞在体内增殖到一定时候就要停止，需要及时补充新的干细胞种子，才能持续不断地保持血管新生。本例患者效果好可能与此有关。

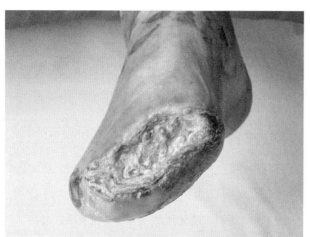

图 4-3-11　糖尿病足缺血坏疽，右足 5 根足趾脱落后形成的长期不愈的巨大溃疡

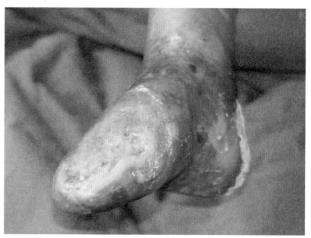

图 4-3-12　自体骨髓干细胞移植术后 8 周溃疡面愈合

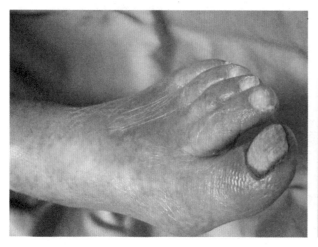

图 4-3-13　糖尿病足：足部皮肤颜色青紫，足趾间溃疡，甲下积脓

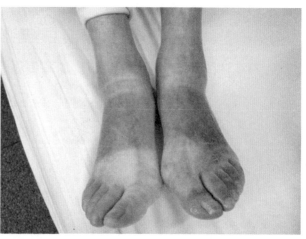

图 4-3-14　足部恢复正常

关于基因重组的细胞因子,目前国内主要采用的是肝细胞生长因子。我们目前已经完成了国内仅有的2个肝细胞生长因子的一期临床研究,同时也完成了2个肝细胞生长因子的二期临床研究,结果发现,他们均可以通过血管新生达到改善血供、促进创面愈合的目的(图4-3-15、图4-3-16)。

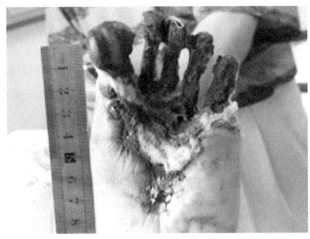

图4-3-15　糖尿病足趾坏疽

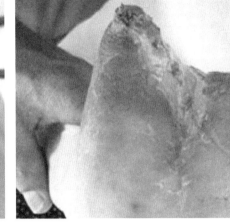

图4-3-16　6个月后坏疽的足趾脱落,创面愈合

综上所述,关于糖尿病足创面愈合问题,近年来越来越多地引起更多医生和医疗行政部为的重视,因为其治疗的难度太大,导致很多患者十分痛苦,生活质量下降,社会和患者家庭的负担加重。经过最近5年的发展,创面局部修复也取得了一定的成效,但我们必须看到任重而道远,任务非常艰巨。正因为如此,我们在这里还要呼吁,对于糖尿病足缺血创面,血流重建应当放在重中之中的位置,因为足部血供改善,可以加速创面的愈合,起到事半功倍的作用。

（崔世军　谷涌泉）

参 考 文 献

［1］ 汪忠镐,张建,谷涌泉.实用血管外科与血管介入治疗学.北京:人民军医出版社,2004:9.

［2］ Armstrong DG. Validation of a diabetic wound classification system:The contribution of depth,infection and ischemia tO risk of amputation. Diabetes Care,1998,21:855-859.

［3］ Sibbaid RG. Orsted H,Sehultz GS,et al. Preparing the wound bed 2003:focus on infection and inflammation. Sammy Wound Manage,2003,49(1):24-51.

［4］ Davies DG,Parsek MR,Pearson JP,et al. The involvement of cell-to-cell signals in the development of a baeterial biofilm. Science. 1998,280(2):295-298.

［5］ Costerton JW,Stewart PS,Greenberg EP. Bacterial biofilms:a common cause of persistent infections. Science,1999,284:1318-1322.

［6］ Schoenbach SF,Song IC. Utrasonie debridement:a new approach in the treatment of burn wounds. Plast Reconstr Surg,1980,66(1):34-37.

［7］ Margaret MS,MeCarty PT,Barbara J,et al. Wound debridement with 25 khz ultrasound. Advances Skin Wound Care,2005,18(9):484-490.

［8］ Breuing KH,Bayer L,Neuwalder J,et al. Early experience using low-frequency ultrasound in chronic wounds. Ann Plas Surg,2005,55(2):183-187.

［9］ 郑春影.胰岛素外敷治疗糖尿病患者足溃疡并感染的护理.现代护理,2005,11(12):950-951.

［10］ 韩隆元,符茂雄,黄亚莲.超声清创联合负压吸引在糖尿病足治疗中的应用探讨.现代预防医学,2012,39(21):5713-5714,5716.

［11］ 叶春婷,李慧,李学锋.低频超声清创仪治疗糖尿病足慢性溃疡的疗效观察.中华现代护理杂志,2009,15(24):2436-2437.

［12］ 王威.糖尿病足胛胝减压干预治疗的效果.中华现代护理杂志,2011,17(21):2489-2491.

［13］王威,杨玉萍.石长瑞,等.12例Ⅲ级糖尿病足患者的伤口护理体会.中华护理杂志,2006,41(4):351-352.

［14］姜国忠,李蕾,刘巍立,等.血管腔内介入联合负压闭式引流术治疗糖尿病足合并下肢动脉硬化闭塞症.中华普通外科杂志,2016,31(4):293-296.

［15］Tzu-Yen Huang,Ting-Shuo Huang,Yao-Chang Wang,et al. Direct Revascularization With the Angiosome Concept for Lower Limb Ischemia:A Systematic Review and Meta-Analysis. Medicine,2015,94(34):e1427.

第四章　内分泌科医生治疗糖尿病足创面的经验

第一节　分子创伤学对于创伤愈合的认识
——创面形成过程与组织修复机制

自从 1956 年 Oakley 首先提出了糖尿病足(diabetic foot,DF)这一概念,迄今已有 60 年的历史,人们对于 DF 的发生机制与治疗处于不断探索之中。根据 WHO 的定义:DF 是与下肢远端神经异常和不同程度的周围血管病变相关的足部感染、溃疡和(或)深层组织破坏。可见,DF 涉及末梢神经病变、缺血性病变、机体抵抗力降低而易感染、足畸形等多种因素。糖尿病并发足坏疽创面难愈的问题一直是临床工作中非常棘手的问题。传统使用清创换药、皮瓣修复创面等方法促进创面的愈合,往往达不到预期治疗效果。随着现代医学的进展,随着人们对于糖尿病足坏疽创面发生发展过程中分子生物学机制的进一步研究,近年来,糖尿病足坏疽创面的治疗有了一些突破性进展。在此,我们将从 DF 发病机制的角度出发,以分子创伤学理论为指导,正确认识和处理糖尿病足感染期、修复期创面,并从分子创伤学的角度进一步认识生长因子在促进糖尿病足创面修复中的作用。

先来认识"创伤修复"与"创伤愈合"。"创伤修复"(wound repair)或"创伤愈合"(wound healing)是指由于外伤或其他伤病的病变造成组织缺损后,局部组织通过再生、修复、重建而进行修补的一系列病理生理过程。本质上,创伤修复是机体对各种有害刺激物及致伤致病因素作用所致组织和细胞损伤及缺损的一种固有的防御性适应性反应。创伤愈合主要强调机体自身参与组织修复的能动过程。创伤修复既包括生物体自身愈合过程,同时也包括了人为因素对创伤愈合的影响。

创伤修复的过程,即机体对创伤的反应包括一系列病理生理过程:①炎症反应阶段。②成纤维细胞的增殖。③毛细血管增殖(血管生成)。④结缔组织形成。⑤重新上皮化。实质上,伤口的愈合就是在这种所谓的"级联瀑布"反应下发生的,是急性伤口的愈合反应过程。

目前的研究已知,创伤后组织修复从凝血过程开始,由许多细胞的调节因子相互协作共同参与完成。最初,血小板、中性粒细胞和巨噬细胞大量进入创伤区,以清除受损组织和污染的微生物,其中血小板和巨噬细胞还分泌一些与成纤维细胞和内皮细胞有关的生长因子。接着,成纤维细胞和内皮细胞逐渐取代受损基质,同时上皮细胞也从创缘向内生长,直至覆盖伤口。因此,创伤修复的快慢取决于上述细胞进入创面并在此增生的速度,而细胞的进入和增生又依赖于趋化因子和生长因子的参与;趋化因子产生于凝血过程,聚集的血小板是其主要来源。因此,有些能减少血小板数量的细胞毒性药物,也会影响到创面愈合,如抗巨噬细胞抗体。肉芽组织是指由毛细血管、成纤维细胞及细胞外基质等构成的幼稚结缔组织,肉眼观察呈鲜红色,颗粒状,富于血管,质地柔软,触之易出血,它是严重创伤或溃疡创面组织修复的主要成分;瘢痕组织是指创伤修复后期主要由胶原和成纤维细胞所构成的结缔组织。

简言之,创面愈合实质包括了三个时期,反映了不同的病理生理过程。①炎性渗出期(清创期):此期主要是凝血加炎症和清洁;②增生期(肉芽生长期):此期主要是新生血管生成和肉芽形成;③瘢痕收缩期:此期主要是伤口收缩加上皮形成。

创伤愈合包括三种基本类型:一期愈合、二期愈合、痂下愈合。一期愈合:是最简单的伤口愈合类型,也是组织的直接接合所致。主要发生于组织缺损少、创缘整齐、无感染、经过缝合或黏合的手术切口。这一过程由于创缘损伤轻,炎症反应弱,所产生的肉芽组织量少,修复后仅留一条线状瘢痕。愈合时间一周左右。二期愈合:又称间接愈合,是指伤口边缘分离、创面未能严密缝合的开放伤口所经历的愈合过程。这种创面缺损较大,常伴感染,愈合过程通常由新生表皮将创面覆盖,从而完成修复过程。这种过程首先来自于多种生长因子如胰岛素样生长因子(IGF)、成纤维细胞生长因子(FGF),刺激创面底部或创缘"休眠"的血管内皮细胞,使之激活,再通过"发芽"方式产生新的毛细血管胚芽,经相互沟通而形成新生肉芽组织中的毛细血管网。此期特点:因创面大,常伴感染,故愈合时间延长,4~5周以上,瘢痕较大。痂下愈合:是一种特殊情况下的伤口愈合方式,是指伤口表面由渗出液、血液及坏死脱落的物质干燥后形成一层黑褐色硬痂下所进行的二期愈合方式。痂下愈合的速度较无痂创面愈合慢,时间长,硬痂的形成一方面有保护创面的作用,另一方面也阻碍了创面的愈合,所以我们在临床上一定要注意判别糖尿病足真、假痂下愈合的情况。

创伤愈合是一个连续的过程,在创伤发生后立即开始,而不是在局部炎症反应消退后才进行;再生是创愈的始动和基础,修复是创愈的过程,愈合则是创愈的结局。糖尿病足的创面愈合过程就是在这样感染、炎症与修复的交互作用的过程中发展,理论上有明确的分期,实际上没有明确的界限,即糖尿病足创面的修复处在边清边长、贯穿始终的过程中。

如果感染未及时发现或早期处理不当,在任何时候,急性伤口创面都可以发展成为慢性伤口创面。尽管慢性创面各有其不同形态,但其转化为慢性创面的病理生理学却十分相似,所有的基底血管损伤,尽管起源不同,最终都会引起皮肤组织营养不良,缺血缺氧加剧,最终导致细胞死亡(坏死)。在慢性创面,组织持续损伤使中性粒细胞和巨噬细胞持续进入损伤部位,创面分泌炎症刺激因子,使特定的蛋白水解酶——金属蛋白酶 MMP 生成增加,而 MMP 抑制因子——组织金属蛋白酶抑制因子(TIMP)合成率下降。由于 MMP 活动增强,细胞外基质被破坏,结缔组织的细胞移动和定位受到干扰,此外,包括受体在内的生长因子在细胞中降解,创面愈合的"级联瀑布"反应因缺乏相应的刺激而终止,炎症反应持续进行。与此同时,组织产生的毒性物质和细菌侵入创面周围,使组织进一步受损,创面持续呈慢性变。

由于血管和神经病变、感染等诸多因素,糖尿病病变创面实为慢性创面。糖尿病合并的难愈创面的修复(如糖尿病足)是目前医学界所面临的难题之一。临床上糖尿病合并的创面有以下特点:①创面多深在,创面滞留的坏死组织较多,合并感染多见。②动脉硬化多见,管壁增厚明显。③肉芽组织脆弱、老化,生机低下。④瘢痕组织增生,时有骨化发生。⑤创面出现水肿,上皮化延迟或不能上皮化,伤口迁延不愈。

研究显示,糖尿病创面难愈涉及创面细胞、细胞外基质、细胞因子和其受体及信号转导等多因素、多环节作用"失控",使创面愈合过程不能以可预见的生物学步骤,按时相规律有序地进行组织学修复,从而引起创面经久不愈、创面加深。依据临床缺血和局部组织损伤病变程度,将糖尿病足的基本病变和修复愈合通常大致划分为三个阶段:

1. 局部缺血(变形期)。

2. 营养障碍(渐进性坏死期)。

3. 坏死(溃疡期)。

第二节　糖尿病足创面处理与组织修复

糖尿病足无论属于哪种分类和分级,创面的处理概括起来就是两个阶段:感染期创面和修复期创面的处理。

（一）感染期创面的处理原则

本部分内容详见第四篇第五章第三节。

目前,清创术主要包括四种方法:

（1）外科清创术:即锐性清创,是多年来临床经常使用的一种方法,是用手术或剪刀直接切除痂皮及坏死组织的一种方法。此方法优点是可快捷、迅速地去除坏死或感染组织,缩短愈合时间,其操作可由医生或专业护士直接完成。近年来低频超声清创术已应用于临床,其原理在于:低频超声(超过20kHz)通过冲洗液传导到组织,利用空化效应和微声流作用,将创口中坏死组织去除,同时很好地保护肉芽组织,并且有杀菌功能,其杀菌功能可能与其破坏了细菌与坏死组织形成的生物膜有关。低频超声清创术与传统的锐性清创术相比,具有创伤小、失血少、疼痛轻微、杀菌等优点,适用于糖尿病足有痂皮形成的创面、狭长窦道的创面、肉芽组织过度增生的创面。

（2）机械清创术:是用湿纱布敷于创面至干燥后揭掉的方法来除去创口上的异物、炎性物质及坏死组织,但目前临床上已较少采用,因为在揭掉异物及坏死组织的同时,也会将正在生长的组织如肉芽组织、上皮组织等去除,延长创面愈合时间。

（3）化学性清创术:利用酶类制剂湿敷创面来去除坏死组织,如含有复合溶葡萄球菌酶的杀菌纱布,具有清创、杀菌的双重功效,尤其对于合并有MRSA的糖尿病足创面,有较好的疗效,可加速创面的愈合。

（4）生物清创术:如用实验室培养的蛆来帮助清除创面的炎性感染组织,日本学者有这方面首先使用的报道,近年国内一些医院也开始使用。

3. 缝合问题　糖尿病足创面清创后,原则上不做缝合,因缝合会使皮缘缺血坏死、感染加重、皮肤张力增高,反而不利于创面愈合。在有些情况下,如截趾后皮瓣足够长、创面缺血与感染不重时,可以采取一期缝合的方式,加速创面愈合,缩短治疗周期。

简言之,对于糖尿病足慢性创面的处理原则,最关键的就是通过清创,使慢性伤口创面转化为急性伤口创面的状态,从而启动创面愈合的"级联瀑布"反应,从清创一开始就在生理上为组织细胞提供一个按时间顺序正确出现愈合过程的机会,并使愈合朝正确方向发展。

（二）修复期创面——肉芽生长阶段和上皮生长阶段创面的处理原则

随着创面逐步的蚕食清创过后,伴随着肉芽组织开始生长。健康正常的肉芽组织的形成和湿润光滑的创面,是最终上皮组织形成的必要条件。如何才能形成健康正常的肉芽组织,早期的及时切开引流、适时的坏死组织清创、骨髓炎的纠正、抗生素的及时应用,都是正常肉芽组织形成的先决条件和基础。在创面愈合过程中,切忌肉芽组织的过度增长,不适时的、过度的增长促进肉芽组织转变为炎性肉芽,这种肉芽对上皮组织的生长极为不利。如何避免炎性肉芽的形成,除保障上述正常肉芽组织形成的先决条件外,对于已经有迹象形成的炎性肉芽要及时予以清除,待创面基础条件好转后,再使其长出新的正常肉芽组织。

1962年,动物生理学家Winter通过猪体组织研究发表了具有突破性的研究报告,湿润的环境能促进上皮表层细胞活动,有利于伤口迅速愈合,这一发现使现代湿润创面处理理论"湿性愈合理论"应运而生。另有研究证明,相对低氧环境下,成纤维细胞生长速度最快,细胞增殖分化及酶活性的发挥都需要水作为介质并刺激巨噬细胞释放多种生长因子,使血管形成加速,并加速肉芽组织的形成;湿润的环境下能保持细胞和酶的活性,有助于创面愈合。在糖尿病足坏疽肉芽生长阶段,注意保持创面环境的湿润,建立肉芽生长的良好微环境。若创面过于干燥,则应注意伤口的保湿,可在湿润的抗生素纱条外覆以凡士林油纱,减少创面水分的挥发,避免凡士林油纱直接接触创面,以防堵塞分泌物出口,使创面引流不畅。在换药揭除敷料时,避免粗暴操作,以免肉芽组织因每次换药时的细胞剥脱而重新回到或部分回到创面的炎性反应期,从而使创面愈合延迟;若创面渗出过多,可选用一些吸收能力强、通透性好的新型敷料,如纱布、无纺型材料、藻酸盐敷料、Kerraboot 治疗靴、银离子敷料或者使用高渗盐水湿敷创面,最简便的办法就是增加换药次数,保障创面的清洁和通透性。目前,创面负压吸引治疗技术已在糖尿病足创面治疗中得以广泛应用,取得了较好疗效,其机制在于负压创面治疗可以促进局部血液循环,减轻局部水肿,增加局部氧含量,清除多余的渗出液体和炎性液体。这些物理环境的变化可以保障创面局部湿性微环境,减少局部细菌负荷和菌落。同时,促进静止细胞变成具有分裂能力的活跃细胞,促进微血管形成和减少金属蛋白酶的活性,快速增加创面血管内的血流量,促进新生血管进入创面,刺激上皮细胞的分化和增殖,刺激肉芽组织生长形成肉芽组织,最终导致创面愈合。

在肉芽生长阶段,创面局部还可用一些改善微循环、促进肉芽组织生长的药物,如传统的药物川芎嗪、山莨菪碱等,以水性制剂为宜,避免用膏状、油状的药物。

在上皮生长阶段,成熟的肉芽组织和湿润光滑的创面是最终上皮生长的必要条件。注意创面的保湿与清洁。

近年来,随着人们对于现代创面愈合理论的逐步认识,许多先进技术如新型敷料和生长因子在糖尿病足慢性创面的修复期已有大量应用,除上述提到的各种新型敷料外,各种生长因子如重组人表皮细胞生长因子(EGF)、碱性成纤维细胞生长因子(bFGF)均已在临床应用,可以促进肉芽组织及上皮组织的生长,加速创面愈合。目前,已有对于重组人血小板衍生生长因子(rhPDGF-BB)及组织工程皮肤对于糖尿病足坏疽修复期创面的临床研究。近年来,利用肝细胞生长因子(HGF)促进创面愈合的研究越来越多,HGF 是一种多功能生长因子,可促进内皮细胞的迁移、增殖,形成新生血管,促进局部血液循环,从而加速创面愈合。Roeckl-Wiedmann 等认为高压氧治疗糖尿病足溃疡可以加速创面愈合,降低大截肢风险。总之,对于糖尿病足创面的组织修复过程的研究及临床治疗已经提升到了分子创伤学及组织工程学的高度。

总之,糖尿病足坏疽创面的发生,与正常人的外伤或烧伤创面有所不同,糖尿病足坏疽的发生有其特有的病因和病理生理基础,在血管和神经病变的基础上合并感染,从而启动了创伤的过程,修复伴随着整个创面形成过程的始终。药物及各种治疗手段,包括现代的分子生物学、组织工程学技术在临床上的应用,都是为了使足坏疽创面能够出现正常的修复过程而采取的一系列措施。在这一过程中,对创面进行及时的切开引流、适时的清创、适度的促进肉芽组织生长,才能最后达到良好的上皮生长及创面愈合的目的。需要注意的是,糖尿病足创面只是在全身病变这一大环境的基础上在足局部小环境的一个反映,所以,要想使糖尿病足的创面组织很好的修复,改善全身状况包括血糖、血脂、血压、血浆蛋白,及时、必要的抗生素应用,依然是足坏疽组织修复的基础和必要条件。

(吴石白)

参 考 文 献

[1] Boulton AJ. The diabetic foot a global view. DiabetesMetabRew Rev,2000,16:2-5.

[2] 李仕明. 糖尿病足与相关并发症的诊治. 北京:人民卫生出版社. 2002:150-157.

[3] 吴石白,关小宏,王璐宁,等. 抗耐甲氧西林金黄色葡萄球菌敷料治疗糖尿病足创面感染. 河北医药,2010,32(15):2017-2018.

[4] Winter G D. Formation of the scad and the rate of epithlialisation of superficial wounds in the dometic pig. J Wound Care,1995,4(8):336-337.

［5］ Sharman D. Moist wound healing:A review of evidence,application and outcome. Diabetic Foot,2003,6(3):112-120.

［6］ 吴石白,关小宏,王璐宁,等. 新型敷料 Kerraboot® 治疗靴治疗糖尿病足坏疽的临床观察(附14例报告). 空军总医院学报,2009,25(2):51-54.

［7］ 朱西娥,刘德辉,关小宏,等. 表皮生长因子在糖尿病足坏疽中的临床应用. 空军总医院学报,1994,10(1):41-43.

［8］ Saiki A,WatanateF,MuranoT,et al. Hepatocyte growth factor secreted by cultured adipocytes promotes tube formation of vascular endothelia cells in vitro. Int J Obes,2006,30(11):16762-1684.

［9］ Roeckl-Wiedmann I,Bennett M,Kranke P. Systematic review of hyperbaric oxygen in the management of chronic wounds. Br J Surg,2005,92(1):24232.

第五章　糖尿病足创面修复专科医生的经验

第一节　概　　论

在糖尿病患者中,大约15%的患者会并发糖尿病足溃疡,其中85%因糖尿病足而截肢的患者在截肢之前患糖尿病足溃疡,糖尿病足溃疡和截肢给患者及社会带来的耗费,几乎相当于治疗糖尿病其他并发症费用的总和。因此,促进糖尿病足创面愈合是治疗糖尿病足的最重要目标。

糖尿病患者机体内出现糖代谢紊乱和脂代谢紊乱,发生斑块在动脉壁上沉积并钙化,导致动脉狭窄或者闭塞,从而引起下肢远端组织缺血和缺氧,组织营养不良,导致组织缺损;由于运动神经病变,足部的肌群受力不平衡,足部局部压力增加而导致溃疡发生;感觉神经营养障碍和痛觉等保护性功能减退,易发生外伤性溃疡;自主神经病变,足部汗腺的功能减退或丧失,进而皮肤干燥,容易发生细菌和真菌感染,血管舒缩功能病变,足部微循环的调节功能减退,代谢不良,出现足大疱和自发性溃疡。糖尿病足的创面存在以下特点:①下肢血管硬化多见,管腔狭窄、堵塞常见。②创面较深,坏死组织较多,大部分会合并不同程度、不同类型的感染。③肉芽组织老化,功能较差。④创面水肿,上皮化延迟或不能上皮化,伤口迁延不愈。⑤瘢痕增生严重,可有骨化发生。

第二节　糖尿病足创面愈合的特点

糖尿病足溃疡存在着许多危险因素,在其愈合过程中往往存在着反复的损伤刺激、感染、炎症,这就提示糖尿病足溃疡的愈合与一般过程有所不同。目前认为糖尿病足发生机制可能是:免疫细胞功能异常和炎症免疫应答受损;外周神经病变;外周血管病变及组织供氧不足。首先细胞功能尤其是成纤维细胞和中性粒细胞受损,高血糖对此类细胞的毒性作用,使患者更加容易感染。目前大致猜测:高糖基化作用及其产物可以抑制细胞外基质的生成,损害细胞功能,抑制细胞因子的产生而阻止创面的愈合。由于存在血管病变,大部分患者存在局部组织氧分压降低,导致血管生成因子合成减少,细胞的生长和移行能力下降,低氧和酸中毒,白蛋白不充足,内皮功能下降引起一氧化氮减少,外伤的恢复能力下降。

过去普遍认为,干燥环境和氧气利于创面愈合,但在临床实践中发现创面外露使愈合环境差,易造成创面干燥、结痂,不利于上皮细胞爬行,导致愈合速度缓慢。1962年动物生理学家Winter通过猪体组织研究发表了报告:水疱如果不予以刺破,能促进上皮表层细胞的移动,有利于伤口的愈合,为"湿性愈合理论"奠定了坚实的基础。湿润的局部环境有利于创面的愈合,其促进愈合的机制是多方面的,主要有以下六点。①有利于坏死组织的溶解:湿性环境有利于组织细胞释放蛋白溶解酶和纤维蛋白酶,蛋白溶解酶能水解坏死组织,溶解与正常组织间的细胞连接,从而达到清创效果。②维持创面局部微环境的低氧状态:湿性微环境通过闭合性敷料实现,创面局部微环境形成低氧张力,成纤维细胞生长速度最快;同时,低氧环境可以刺激巨噬细胞释放多种生长因子,促使毛细血管新生,加速肉芽组织的形成,从而使创面愈合时间缩短。③有利于细胞增生分化和移行：细胞增生分化和酶活性的发挥都需要依赖水，相对湿润的环境能保持细胞增生速度和酶活性，有助于创面的愈合。④保留渗出液内的活性物质，并促进活性物质的释放：创面渗出液里含有血小板源性生长因子、β转化生长因子等多种生长因子，这些生长因子能刺激成纤维细胞增生，引导巨噬细胞、中性粒细胞和平滑肌细胞的趋化迁移，对创面愈合过程起着重要的调节作用。⑤湿性环境促进创面伤口愈合的同时，可防止结痂及瘢痕的形成，为创面提供最好的湿润环境。⑥可加强白细胞的功能，伤口的创面在密闭性、半密闭性的环境中，有效地防止细菌的入侵和防止感染创面的细菌传播而造成的医院交叉感染，有利于白细胞介导的宿主吞噬细胞发挥作用，提高局部免疫力，增强灭菌能力。

第三节　糖尿病足创面的分类处理

糖尿病足是一种慢性、进行性及全身性疾病。患者除有糖尿病内科的临床表现外，又有局部溃疡、感染等外科临床症状，另外还有血管及神经病变。因此，对于糖尿病足创面的治疗涉及多学科联合治疗。糖尿病足创面可分为湿性坏疽、干性坏疽及混合性坏疽。①湿性坏疽：比较常见，由于肢端动静脉血流同时受阻，微循环障碍，周围神经病变及局部感染，浅表溃疡或者严重坏疽，局部炎症反应严重、功能障碍，甚至有脓毒血症等表现。②干性坏疽：肢端动脉粥样硬化或动脉血栓形成，动脉血流不畅，组织供血严重不足，一般病情较重，涉及肢端甚至全肢坏疽。③混合性坏疽：干性坏疽和湿性坏疽的表现并存。

（一）湿性坏疽的处理

尽早行切开引流手术对于挽救患肢至关重要，手术切开以保证引流通畅，清除坏死组织时要适度，避免清理过多，损伤正常组织。如果发生足底部脓肿，手术时必需切除部分跖腱膜，以通畅引流，同时切忌挤压，以防菌血症的发生。

1. 早期及时切开引流　对于减轻炎症、缓解皮肤张力、防止炎症向深部组织进一步发展有利，切口时应取脓肿或波动感最明显处，并尽量避开血管及神经走行，即顺行切开。

对于脓肿致病菌已侵入深部组织，造成肌肉严重感染，形成局灶性或多发性小脓肿，必须切开引流排脓，防止小脓肿融合形成大脓腔，但避免挤压和过度冲洗，以免感染沿肌间隙蔓延扩大。

2. 清创　清创在糖尿病足治疗中是至关重要的一个环节，它可以贯穿于糖尿病足坏疽治疗过程的始终，彻底的、过早的、过迟的清创，都不利于启动、维持伤口的正常修复过程。急燥地采取外科手术的方法对糖尿病足伤口进行所谓"彻底"过早的清创，往往起到事与愿违之效。对创面分期分批蚕食清创，对已明确坏死的组织，及时清创，对于界限不清、难以确定是否完全坏死的组织暂时保留，观察数日后组织进一步坏死，只要创面引流通畅，到时再清创不迟。

对于失去生机的皮下组织、脂肪组织、筋膜、肌肉都应切除。

对坏死的肌腱，为保留患肢功能，做最大限度的保留。

对感染严重造成骨质破坏、骨髓炎者，可逐步清除坏死的碎骨片；对疑有厌氧菌感染或窦道较深、伤口脓性分泌物多、恶臭者，可用3%过氧化氢溶液清洗；窦道必要时适时切开。

3. 缝合问题　原则上切开引流后的伤口不做缝合，缝合会使皮缘缺血坏死、感染加重、皮肤张力增高。

4. 肉芽生长阶段创面的处理　随着创面逐步的蚕食清创过后，肉芽组织开始生长，肉芽组织不适时的、过度的增长促进肉芽组织转变为炎性肉芽，对上皮组织的生长极为不利，对于已经有迹象形成的炎性肉芽要及时予以清除。

在肉芽生长阶段，注意保持创面环境的湿润，建立肉芽生长的良好微环境。若创面过于干燥，可使用保湿敷料外覆，减少创面水分的挥发，同时避免堵塞分泌物出口，使创面引流不畅。换药时，避免粗暴操作，以免肉芽组织因每次换药时的细胞剥脱而重新回到或部分回到创面的炎性反应期，从而使创面愈合延迟；若创面渗出过多，使用高渗盐水湿敷创面，增加换药次数，保障创面的清洁和通透性。

5. 上皮生长阶段　成熟的肉芽组织和湿润光滑的创面是最终上皮生长的必要条件。可以用一些促进上皮组织生长的药物,如生长因子等促进祛腐生肌。

（二）干性坏疽的处理

待坏疽范围局限,与周围正常组织分界清楚时再行处理,手术时切除范围应尽量贴近患趾,以避免损伤其余足趾。如果相邻的两个或多个足趾坏死,手术切除时尽量保留足趾间的皮肤,以减少愈合时间。

缺血性溃疡是由动脉硬化闭塞下肢缺血所致,可见于足部的任何部位,千万不可过早清创,待血运改善后再行清创手术。

糖尿病足坏疽行截趾手术时,应尽量多保留正常皮肤,切除范围应跨过关节,祛除关节的软骨组织。对于肌腱的处理,如发现腱鞘感染,则对病变的腱鞘切开通畅引流,对坏死、感染的肌腱,沿肌腱走行方向切开皮肤、皮下组织,清除坏死肌腱或在该肌腱近端正常肌腱 1cm 处,切一 1～1.5cm 小口,切开皮肤、皮下组织,切断肌腱,然后从原伤口将坏死肌腱抽出。若该肌腱大部分坏死、感染,则从该肌腱骨的附着处切断,从伤口抽出,这样可较好地避免感染沿腱鞘或肌腱蔓延。

（三）神经性溃疡

由糖尿病合并周围神经病变导致,多见于足跟部,因足跟部脂肪垫较厚,溃疡多较深,治疗起来困难,预后较差。如果神经性溃疡发生于其他部位,因血液循环较好,有效的清创可促进愈合

（四）混合性坏疽

混合性溃疡是由糖尿病合并周围血管和周围神经病变所致,临床上最常见,多由小动脉闭塞和小静脉回流受阻引起,坏死组织与正常组织分界清楚后再行截趾术。如果感染较重,处理大体上和湿性坏疽相同。治疗时要考虑血液循环情况,以扩张血管为主,清创时要谨慎,一次清理不要过多,采用蚕食手术局部清理创面。

（五）关于封闭式负压引流结合植皮修复糖尿病足创面

1. 若创面过大,肉芽已近长平,可采用点状植皮,促进创面尽快愈合。点状植皮法具体方法:皮片取自大腿内侧。供皮区消毒,在局麻下用针尖挑起皮肤,锐刀切下点状皮片直径 0.2～0.3cm,将皮片贴于创面上,皮片间距 0.5～1cm,外置网状纱布,植皮时机应在创面肉芽组织生长状况良好时,皮片成活率较高。在一个创面上如果肉芽组织生长情况不同,可以采用分次植皮的方法。

2. 封闭式负压引流技术可使创面处于一个全封闭负压引流状态,其作用为有效防止污染和交叉感染;减轻水肿;促进坏死组织和细菌清除,加速创面肉芽组织生长。同时,由于创面封闭期间不用换药,减少了医护人员工作量,减轻了患者的痛苦。

3. 封闭式负压引流技术对干性坏疽是其治疗的绝对禁忌证,有活动性出血和暴露的血管或瘘管是相对禁忌证。

（六）关于腓肠神经皮瓣移植修复糖尿病足跟部溃疡

1. 足跟皮肤厚而坚实,皮下组织致密,当外伤缺损后,尤其跟骨腱外露时,需应用致密、质地好、耐磨的组织修复,游离皮片皮多不易成活或愈合后易破溃,故需用带血供皮瓣修复,腓肠肌皮瓣能满足此条件。

2. 设计切取同侧腓肠神经营养血管皮瓣,其优点为血管神经蒂恒定,变异小,蒂长,旋转范围大,皮瓣血运佳,极易成活。皮瓣切取操作简单且不牺牲主干动脉。部位高,带筋膜蒂宽,较为理想。腓肠神经保证足跟部的皮肤有良好的感光,有营养血管,蒂部带 2cm 左右深筋膜及小隐静脉,能增加供血和保证静脉回流通畅。

3. 对糖尿病足足跟溃疡,大多病例经内科综合治疗后,条件好者可行腓肠神经逆行岛状皮瓣修复,对高位截肢应持慎重态度。

4. 皮瓣移植应以感染性为主的糖尿病足患者。老年人的关节弹性差,韧带、关节均有不同程度的退变。虽然关节固定时间不长,但仍有可能导致关节功能障碍,因此,60 岁以上的糖尿病患者多合并有动脉粥样硬化,行皮瓣移植需慎重。

（七）干细胞治疗

干细胞治疗糖尿病足,方法简单,创伤小,能有效地增加患者下肢血流,促进溃疡愈合,使一部分患者避免截肢或降低截肢平面。

（八）截肢术

截肢术虽然给患者造成终身残疾,但为了挽救生命仍是不得不采用的最终手段,重要的是截肢平面的选择。在不影响截肢残端愈合的原则下,尽量保留患肢术后功能,并为手术后安装义肢(假肢)提供更好的方便条件。小腿截肢标准是当坏死、感染面积已超过踝关节,踝关节韧带裸露坏死,足跖部肌腱严重坏死、感染,跖、跗骨骨髓炎,伴全身感染中毒症状严重者。大腿截肢的标准为当坏死、感染面积已超过小腿面积的1/3或下肢血管多普勒检查示腘动脉重度闭塞,截肢手术方法采取一期缝合伤口,缩短疗程。

第四节 糖尿病足伤口敷料的使用

创面外用敷料是能够覆盖创面并且能够对创面愈合有益的一些天然或者人工合成材料的统称。理想的敷料大致有以下四个特点:①满足生物学需要:保持敷料下的湿润环境;吸收创面渗液;维持创面温度;维持伤口适量的血运和氧分;保护新生组织;防止细菌污染。②满足患者需要:加速创面愈合,缩短治疗时间;换药时疼痛可耐受;有一定的镇痛作用;减少换药次数;无异味,无明显异物感;对外观影响小;价格合理。③满足医务人员需要:减少换药工作量;换药简单,伤口易清洁;对伤口愈合有利;无须胶布固定。④满足管理人员需要:容易贮存;安全性好。

敷料的类型大概有以下几种:天然的材料;自体组织;同种异体组织;人工合成的材料;高分子材料;生物材料等。目前敷料种类繁多,介绍以下几种常用敷料。

（一）传统敷料

传统敷料一般由棉花、软麻布和亚麻布加工而成,我们常用的医用纱布属于这一类。其优点是:保护创面;有一定的吸收性;制作简单;价格低廉。其缺点是:无法保持创面湿润,创面愈合延迟;敷料纤维易脱落,造成异物反应,影响愈合;创面肉芽组织易长入敷料的网眼中,换药时可引起疼痛;敷料被浸透时,病原体易通过;换药时,易损伤新生的组织。

（二）合成敷料

1. 聚氨酯泡沫和薄膜 聚氨酯泡沫敷料有良好的弹性和吸水性,当与潮湿的伤口接触时,伤口渗出液可被敷料中的毛细孔吸收入其中,起到把脓血从伤口表面去除的作用。

2. 藻酸盐敷料 藻酸盐敷料的主要成分取自海水中的藻类,是利用藻类中的多糖藻酸盐制成的敷料。藻酸盐敷料的主要特点是高吸湿性、成胶性和止血功能。此类敷料可以吸收相当于自身重量17～20倍的液体,能有效控制创面渗出液,从而延长换药时间。藻酸盐敷料可在创面形成凝胶类物质,所以该类敷料具有部分清创作用。

3. 水凝胶体敷料 水凝胶体是一种溶胀在水或生理液体中的高分子网络。这类新型敷料的主要作用为自体清创,作用机制是在湿润环境中依靠伤口自身渗出液中的胶原蛋白降解酶来分解坏死物质。此类敷料主要成分为纯水(70%～90%),比较适用于有黄色腐肉或黑痂且少有渗液的伤口,同时可起到填充死腔的作用。使用后水凝胶不会与创面粘连,需要选择薄膜或吸收渗液的第二层敷料进行固定。

4. 水胶体类敷料 水胶体类敷料是由水溶性高分子物质的颗粒与橡胶黏性物混合加工而成。最常见的凝胶为羧甲基纤维素。适用于少到中等渗液量的伤口,维持创面的湿性环境。水胶体含内源性的酶,能促进纤维蛋白和坏死组织的溶解,有效地发挥清创作用。有黏性,高度密闭创面,可以根据伤口的形状任意裁剪,使用方便。根据渗液量适时更换敷料。

5. 甲壳素麻油蜂蜡敷料 甲壳素(chitin)又称甲壳质、几丁质、壳聚糖等,是一种来自于甲壳类动物的线性氨基多糖。它有良好的生物学特性,且本身具有抗菌、抗癌、抗病毒等药理作用。能促进凝血,参与补体系统的活化,加速创面止血等;具有抗炎、止血、镇痛和杀菌等性能。蜂蜡有收涩敛疮、生肌止痛之功,外用于溃疡不敛、臁疮糜烂、创伤、烧烫伤等。蜂蜡在慢性皮肤溃疡创面形成一层黄色的半透明保护膜,对创面起到保护和湿润作用,减少了创面细菌感染的机会。麻油能提供组织生长需要的营养成分,改善慢性溃疡创面负氮平衡,促进创面愈合。油纱布贴敷创面后再包扎,能够有效地防止创面水分的蒸发,使创面保持一定的湿度,处于近似生理环境的条件下,通过无损伤的液化排除坏死组织。这种作用体现了现代医学中提出的"湿性愈合"的观念。

(三) 生物敷料

生物敷料由天然生物材料加工制作而成,生物敷料具有与皮肤类似的生物学特性,能较长期覆盖在创面上,但很难与创面建立血运,或者即使临时建立了血液循环,在此后的过程中也会慢慢被排斥。这类敷料中最具有代表性的是同种皮、异种皮、各种生物膜等,如自体表皮、冻干软化戊二醛皮、猪皮等。决定使用一种生物敷料和产品的选择取决于多种因素,如类型、大小、伤口、合并症深度及不同患者的喜好。

成熟的肉芽组织和湿润光滑的创面是最终上皮生长的必要条件。除以上各种处理,重点是运用各种生肌的手段,促进坏疽局部生长,使创面早日愈合。此时合适的敷料能够起到很好的效果。

总之,糖尿病是一种慢性、全身性的疾病,这就决定了糖尿病足是一种慢性、进行性、全身性疾病,它既有糖尿病内科表现,又有溃疡、感染、坏疽等外科表现,所以糖尿病坏疽患者需要内外科综合治疗。糖尿病患者的持续高血糖状态是发生糖尿病足的根本原因,中西医结合治疗糖尿病足,积极控制高血糖及感染,促进伤口愈合,疗效才能显著。

(李炳辉　金肆)

参 考 文 献

[1] Apelqvist J, Bakker K, van Houtum WH, et al. International consensus and practical guidelines on themanagement and the pre-vention of the diabetic foot. Diabetes Metab Res Rev,2000,6 (Suppl1):S84-92.

[2] Pecoraro RE, Reiber GE, Burgess EM. Pathways to diabetic limb amputation. Basis for prevention. Diabetes Care,1990,13(5):513-521.

[3] Frykberg RG, Bevilacqua NJ, Habershaw G. Surgical off-loading of the diabetic foo t. J Am Podiatr Med Assoc,2010,100(5):369-384.

[4] 国际糖尿病足工作组. 糖尿病足国际临床指南. 许樟荣,敬华译. 北京:人民军医出版社,2003:6-9.

[5] Boulton AJ. The diabetic foot:from art to science. Diabetologia,2004,47(8):1343-1353.

[6] Yamagishi S, Imaizumi T. Diabetic vascular complications:pathophysiology,biochemical basis and potential therapeutic strategy. Curr Pharm Des,2005,11(18):2279-2299.

[7] Meijer JW, van Sonderen E, Blaauwwiekel EE, et al. Diabetic neuropathy examination:a hierarchical scoring system to diagnose distal polyneuropathy in diabetes. Diabetes Care,2000,23(6):750-753.

[8] Strbova L, Krahulec B, Waczulikova I, et al. Influence of infection on clinical picture of diabetic foot syndrome. Bratisl Lek Listy,2011,112(4):177-82.

[9] Edmonds M, Foster A, Sanders L. A practical manual of diabetic foot care. 2nd ed. Oxford:Blackwell,2008:36-57.

[10] Frykberg RG. 糖尿病足溃疡的发病机理:阻碍伤口愈合的因素. 国外医学:内分泌分册,2004,24(5):296-298.

[11] Winter GD. Formation of the scad and rate of epithlialisation of superficial wounds in the skin of the young dometic pig. J Wound Care,1995,4(8):366-367.

[12] 李炳辉,谷涌泉,王鹏华. 糖尿病足及下肢慢性创面修复. 北京:人民军医出版社,2011:384-385.

[13] 李炳辉,籍胤玺. 糖尿病足创面的治疗策略[J/CD]. 中华损伤与修复杂志:电子版,2009,4(4):375-383.

[14] 陈玺,朱桂贞,唐在明. 海藻酸钠在临床的应用. 中国医院药学杂志,2000,20(9):560.

[15] Burgess B. An investigation of hydrocolloid. Prof Nurse,1993,8(suppl 7):3-6.

[16] 陈煜,窦桂芳,罗运军,等. 甲壳素和壳聚糖在创面敷料中的应用. 医学高分子通报,2005,2(1):94-100.

[17] Límová M, Mauro T. Treatment of pyoderma gangrenosum with cultured keratinocyte autografts. J Dermatol Surg Oncol,1994,20(12):833-836.

[18] Davis DA, Arpey CJ. Porcine heterografts in dermatologic surgery and reconstruction. Dermatol Surg,2000,26(1):76-80.

[19] Junkins-Hopkins JM. Biologic dressings. J Am Acad Dermatol,2011,64(1):e5-7.

[20] 李仕明. 糖尿病足与相关并发症的诊治. 北京:人民卫生出版社,2002:168.

[21] Karadurmus N, Sahin M, Tasci C, et al. Potential benefits of hyperbaric oxygen therapy on atherosclerosis and glycaemic control in patients with diabetic foot. Endokrynol Pol,2010,61(3):275-279.

[22] 程艳,刘惠茹,尹婷,等. 氦-氖激光照射治疗糖尿病周围神经病变的疗效观察. 中国康复医学杂志,2005,20(4):

286-287.

[23] 裘华德. 负压封闭引流技术. 北京:人民卫生出版社,2003:85-242.

[24] 李炳辉,邹新华. 封闭式负压引流结合自体皮移植治疗糖尿病足 19 例. 中国中西医结合外科杂志,2009,15(4):458.

[25] 谷涌泉,郭连瑞,张建,等. 自体骨髓干细胞移植改善下肢严重缺血致运动功能障碍:15 例报告. 中国临床康复,2004,8 (20):3917-3919.

[26] Apeiqvist J,Bakker K,van Houtum W H,et al. International consensus and practical guidelines on the management and the prevention of the diabetic foot. International Working Group on the Diabetes Foot. Diabetes Metab Res Rcv,2000,16(1):84.

[27] Nalini Singh,David G. Armstrong,Benjamin A. Lipsky. Preventing Foot Ulcers in Patients With Diabetes. JAMA,293(2):217-228,2005.

[28] King H,Aubert RE,Herman W H. Global burden of diabetes 1995-2020:prevalence,numerical estimates and projections. Diabetes Care,1998,21:1414-1431.

[29] 国家"九五"攻关计划糖尿病研究协作组. 中国 12 个地区中老年人糖尿病患病率调查. 中华内分泌代谢杂志,2002,18 (4):280-284.

[30] Andrew J M Boulton,Loretta Vileikyte,Gunnel Ragnarson-Tennvall,et al. The global burden of diabetic foot disease. Lancet, 2005,366:1719-1724.

[31] Brod M. Quality of life issues in patients with diabetes and lower extremity ulcers:patients and care givers. Qual Life Res, 1998,7:365-372.

[32] Ashry HR,Lavery LA,Armstrong DG,et al. Cost of diabetes-related amputations in minorities. J Foot Ankle Surg,1998,37: 186-190.

[33] Malik RA,Tesfaye S,Thompson SD,et al. Endothelial localization of microvascular damage in human diabetic neuropathy. Diabetologia,1993,36:454-459.

[34] Tesfaye S,Malik R,Ward JD. Vascular factors in diabetic neuropathy. Diabetologia,1994,37:847-854.

[35] Diabetes Control and Complications Trial Rsesarch Group. The effect of intensive treatment of diabetes on the development and progression of long-term complications in insulin-dependent diabetes mellitus. N Engl J Med,1993,29:977-986.

[36] Nathan DM. Long-term complications of diabetes mellitus. N Engl J Med,1993,328:1676-1685.

[37] Cohen RA. Dysfunction of vascular endothelium in diabetes mellitus. Circulation,1993,87:V67-V76.

[38] Strandness DE,Priest RE,Gibbons GE. Combined clinical and pathologic study of diabetic and nondiabetic peripheral arterial disease. Diabetes,1964,13:366-372.

[39] Conrad MC. Large and small artery occlusion in diabetics and nondiabetics with severe vascular disease. Circulation,1967,36: 83-91.

[40] Barner HB,Kaiser GC,Willman VL. Blood flow in the diabetic leg. Circulation,1971,43:391-394.

[41] Yarnagishi S,Imaizumi T. Diabetic vascular complications:patho-physiology biochemical basis and potential therapeutic strategy. Curr Pharm Des,2005,11(18):2279-2299.

[42] Meijer JWG,van Sonderen E,Blaauwwiekel EE,et al. Diabetic neuropathy examination:a hierarchical scoring system to diagnose distal polyneuropathy in diabetes. Diabetes Care,2000,23:750-753.

[43] Sennecille E. Infection and diabetic foot. Rec Med Interne,2008,29. S243-248.

[44] Wagner FW. The dysvascular foot:a system for diagnosis and treatment. Foot Ankle,1981,2:64-122.

[45] Apelqvist J,Castenfors J,Larsson J,et al. Wound classification is more important than site of ulceration in the outcome of diabetic foot ulcers. Diabet Med,1989,6:526-530.

[46] 谷涌泉. 糖尿病足病诊疗新进展. 北京:人民卫生出版社,2006:47.

[47] 谷涌泉. 糖尿病足病诊疗新进展. 北京:人民卫生出版社,2006:129-131.

[48] Chow I,Lemos EV,Einarson TR. Management and prevention of diabetic foot ulcers and infections:a health econmic review. Pharmacoeconomics,2008,26(12):1019-1035.

[49] Mareini J. Diabetic foot:detection and prevention. Rev Med Interne,2008,29(Suppl 2):S26026-3.

[50] Berry RM,Raleigh ED. Diabetic foot care in a long-term facility. J Gerontol Nurs,2004,30(4):8-13.

[51] Neder S,Nadash P. Individualized education can improve foot care for Patients with diabetes. Home Health Nurse,2003,21 (12):837.

第六章 干细胞技术在糖尿病足创面修复中的应用

第一节 概　　论

一、糖尿病足创面

糖尿病足是由局部皮肤感染、血管和(或)神经病变引起的以足部皮肤坏死、溃疡为主要表现的常见的糖尿病并发症。虽然我国糖尿病足患者约占糖尿病总人数的 2%～5%,低于西方国家的 5%～10%。但鉴于我国巨大的人口基数和高达11%糖尿病患病率,估计目前我国糖尿病患者数超过 1 亿人,成为全球糖尿病患者最多的国家。推测糖尿病足的总人数高达 200 万～600 万之多。这其中 1% 的糖尿病患者需要截肢治疗。糖尿病足在许多国家,包括中国已是截肢的首位原因。根据调查,糖尿病足截肢后,两年内对侧糖尿病足截肢率大于 50%,而死亡率也超过 50%。因此,糖尿病足治疗不当不仅严重影响患者自身生活质量和寿命,还给家庭和社会造成沉重负担。

目前治疗糖尿病足的主要手段是抗感染、改善局部血液循环和修复病损的皮肤组织。药物和手术是抗感染、改善糖尿病肢体远端血液循环和促进糖尿病足创面愈合的主要手段。虽有一定疗效,但不能从根本上解决糖尿病肢体远端血液微循环障碍的问题,导致糖尿病足部创面经久不愈或频繁复发。后者又引起创面微生物感染,加重糖尿病患者肢体远端缺血发生。周而复始,形成恶性循环,导致糖尿病截肢率显著增加。因此,及时、有效地改善糖尿病肢体远端血液微循环障碍,修复、重建病变坏死的皮肤,是降低糖尿病足发病率,改善其生活质量,降低国家经济负担的重要医疗手段。

任何原因,包括衰老、创伤、代谢障碍引起组织损伤或缺失的修复,关键是组织细胞的再生。组织细胞的再生能力决定组织修复的类型和时间。现代研究证明,决定组织细胞再生能力的基础和关键是干细胞。干细胞是组织自我更新和修复、再生的生命原基。干细胞的发现及相关移植技术的建立,为许多传统医学认为是"不治之症"的疾病(如心脑血管疾病、恶性肿瘤、糖尿病及其并发症)治疗带来了新的生机和希望。其在临床上的应用是对传统医疗方式的挑战和革命,在重大疾病治疗上具有其他医疗技术难以比拟的地位和得天独厚的优势,为人类疾病的防治和延缓衰老开辟广阔的空间。同时,干细胞潜在的巨大社会经济效益,有望成为经济生长新的增长点。

二、干细胞

(一)干细胞的定义

干细胞(stem cell)是一类具有自我更新和多向或单向分化潜能的细胞。干细胞可以通过分裂和分化产生单一功能细胞。生理情况下,替代衰老或凋亡的细胞,维持机体组织结构的完整和正常生理功能的发挥;病理情况下,替代病变或缺失的组织细胞,修复重建病变缺损的组织,改善或恢复其结构和功能。

（二）干细胞的分类

1. 根据分化潜能，干细胞可大体分为四类。

（1）全能干细胞（totipotent stem cell）：如受精卵，可无限增殖并分化成为全身200多种细胞类型，进一步发育成机体的所有组织、器官，即具有形成完整个体的分化能力。（图4-6-1）

治疗前　　　　　　　　　　　　　　治疗后

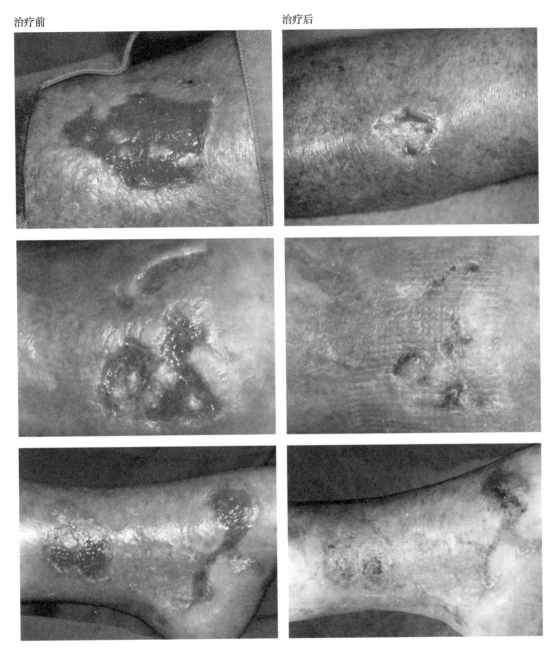

图4-6-1　静脉溃疡创面治疗前后对比

（2）亚全能干细胞（pluripotent stem cell）：如内细胞团，具有分化外胚层、中胚层及内胚层三胚层细胞的潜能，但由于不能形成胎盘及子宫内发育所需的支持组织，所以不具备发育成完整个体的能力。（图4-6-2）

（3）多潜能干细胞（multipotent stem cell）：如骨髓间充质干细胞，具有成骨、成脂和成软骨等多种组织的分化潜能。（图4-6-3）

（4）单能干细胞（unipotent stem cell）：又称专能干细胞，如毛囊隆突部位角朊干细胞，只能向一种类型或密切相关的两种类型的细胞分化。

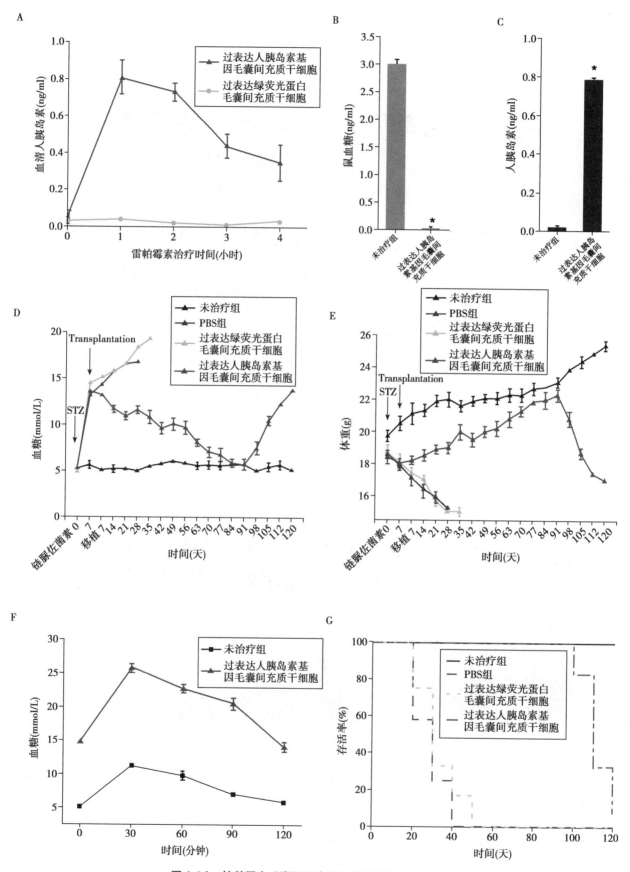

图 4-6-2　转基因人毛囊干细胞移植后逆转糖尿病高血糖

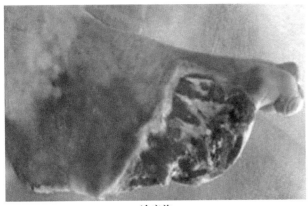
治疗前

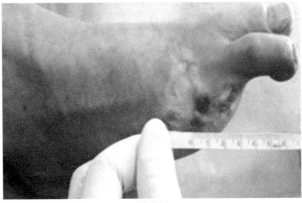
治疗后

图 4-6-3　角朊干细胞移植原位修复前后对比

2. 根据来源,干细胞可分为胚胎干细胞、成体干细胞和诱导多能干细胞。

(1) 胚胎干细胞(embryonic stem cell,ESC):包括受精卵和囊胚内细胞团,具有无限增殖能力和全能或亚全能分化潜能。

(2) 成体干细胞(adult stem cell):存在于胎儿和成体组织中的多潜能或单能干细胞,来源广泛,具有自我复制能力,并能产生具有特定表型和功能的、不同类型的成熟细胞的能力,是维持机体功能稳定,发挥生理性细胞更新和组织损伤修复的主要来源细胞。

(3) 诱导多能干细胞(induced pluripotent stem cell,IPS cell):通过染色体重编程技术,将终末分化的细胞逆分化为类似胚胎干细胞的一种类型细胞,为组织特异性疾病的治疗提供珍贵的自体多能干细胞来源,既回避了胚胎干细胞的伦理问题,又解决了成体干细胞分化潜能有限的问题,是干细胞研究史上重要里程碑,也是 2012 年诺贝尔生理学与医学奖获奖原因所在。

(三) 干细胞的生物学特性

1. 自我更新　干细胞一旦形成,在机体终生都具有自我更新能力。干细胞通过不对称分裂产生自身细胞和祖细胞,维持机体的组织器官的稳定性。

2. 多潜能分化　干细胞具有分化为多种细胞类型的潜能。但不同种类干细胞其分化潜能有所不同。如胚胎干细胞其具有全能性,可以分化发育成构成机体任何一部分组织器官的能力;成体干细胞具有多向或单向分化潜能,在不同的局部环境诱导下,可分化为不同类型的细胞,产生出几种或一种类型的细胞,参与组织的更新和修复。

3. 高度增殖　干细胞在体内通过高度增殖,补充由于正常衰老而丧失功能的细胞,如血细胞、小肠黏膜上皮细胞等。

第二节　干细胞参与组织修复重建的原理

干细胞是一类具有自我更新和多向分化潜能的细胞,在一定条件下可以定向分化为组成机体的全部或多种功能细胞,形成组织和器官,赋予机体生命活性。干细胞具有多种来源,且不同来源的干细胞有不同的分化潜能,临床治疗效果也不尽相同。其中成体干细胞,特别是间充质干细胞因其来源广泛,易于获取,体外可大量扩增,且免疫原性低下,是目前组织修复、器官重建和基因治疗首选的种子细胞来源。

干细胞既可通过原位再生病变缺损的组织、构建组织工程化器官、表达外来基因等直接作用,发挥其再生医学的效能;也可通过分泌一些生物活性因子,如生长因子、外泌体等,调控创伤局部炎症反应、免疫反应、血管新生和抗凋亡等间接作用修复病变缺损的组织器官。

（一）直接作用

1. 原位组织再生　Cathy Wang 研究发现,将皮肤角朊细胞和成纤维细胞混合移植到全层皮肤缺损的创面上,这些移植的细胞在局部创伤微环境作用下,原为再生全层皮肤,修复皮肤缺损。我们课题组将自体皮肤角朊干细胞接种在多孔胶原蛋白载体上,经过体外大量扩增后,将其移植到自体皮肤移植失败后的静脉溃疡皮肤创面上,移植后 10 天左右,静脉溃疡创面大部分痊愈,治疗效果显著好于对照组。

干细胞除可以直接植入到受损组织创面外,也可以通过静脉注射方式植入体内,修复重建受损组织。研究表明,干细胞静脉移植后,迁移归巢到病变受损组织中,在创伤局部微环境作用下,横向分化为组织特异性细胞,进而取代病变受损的细胞,修复重建病变受损的组织。

2. 组织工程化组织　器官移植是治疗终末器官衰竭的有效手段。但器官移植常常因为自体或同种异体器官来源有限而举步维艰。利用组织工程学技术体外构建组织工程器官,用作自体器官的替代物,有望从根本上解决器官移植治疗时自体或同种异体器官来源不足的矛盾。干细胞因具有多向分化潜能,可在体外诱导、分化为多种组织特异性细胞,用于构建组织工程化器官。我们除在体外将骨髓或毛囊来源干细胞诱导分化为血管平滑肌细胞和内皮细胞外,将其与血液纤溶蛋白混合或接种在去细胞生物支架上,构建出组织结构、生理功能和生物力学与天然血管极为类似的组织工程血管,移植后具有抗血栓形成作用。

3. 基因治疗　将外来基因导入体内,使之表达目的蛋白,来矫正一些代谢或先天性疾病,这种治疗方法称为基因治疗。成体干细胞因具有来源广泛、易于获取,既可大量扩增又免疫原性低下,同时还具有修复受损组织的作用,因此将干细胞作为外来基因导入体内的载体细胞,移植后不仅表达目的蛋白,治疗代谢或先天性疾病,而且还修复病变受损的组织,起到"一石二鸟"的作用。我们将人胰岛素基因转导到人毛囊间充质干细胞中,胰岛素基因在人毛囊间充质干细胞中持续表达,但不释放。只有在外来药物西罗莫司作用下,胰岛素才从人毛囊间充质干细胞中释放出来,进入血液循环,逆转糖尿病的高血糖。

（二）间接作用

1. 生物活性因子　干细胞移植后,迁移归巢到病变受损的组织,分泌大量的生物活性因子。这些生物活性因子包括:

（1）生长因子:血管生成素、血管内皮生长因子、成纤维细胞生长因子、肝细胞生长因子、胰岛素样生长因子、转化生长因子-β、胎盘生长因子、血小板源性生长因子、表皮生长因子等在内的多种生长因子。

（2）炎症趋化因子白细胞介素-1、白细胞介素-6、白细胞介素-10、单核细胞集落刺激因子因子、单核细胞趋化蛋白-1 等。

（3）调节肽及其他一些相关分子:降钙素基因相关肽、局部肾素-血管紧张素、内皮素和肾上腺髓质素等在内的多种调节肽及一些特异性活性因子,包括干细胞因子、干细胞衍生因子、干细胞衍生神经干/祖细胞支持因子等。

这些干细胞旁分泌的生物活性因子物质,尤其是血管内皮生长因子、成纤维细胞生长因子、肝细胞生长因子、胰岛素样生长因子、转化生长因子-β、胎盘生长因子、血小板源性生长因子、表皮生长因子在组织修复重建中发挥着十分重要的作用。推测这些旁分泌的生物活性因子通过如下方式参与组织的损伤修复:①抑制受损组织细胞凋亡。②促进受损组织细胞增殖。③抗炎反应。④促进血管的新生。

2. 外泌体　外泌体(exosomes)是细胞经过"内吞-融合-外排"等一系列过程而形成的细胞外纳米级小囊泡(40~100nm,密度为 1.13~1.19g/ml)。外泌体又称外来体,是细胞的多囊体与质膜融合后,以胞吐的方式释放到胞外环境中的脂质分子膜包裹的小囊泡。外泌体内含有丰富的 mRNA、microRNA 和蛋白质,其可与受体细胞融合后,将 mRNA、microRNA 和蛋白质传至受体细胞,从而调控受体细胞的生物学功能。

我们及其他课题组研究发现,外间充质干细胞来源的外泌体通过抑制 Caspase 和 Caspase 非依赖的线粒体凋亡信号途径,抑制皮肤表皮细胞的凋亡,促进皮肤的创伤修复。由于外泌体几乎可从所有培养的细胞上中获得,并且几乎无免疫原性,因此外泌体有望成为组织修复与器官重建的生物创新药,在组织再生中发挥重要作用。

第三节　干细胞移植治疗糖尿病足的临床应用研究

糖尿病足是由局部皮肤感染、血管和(或)神经病变引起的足部皮肤坏死、溃疡。降低血糖、抗感染、建立血液循环和修复受损的皮肤创面是治疗糖尿足的常规手段。干细胞因为具有修复受损的胰岛、促进血管新生、改善血液循环和促进皮肤创面的修复重建作用,而成为继药物和手术后一种全新的治疗糖尿病足的医疗手段。

(一) 角朊干细胞移植原位修复病变受损的皮肤

角朊细胞位于体表最外层,具有阻断外界微生物入侵、抵抗理化损伤和组织体液流失的作用。我们从人皮肤中分离出角朊干细胞,经体外大量扩增后,直接移植到糖尿病足的创面上,移植后大约10天,糖尿病足创面完全愈合,极大地提高了糖尿病足患者的生活质量

(二) 间充质干细胞移植促进糖尿病足创面的愈合

研究表明,局部注射或静脉注射间充质干细胞,能够重建糖尿病足的血液循环,改善局部血液供应状态,进而促进糖尿病足皮肤损伤修复。这些注射的间充质干细胞既可直接参与血管形成,也可通过分泌生长因子,促进血管新生。伴随着这些新血管网络的形成,糖尿病足创面得到明显的改善,进而极大地促进了邻近正常皮肤的长入,修复糖尿病足溃疡创面。

(三) 干细胞来源外泌体对糖尿病足的治疗

由于外泌体容易获得,且注射到机体后,未见免疫排斥反应的发生。因此外泌体对疾病的治疗逐渐引起人们的关注。许文荣等将脐带间充干细胞来源的外泌体注射给背部烫伤的小鼠模型中,结果显示,外泌体显著促进皮肤创面的愈合和新生皮肤中血管的生成。我们通过体外试验研究发现,脐带间充质干细胞来源的外泌体能够通过促进皮肤表皮细胞的增殖、迁移,抑制过氧化氢诱导的细胞凋亡,促进皮肤的创伤修复。

(四) 干细胞移植治疗糖尿病足存在的问题

虽然干细胞移植可以直接或间接促进糖尿病足创面的修复与再生,然而干细胞移植作为一种全新的生物治疗技术,还有许多问题有待于进一步探讨。这其中包括:①种子细胞来源问题。②种子细胞扩增问题。③种子细胞原代生物学特征(增殖和分化潜能)维持的问题。④干细胞移植治疗的安全性、有效性和时效性。⑤干细胞移植计量和途径。⑥伦理和免疫排斥反应问题。⑦干细胞移植存活率、远期疗效及命运归程。这些问题是所有开展干细胞临床移植治疗所面临的实际问题。可喜的是,随着我国干细胞临床试验规范文件的推出和相关科学研究的不断深入,相信上述这些问题将会逐步得到圆满解决,使干细胞移植成为造福全人类的革命性医疗技术。

(刘晋宇)

参 考 文 献

[1] 蔡黔,董方,刘毅.异体骨髓间充质干细胞治疗大鼠糖尿病足溃疡及血管内皮生长因子的表达.中国组织工程研究与临床康复,2010,14(36):6733-6737.

[2] Elsharawy MA,Naim M,Greish S. Human CD34+ stem cells promote healing of diabetic foot ulcers in rats. Interact Cardiovasc Thorac Surg,2012,14(3):288-293.

[3] Liu JY,Chunling Wu,Pengdong Li,et al. Engineered Hair Follicle Mesenchymal Stem Cell Overexpressing Controlled-Release Insulin Reverse Hyperglycemia in Mice with Type 1 Diabetes. Cell Transplantion,2014,9 (24):891-907.

[4] Zhang B,Wang M,Gong AH,et al. HucMSC-exosome Mediated-Wnt4 Signaling is Required for Cutaneous Wound Healing. Stem cells,2015,33(7):2158-2168.

第七章 糖尿病足创面的负压治疗

第一节 概　　述

　　传统的方法治疗糖尿病足一般需要很长时间,创面常易合并感染、水肿,周围形成瘢痕,且创面难以愈合。而采用封闭式负压引流术(enclosed negative pressure drainage,ENPD)^[注]治疗糖尿病足等慢性难愈合创面,效果良好。它大大地提高了糖尿病足创面的治愈率,显著地缩短了患者的住院时间,明显减轻了患者的痛苦和经济负担。

　　1992年,德国Fleischmann医生发明了封闭式负压引流术,并应用于开放性骨折创面,随后美国的Argenta和Morykwasl对此法分别进行了临床和实验研究,并获得美国食品药品监督管理局认可,从此在北美和欧洲迅速推广开来。国内由裘华德教授于1994年引进并应用于临床。第四军医大学许龙顺等用激光多普勒观察负压引流对局部创面的血流影响,证明负压能够增加局部创面的血流灌注。许龙顺等研究提示,ENPD能显著提高创面血流量,促进肉芽组织生长及创面愈合。吕小星等则认为,ENPD可以降低创周血管的通透性,从而减轻创周水肿。

　　注:关于"封闭式负压引流术"的英文缩写,文献资料不一,国内最常见的缩写为"VSD",国外常使用"NPWT"或"VAC"等。本书采用"ENPD"的英文缩写,即"enclosed negative pressure drainage,ENPD"。作为"封闭式负压引流术"的英文缩写,"VSD"既不合"封闭式负压引流术"的中文意思,也不合这一技术的本质特点。负压引流,它是利用贴膜将创面封闭,通过负压装置的抽吸作用,使创面局部形成一定的负压,从而达到洁净创面、改善微循环的目的,这离真空还相差很远。很显然,用"vacuum"这一词表述这一技术特点不妥。这一问题楚同彬在《糖尿病足及下肢慢性创面修复》一书中也提出了质疑。在此,我们有必要对这一问题做澄清,还原这一技术的本来面目。所以,我们摒弃其他的英文缩写,而采用"ENPD"作为"封闭式负压引流术"的英文缩写,以正本清源。

第二节　封闭式负压引流术对糖尿病足创面的治疗作用

　　封闭式负压引流术(ENPD)是近年来发展起来的治疗慢性溃疡创面的一种新方法,被誉为当前治疗创面的革命性技术,是里程碑式的治疗手段,具有划时代的意义。其利用智能化控制的负压吸引装置,通过连接管和填充敷料使伤口周围形成密闭环境,间歇或持续地在伤口处产生负压,以达到增加组织血流、减轻水肿、洁净创面、促进溃疡愈合的目的。对糖尿病足溃疡、压疮等慢性感染性难愈合创面有非常独特的疗效,将其用于糖尿病足创面治疗效果良好,是目前任何一种治疗措施无法替代的新技术。

　　封闭式负压引流术(ENPD)可以将存留于创面上液化的坏死组织、细菌、脓性分泌物等自伤口吸出,减少细菌繁殖的培养基,洁净创面,降低创面的感染程度;改善创面的血液循环,促使肉芽组织增生,加速创面的愈合;在封闭的负压状态下,又能加速创面坏死组织的液化,显著地缩短治疗周期。

　　(一)材料系统
　　封闭式负压引流套装包括:

1. 引流管及连接管。

2. 用于封闭的自粘贴膜。

3. 护创材料　目前用于临床的有外置吸盘式和内置引流管式两类护创材料。按其海绵的化学结构和物理特性,可以分为 PU 海绵和 PVA 海绵两种。

(二) 材质特点

1. PU 海绵的特点

(1) 物理特性:PU 海绵为聚氨酯海绵,其物理结构特点是海绵的空间骨架纤细,孔眼较大(图 4-7-1)。当创面的脓性分泌物较多时,低负压状态下,这一结构特点非常有利于创面的引流洁净。

(2) 化学特性:PU 海绵护创材料本身的化学性质具有一定的疏水性。这一特性决定其空间骨架的吸附性较差,沥水性较好。其与创面上的脓性分泌物不易黏合,这也有利于分泌物的引流。

PU 海绵护创材料这种理化特性,决定其洁净创面的作用优于 PVA 海绵护创材料,特别适合于脓性分泌物较多的慢性感染性创面。

(3) 不足之处:由于 PU 海绵空间骨架纤细,孔眼较大,组织相容性较好,肉芽组织容易长入海绵体内,下次更换海绵时容易导致出血。窦腔内留置 PU 海绵进行 ENPD 治疗时不宜过深,否则下次取出时,可能由于肉芽组织与海绵嵌入融合,而使海绵残料遗留于窦腔形成异物而影响创面的愈合,这点应引起临床医生的注意。

2. PVA 海绵的特点

(1) 物理特性:PVA 海绵为聚乙烯醇海绵,其物理结构特点是海绵的空间骨架短粗,孔眼较小。当创面的脓性分泌物较多时,低负压状态下,不利于创面分泌物的引流洁净。

(2) 化学特性:PVA 海绵护创材料本身的化学性质具有一定的亲水性,易溶于乙醇(临床使用中不能接触乙醇),这一特性决定其空间骨架的吸附性较强,沥水性较差。其与创面上的脓性分泌物容易黏合,这也不利于分泌物的引流。

PVA 海绵护创材料的这种理化特性,使其洁净创面的作用在低负压状态下弱于 PU 海绵护创材料,不适宜于脓性分泌物较多的慢性感染性创面上使用。

(3) 特殊作用:PVA 海绵护创材料有一个特性,就是当创面分泌物较少的时候,这种海绵会变得坚硬,利用这种海绵护创材料的变质特性,将其用于糖尿病足创面的植皮手术术后创面的固定,保护效果良好。

从电镜图片上明显可以看出,这两种海绵的空间骨架结构差异较大(图 4-7-1)。PVA 海绵骨架粗短,孔眼较小,PU 海绵骨架纤细,孔眼粗大

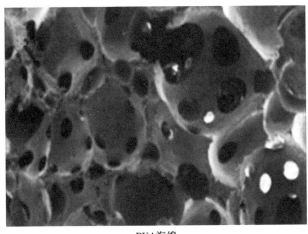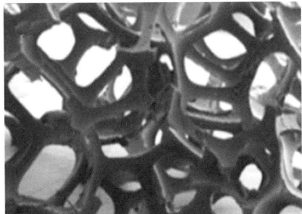

PVA海绵　　　　　　　　　　PU海绵

图 4-7-1　PVA 海绵与 PU 海绵空间骨架结构差异的电镜图片

（三）使用方法

不管哪种糖尿病足创面,行封闭式负压引流术(ENPD)治疗前,应对创面进行清创消毒。严格按照清创消毒术的流程要求对创面进行清创消毒后,擦干创面周围皮肤,根据创面的位置、形状、大小等选择合适的护创材料并适当修剪,一般不提倡缝合固定。再用自粘贴膜封闭护创材料及创周。膜贴好后,连接负压引流装置,调试参数,检查气密性无异常后,棉垫敷料保护包扎。

PU 海绵护创材料一般采用 60～80mmHg 的间歇式负压为宜(冲洗负压宜用持续负压引流),但应根据创面的具体情况随时进行适当的调整。若创面较大、坏死组织及脓性分泌物较多时,可适当使用较大的负压进行治疗。

（四）临床作用

封闭式负压引流术(ENPD)有如下作用。

1. 很强的洁净创面作用　ENPD 能够及时有效地清除创面上的细菌、液化的坏死组织及脓性分泌物。它是一种积极主动的治疗方式,和过去被动换药治疗相比,不等分泌物大量潴留就随时将其抽吸引流出去,使创面上的分泌物达到零聚集的治疗效果,解除抑制和阻碍创面愈合的不利因素,改善创面的愈合环境和条件,从而促进糖尿病足创面的愈合,如图 4-7-2、图 4-7-3 所示。

2. 良好的修复创面作用　ENPD 可以明显地改善糖尿病足创面的血液循环,促进肉芽组织增生,加速创面的愈合。任何一种创面的愈合和修复都离不开无菌的修复环境,都有赖于“干净”的整复条件。由于 ENPD 具有很强的洁净创面作用,所以,它正好可以满足创面修复的这一要求。又在负压状态下,“洁净”的创面的微循环得以改善,血流增加,这些因素都有利于和促使肉芽组织的增生,为创面的修复奠定必要的基础,如图 4-7-4～图 4-7-7。

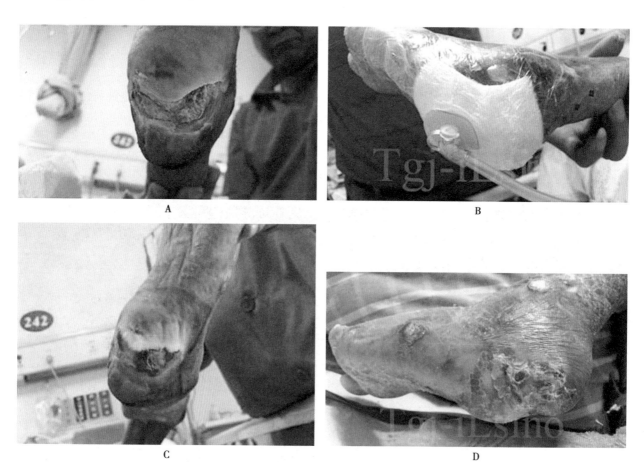

A

B

C

D

图 4-7-2　对左足跟部糖尿病足溃疡患者行 ENPD 治疗前后创面变化情况示意图 I

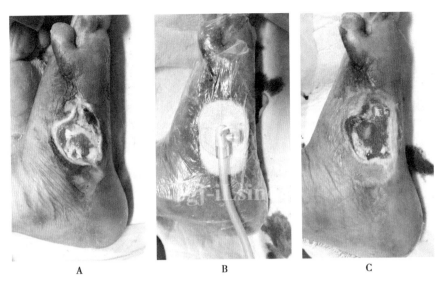

图 4-7-3 对右足外侧糖尿病足溃疡患者行 ENPD 治疗创面变化情况示意图 Ⅱ
A. 右足外侧糖尿病足溃疡,可见创面上附有大量的脓性分泌物;B. 对患者行 ENPD 治疗;C. 负压治疗一个疗程后,拆除护创材料,可见创面明显好转,脓性分泌物被引流干净,肉芽组织开始增生

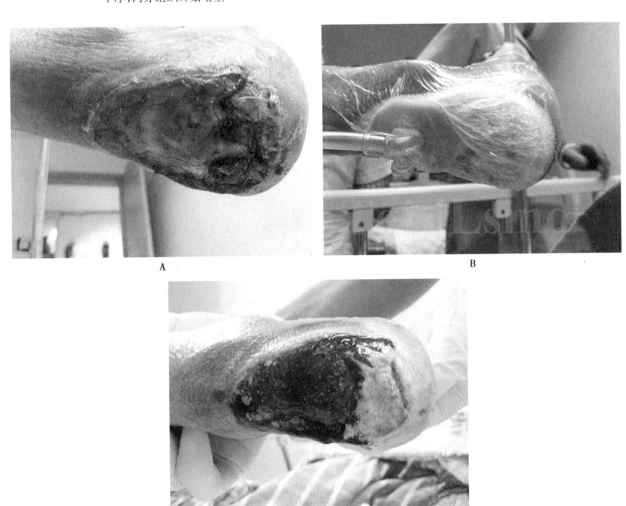

图 4-7-4 对右足跟部糖尿病足溃疡患者行 ENPD 治疗创面变化情况示意图 Ⅰ
A. 右足跟部糖尿病足入院时创面情况;B. 对患者行 ENPD 治疗;C. 拆除负压引流护创材料,可见创面明显好转,颜色鲜红,广泛渗血

323

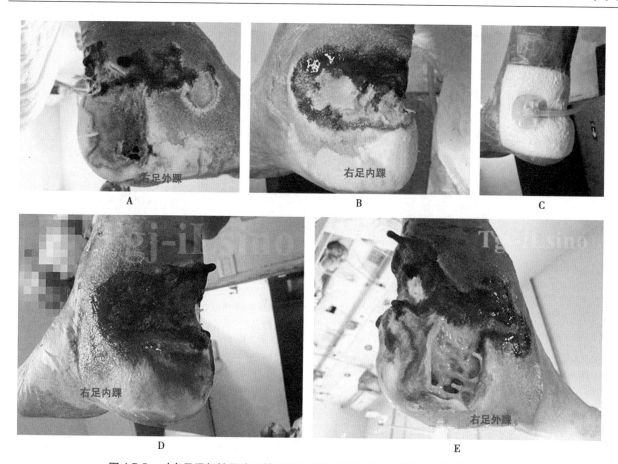

图 4-7-5 对右足跟部糖尿病足性溃疡患者行 ENPD 治疗创面变化情况示意图 Ⅱ

A、B. 右足跟部糖尿病足溃疡创面情况;C. 对患者行 ENPD 治疗;D、E 一个疗程后,拆除负压引流护创材料,可见创面明显好转,坏死组织开始液化,创面颜色鲜红,广泛渗血,部分肉芽组织增生

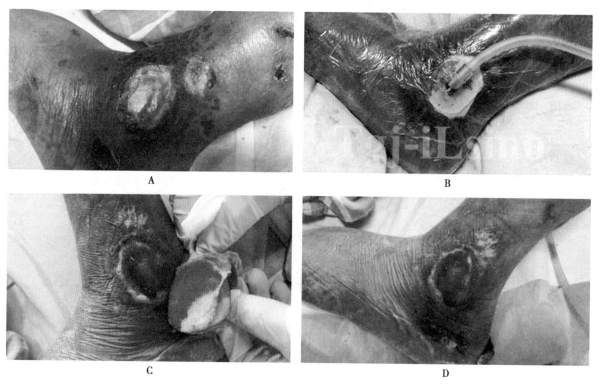

图 4-7-6 对左足外踝糖尿病足性溃疡患者行 ENPD 治疗创面变化情况示意图 Ⅲ

A. 左足外踝部糖尿病足溃疡创面情况,可见骨外露;B. 对患者行 ENPD 治疗;C、D. 一个疗程后,拆除护创材料,可见创面颜色鲜红渗血,增生的肉芽组织填充了创面床,覆盖了裸露的骨组织

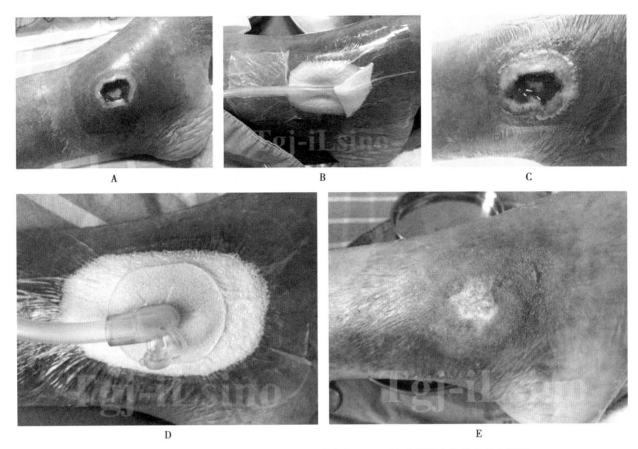

图 4-7-7　对左足内踝部糖尿病足性溃疡患者行 ENPD 治疗创面变化情况示意图Ⅳ

A. 左足内踝部糖尿病足溃疡创面情况,可见骨外露;B. 对患者行 ENPD 治疗;C. 1 个疗程后,拆除护创材料,可见创面明显好转,肉芽组织增生,即将覆盖创面床;D. 继续进行 ENPD 治疗;E. 4 周之后,创面愈合情况

3. 加速坏死组织的液化　通过大量的临床实践及对照观察,我们看到,在封闭的负压状态下,ENPD 能够明显地加速坏死组织的液化,缩短治疗周期,如图 4-7-8、图 4-7-9 所示。

4. PU 海绵的特殊作用　广泛地用于各种创面。由于 PU 海绵为无毒的聚氨酯海绵,它孔眼的空间直径较大,空间骨架又较纤细,这种海绵敷料的结构特点,使得它具有相当的柔软性。而具备柔软性的海绵敷料必然具有良好的可塑性,而可塑性则决定了它与身体任何部位的贴合性无与伦比,极强的适应性决定了它在创面治疗上的广泛性,可以应用于各种各样的创面上。将其用于糖尿病足等慢性创面,效果显著,尤其对于具有复杂形态的糖尿病足足趾等特殊部位的溃疡创面更加适应,如图 4-7-10、图 4-7-11 所示。

5. PVA 海绵在糖尿病足创面上应用的局限性　由于 PVA 海绵的密度相对较大,空间间隙较小,材质本身的吸附性较强,低负压状态下,这两种因素不利于分泌物的引流,不太适合感染较重、脓性分泌物较多的慢性创面。由于足部位于患者肢体的最末端,足趾血管的动脉压力已经变得很小,若用 200 ~ 300mmHg 的负压对糖尿病足尤其是足趾进行 ENPD 治疗,则完全有可能因为高负压本身的压力而使足趾缺血缺氧坏死。加之将其用于渗出较少的肉芽创面上,容易变性变硬而失去了负压引流的作用使治疗失效。正是由于 PVA 海绵的这些理化特性,决定了其在糖尿病足创面上临床应用上的局限性,若对象和时机选择不当可能会产生不良后果,这点应引起临床医生的注意。

由于糖尿病足创面种类繁多,形态各异,不同时期创面可能需要不同的护创材料。所以,应根据糖尿病足创面的具体情况及不同护创材料的材质特点,适当地选择,合理地应用。扬其所长,避其所短,最大限度地发挥其各自的优势和特性。糖尿病足创面的负压治疗,本质上讲,没有什么过深的技术含量。就某一个具体的创面而言,采用什么护创材料,怎么去做,是用冲洗负压,还是给氧负压,是直接负压,还是水胶体+负压,是用吸盘式负压,还是内置引流管式负压,则很有讲究和技巧。若应用不当,其临床效果将大打折扣。将糖尿病足创面的负压治疗艺术化,使其在糖尿病足患者的创面上发挥最佳的治疗效果,则是每一位从事慢创工作者的主要责任。

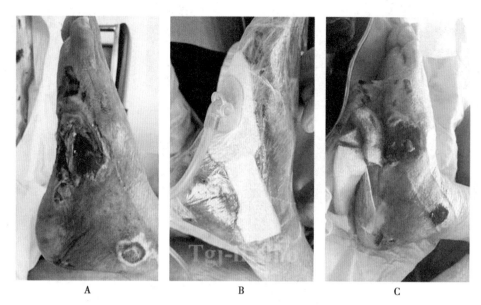

图 4-7-8　对左足外侧糖尿病足性溃疡患者行 ENPD 治疗创面变化情况示意图 I
A. 左足外侧糖尿病足溃疡创面情况；B. 对患者行 ENPD 治疗；C. 可见坏死组织液化显著，创面血运改善，肉芽组织明显增生

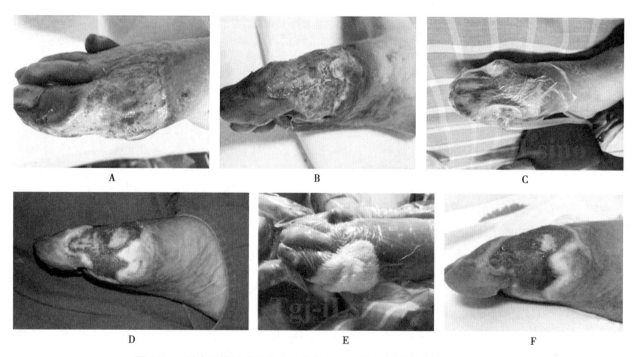

图 4-7-9　对右足糖尿病足溃疡患者行 ENPD 治疗创面变化情况示意图 II
A、B. 右足部糖尿病足溃疡创面情况，可见创面上有大量的未液化的坏死组织及脓性的分泌物附着；C. 对患者行 ENPD 治疗；D. 一个疗程后，拆除护创材料，可见创面明显好转，坏死组织液化显著，无分泌物，肉芽组织增生活跃；E. 继续 ENPD 治疗；F. 两个疗程后，创面上的坏死组织基本液化完全

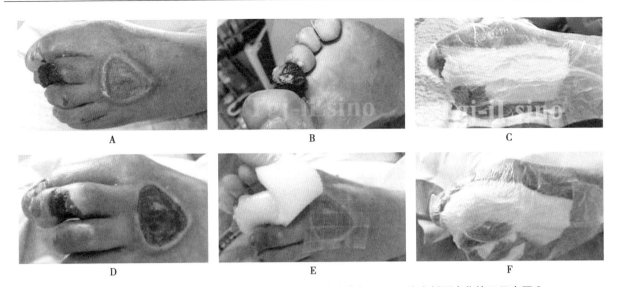

图 4-7-10 对左足背部及第二足趾糖尿病足性溃疡患者行 ENPD 治疗创面变化情况示意图 I

A、B. 左足背部及第 2 足趾糖尿病足溃疡创面情况;C. 对患者行 ENPD 治疗,用 PU 海绵将患趾全部包裹;D. 一个疗程后,拆除护创材料,可见患趾血运恢复,足背部创面颜色红润;E、F. 继续进行 ENPD 治疗

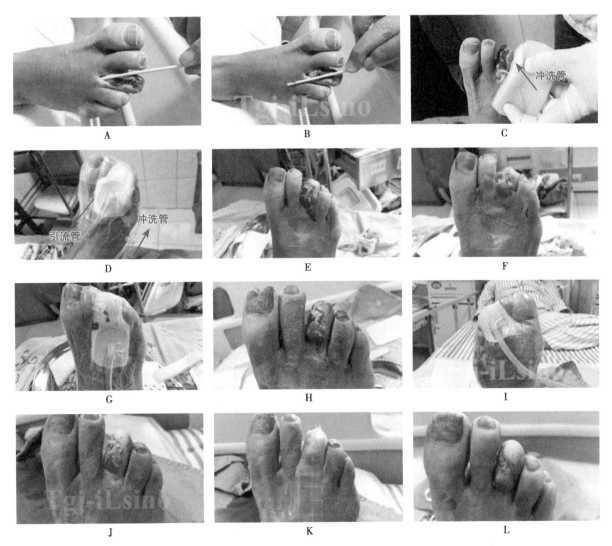

图 4-7-11 对右足第 3 足趾糖尿病足性溃疡并足背部腔隙性坏死患者行循环冲洗 ENPD 治疗创面变化情况示意图 Ⅱ

A、B. 右足第 3 足趾糖尿病足溃疡并足背部腔隙性坏死创面情况;C、D. 腔隙内留置冲洗管,对患者行循环冲洗负压引流治疗;E. 经过数个疗程的治疗,足背部腔隙闭合,第 3 足趾血运恢复,坏死组织液化完全,肉芽组织增生,覆盖裸露的趾骨;F. 患趾创面上贴敷水胶体贴膜;G ~ K. 患趾继续用水胶体贴膜+ENPD 治疗;L. 右足第 3 足趾愈合情况

(五) 冲洗负压在糖尿病足创面治疗上的应用

1. 治疗原理　冲洗负压的原理是源于创面的水浴疗法,而水浴疗法又源于创面毒素的溶解稀释原理。

溶解稀释原理:就是把感染的创面浸浴在水溶液中时,创面上的毒素物质(液化的坏死组织、细菌、渗出的炎性介质及脓性的分泌物等)会均匀弥散溶解在水溶液中。浸浴的溶液量越大,溶解在其内的毒素物质的浓度就会越低,此时滞留黏附在创面上的有害物质则会相应降低,这就是溶解稀释的原理。因为在一个相对较短的时间内,创面上毒素物质的量是一定的,当水浴溶液的量扩大时,溶解在其中的有害物质的浓度就会降低,创面上细菌的量也会相应地减少。水浴疗法就是利用这一原理来洁净感染创面的。对于严重感染的创面,最有效的治疗方法就是应用大量的生理盐水冲洗创面,将其与目前公认的封闭式负压引流术(ENPD)在慢性创面上良好的清创作用相结合,用于糖尿病足创面的循环冲洗负压引流治疗效果良好。

2. 治疗方法　糖尿病足创面的冲洗负压治疗方法则比较简单。具体操作时,于创面上护创材料下留置冲洗管(注意:冲洗管与引流管的放置位置应越远越好),冲洗管最好用吸痰管代替。若有窦腔,则应将冲洗管置于窦腔内的最深处。冲洗液常选用碘伏盐水(生理盐水 500ml+5% 碘伏 10ml,每日 2 次)、甲硝唑溶液、三氧水等。这样,随着"干净的"冲洗液进入创面或窦腔,创面上或窦腔内液化的坏死组织及脓性的分泌物等有害物质就溶解其内,又被创面外的负压引流装置系统及时地抽吸引流出体外。如此的循环冲洗负压引流治疗,假以时日,创面上或藏匿于窦腔内的有害毒素物质就会逐渐地被清除干净,为糖尿病足创面的最终愈合打下了良好的基础,创造了必要的条件。

一边冲洗一边引流,通过数个疗程这样的治疗,创面上或窦腔内液化的坏死组织及脓性的分泌物被引流干净时,在负压的作用下,增生的肉芽组织也就填充满了创面床或者窦腔,最终使创面愈合。

至于该用普通负压还是冲洗负压治疗,则应根据患者及创面的具体情况选择。很显然,冲洗负压比普通负压的治疗效果要好,但冲洗负压则会增加护理的成本。一般对于平面创面可以应用冲洗负压,但若有腔隙性坏死,冲洗负压则是必需的治疗措施(图 4-7-12 ~ 图 4-7-16)。

(六) ENPD+水胶体贴膜在糖尿病足创面上的应用

我们知道,水胶体贴膜用在肉芽创面上具有两大作用:

1. 它可以改善肉芽创面的血液循环,促使肉芽组织增生。

2. 它可以诱发上皮细胞的增殖分化,加速创面的愈合。这一作用也是通过改善创面的微循环来实现的。

但水胶体贴膜有一个弊端,就是遇到湿性的创面,水胶体融化后容易滑移脱落,而使治疗中断失效。而 ENPD 用在创面上则有一定的固定作用。为了克服这一弊端,我们在水胶体贴膜外面再用 ENPD 进行治疗,取得了良好的临床效果。

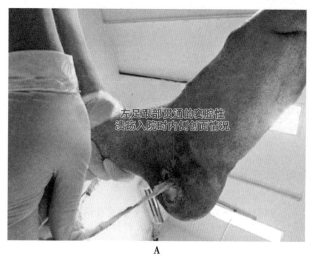
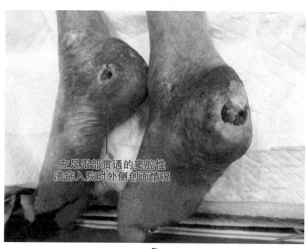

A　　　　　　　　　　　　　　　　　　　　B

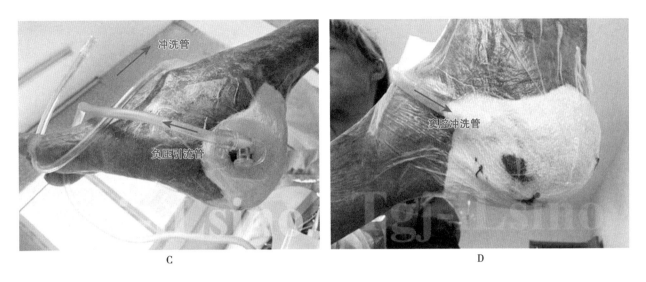

图 4-7-12 对左足跟部糖尿病足性溃疡患者行循环冲洗负压引流治疗情况示意图Ⅰa

A、B. 左足跟部贯通的糖尿病足性溃疡创面情况；C、D. 窦腔内留置冲洗管,对患者行循环冲洗负压引流治疗

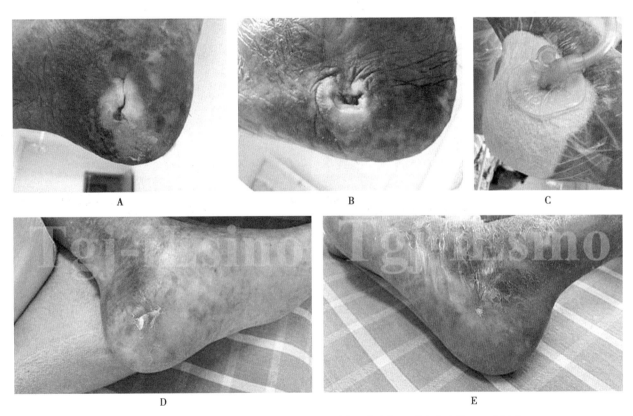

图 4-7-13 对左足跟部糖尿病足性溃疡患者行循环冲洗负压引流治疗情况示意图Ⅰb

A、B. 经过数个疗程的循环冲洗负压引流治疗,窦腔即将愈合；C. 仅行 ENPD 治疗；D、E. 创面愈合情况

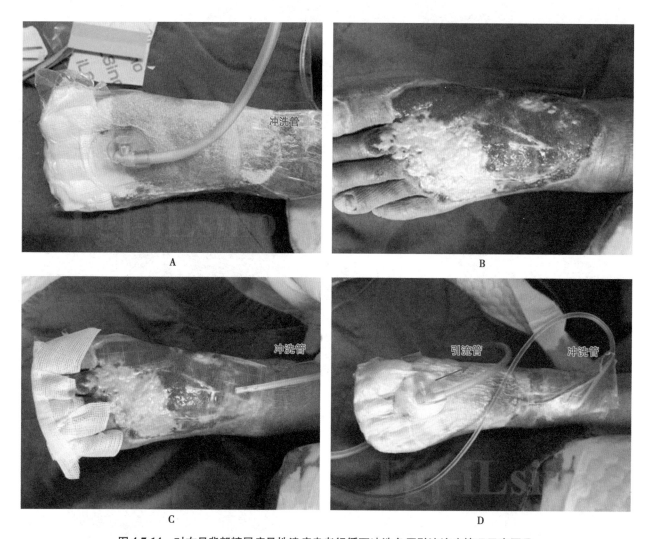

图 4-7-14　对右足背部糖尿病足性溃疡患者行循环冲洗负压引流治疗情况示意图Ⅱ
A. 冲洗负压在糖尿病足创面上的应用；B. 一个疗程后，拆除护创材料，可见创面颜色鲜红，无分泌物；C. 肉芽创面上贴
敷水胶体贴膜，留置冲洗管；D. 继续进行循环冲洗负压引流治疗

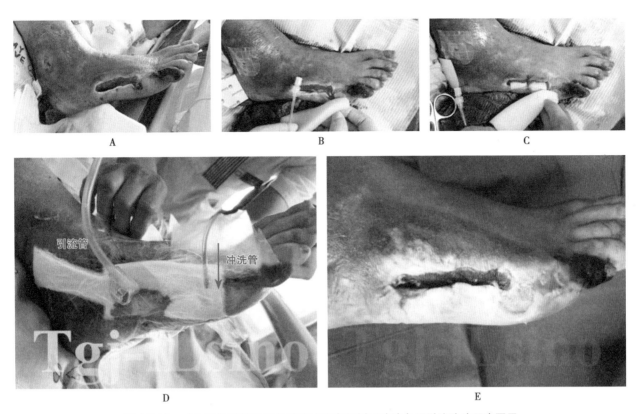

图 4-7-15　对右足外侧糖尿病足性溃疡患者行循环冲洗负压引流治疗示意图Ⅲ
A. 右足外侧及第 5 足趾糖尿病足性溃疡坏死创面情况；B ~ D. 窦腔内留置冲洗管对患者行循环冲洗负压引流治疗；
E. 一个疗程后创面情况

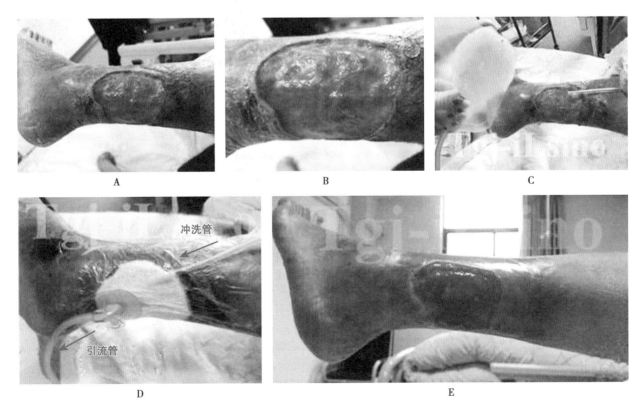

图 4-7-16　对左小腿后外侧糖尿病足溃疡患者行循环冲洗负压引流治疗示意图Ⅳ
A、B. 左小腿后外侧糖尿病足性溃疡创面情况；C、D. 对患者行循环冲洗负压引流治疗；E. 一个疗程后，拆除护创材料，
可见创面明显好转，无脓性分泌物，肉芽组织增生良好，颜色鲜红

两者巧妙地结合,可谓珠联璧合,相辅相成,取长补短。它不是两种方法的简单叠加,而是具有一定的放大效应。尤其对于全身状况不好、生命体征不稳、内环境紊乱、患者不能耐受(家属不同意)有创手术的糖尿病足晚期肉芽创面的患者,ENPD+水胶体贴膜(贴膜上要剪1~2个小孔,以利引流)无创治疗将更加适用,如图4-7-17~图4-7-28所示。

（七）注意事项

1. 严格掌握适应证和禁忌证　糖尿病足创面的ENPD治疗,也有一定的适应证和禁忌证,不是所有患者和全部创面都适应。在行负压治疗之前,一定先要评估患者的全身及创面情况。若有电解质紊乱、血糖控制不好、血流动力学不稳定等内科基础疾病未能改善或好转,一般不宜立即进行负压治疗,待病情稳定后方可进行。否则,单纯盲目草率地负压治疗,不但不能改善患者的创面情况,反而可能会加速患者基础疾病的恶化,导致极其严重的后果,这点应引起临床医生的注意。

2. 了解患肢血管通畅情况　进行糖尿病足创面的ENPD治疗之前,应先检查患者下肢血管的通畅情况,只有在大血管通畅的情况下,糖尿病足创面的ENPD治疗才能取得比较理想的效果。必要时应行血管内球囊扩张、放置支架等血管外科的介入治疗。但任何事物都不是绝对的,应结合临床实际,尤其在基层医院,可不必等血管造影的结果出来再行治疗。人体内本身就有一整套复杂的平衡机制。有创伤就有修复,当创伤发生后,内平衡被打破,体内的自我修复机制就会立马启动。当末端的主支血管堵塞之后,其营养的远端组织就会缺血,这时缺血的组织就会产生一系列的应激应答反应,诱导堵塞血管的近端向周围产生毛细血管内皮细胞生长因子等,促使新的血管再生,重新营养远端缺血的组织。这就是为什么临床上我们看到许多的糖尿病足创面并没有做开通血管的治疗,而仅仅是行了ENPD(改善糖尿病足创面的血液循

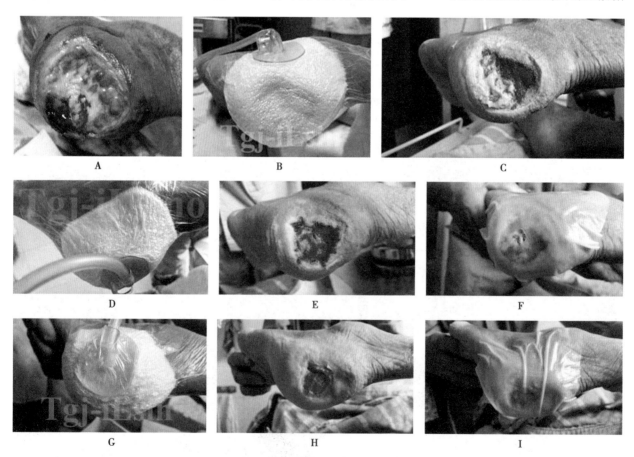

图4-7-17　对左足跟部糖尿病足溃疡患者行ENPD+水胶体贴膜治疗情况示意图Ⅰa

A. 左足跟部糖尿病足溃疡创面情况;B. 对患者行ENPD治疗;C. 一个疗程后,拆除护创材料,可见创面明显好转,无分泌物,肉芽组织增生;D. 继续ENPD治疗;E. 可见创面坏死组织液化将尽,肉芽组织增生明显;F~I. 改用ENPD+水胶体贴膜治疗

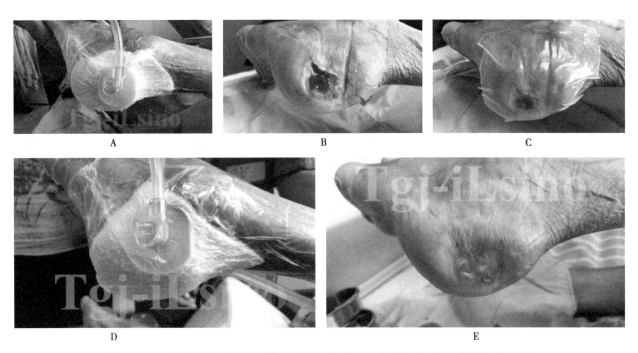

图 4-7-18 对左足跟部糖尿病足性溃疡患者行 ENPD+水胶体贴膜治疗情况示意图Ⅰb
A~D. 继续进行 ENPD+水胶体贴膜治疗;E. 最后创面愈合情况

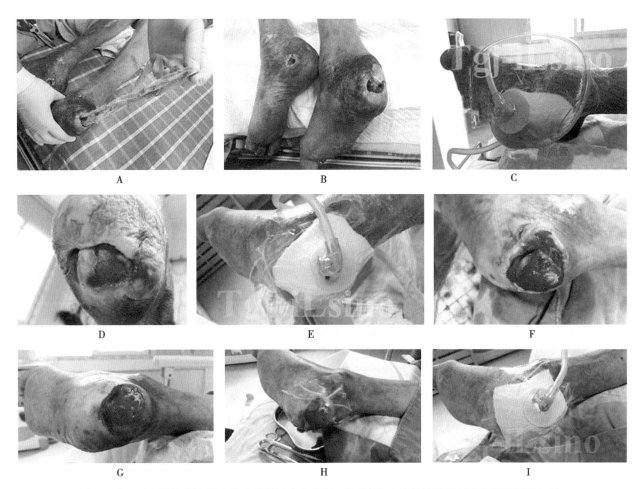

图 4-7-19 对右足跟部糖尿病足窦腔性溃疡患者行冲洗负压+水胶体贴膜无创治疗情况示意图Ⅱa
A、B. 右足跟部糖尿病足窦腔性溃疡创面情况;C. 窦腔内留置冲洗管,对患者行循环冲洗负压引流治疗;D. 拆除护创材料,见创面好转,无分泌物,肉芽组织增生;E. 继续进行 ENPD 治疗;F、G. 创面明显好转,肉芽组织增生显著;H、I. 创面上贴敷水胶体贴膜后再行 ENPD 治疗

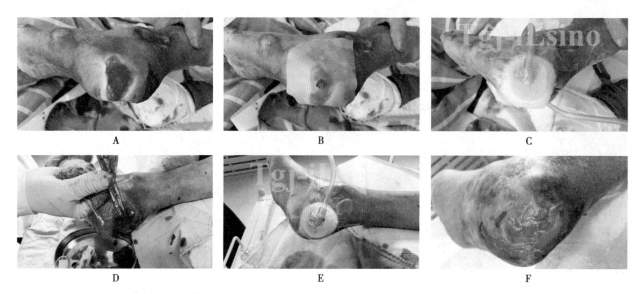

图 4-7-20　对右足跟部糖尿病足窦腔性溃疡患者行冲洗负压+水胶体贴膜无创治疗情况示意图Ⅱb
A. 创面明显缩小好转,窦腔闭合；B、C. 继续进行水胶体贴膜+ENPD 治疗；D、E. 去除裸露的跟骨后再行 ENPD 治疗；
F. 最后创面愈合情况

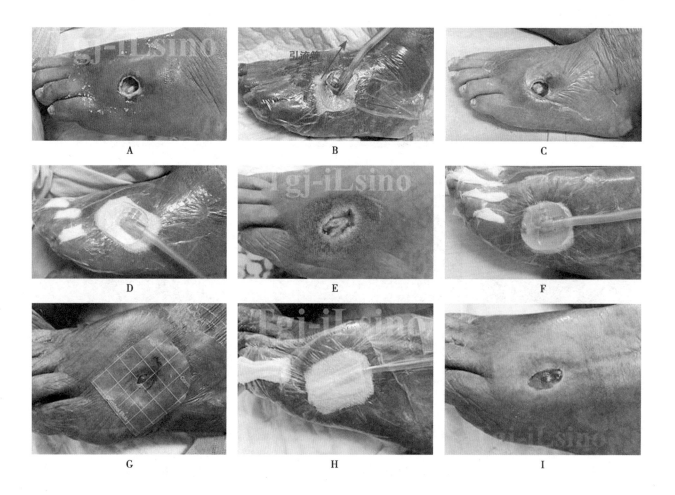

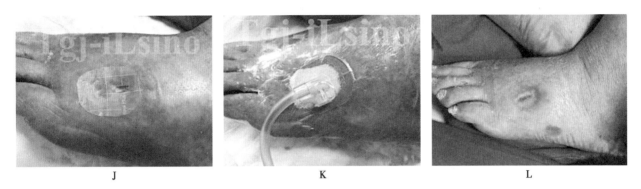

图 4-7-21 对左足足背部糖尿病足性溃疡患者行循环冲洗 ENPD 治疗情况示意图Ⅲ
A. 左足足背部糖尿病足性溃疡并感染创面情况；B. 窦腔内留置冲洗管，对患者行冲洗负压无创治疗；C. 拆除护创材料，可见创面好转，红肿明显消退，分泌物较少；D. 继续 ENPD 治疗；E. 创面明显好转，红肿消退，无分泌物；F. 继续 ENPD 治疗；G～K. 对患者行水胶体贴膜+ENPD 治疗；L. 创面最后愈合良好

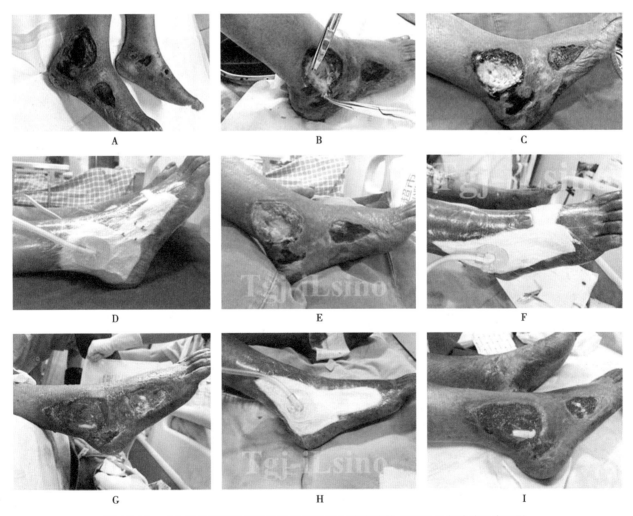

图 4-7-22 对右足外侧糖尿病足性溃疡患者行水胶体贴敷+ENPD 无创治疗示意图Ⅳa
A. 右足外侧糖尿病足性溃疡创面情况；B～D. 锐性剪除表浅发黑的坏死组织后，对患者行 ENPD 治疗；E. 拆除护创材料，可见创面好转，肉芽组织增生；F～H. 继续行 ENPD 治疗；I. 数个疗程后，创面明显好转，坏死组织液化完全，肉芽组织增生良好，可见裸露的肌腱

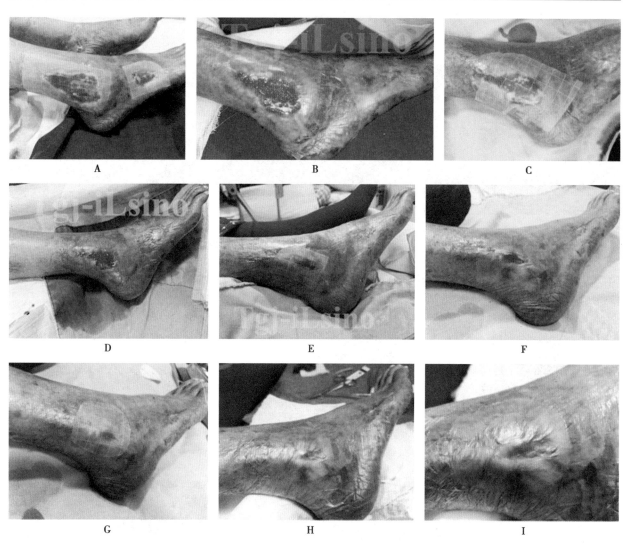

图 4-7-23　对右足外侧糖尿病足性溃疡患者行水胶体贴敷+ENPD 无创治疗示意图Ⅳb
A~G. 创面干净后继续用水胶体贴膜贴敷治疗;H、I. 创面愈合情况

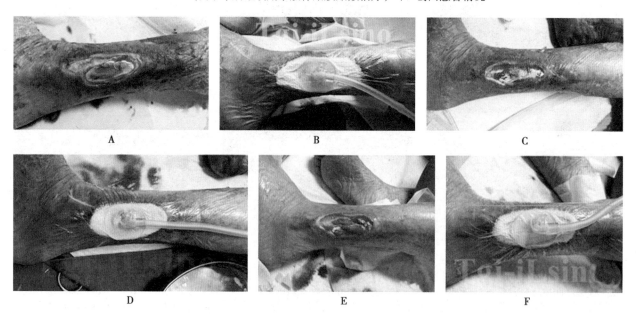

图 4-7-24　对左小腿外侧糖尿病足性溃疡患者行 ENPD 治疗情况示意图 Ⅴa
A. 左小腿外侧糖尿病足性溃疡创面情况;B. 对患者行 ENPD 治疗;C. 拆除护创材料,可见创面坏死组织液化,肉芽组织增生;D~F. 继续行 ENPD 治疗

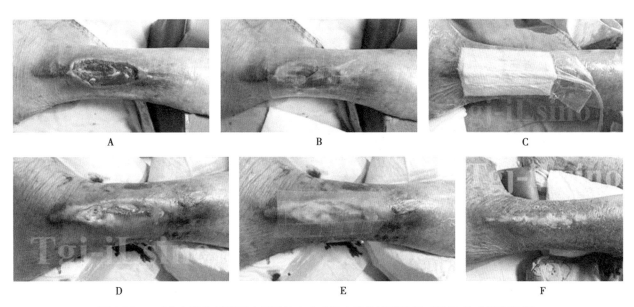

图 4-7-25　对左小腿外侧糖尿病足性溃疡患者行水胶体贴膜贴敷+ENPD 治疗示意图Ⅴb
A ~ E. 创面干净后,用水胶体贴膜+ENPD 治疗;F. 最后创面愈合良好

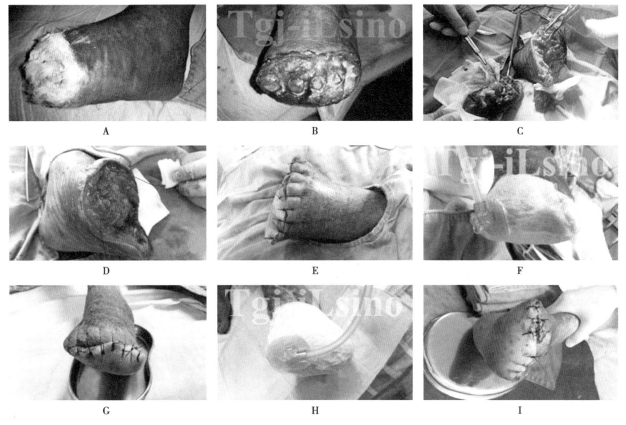

图 4-7-26　对左足足趾糖尿病足性坏死患者行手术切除跖骨残端对接整复缝合+ENPD 等综合治疗示意图Ⅵa
A、B. 左足足趾糖尿病足性坏死创面情况;C ~ I. 对患者行手术切除左足跖骨,残端对接整复留隙缝合,外再施以 ENPD
治疗

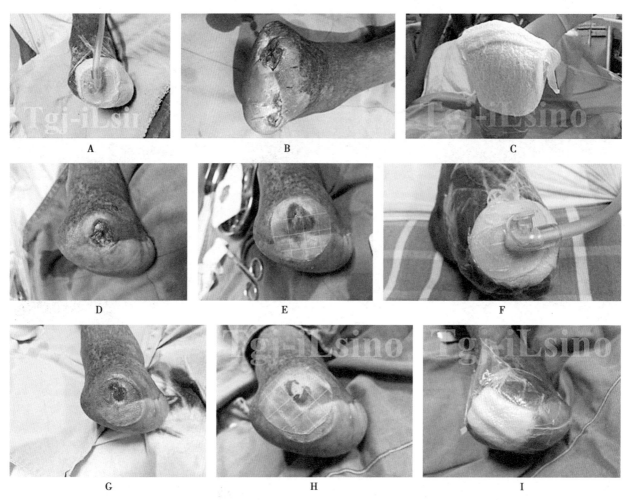

A　　　　　　　　　　　B　　　　　　　　　　　C

D　　　　　　　　　　　E　　　　　　　　　　　F

G　　　　　　　　　　　H　　　　　　　　　　　I

图 4-7-27　对左足足趾糖尿病足性坏死患者行手术切除跖骨残端对接整复缝合 +ENPD 等综合治疗示意图 Ⅵb
A、B. 左足足趾糖尿病足性坏死创面情况；C～I. 对患者行手术切除左足跖骨，残端对接整复留隙缝合，外再施以 ENPD 治疗

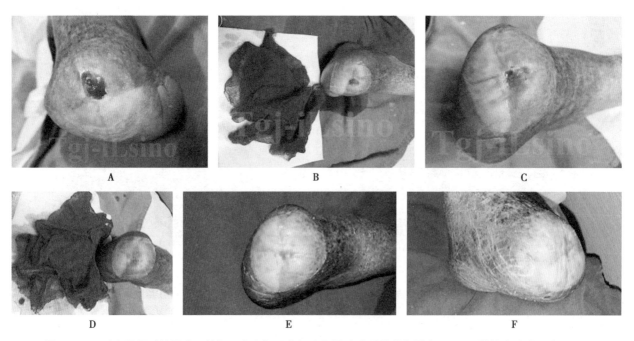

A　　　　　　　　　　　B　　　　　　　　　　　C

D　　　　　　　　　　　E　　　　　　　　　　　F

图 4-7-28　对左足足趾糖尿病足性坏死患者行手术切除跖骨残端对接整复缝合 +ENPD 等综合治疗示意图 Ⅵc
A～D. 残余小创面继续用水胶体贴膜贴敷治疗；E、F. 最后创面愈合情况

环只是外因），创面照样愈合了。按理说，血管堵塞之后，其所营养的创面没有血供，是不能愈合的，而现实的情况恰恰相反，这就告诉我们，血管外科的介入治疗并不是必需的唯一治疗措施（大血管堵塞除外）。当然活血化瘀药物的应用也是非常关键的、必不可少的治疗手段，目前口服常用硫酸氢氯吡格雷和贝前列素钠及中药三七粉联合应用进行内科治疗效果良好。

3. 应遵循扩创术的总原则　对糖尿病足创面进行 ENPD 治疗之前，应常规对创面进行清（扩）创消毒治疗。糖尿病足创面的清（扩）创手术应遵循如下原则：

能保则保，能留则留，倡导"小打小闹"，禁忌"大刀阔斧"。

我们知道，一个人六七十千克的体重全部要靠双足来承担，可想足部承载的压力有多大。而足部又位于肢体的最末端，血管、肌腱、韧带、骨头等组织相对于其他部位都变得最小。所以，在很小的一个器官体系之内，其局部的组织关系、解剖结构都相当的复杂。据研究，一个人双足部有 50 多万个汗腺，韧带、肌腱112 条，60 多个关节，52 块骨头，76 块肌肉，毛细血管神经无数条。

千里之行，始于足下，如果没有了足的支撑，人将寸步难行，对人的生活质量将造成巨大的影响。所以，一双完美的足对一个人来说将有着举足轻重的作用，它直接影响着一个人的生存空间和交际范围。对糖尿病足患者来说，创面的处理原则"能保则保、能留则留"就是这个道理。若大刀阔斧地去除所谓的坏死组织，则难免会影响或伤到正常的组织，这将对患者造成无法挽回的后果，严重影响患者的生存质量，对家庭、社会都将造成巨大的精神及经济负担。所以，"慎用锐器、小心扩创"对每一个糖尿病足临床工作者来说是非常重要的。目前用于临床的清创方法有化学清创、物理清创（超声波和水刀）、生物清创（蛆虫清创）、手术清创和负压清创，而负压清创无疑是最安全、最有效、最温和的清创方式。如图 4-7-28 所示，此患者尽管左足五趾糖尿病足性坏死脱落，我们仅对患者行左足跖骨切除术，而尽量保留了足跟，这对患者未来的生存质量意义非常重大。因为患者保留了足跟，康复之后，他完全可以借助拐杖行走而无须他人相助。若从高位截肢，那情况就不同了，患者只能坐轮椅或安装义肢，这对患者的生活自理能力将造成巨大的影响，生活质量会明显下降。负压清创治疗如图 4-7-29 ~ 图 4-7-31 所示。

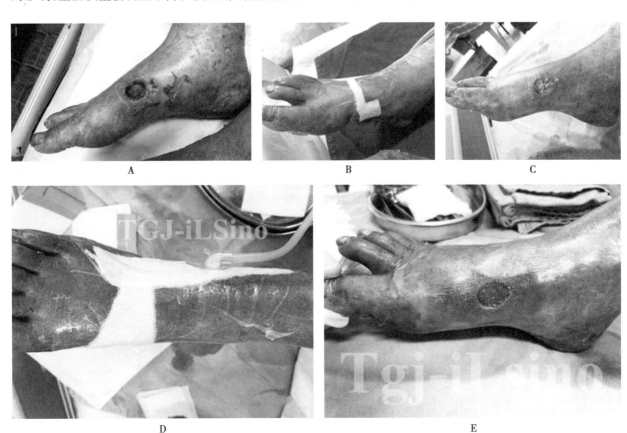

A

B

C

D

E

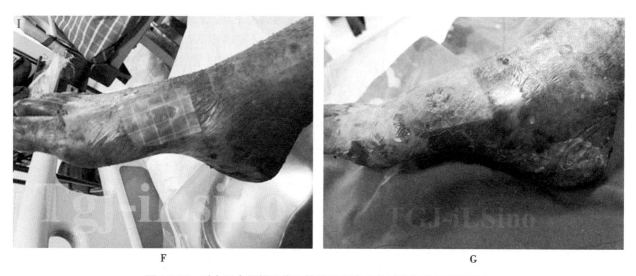

图 4-7-29　对右足内侧糖尿病足性溃疡患者行负压清创治疗示意图 I

A. 右足内侧糖尿病足性溃疡创面情况；B～E. 对患者用负压清创治疗，创面明显好转，坏死组织液化完全，肉芽组织增生良好；F、G. 干净的肉芽创面用水胶体贴膜治疗，愈合良好

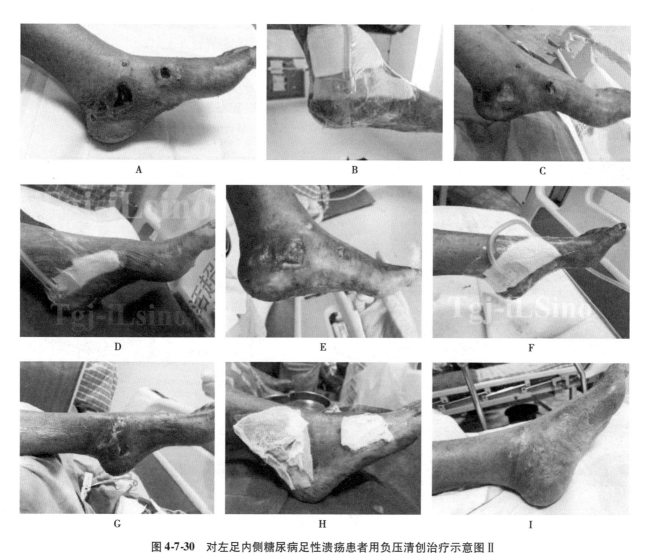

图 4-7-30　对左足内侧糖尿病足性溃疡患者用负压清创治疗示意图 II

A. 左足内侧糖尿病足性溃疡创面情况；B～G. 对患者用负压清创治疗，创面明显好转，坏死组织液化，肉芽增生；H、I. 残余创面简单湿敷包扎治疗后愈合良好

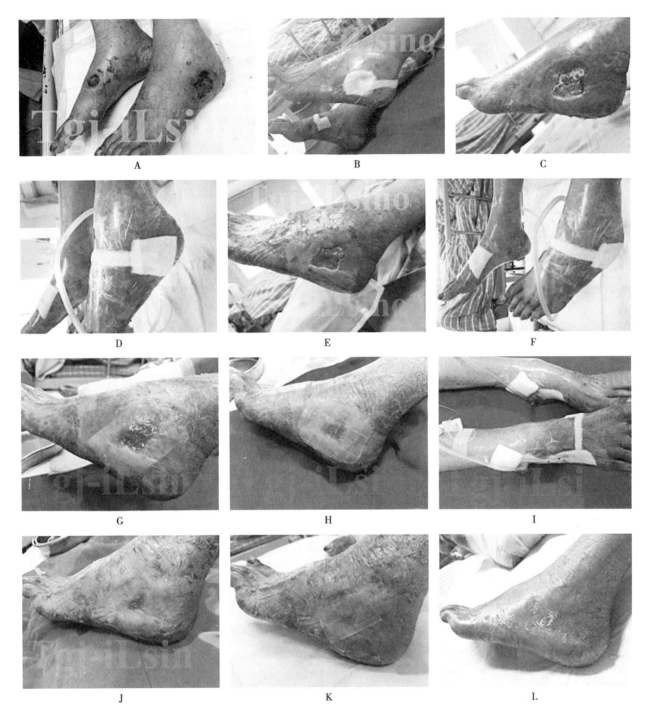

图 4-7-31　对左足外侧糖尿病足性溃疡患者行负压清创治疗示意图Ⅲ

A. 左足外侧糖尿病足性溃疡创面情况;B~F. 对患者用负压清创治疗;G~K. 创面明显好转,坏死组织液化完全,肉芽组织增生良好,改用水胶体贴膜贴敷+负压治疗;L. 最后创面愈合良好

　　4. 足趾之间切记分隔包扎　进行糖尿病足创面的 ENPD 治疗时,不管足趾有无创面,若贴膜包裹足趾,足趾之间均应夹置小纱块分隔包扎,以免足趾皮肤被汗液浸渍溃烂(图 4-7-32)。

　　5. 扩创术后做负压时机　扩创术后一般不宜直接进行 ENPD 治疗,待 1~3 天之后,创面稳定,无活动性出血或渗血时方可进行。

　　6. 海绵修剪的大小要合适　海绵敷料修剪的大小应以不超出创面的范围为宜,过大会对正常的皮肤造成一定的损伤。

　　7. 吸盘放置的位置有要求　用吸盘式护创材料粘贴吸盘时,吸盘放置的位置应尽量避开肉芽创面,

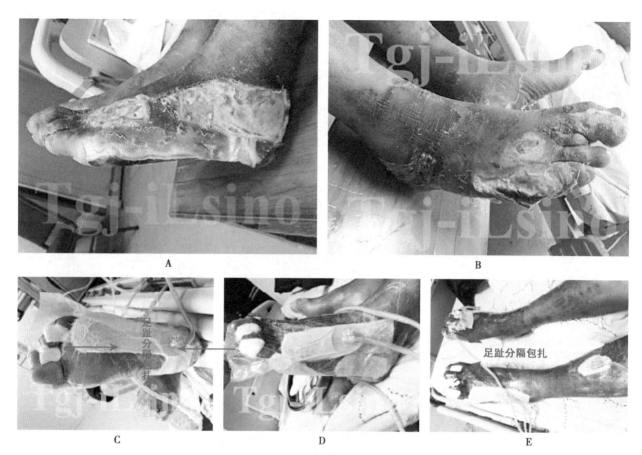

图 4-7-32　对双足糖尿病足性溃疡患者行 ENPD 治疗双足足趾分隔包扎示意图
A、B. 双足糖尿病足性溃疡创面情况;C ～ E. 足趾分隔包扎示意图

最好将吸盘放置在有坏死组织的部位,或糖尿病足窦腔性溃疡的窦道口处,这样就不会造成肉芽组织的损伤,而且更易于分泌物的抽吸引流和窦腔内肉芽组织的增生(图 4-7-33)。

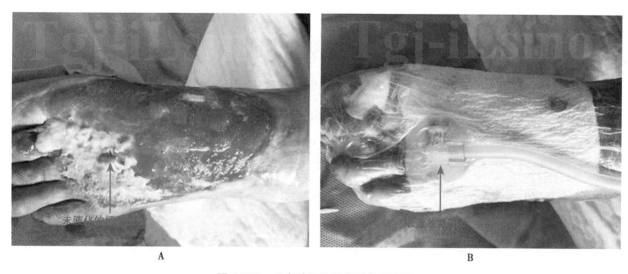

图 4-7-33　吸盘放置位置有要求示意图
A. 糖尿病足性溃疡足背部创面情况,大部分为肉芽创面,足背左前部为少量的未液化的坏死组织;B. 对患者行 ENPD 治疗,护创材料覆盖全部创面,吸盘置于足背左前部未液化的坏死组织创面处

8. 负压设置的大小应合理　对于糖尿病足,负压的设置不宜过大,实验证明,PU 海绵护创材料的负压设置为 60 ～ 80mmHg 为宜。由于 PU 海绵护创材料的孔隙较大,强度较低,大的负压会使其孔隙塌陷实

变,反而不利于分泌物的引流,这点应引起临床医生的注意。对于 PVA 海绵,负压设置的下限应不小于200mmHg。

9. 每日的巡视检查很重要　每日都要检查负压的密闭情况,尤其是冲洗负压,封闭的贴膜容易漏气脱落。负压有效的标志是护创材料明显塌陷皱缩,创面干燥、无分泌物聚集。若护创材料隆起、潮湿或积液,提示负压失效,应立即处置,不得拖延,否则反而会加重创面的感染。

(田耿家)

参 考 文 献

[1] Fleisehmaan W,Strecker W,Bombelli M,et al. Vacuum sealing as treatment of soft tissue damage in open fractures. Unfallehirurg,1993,96:488-492.

[2] Argenta LC,Morykwas MJ. Vacuum-assisted closure:a new method for wound control and treatment:clinical experience. Ann Plast Surg,1997,38(6):563-76,discussion 577.

[3] 裘华德. 负压封闭引流技术. 北京:人民卫生出版社,2003:32-82.

[4] 许龙顺,陈绍宗,乔骋,等. 负压对创面血流量的影响. 第四军医大学学报,2000,21(8):966-968.

[5] 许龙顺,陈绍宗,乔骋,等. 负压对创面血流量影响的实验研究. 中华医学会第六届全国烧伤外科学术会议论文汇编. 2001.

[6] 吕小星,陈绍宗,李学拥,等. 封闭负压引流技术对创周组织水肿及血管通透性的影响. 中国临床康复,2003,7(8):244-245.

第八章 糖尿病足创面的生物治疗

第一节 五谷虫医用历史

中药五谷虫,俗称无谷虫,为丽蝇科丝光绿蝇或其近缘昆虫的幼虫,我国传统医学应用中药五谷虫已有千年历史。《本草纲目》虫目第四十卷指出:"无谷虫,蝇之子也。粪中无谷虫:治诸疳积疳疮,热病谵妄,毒疮作吐,正虚毒损。泥中无谷虫:治目赤。马肉无谷虫:治疗针、箭入肉中。蛤蟆肉无谷虫:治疗诸疳""凡疗疮、臁烂可用五谷虫研末,香油调而外敷。鲜者更妙,取咸寒解毒。"据中国医药《本草求原》《本草便读》记载,该虫性寒、无毒,入脾、胃经,经干燥研末后,冲服内用,可治毒邪内蕴等病疾;搽敷外用,能治臁疮、痈疽等病疾。《本草求真》记载"治臁烂"。《中药志》《中国动物药》均以"五谷虫"之名收载入药,每年7~9月间收集,装入布袋,在流水中反复漂洗,使虫体内容物排除尽净,然后晒干,用文火炒至微黄色。干燥虫体,扁圆柱形,头部较尖,长1~1.5cm,宽2~3mm。黄白色,有的略透明。质松脆易碎,断面多空泡。以体轻、干净、淡黄白色、无臭味者为佳。味甘咸,性寒,无毒,入脾、胃经,治小儿诸疳积、疳疮,热病谵妄,毒痢作吐,煎汤内服;亦治臁烂,研末搽敷外用。

在其他国家,美洲土著人16世纪就开始应用五谷虫治疗外伤感染。而欧洲的军医也会有救治伤员时观察到五谷虫寄生于受伤士兵的伤口上所带来的好处,其中最著名的是Ambroise Pare(1510—1590)描述的圣康坦战役(1557)及Dominique-Jean Larrey(1766—1842)描述的拿破仑埃及远征(1799)。尽管Ambroise Pare强调的是五谷虫的破坏性,他仍然承认五谷虫寄生的伤口愈合更快,不过他并不将此归功于五谷虫,他和其同时代的人一样认为五谷虫是坏死组织腐败后的一部分。而Dominique-Jean Larrey在观察了五谷虫利用伤口的现象后,认为五谷虫只会清除坏死组织,并不会破坏正常组织。因此,他希望通过宣传让士兵们相信五谷虫可以清除伤口坏死组织,并能加速伤口愈合。

在美国南北内战(1861—1864)时,鉴于当时相对良好的医疗条件和物资充盈,北方军士兵的伤口可以得到较好包扎,而南方联盟军因为缺少物资,伤口得不到有效包扎,经常暴露于五谷虫之下。但奇怪的是,北方士兵的伤口愈合速度和生存率却低于南方联盟军士兵。南方联盟军医生Joseph Jones(1833—1896)曾写道:"我经常可以看见没有包扎的伤口……它们上面爬满五谷虫……但是当我累积了更多经验时,我发现这些五谷虫仅仅清除坏死组织,并不会损伤完好的组织。"南方士兵相对较好的伤口愈合与其应用五谷虫治疗伤口有着密切的联系。

随着19世纪中叶微生物理论的提出,医生们逐渐形成共识,即尽可能保证伤口远离有菌环境。而进入20世纪,青霉素的发现和无菌术的迅速发展使得临床医学有了巨大的进步。此后,五谷虫作为治疗感染伤口的技术手段之一也逐渐被淡忘。

但近年来,随着抗生素滥用和细菌耐药情况日渐严重,抗生素对感染的治疗效果锐减,并发症和不良反应明显增多。21世纪以来,越来越多的研究发现,活体五谷虫能吞食感染坏死组织而对健康组织无影响,五谷虫抗菌作用明显且无耐药性,具有很高的成本-效益比,五谷虫疗法对人类各种创面、骨髓及关节的感染均有明显疗效。随着无菌五谷虫培育成功,五谷虫生物治疗重新受到国际医学界的高度重视。目前,五谷虫已成为通过美国 FDA 和欧洲 CE 认证的唯一可以在临床使用的医疗用昆虫,美、德、英等国已经开始规范化采用这种安全经济、无副作用的生物疗法治疗感染创面。

第二节 五谷虫结构习性及其生产

一、结构习性

五谷虫,即丝光绿蝇幼虫,头部光滑且较细小,尾部钝且扁平,躯体分为 12 节。头和躯体之间没有明显分界,头部有一纵沟将头部分为左右两瓣,沟底是其口器,口器外部由相应肌肉支配以助于躯体移动,躯体每一节段有环形针状物帮助虫体防止下滑。躯体前后端各有一气门,五谷虫使用气门呼吸,其后端气门常被误认为眼睛。

五谷虫头部保留了最原始的感觉器官,只能区别光暗。和成虫不同的是,五谷虫往往远离亮光处(趋暗性)。数条五谷虫组成一个进食单位,它们将前端浸入液体营养物质而通过后端的气门呼吸,因此,应用活体五谷虫治疗伤口时需谨记它对氧气的需求。

五谷虫两侧的唾液腺会不断地产生消化酶并将其分泌至周围环境中,其咽部具有很强的吸力,可以快速吞下大量带菌的液体食物,并通过自身的过滤系统将营养物质压缩 5 倍,正是因为有这种强大的消化系统,五谷虫可以在短短 5 分钟之内食用下相当于自身重量一半的食物。

五谷虫还有一项突出的能力,就是能存储大量的食物以备将来的生长发育。漫长的生物进化使其具有三项强大的能力,分别是足量的消化酶、强大的进食系统和庞大的食物存储量,以便为将来的迁移和变虫蛹做好物质基础的准备工作。

五谷虫的肠道是最佳的吸收和利用营养的地方。其肠道是躯体长度的 5 倍,食物在肠道中以数毫米每分钟的速度通过。它强大的代谢能力直接体现在了高速生长上,在理想的环境下,幼虫可以在数天内增重 100 倍。

二、医用生产

因五谷虫多孵化于恶劣环境中(粪便、腐肉等),其本身携带多种致病微生物,因此,要将其应用于医学临床中,必须解决其消毒问题。如果五谷虫孵化后在其直接接触的环境中进食了污染食物,就再也不能被消毒了。然而,蝇卵内的胚胎是无菌的,并且包裹卵的膜结构(绒毛膜)具有很强的稳定性和抵抗力。因此,蝇卵可以通过进行卵表面灭菌,使灭菌的蝇卵在含有无菌培养基的无菌容器中孵化。对于五谷虫消毒而言,应选择具有很强抗菌能力,同时低毒性的消毒流程和消毒剂。

医学文献中描述的多元化消毒技术,使得饲养者可以自由选择合适的方法用于无菌五谷虫的生产。正常微生物必须在 24～48 小时内常规对灭菌的虫卵和孵化的幼虫进行检测,直到检测结果合格。五谷虫可以被低温冷藏,通过延缓幼虫的传代来延长它们的生存期。

目前,五谷虫消毒的批量化问题已得到解决,市场上可提供消毒合格的无菌五谷虫。

第三节 糖尿病足创面的中药五谷虫生物清创治疗

糖尿病足是糖尿病最常见的并发症之一。糖尿病足溃疡创面一般病程较长,经久不愈,且多为混合感染,常规治疗方法疗效差;创面的坏死组织界限不清,外科清创术治疗困难,严重影响患者健康和生活质量,给社会和家庭带来了沉重的经济负担。这些患者大都对抗生素不敏感,很难通过普通的外科清创术和抗生素治疗达到治疗目的。近年来,运用中药五谷虫生物清创技术治疗糖尿病足溃疡创面越来越受到国内外专家学者的重视,这给临床外科清创提供了新的技术手段,为生物治疗领域提供了新思路。

一、五谷虫生物清创机制

中药五谷虫生物清创技术在糖尿病足创面治疗中的明显效果,得益于多方面不同作用模式的协调作用,其有三种作用模式:清创、杀灭微生物、促进创面愈合(表4-8-1)。

表4-8-1　五谷虫生物清创机制

清创	➢ 五谷虫通过分泌消化酶来清除坏死组织,同时用它们的针齿和钩齿"刮擦"创面
抗菌活性	➢ 五谷虫生成大量液体来"冲洗"创面
	➢ 分泌氨、碳酸氢钙、尿囊素
	➢ 通过分泌物调节、碱化创面环境,pH上升
	➢ 大量细菌在五谷虫酸性消化道(pH 3)中被杀灭
	➢ 在酸性的环境中,五谷虫消化道中奇异变形杆菌能够生成具有抗菌活性的物质
	➢ 实验室研究表明,五谷虫分泌物能够有效杀灭许多微生物(包括金黄色葡萄球菌和链球菌病原菌)
	➢ 五谷虫促进创面愈合时激活白细胞
	➢ 五谷虫免疫系统含有抗菌物质(防御素)
促进创面愈合	➢ 五谷虫机械性地刺激创面组织
	➢ 五谷虫分泌的尿囊素、尿素、重碳酸铵促创面愈合
	➢ 五谷虫分泌物促进细胞生长和分化
	➢ 五谷虫分泌信使物质(细胞因子,如IFN-γ和IL-10)作用于人体细胞
	➢ 五谷虫广泛激活宿主的免疫系统

(一) 清创

将五谷虫置于创面时,其会向创面分泌消化液,液化坏死组织而利于吸允吞食。值得注意的是,只有坏死组织才会被溶解,而创面正常组织不会被消化液任意溶解。另外,五谷虫在创面爬行过程中,口中的钩齿和针齿(纤细,背突,身体每个节段的钩样/针样肢体)会刺激创面组织,促进消化酶浸入组织,同时也会促进创面组织释放利于创面愈合的化学介质(细胞因子)。

(二) 抗菌活性

创面表面和坏死组织含有大量细菌,而五谷虫分泌物具有显著的抗菌活性,能够杀灭和抑制创面细菌的增殖。另外,在治疗期间,通过机械刺激,创面和五谷虫生成的大量液体可以将创面表面残留的微生物和其生成的毒素冲刷掉。

鉴于五谷虫成虫,即丝光绿蝇长期的自然习性使其趋向于恶劣环境(尸体、创口、粪便等),被大量的毒素和有害物质所污染而能够很好地存活和适应。在长期进化过程中,五谷虫逐渐具备了杀灭、清除或者控制病原体的有效机制,并能够不断地进化,适应使其具有其他模式的抗微生物活性。

对于五谷虫抗菌机制,目前的主流理论认为,除机械清创因素外,五谷虫所分泌抗菌肽可能是通过破坏细菌细胞膜结构的方式发挥其抗菌作用。分泌物中多种消化酶也可能通过破坏蛋白表型来杀灭微生物。此外,五谷虫通过分泌尿囊素、重碳酸铵和尿素以调节创面微环境(碱化创面),使其不利于大多数微生物生存和增殖。

五谷虫分泌物的成分与其所处环境密切相关,其成分也会随着外环境特点不同而发生改变。研究发现,创面周围的细菌浓度会影响五谷虫分泌液体的抗菌效果。另外,五谷虫和固定细菌的互利共生关系与感染创面治疗也有着重要关联,某些固定细菌可以帮助五谷虫清除其他微生物。例如,奇异变形杆菌分泌抗菌毒素,包括苯乙酸和苯乙醛,可以杀灭其他微生物,但对五谷虫不造成损害。

抗生素对五谷虫的生长发育无不利影响。因此,在特定的情形下,五谷虫和抗生素可以联合应用。

（三）促进创面愈合

经五谷虫治疗的创面，肉芽组织的填充速度更快。早期的研究者认为，主要是通过五谷虫在创面四处爬行的机械刺激和吞食坏死组织以促进创面愈合。但近年来，有研究采用现代化包装使五谷虫与创面物理性分离，即利用膜类包装将五谷虫与创面分离，防止五谷虫与创面的任何物理接触，仅分泌物可以到达创面，结果发现创面愈合效率仍显著提升。

目前研究发现，五谷虫消化液中含有多种生长因子（如尿囊素、重碳酸铵和尿素）。这些生长因子刺激创面组织愈合，并且加快局部的氧气循环（组织氧化）。另外，通过消化液刺激，创面坏死组织持续生长，形成肉芽组织快速生长而填充缺损创面，以达到创面愈合和重塑。

二、五谷虫的临床应用方式

（一）活体五谷虫的简易包装应用

在活体五谷虫应用于创面之前，使用可粘贴胶带或类似物品将创面边缘覆盖，然后在胶带上剪出一个与创面大小相当的孔，或者在胶带粘贴于创缘之前先剪好孔。接下来将合适数量的 2~4mm 3 龄五谷虫置于尼龙网中用盐溶液在容器中进行漂洗，然后使用夹闭的钳子或拭子将五谷虫转移到创面上，每平方厘米创面推荐放置 5~8 条。然后使用尼龙网、涤纶绸或其他可渗透材料粘合于创面上，完成创面五谷虫初包装。预先冷藏的五谷虫活动速度慢，但置于创面后活动速度就会显著加快。因此，初包装主要用于防止创面五谷虫逃逸，同时保障其氧气供应。

最后一步是"二重包装"，即将原始包装覆盖上纱布绷带，用于吸收治疗期间的渗出液和液化的坏死组织。二重包装的放置要方便更换，而且不会使五谷虫逃逸。另外，要保证二重包装的纱布被移除时，透过半透明"初包装"可以观察到五谷虫的活动。开始治疗后，每天通过更换二重包装湿润创面，为五谷虫活动提供适宜湿度。五谷虫可在创面放置 2~4 天，后将二重包装和初包装去除，去除的五谷虫应放置于密封包装内，以感染性垃圾原则进行处理。

（二）五谷虫生物清创装置（生物清创袋）

对于常规创面，可应用五谷虫简易包装方式进行创面治疗。但对于脆弱组织或坏死创面较深伴腔隙形成者，为防止五谷虫钩齿和针盼对脆弱组织造成过多破坏，或是侵入坏死创面腔室（如胸膜腔间隙或鼻咽），可以应用五谷虫生物清创装置（生物清创袋）进行治疗。

目前，生物清创袋主要有两种设计，两者均呈四边形，可完全包裹五谷虫，主要差异在于生物袋材质。一种清创袋由具有孔隙的高分子有机物——聚乙烯醇制成，袋内五谷虫分泌物可通过清创袋的孔隙流到创面，而清创袋本身也具有吸收液化的坏死组织为袋内五谷虫提供营养。另外，聚乙烯醇清创袋本身也利于创面的清洁和愈合。另一种清创袋由尼龙或涤纶雪纺制成，这些轻薄材质包装可使五谷虫分泌物和创面排泄物自由地透过，并可使袋内五谷虫可以与创面进行有限直接物理接触。袋中五谷虫可以透过清创袋吞食吸收创面坏死组织，同时其分泌物可透过清创袋作用于创面，起到抗菌和促进创面愈合的作用。但这种材料本身不能有效吸收创面排泄物，与创面愈合也没有关系。

因包装材质不同，两种生物清创袋均具备各自的优势与便利。但同时，两者都能减少临床应用的不适，减小五谷虫逃逸率，使患者在感官上便于接受，易于临床应用和护理。应注意的是，五谷虫生物清创疗法的核心是具有良好活性的无菌五谷虫，因此，在治疗期间应密切观察创面上五谷虫活性。

（三）并发症

对于糖尿病足创面，五谷虫生物清创疗法能够很好地愈合创面，尤其是在其他治疗方法无效的情况下。五谷虫因其极低的毒性，在一些对常规治疗不敏感的情况下，如慢性动脉栓塞疾病，仍可以尝试五谷虫生物清创疗法。但同时，对于由其他潜在疾病引起的慢性创面，一定要注重病因的处理。在这种情况下，应用五谷虫治疗两周后未见明显效果即应该放弃该疗法，将无效的治疗延期应用非常危险。应用中药五谷虫生物清创技术的并发症主要有四种。

1. 疼痛和皮肤刺激 疼痛和皮肤刺激是被报道的最常见副作用。当包含坏死组织的肠襻或血管暴露时应该警惕而慎重,因为幼虫分泌液可能会溶解衰弱的组织,导致肠瘘或出血的发生。

2. 蝇五谷虫病 五谷虫生物清创术仍具有其局限性,五谷虫在创面四处爬行可能导致治疗性蝇五谷虫病。蝇五谷虫病是由蝇类幼虫进入人体皮肤所引起的一种炎症反应。临床表现为疖肿型、匐行疹型两种皮肤损害。为了避免此类疾病发生,治疗时必须按照标准进行严密管理和监控。

3. 心理接受障碍 由于患者对五谷虫治疗心理上和认识上的不正确,会产生恐惧和焦虑,如五谷虫在皮肤下挖洞、五谷虫会在创面产卵、五谷虫会在创面上变成蝇。因此,为患者提供全面准确的信息是预防此类并发症的最好方式。

4. 高血氨症 五谷虫对铜绿假单胞菌、变形梭菌的抑制作用不强。因此,当这些病原体污染创面时,通过五谷虫治疗消除了它们的微生物竞争效应,它们会大量增长甚至感染所在部位。虽然在人类身上从未报道过,但在羊身上,五谷虫与氨产量增高相关,使血清中氨水平升高,导致意识改变甚至是死亡。任何患者在接受五谷虫治疗的过程中,发生发热、意识改变、或是其他系统症状,都应及时进行血常规和血培养,密切监测血氨水平。

(四)展望

无论在东方还是西方,五谷虫在创面治疗中的应用都有着悠久的历史。近年来,随着医学认识和研究水平的不断提高,五谷虫生物清创技术越来越受到国际学术界的重视。1996年,国际生物治疗协会建立,该协会致力于推动五谷虫和其他活体昆虫医学治疗方法的传播与应用。此后,五谷虫生物清创疗法的有效性、简便性、低毒性很快被世界创面治疗专家们认可。2002年,全球已有超过2000家五谷虫清创(MDT)诊疗中心。在过去的50年中,随着医学理论和技术的进步,五谷虫治疗已开始逐渐回归医院。

在欧洲,医用五谷虫已逐渐回归到临床实践中。五谷虫可用包装(如生物清创袋)已经明显提升了五谷虫治疗的接受度和简易性。其显著的清创和促进创面愈合效率、极低的毒性和并发症,使其越来越多地应用到现代医疗中。未来,可能通过五谷虫及其分泌物的研究,制造出可替代五谷虫生物活性的物质。古老的五谷虫将再次发挥其助力健康的巨大作用。

(王寿宇 张振 宗军卫)

参 考 文 献

[1] 李时珍. 本草纲目. 第2版. 北京:人民卫生出版社,2005.
[2] 张秉成. 本草便读. 上海:上海科学技术出版社,1958.
[3] 赵其光. 本草求原. 广东:广东科技出版社,2009.
[4] 张振,王寿宇,刁云鹏,等. 五谷虫及活体蛆虫治疗慢性感染创面的研究进展. 中国中药杂志,2009,34(24):3162-3164.
[5] 王寿宇,张振,刁云鹏,等. 活体五谷虫对压疮创面的生物清创技术研究. 中华中医药学刊,2010,28(4):741-743.
[6] 王寿宇,吕德成,王凯,等. 中药五谷虫粗提物对感染创面抗菌活性的实验研究. 组织工程与重建外科杂志,2007,3(2:)104-106.
[7] 张振,刁云鹏,王寿宇,等. 中药五谷虫促进创面愈合及血管内皮生长因子表达的研究. 中华中医药学刊,2013,31(4):761-763+974.
[8] 王寿宇,吕德成,王媛媛,等. 医用五谷虫的制备技术研究. 大连医科大学学报,2008,30(1):90-92.
[9] 刘鲁明,周伟强,钱华,等. 五谷虫抗菌物质抗菌活性的实验研究. 中国中医药信息杂志,2001,03:25-26.
[10] Baer W. The treatment of chronic osteomyelitis with the maggot(larva of the blowfly). J Bone Joint Surg,1931,13:438.
[11] Buchman J,Blair JE. Maggots and their use in the treatment of chronic osteomyelitis. Surg Gynecol Obstet,1932,55:177-190.
[12] Fine A,Alexander H. Maggot Therapy-Technique and Clinical Application. J Bone Joint Surg. 1934,16:572-582.
[13] Fleischman W,Russ M,Moch D,et al.［Biosurgery-Maggots,are they really the better surgeons?］. Chirurg,1999,70:1340-1346.
[14] Graninger M,Grassberger M,Galehr E,et al. Biosurgical debridement facilitates healing of chronic skin ulcers. Arch Intern Med,2002,162:1906-1907.
[15] Grassberger M,Fleischmann W. The BioBag-A new device for the application of medicinal maggots. Dermatol,2002,204(4):306.
[16] Greenberg B. Model for the destruction of bacteria in the midgut of blow fly maggots. J Med Entomol,1968,5:31-38.

［17］ Hoffmann JA,Hetru C. Insect defensins:inducible antibacterial peptides. Immunology Today,1992,13(10):411-415.

［18］ Mumcuoglu KY,Ingber A,Gilead L,et al. Maggot therapy for the treatment of intractable wounds. Int J Dermatol,1999,38(8):623-627.

［19］ Mumcuoglu KY,Miller J,Mumcuoglu M,et al. Destruction of bacteria in the disgestive tract of the maggot of phaenicia sericata (Diptera:Calliphoridae). J Med Entomol,2001,38(2):161-166.

［20］ Pavillard ER,Wright EA. An antibiotic from maggots. Nature. 1957,180(4592):916-917.

［21］ Prete PE. Growth effects of phaenicia sericata larval extracts on fibroblasts:mechanism for wound healing by maggot therapy. Life Sci,1997,60(8):5050-5010.

［22］ Sherman RA. A new dressing design for use with maggot therapy. Plast Reconstr Surg,1997,100(2):451-456.

［23］ Sherman RA. Maggot versus conservative debridement therapy for the treatment of pressure ulcers. Wound Repair Regen,2002,10(4):208-214.

［24］ Sherman RA. Maggot therapy for treating diabetic foot ulcers unresponsive to conventional therapy. Diabetes Care,2003,26(2):446-451.

［25］ Sherman RA,Sherman J,Gilead L,et al. Maggot debridement therapy in outpatients. Arch Phys Med Rehabil,2001,82(9):1226-1229.

［26］ Sherman RA. Mechanisms of maggot-induced wound healing:what do we know,and where do we go from here?. Evid Based Complement Alternat Med,2014,2014:592419.

［27］ Stevens J,Wall R. The Evoloution of Ectoparasitism in the Genus Lucilia (Diptera:Calliphoridae). Int J Parasit,1997,27(1):51-59.

［28］ Thomas S,Andrews A. The effect of hydrogel dressings on maggot development. J Wound Care,1999,8(2):75-77.

［29］ Thomas S,Wynn K,Fowler T,et al. The effect of containment on the properties of sterile maggots. Br J of Nurs,2002,11:S21-S28.

［30］ Vistnes LM,Lee R,Ksander GA. Proteolytic activity of blowfly larvae secretions in experimental burns. Surgery,1981,90:835-841.

［31］ Wayman J,Nirojogi V,Walker A,et al. The cost effectiveness of larval therapy in venous ulcers. J Tissue Viability,2001,10(3):91-94.

［32］ Wang S,Lv D,Wang J. Treatment of Infected Replantation Wound with MDT. the better letter,2006:3(2):1.

［33］ Wang J,Wang S,Zhao G,et al. Treatment of Infected Wounds with Maggot Therapy after Replantation J Reconstr Microsurg,2006,22(4):277-280.

［34］ Wang SY,Wang JN,Lv DC,et al. Clinical research on the bio-debridement effect of maggot therapy for treatment of chronically infected lesions. Orthop Surg,2010,2(3):201-206.

［35］ Zhang Z,Wang S,Diao Y,et al. Fatty acid extracts from Lucilia sericata larvae promote murine cutaneous wound healing by angiogenic activity Lipids Health Dis,2010,9:24.

第九章　糖尿病足伤口护理

第一节　概　　论

一、伤口愈合理念

伤口是指物理、机械和热力等外界因素造成的人体活性组织的缺损,有时医疗意外或生理异常也可导致上述现象。

（一）伤口护理的演变过程

1. 18 世纪以前,人们都是通过个人经验,使用树叶、烟灰、泥土等天然物质来处理伤口。

2. 18 世纪末,由于战争的爆发,士兵们伤口感染率升高,死亡人数大量增加,此时巴斯德的细菌研究发现,伤口在干燥环境下,可以降低感染的发生,使得受伤士兵们的死亡率大幅度降低,伤口干性愈合理论开始在临床广泛应用。

3. 1962 年,英国的温特博士研究证明,密闭性的敷料给伤口创造湿性的愈合环境,能使伤口的再上皮化能力提高,这标志着所谓敷料革命的开始。现已证明,密闭的、保湿的伤口敷料能加速伤口的愈合和促进组织的生长,为组织愈合提供理想的愈合环境。

4. 伤口"湿性愈合环境"已经取代了 18 世纪末叶开始的"伤口干性愈合环境",科学家们经过四十多年的研究发现,上皮细胞无法移行通过干燥结痂的细胞层,而需要花很多的时间向痂下的湿润床移行,使得上皮细胞愈合的时间延长,这证实了上皮细胞必须在湿润的环境下才能加速增生,促进伤口的愈合。

（二）伤口愈合理念

1. **伤口干性愈合**　保持伤口干燥,避免细菌感染。其特点是降低伤口感染率。但是愈合环境差,细胞活性物质丢失,结痂不利于上皮细胞移行,更换敷料时损伤创面,患者疼痛,伤口愈合速度慢,敷料不能隔绝细菌侵入,也无法保持伤口的温度与湿度。

2. **伤口湿性愈合**　可以调节创面氧张力,促进毛细血管的形成,有利于坏死组织与纤维蛋白的溶解,促进多种生长因子的释放,保持创面恒温,利于组织生长。其特点是无结痂形成,避免新生肉芽组织的再次机械性损伤,保护创面的神经末梢。

二、伤口的评估

（一）伤口评估的目的

定期对伤口状况做系统、准确的观察、测量、记录、回顾及思考是有必要的。其目的在于:

1. 提供伤口资料,以供医护人员回顾、思考及为指定治疗、护理计划提供参考。

2. 以相同的方法和工具评估伤口,可以避免临床医护人员使用方法不同而致的偏差或相互难以沟通。

3. 预知可能花费的时间及费用。

4. 评估结果临床医护人员可以很好地沟通、探讨及指导。

5. 通过临床病历总结出系统的实用方法作为教学资料。

（二）伤口评估步骤

1. 收集资料

（1）首先要了解导致受伤的原因，才能系统地观察、测量及评估伤口的状况。

（2）了解患者的心理、生理、社会及经济状况，患者是否能够配合治疗，有何顾虑。

（3）了解患者的全身性疾病及接受正规治疗的程度，如凝血机制障碍、营养均衡状况、新陈代谢疾病、年龄老化、免疫系统疾病、类固醇药物的使用、神经系统障碍、组织的血液灌注、局部及全身药物的使用等。

（4）分析阻碍伤口愈合的主要原因，如伤口疼痛、伤口异物、结痂及坏死组织的清创情况等，伤口是否发生感染，敷料的使用是否合适。

2. 测量伤口

（1）常用测量伤口的工具

1）常用纸尺、敷料包装袋附着的格纸、塑料尺、皮尺等测量伤口的长、宽。

2）常用探针、止血钳、镊或戴有无菌手套的手指测量伤口的深度。

3）常用敷料的塑料透明外包装皮，无菌面放置伤口上描绘伤口的形状、大小，留置在病历里。也可使用彩色笔描绘出伤口的各种颜色。

4）用数码相机直接拍摄伤口，相片保存在电脑里。

5）伤口测量、评估、操作结束，需要填写伤口评估表或护理病历。

6）测量伤口需要注意每人每次测量时使用同种方法及工具，每人每次使用相同的记录方法，每次测量时患者使用同一种姿势。

（2）测量伤口的方法

1）用直尺测量伤口的最长处及最宽处，长为患者身体的纵轴方向，宽为身体纵轴的垂直方向。

2）把探针、止血钳、镊或戴有无菌手套的手指深入伤口内，记住与表皮平齐点，用直尺测量长度后即为伤口的深度。

3）测量伤口的潜行，即窦道、空腔的深度，是肉眼看不到深部被破坏的组织，通常表皮看见伤口边缘内卷，周围组织有局部或广泛的炎性反应。潜行使用钟表式描述，伤口视为钟表，将伤口与患者的头相对应的点为12点，相反方向为6点，12点与6点相连接，此线的垂直平分线与钟表圆形外圈的交叉点为3点和9点。描述潜行为×点，长度×cm，或潜行为×点至×点，长度×cm 至×cm。

4）描述伤口床的颜色所占的百分比，用25%、50%、75%、100%来描述红、黄、黑各占的比例，如25%黑色组织，75%黄色组织，还可添加大于或小于，如小于25%黄色组织，大于75%红色组织。伤口渗出液的量（少量、中等、大量）、颜色（黄色、黄褐色、红色）、气味（无味、臭味）。还要描述伤口周边的形状。

5）描述伤口周边状况，如有无红斑、苍白、坏死、浸渍、皮炎、水肿、硬度、色素沉着等。

（三）影响伤口愈合因素

1. 全身性因素　年龄大、精神状态不佳、营养状态不佳、免疫力降低、新陈代谢疾病、神经系统障碍、血液凝固系统失调等。

2. 局部性因素　感染、异物、结痂、坏死组织、溃疡、瘘管、窦道、炎症早期未制动、创面过于干燥或水肿、不利于细胞生长的温度与湿度、局部伤口受压力/摩擦力和剪切力、局部组织缺血缺氧、技术操作欠佳、局部伤口用药等。

第二节　创面修复技术

一、伤口床的准备

（一）物理清创

1. 外科清创　用手术刀、手术剪或超声刀直接切除痂皮及坏死组织。此方法能快捷、迅速地去除坏死组织,缩短伤口的清创期,但却可导致疼痛,并连同健康组织一起去除。有些患者不适合此类操作,如有出血倾向、服用大量抗凝剂、组织灌注不足、有免疫系统疾病及临终的患者等。操作人员必须由外科医生、专业护士来完成。

2. 机械性清创

（1）冲洗法:使用冲洗器、注射器、输液器直接冲洗伤口,去除坏死组织,但冲洗时用力不宜过猛,需柔软、缓慢地进行,避免伤害到健康的细胞。

（2）水疗法:是将伤口局部或全身浸入有旋涡冲力的大浴盆、水池或水盆中,用震动、波浪或连喷头水管冲洗的方法,软化或去除坏死组织。

（3）搔扒法:使用刮匙或镊在创面上搔刮,清除坏死组织,患者会感觉疼痛。

（4）湿到干的敷料使用:是采用伤口湿敷的方法,把浸湿的纱布放置在创面上,至干燥后揭除。坏死组织被去除的同时,健康的细胞也粘于干纱布上,为了避免损伤健康的细胞,去干纱布前先用生理盐水冲洗,较易移除粘连伤口的敷料。

3. 利用高渗透压原理清创　使用高张盐或高渗糖来进行清创的方法。配制5%～20%氯化钠溶液湿敷或使用高张盐、蜜糖的敷料,等待敷料吸收伤口渗液变为等渗后,需要重新更换。

（二）化学性清创

使用化学制剂杀灭细菌。如:碘伏、磺胺嘧啶银、银离子敷料等。

（三）生物性清创

1. 自溶性清创　是保持伤口的温度及湿度,伤口自身的渗液中存在蛋白溶解酶,来消化分解坏死组织或结痂,这是理想而不痛的方法。当坏死组织与正常组织分离不明显、外科清创易损伤到正常组织时,使用此种方法最佳,但清创速度慢,伤口不能存在细菌感染。宜用于年纪大、抵抗力低下的急慢性伤口患者。通常使用半封闭式或全封闭式敷料紧密盖住伤口。常用方法:半封闭式用水凝胶涂抹创面,半透膜敷料覆盖。全封闭式用水凝胶涂抹创面,水胶体敷料覆盖。痂皮厚时,可先用刀片划痕后再使用敷料,此方法可缩短清创的时间。如果痂下积脓及周边皮肤红肿,说明伤口感染,应及时切痂或切开引流。

2. 酶学清创　酶必须在pH6～8的潮湿伤口内才能分解坏死细胞,一般情况下效果不佳,临床很少使用。

3. 蛆清创　蛆专吃腐败组织,不吃正常组织。临床上使用的蛆是通过人工培育灭菌后的第二代。伤口存在瘘管,并与体腔相通时禁止使用。

二、换药技术

（一）评估

1. 一般状况

（1）病情、年龄、过度肥胖或消瘦、意识状态、心理反应、自理能力、合作程度、沟通能力等。

（2）既往病史,如糖尿病、贫血、低蛋白、高血压、免疫系统疾病、恶性肿瘤、肾衰竭等。

（3）曾接受过何种治疗及换药处置。

2. 局部伤口情况

（1）伤口类型、部位、分类、范围（长×宽×深）、潜行深度。

（2）伤口颜色：黑、黄、红色组织的百分比。

（3）伤口渗出：量（少量、中等、大量）、颜色（黄色、黄褐色、红色）、气味（无味、臭味）。

（4）伤口周边状况：有无红斑、苍白、坏死、浸渍、皮炎、水肿、硬度、色素沉着。

（5）伤口愈合阶段：清创阶段、肉芽生长阶段、上皮移行阶段。

（二）准备

1. 操作人员　与病区或家属取得联系，咨询患者的基本情况，协商出诊时间。出诊前按要求着装，洗手、修剪指甲，携带口罩、帽子备用。

2. 环境　环境清洁，换药操作前30分钟通风换气后关好门窗，房间保暖。

3. 物品　0.9%氯化钠溶液、0.5%碘伏、安而碘、75%酒精、3%过氧化氢溶液、一次性非无菌手套、一次性小巾、医用黄垃圾袋、一次性复合弯盘（含两把镊）、注射器、止血钳、剪、刀柄、敷料剪、直尺、无菌棉球、无菌纱布、绷带、胶布、油纱、藻酸盐、水胶体、泡沫、半透膜等敷料。

4. 患者　体位舒适，情绪稳定，愿意合作或家属配合，伤口充分暴露，注意遮挡患者，保暖。

（三）实施

1. 查看医嘱、病历，家庭病房需签知情同意书。

2. 按要求着装，向患者解释换药目的，评估环境准备。

3. 洗手，床旁铺一次性纸巾准备操作台，放置换药物品，伤口下垫一次性防水纸巾，用手打开外层敷料，查看并初步评估伤口后盖上外层敷料，再洗手。

4. 纵向撕开一次性换药包的外包装，直接挤出至操作台，用手小心取出一把镊，夹取棉球若干个放于弯盘内，倒适量盐水及酒精或碘伏，戴一次性无菌或非无菌手套。

5. 用手打开外层敷料放置在一次性防水纸巾上，右手持镊揭去内层敷料。再次评估伤口，测量伤口大小，左手持镊传递无菌物品至右手镊，消毒及清洗伤口。

（1）清洁伤口：用碘伏（或安尔碘）消毒2遍伤口，方向是缝合伤口自上而下消毒，然后开始螺旋向外消毒周围皮肤。

（2）污染伤口：现中国教科书要求先用75%酒精棉球（或碘伏）消毒2遍伤口周围皮肤，方向是从伤口边缘螺旋向外消毒。0.9%氯化钠溶液冲洗或擦拭伤口。再次消毒伤口周围皮肤。而国际标准此类伤口是用0.9%氯化钠溶液或冲洗液清洗伤口及周边皮肤。

（3）感染伤口：现中国教科书要求先用75%酒精棉球（或碘伏）消毒2遍伤口周围皮肤，方向是从外向里螺旋消毒至伤口边缘。0.9%氯化钠溶液冲洗或擦拭伤口及窦道、潜行，并清除坏死组织。再次消毒伤口周围皮肤。而国际标准此类伤口是用0.9%氯化钠溶液或冲洗液清洗伤口及周边皮肤。

6. 用无菌干纱布擦干伤口内的液体，再用另一块无菌纱布擦干伤口周围皮肤，伤口内放置所需填充的内敷料，盖上外敷料。自黏敷料需要用双手服帖2～3分钟，非自黏敷料需要胶布或绷带固定，胶布粘贴方向要与身体纵轴垂直。

7. 处理用物，做好垃圾分类，未污染的敷料外包装袋放置在生活垃圾袋中，污染的一次性弯盘、敷料、纸巾、注射器、镊、手套等医疗废弃物放置在医用垃圾袋中。

8. 洗手，填写伤口护理评估记录。

9. 做好卫生宣教，并告知患者或家属下次换药时间及注意事项。

（1）告知间隔几天换药。

（2）伤口不能沾水。

（3）敷料脱落随时更换。

（4）伤口出血、渗出多、红肿等病情发生变化，随时到医院就诊。

（5）糖尿病患者注意饮食控制，按时用药，监测血糖，维持至接近正常血糖，防止双足、肢体等身体部位受伤的发生。

（6）不能自行活动的患者,加强护理,保持身体清洁、干爽,2小时翻身一次,两侧卧位及床头抬高不超过30°角,身下要多垫软枕,防止骨突部位受压形成压疮。

（四）注意事项

1. 准确评估伤口,选择适当敷料。

2. 严格无菌操作,避免交叉感染,减少伤口的暴露时间。

3. 换药顺序　清洁伤口→污染伤口→感染伤口;简单伤口→复杂伤口;一般感染伤口→特殊感染伤口。

4. 对特殊感染伤口的患者,应采取单人或分组隔离,工作人员需穿隔离衣,器械双泡双蒸,一次性医疗物品及敷料应放入医用垃圾袋内,换药完毕摘去手套,需洗手或手消毒。

5. 使用双手持镊法要正确。

（1）双手执笔式拿镊。

（2）左手持镊从无菌弯盘中夹取无菌物品。

（3）左手持镊将物品传递到右手的镊子上,双镊不能相碰,不能倒置。

（4）右手持镊接触伤口,并把用过的污物放置在一次性防水纸巾上或伤口旁的弯盘中。

（5）操作过程中双手不能跨越伤口及无菌弯盘。

（6）伤口有腔隙和窦道时,右手应使用止血钳,消毒时夹紧棉球防止掉入腔内,伤口清洗擦干后,内敷料应该填充放置。

6. 绷带固定要从远心端向近心端螺旋缠绕,跨越关节处须8字包扎,包扎不宜过紧,防止肢端坏死,指（趾）端要外露,以便观察血运情况。静脉曲张,静脉型溃疡,静脉炎,静脉瓣关闭不全,淋巴回流障碍,关节、肌肉、肌腱扭伤,轻微骨折患者不愿意做支具或石膏固定,关节腔积液,血肿,出血等,需弹力绷带加压包扎。动脉闭塞或不全闭塞、糖尿病足等动脉循环障碍者,绷带固定时勿加压。

7. 缝合伤口

（1）伤口应该在手术后第三天更换伤口敷料,观察并检查伤口的局部情况,有无渗出、炎症反应及血液供应情况。若患者未发热,伤口无明显的疼痛或跳痛,敷料不潮湿或未脱落,无须拆线前经常换药。

（2）缝合伤口拆线时间,要根据伤口的部位、张力、缝合层次、局部血供、年龄、体质及美观等因素来决定。一般头、面、颈部伤口术后3~5天拆线;胸、腹、背、臀部7~9天拆线;会阴部、下腹5~7天拆线;四肢10~12天拆线;关节及手足14天拆线。拆线时应先检查伤口是否已牢固黏合,确定后再拆除,伤口长或张力大的伤口可采用间断拆线方法。

三、常用新型敷料的特性

现在新型的伤口愈合敷料几乎全部具有保湿的特性,不粘连伤口,减少机械性损伤,减轻疼痛,可促进肉芽组织及上皮组织生长,溶解坏死组织,预防瘢痕的增生。伤口愈合时间明显缩短,更换敷料的间隔延长,操作简单易行,减轻了工作人员的劳动强度。但操作人员要认真地评估伤口,了解敷料的特性,才能选择最合适的敷料。下面就介绍几种敷料的临床特性。

1. 半透明敷料　此敷料水蒸气可以通透,大分子物质、水和细菌等不能进入。使用此敷料后患者可以沐浴,伤口不会被尿便浸湿并污染。顺应性好,可以固定在关节及易摩擦的部位。常用于中心及周围静脉导管的固定与穿刺点保护。

2. 水胶体敷料　此敷料呈肉皮色,外表美观且可沐浴,使用此敷料后伤口不会被尿便浸湿并污染。可吸收中等量的渗液,水胶体膏剂用于伤口内有腔隙时填充,水胶体粉剂用于伤口、造口、肛门周围皮肤的浸渍及糜烂。

3. 藻酸盐敷料　此敷料主要是由藻酸钙构成,其可参加伤口内的组织间钙钠离子交换,参与止血。此敷料吸收渗液量是自身重量17~20倍。当肉芽组织水肿或过长超出伤口周边皮肤时,清创去除高出周边皮肤的肉芽,压迫止血后,使用此敷料与纱布局部加压,外层敷料使用皮肤自黏绷带。伤口有腔隙、瘘管、窦道时可填充此敷料。

4. 水凝胶敷料　此敷料可用于填充窦道及腔隙,能溶解并软化黑痂及坏死组织,常与水胶体敷料联合使用,并能保护伤口内外露的骨膜、肌腱及内脏器官等,防止其坏死,其能吸收少量渗液。与银离子敷料合用可激活银,使其在组织间释放。水凝胶片状敷料可促进上皮组织的生长。

5. 泡沫敷料　此敷料能吸收大量渗液,防止周围皮肤被浸渍。有填充伤口内和片状两种。当肉芽组织水肿或过长超出伤口周边皮肤时,清创去除高出周边皮肤的肉芽,压迫止血后,使用此敷料裁剪成比伤口稍大一点,外层敷料用半透膜敷料或皮肤自黏绷带局部加压包扎。

6. 亲水纤维敷料　此敷料能垂直吸收渗液,不浸渍伤口周围的皮肤;吸收大量渗液是自身重量的25倍。当肉芽组织水肿或过长超出伤口周边皮肤时,清创去除高出周边皮肤的肉芽,压迫止血后,使用此敷料与纱布局部加压,外层敷料使用皮肤自黏绷带。伤口有腔隙、瘘管、窦道时可填充此敷料。

7. 脂质水胶体敷料　此敷料能促进上皮组织生长,减轻缝合伤口的缝线反应。当肉芽组织水肿或过长超出伤口周边皮肤时,清除高出周边皮肤的肉芽,压迫止血后,使用此敷料与纱布局部加压,外层敷料使用皮肤自黏绷带,其引流效果更佳。

8. 软硅酮敷料　此敷料能促进上皮组织生长,防止周边皮肤浸渍。此敷料与泡沫敷料联合制作的敷料能吸收大量的渗液,使用后可以沐浴,伤口不会被尿便浸湿及污染。此类敷料还有一种是专门预防瘢痕形成的敷料,需要使用3~6个月。

9. 高张盐敷料　此敷料是利用渗透压原理来进行清创,适用于感染伤口、肉芽水肿,当伤口的渗液与此敷料结合成等渗时需要重新更换。

10. 碳敷料　此敷料可以除臭,同时还具有与其联合制作的敷料特性。例如,与藻酸盐合作,此敷料具有除臭的同时,还可以止血、吸收渗液等。

11. 银离子敷料　此敷料具有杀菌作用。银与其他敷料联合制作时,除有杀菌作用,还具有其他敷料的特性。如泡沫银离子敷料、酸盐银离子敷料、油纱银离子敷料、脂质水胶体银离子敷料及亲水纤维银离子敷料等。

使用银离子敷料的注意事项:

(1) 伤口清洗液、消毒剂与银离子敷料所发生的反应:银离子敷料与碘剂/盐水形成络合物:$Ag^+ + I^- = AgI$,$Ag^+ + Cl^- = AgCl$。

(2) 络合物对人体的影响:在伤口及周边形成黑色色素沉着,降低了银离子的释放浓度。

(3) 换药完毕,用纱布擦干伤口及周边皮肤。纳米晶体银须用水或水凝胶涂抹激活,30分钟在组织间释放杀灭细菌。

(4) 亲水纤维银吸收大量渗液及细菌,将细菌锁住。泡沫银吸收渗液的同时激活并到组织间逐步释放杀灭细菌。

(5) 脂质水胶银吸收渗液的同时激活并到组织间释放杀灭细菌。SD银盐分子结构与磺胺接近,磺胺过敏者慎用。

12. 聚丙烯酯聚合物敷料　此敷料分为连续清洁伤口12小时或24小时两种。为伤口提供湿性愈合环境,软化分离坏死组织,整块取出,不损伤创面,激活后的聚丙烯酯(super absorption polymer,SAP)对蛋白质类物质有极高的亲和力,主动吸收渗液及坏死组织,被置换至创面的林格液所含的电解质,可刺激细胞再生,帮助肉芽组织生长。多用于难愈合的慢性伤口及感染伤口。

13. 必需脂肪酸喷剂　喷洒后在皮肤表面可形成保护膜,来加速被损伤表皮的更新。可用于压力引起的皮肤红斑,糖尿病患者下肢和足部的皮肤干裂,静脉曲张患者引起静脉炎的周围皮肤干燥和瘙痒,婴幼儿的臀红及尿便失禁引起的皮肤浸渍等。

14. 皮肤封闭剂　常用于伤口、造口、肛门周围皮肤的浸渍、湿疹及过敏。

四、糖尿病足的伤口处理

1. 0级糖尿病足　积极预防,足部护理。

2. 1 级糖尿病足

（1）创面水疱未破或破损而渗液少者，使用脂质水胶体敷料或半透明膜敷料或水胶体敷料，换药间隔 5～7 天。

（2）创面渗液较多时，使用藻酸盐或亲水纤维敷料覆盖创面，外用水胶体敷料，或直接覆盖泡沫敷料，换药间隔 5～7 天。

（3）血糖高且创面感染者，清创后用含碘或银离子敷料，外加开放式敷料。换药间隔 1～3 天。含碘制剂不宜长期使用，因碘对肝肾功能有损害，同时破坏正常细胞。

3. 2 级糖尿病足

（1）彻底清创去除坏死组织，感染严重或血糖很高难以控制时，可使用含碘敷料，但不能长期使用，1～2 次炎症控制后立即停止，否则影响上皮组织生长及创面的愈合，换药间隔 1～2 天。使用银离子敷料效果更佳，换药间隔 3～5 天。

（2）骨骼、肌腱外露时，应使用水凝胶保护，预防其脱水干性坏死。

4. 3 级糖尿病足

（1）痂下积脓、脓肿形成及足间隙感染时，立即切痂或早期彻底切开引流。若多个间隙感染，均行多处对口切开引流，将脓肿的每个间隔全部打开，确保引流通畅，避免因脓肿压迫局部动脉而导致循环障碍，最终引起远端足趾及全足坏死。单次填塞碘伏纱条止血兼抗炎治疗，以免长时间使用而影响伤口愈合。脂质水胶体敷料对口引流，外层用加厚棉垫覆盖，绷带缠绕固定，固定时注意不要加压，以免影响远端血液循环，术后 24 小时换药。

（2）切开引流术后换药时，须彻底清创去除坏死组织，用注射器冲洗腔隙或泡足，常规冲洗液为0.9% 氯化钠溶液。用脂质水胶体敷料对口引流，该敷料表面光滑便于引流通畅，且敷料纤维编织紧密，不易将碎屑脱落于伤口表面，每个切口注入水凝胶，切口填充银离子敷料，水凝胶协助伤口进行自体清创，同时提供湿润伤口的愈合环境，保护外露的骨膜、肌腱，防止其坏死；换药间隔 3～5 天，直至炎症控制。

（3）若血糖正常、炎症控制，伤口进入组织修复期，向每个切口内注入水凝胶或水胶体膏剂，外层使用水胶体敷料覆盖，换药间隔 5～7 天。骨骼、肌腱外露可用水凝胶，预防干性坏死，保护足部及足趾功能基本恢复正常。

（4）若伤口内的肉芽组织充满填平之后，用藻酸盐敷料或亲水纤维敷料与水胶体敷料或泡沫敷料封闭包扎 7 天，防止在过湿环境下肉芽组织过度增生而高出周围皮缘表面，从而影响上皮组织生长。

（5）当创面出现大面积皮肤全层及皮下组织坏死时，可首先将坏死组织剪除，然后使用纳米晶体银离子敷料涂抹水凝胶覆盖创面。渗液较多时，覆盖亲水纤维银离子敷料，其在吸收大量渗液的同时锁住细菌；换药间隔 3～5 天。伤口清创及抗感染阶段过后，若骨骼、筋膜、肌腱等外露，则需用水凝胶薄层涂抹，再用藻酸盐敷料覆盖，有腔隙时则用藻酸盐填充条或水胶体膏剂填塞，外用水胶体敷料覆盖，换药间隔5～7 天，直至骨膜、肌腱等被肉芽组织包裹并且填充。

（6）若肉芽组织水肿或高出周边皮肤，去除高出周围皮缘的肉芽，干纱布压迫止血，改用藻酸盐及与伤口大小稍大的泡沫敷料，外用自黏绷带或半透膜敷料局部加压固定，藻酸盐敷料可吸收的渗液是自身重量的 17～20 倍，同时藻酸钙可以参加组织间钙钠离子的交换，参与止血；或用藻酸盐、纱布及自黏绷带，同样局部加压固定。为伤口提供轻度湿润或开放式环境，防止肉芽组织高出创口周围皮缘而影响上皮组织的移行生长。

5. 4 级糖尿病足

（1）当足部感染脓肿形成，压迫动脉影响血运而出现足趾甚至跖骨坏死时，立即行多处切开引流，将脓腔全部打开，确保引流通畅，清创后用脂质水胶体敷料进行多处引流，单次填塞碘伏纱条止血兼抗炎治疗，外层用加厚棉垫覆盖，绷带缠绕固定，固定时注意不要加压，以避免远端循环障碍而致坏死，术后 24 小时换药。

（2）换药时继续清除坏死组织，坏死组织可以造成毒素的吸收，造成肾功能的损害，急躁清除为好。使用脂质水胶体敷料引流，每个切口注入水凝胶，用抗感染类银离子敷料填充，水凝胶协助伤口进行自体清创,同时水凝胶保护外露骨膜、肌腱以防止其坏死,间隔3~5天换药直至炎症控制。

（3）炎症控制后,坏死组织(包括趾、蹠骨等残端)与周边正常组织边界清楚并分离,此时可去除残留破坏及外露骨质,并用咬骨钳进行截骨,直至截骨的断端周围有正常软组织,才能确保创面被肉芽和上皮组织包裹,断面要整齐,不要残留碎骨。截骨完毕,用碘伏纱条填塞止血并抗炎,用加厚棉垫覆盖,绷带固定。截骨24小时后换药。

（4）截骨创面及外露肌腱涂抹水凝胶,防止其坏死,外层使用水胶体敷料为伤口提供密闭缺氧的湿性伤口愈合环境,减轻伤口粘连和疼痛,加速伤口愈合;若渗液较多可加用藻酸盐或亲水纤维银离子敷料。7天后换药,直至腔隙被肉芽组织完全填充。

（5）当伤口内的肉芽组织充满后,用藻酸盐和水胶体敷料封闭包扎或用泡沫敷料直接覆盖创面7天,此两种敷料可充分吸收渗液,有效防止肉芽组织过度生长高出周围皮缘表面。

（6）未形成脓肿而小动脉栓塞导致趾、蹠骨坏死时,死骨部分先用碘伏湿敷控制炎症,每天换药;或用脂质水胶体敷料、银离子敷料覆盖创面,3~4天换药。等待死骨与周边正常组织边界分离清楚,用上述方法去除死骨、换药,若合并感染形成脓肿同样要切开引流。

（7）大动脉栓塞而出现的趾、蹠骨坏死时,先用碘伏湿敷,等待血管重建。术后血运恢复,同样死骨与周边正常组织边界分离清楚,用上述方法去除死骨和换药。

6. 5级糖尿病足

（1）发生全足坏死,有大动脉栓塞时,先用碘伏湿敷,或银离子敷料控制感染,开放式敷料包扎,控制感染,勿加压,等待血管重建、介入等治疗后截肢。

（2）血管重建、介入、截肢后,伤口愈合不佳,仍可使用上述方法进行换药处置,直至伤口愈合。

（王　威）

参 考 文 献

［1］许樟荣. 糖尿病足病的病因及流行病学. 中国实用内科杂志,2007,27(7):485-487.

［2］卞丽香,李善华. 糖尿病足的病因分析与护理. 护士进修杂志,2003,18(11):1003-1004.

［3］雷国大,唐雄修,何以鉴. 糖尿病足坏疽的细菌学调查及耐药性分析. 实用医学杂志,2006,22(9):1047-1048.

［4］刘仁贵,赵纪春. 糖尿病并发下肢血管病变的发病机理及治疗进展. 中国普外基础与临床杂志,2006,13(6):676-679.

［5］张辉,徐凯,郝平. 糖尿病足早期外科干预的临床体会. 临床医药实践杂志,2007,16(1):71.

［6］朱巍,关波. 感染性糖尿病足的临床治疗. 中华医院感染学杂志,2008,18(3):380-381.

［7］张国英,张国安,邓微. 碘伏浸浴方法治疗糖尿病患者肢端感染. 中华医院感染学杂志,2007,17(2):172-174.

［8］刘海英. 康惠尔治疗糖尿病足14例疗效观察. 现代医药卫生,2009,25(2):260-261.

［9］谷涌泉,齐立行. 糖尿病性下肢缺血病变的外科治疗. 中国现代手术学杂志,2003,7(2):101-103.

［10］李五洲,荣延姣,徐双迎,等. 糖尿病足部溃疡的外科治疗. 实用医学杂志,2006,22(2):193-194.

［11］胡骁骅,张普柱,孙永华. 纳米银抗菌医用敷料银离子吸收和临床应用. 中华医学杂志,2003,83(24):78-79.

［12］沈芃. 银离子消毒与抗菌应用研究现状. 中国消毒学杂志,2007,(1):73-75.

［13］王威,杨玉萍,石长瑞,等. 12例Ⅲ级糖尿病足病人的伤口护理体会. 中华护理杂志,2006,41(4):351-352.

［14］张建,谷涌泉,李建新,等. 干细胞移植治疗糖尿病足. 中国实用内科杂志,2007,27(7):459-460.

［15］郭连瑞,谷涌泉,张建,等. 自体骨髓干细胞移植治疗糖尿病足13例报告. 中华糖尿病杂志,2004,12(5):8-11.

［16］杨晓凤,吴雁翔,王红梅,等. 自体外周血干细胞移植治疗糖尿病足26例临床研究. 中国实用内科杂志,2004,24(11):676-678.

［17］谷涌泉,张建,俞恒锡,等. 下肢远端动脉旁路移植治疗糖尿病足46例报告. 中国实用外科杂志,2003,23(8):44-46.

［18］胡素容,胡庆新,吴英,等. 糖尿病足的预防和护理进展. 中国实用护理杂志,2005,21(9):73-75.

［19］徐华,孟霞,周亚洁,等. 糖尿病足的预防与护理. 实用医技杂志,2007,14(29):4063-4064.

［20］范丽凤,张小群,郝建玲,等. 530例糖尿病患者对选择、穿着合适鞋袜知识了解状况的调查分析. 中国实用护理杂志,2005,21(9):10-12.

［21］陈琼芳. 糖尿病足的预防与护理进展. 中华护理杂志,2002,37(4):52-54.

［22］许樟荣. 糖尿病足病变诊断与治疗的临床思考. 中国实用内科杂志,2005,25(4):375-377.

第五篇　糖尿病足的预防

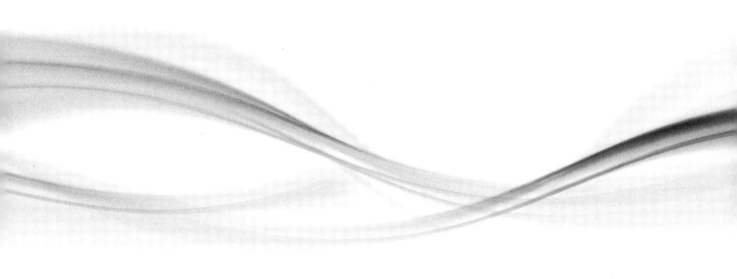

第一章　糖尿病足患者的饮食调整

第一节　概　　论

一、糖尿病足的定义及危害性

（一）糖尿病足的定义

糖尿病足是一种发生在足部的糖尿病慢性并发症,是由末梢神经病变、血管病变及细菌感染等多种因素所引起的下肢感染、溃疡或深部组织的破坏。一旦出现足部坏死,这种并发症也可称为糖尿病性肢端坏疽。1999年世界卫生组织(WHO)对糖尿病足的定义是:糖尿病患者合并神经病变及各种不同程度的下肢病变而导致的下肢感染、溃疡形成和(或)深部组织的破坏。

（二）糖尿病足的危害性

糖尿病足是一种严重危害人体健康的慢性代谢性疾病,是糖尿病中最常见且较严重并发症之一。我国糖尿病足患病率为0.9%~1.7%,约占糖尿病患者的14%;其中老年糖尿病患者并发糖尿病足的患病率为2.8%~14.5%,比非糖尿病患者高11倍。糖尿病足坏疽进展快、病情重、危害性大,糖尿病足病造成的溃疡若不及时治疗会迅速蔓延,溃疡面积越来越大;其引起的感染会深达骨髓,甚至蔓延全身,造成败血症而危及生命;如果截肢会造成终身残疾。据统计,全世界每年约有55 000例糖尿病患者因糖尿病足病而失去肢体,这几乎占全部截肢患者总数的50%~70%,国内有报道糖尿病足溃疡截肢率为38.1%~75.0%,约为非糖尿病患者的40倍。临床上70%的截肢手术发生在糖尿病患者身上,每30秒就有人因糖尿病足而失去一条腿;美国住院行下肢截肢手术的患者50%为糖尿病患者。意大利一个科研小组对1107糖尿病性下肢缺血患者进行为期8年的前瞻性研究(多中心)表明:糖尿病足的最终结局是溃疡、截肢和死亡;因此,糖尿病足是导致糖尿病患者致残致死的严重慢性并发症之一。

二、糖尿病足的发病机制

现代医学研究认为,糖尿病足是在周围神经病变、血管病变、感染及多种诱发因素作用下导致的。具体如下:

1. 大血管病变　由于糖尿病长期高血糖的毒性作用,造成糖、脂、蛋白质代谢紊乱,此时血液理化性质发生改变,致使血液黏稠度增加,血液处于高凝状态,造成大血管动脉粥样硬化,管腔狭窄,甚至闭塞,导致肢端缺血,坏死,形成糖尿病足。

2. 微血管病变、微循环障碍　由于糖尿病严重高血糖,致使血液黏稠度增高,血管内皮损伤,血小板聚集,微血栓形成,进而组织缺血、缺氧,微血管瘤形成、血管内皮增殖,造成微血管狭窄甚至闭塞,形成糖尿病足。

3. 神经病变 由于长期的高血糖状态,患者的神经细胞及神经髓鞘中山梨醇堆积,肌醇含量减少,使神经纤维产生病变;同时,糖尿病患者血液黏稠度增高,血小板功能异常及营养神经干的微血管内皮细胞肿胀,使得微血管内血流减少,神经缺乏营养,导致神经损伤,形成糖尿病足。

4. 感染 由于长期高血糖状态,致使血液中的中性粒细胞的质量发生缺陷,白细胞的趋化性、黏着性、调理作用及对细菌的吞噬作用和细胞内的杀伤功能等发生变化,使糖尿病患者对感染的易感性增加,当外伤等某些诱因下,形成糖尿病足。

总之,糖尿病足的发病机制比较复杂,上述四种病理变化相互影响。其中,高血糖是最基础的病因。总结以上全过程,在糖尿病足的治疗中,血糖控制尤为重要。

第二节 饮食治疗在糖尿病治疗中的作用

一、饮食治疗的重要性

在糖尿病治疗中,国内外学者总喜欢"5匹马拉车"的学说。他们把糖尿病比作一驾车,把饮食治疗、运动治疗、药物治疗、血糖监测、糖尿病教育这5种糖尿病治疗方法比作5匹马拉车,患者就是驾车的主人。在以上5种治疗方法中,饮食治疗就是5匹马之中的驾辕之马,从中显示饮食治疗在糖尿病治疗中的首要位置,说明饮食治疗在糖尿病所有治疗措施中是最为重要的一个。因为大家知道在正常情况下,人体需要的热量与营养物质都要从食物中获取。食物中的碳水化合物在体内分解为葡萄糖,再通过血液循环到达机体的各个组织,需要在胰岛素的作用下分解代谢供给组织利用。糖尿病患者由于胰岛素缺乏或胰岛素抵抗,血液中的葡萄糖不能进入细胞被组织利用,造成血糖水平升高。尤其当饮食控制不佳,进食过多时,血液中血糖水平长期增高,使脂代谢障碍,非酶促蛋白质糖基化,多元醇代谢通路增强及氧化应激反应增强等一系列代谢紊乱出现,导致血管内皮细胞增生、肿胀,基膜物质增多,纤维蛋白或血小板聚集,引起血管内皮增厚,血管狭窄,管腔阻塞,造成大、小血管病变及神经病变等并发症发生,严重时危及生命。合理饮食,可减轻胰岛B细胞负担,有利于胰岛B细胞功能恢复,从而达到降低空腹血糖和餐后血糖的目的;还可使肥胖者降低体重及增加胰岛素受体数目敏感性。只有长期坚持合理饮食疗法,才能有效地控制血糖;也可以说,合理科学饮食调整,不但可控制糖尿病的病情发展,而且可防止出现各种并发症,可见糖尿病饮食疗法具有极其重要的现实意义。

因此,任何一位糖尿病患者,无论在何时何地都需要进行饮食控制,只有这样才能无论在何时何地都能把血糖控制在满意水平,才能避免心、脑、肾、下肢等大、小血管并发症的发生。因此,饮食治疗在一切治疗中是最重要的,没有饮食治疗,就没有糖尿病的理想控制。如果只重视其他治疗措施而不重视饮食治疗,那么就不会达到理想的血糖控制,这就像建高楼大厦但不打地基一样,理想的空中楼阁就无法实现。对糖尿病足患者更是如此。良好的血糖控制是糖尿病足治疗的基础,此时如果没有严格的饮食调整,即使其他治疗措施再好,再轻的糖尿病足也无法治好。

二、饮食治疗的概念

饮食治疗就是合理地控制饮食,使血糖保持在理想范围。其宗旨是根据患者的具体情况和营养需要量,制订出适合每个人的合理的饮食方案。要保证在满足机体正常活动的前提下,尽可能减少不必要的热量摄入,减轻胰岛的负担,配合其他治疗措施使患者血糖达标。其作用是能够起到控制血糖、血脂,预防或延缓并发症的发生与发展;能够维持正常体重,使肥胖者减轻体重以改善身体对胰岛素的敏感性;使消瘦者体重增加,增强对疾病的抵抗力,最终维持健康,使患者能够从事正常的活动。所以,每位糖尿病患者都必须把合理控制饮食作为与疾病作斗争的必要手段,终生进行饮食治疗。尤其是糖尿病足病患者,由于合并感染,体内能量大量消耗造成营养不良,因此,通过饮食治疗,补充机体所需的营养素,对于糖尿病足病的治疗尤为重要。

第三节 糖尿病饮食治疗的步骤

一、糖尿病饮食治疗中每日所需热量

每一位糖尿病患者每日所需总热量与其身高、体重、年龄、性别和活动强度密切相关。总热量摄入量应以能维持标准体重为原则。治疗过程中,既要做到能够减轻胰岛 B 细胞功能,又不影响正常机体代谢。具体计算方法为:

(一) 计算标准体重

$$标准体重(kg) = 身高(cm) - 105$$

(二) 计算每日每千克标准体重所需热量

1. 首先计算体质指数(BMI),然后根据 BMI 判断是消瘦,肥胖还是超重。具体如下:

$$BMI = 实际体重(kg) \div [身高(m)]^2$$

然后根据体质指数、肥胖程度判断表决定肥胖程度(表 5-1-1)。

表 5-1-1 体质指数、肥胖程度判断表

BMI	分类	BMI	分类
<18	消瘦	25~29.9	轻度肥胖
<19	体重偏轻	30~40	中度肥胖
19~24.9	体重正常	>40	重度肥胖

2. 判断劳动强度 劳动强度一般分为卧床休息、轻体力劳动、中体力劳动、重体力劳动四种,具体判断见表 5-1-2。

表 5-1-2 劳动强度判断表

劳动强度	劳动状态描述
轻体力劳动	办公室工作、洗衣、做饭、驾驶汽车、缓慢行走
中体力劳动	搬运轻东西、长距离行走、环卫工作、庭院耕作、油漆、管道工、电焊工、电工等
重体力劳动	重工业、农业、室外建筑、搬运工人、铸造工人、收割、挖掘、钻井工人、木工等

3. 不同劳动强度每日每千克标准体重所需热量(表 5-1-3)。

表 5-1-3 不同劳动强度、不同体重每日所需热量(kcal/kg)

体重情况	生活状态			
	卧床	轻体力劳动	中体力劳动	重体力劳动
消瘦	20~25	35	40	40~45
正常	15~20	30	35	40
肥胖	15	20~25	30	35

注:1cal=4.184J

（三）计算每日所需总热量

每日所需总热量=标准体重（kg）×每日每千克标准体重所需热量（kcal）

注：（1）糖尿病消瘦者总能量计算时应取总能量的上限值；

（2）轻度肥胖者总能量计算时应取总能量的下限值；

（3）中度以上肥胖者在下限值基础上再减500kcal。

二、糖尿病治疗中食品交换份的应用

（一）食品交换份的概念

食品交换份是根据食物来源、性质，以各类食物提供90kcal热量为1份；再计算出各种食物每份的重量，这样各类食物之间以1份为基本单位进行相互交换。此方法简便，易掌握，可使患者在原则范围内选择不同热量的食品交换份，使食品多样化，达到平衡饮食，以满足患者营养需要，并有利于掌握全天总热量，达到控制饮食，减轻胰岛B细胞负荷，改善胰岛素抵抗的目的。

（二）食品交换份法的换算

1. 各类食物之间以1份为基本单位进行相互交换。1份各类食物的重量分别为：

谷薯类，25g（半两）；蔬菜类，500g；水果类，200g；大豆类，25g；奶制品，160g；肉类，50g；蛋类，60g；坚果类，15g；油脂类，10g。

各类食品交换量见表5-1-4～表5-1-10，交换份的食物量若无说明均为生重。

表5-1-4　等值谷薯类交换表

食品	重量(g)	食品	重量(g)
大米、小米、糯米、薏米	25	绿豆、红豆、芸豆、干豌豆	25
高粱米、玉米渣	25	干粉条、干莲子	25
面粉、米粉、玉米面	25	油条、油饼、苏打饼干	25
混合面	25	烧饼、烙饼、馒头	35
燕麦片、莜麦面	25	咸面包、窝头	35
荞麦面、苦荞面	25	生面条、魔芋生面条	35
各种挂面	25	马铃薯	100
龙须面	25	湿粉皮	150
通心粉	25	鲜玉米(1个中等带棒心)	200

注：每交换份谷薯类提供蛋白质2g，碳水化合物20g，热量90kcal

表5-1-5　等值蔬菜类交换表

食品	重量(g)	食品	重量(g)
大白菜、圆白菜、菠菜、油菜	500	白萝卜、青椒、茭白、冬笋	400
韭菜、茴香、茼蒿	500	倭瓜、南瓜、菜花	350
芹菜、苤蓝、莴笋、油菜薹	500	鲜豇豆、扁豆、洋葱、蒜苗	250
西葫芦、苦瓜、西红柿、冬瓜	500	胡萝卜	200
黄瓜、茄子、丝瓜	500	山药、荸荠、藕、凉薯	150
芥蓝菜、瓢儿菜	500	慈姑、百合、芋头	100
雍菜、苋菜、龙须菜	500	毛豆	70
绿豆芽、鲜蘑、水浸海带	500	鲜豌豆	70

注：每交换份蔬菜类提供蛋白质1g，碳水化合物21g，热量90kcal

表 5-1-6 等值肉蛋食品交换表

食品	重量(g)	食品	重量(g)
熟火腿、香肠	20	鸡蛋粉	15
肥瘦猪肉	25	鸡蛋(1 大个带壳)	60
熟酱牛肉、熟酱鸭、大肉肠	35	鸭蛋、松花蛋(1 大个带壳)	60
瘦猪、牛、羊肉	50	鸡蛋清	80
排骨	50	带鱼	80
鸭肉、鸡肉	50	草鱼、鲤鱼、甲鱼、比目鱼	100
鹅肉	50	大黄鱼、鳝鱼、黑鲢、鲫鱼	80
兔肉	100	对虾、青虾、鲜贝水浸海参	350
蟹肉、水浸鱿鱼	100		

注:每交换份肉蛋类提供蛋白质 9g,脂肪 6g,热量 90kcal

表 5-1-7 等值大豆类食品交换表

食品	重量(g)	食品	重量(g)
腐竹	20	北豆腐	100
大豆(黄豆)	25	南豆腐(嫩豆腐)	150
大豆粉	25	豆浆(黄豆 1 份加水 8 份磨浆)	400
大豆丝、豆腐干	50		

注:每交换份大豆类提供蛋白质 9g,脂肪 4g,碳水化合物 4g,热量 90kcal

表 5-1-8 等值奶类食品交换表

食品	重量(g)	食品	重量(g)
奶粉	20	牛奶	160
脱脂奶粉	25	羊奶	160
奶酪	25	无糖酸奶	130

注:每交换份奶类提供蛋白质 5g,脂肪 5g,碳水化合物 6g,热量 90kcal

表 5-1-9 等值水果类交换表

食品	重量(g)	食品	重量(g)
柿子、香蕉、鲜荔枝(带皮)	150	李子、杏(带皮)	200
梨、桃、苹果(带皮)	200	葡萄(带皮)	200
橘子、橙子、柚子(带皮)	200	草莓	300
猕猴桃(带皮)	200	西瓜	500

注:每交换份水果类提供蛋白质 1g,碳水化合物 21g,热量 90kcal

表 5-1-10　等值油脂类食品交换表

食品	重量(g)	食品	重量(g)
花生油、香油(1 汤匙)	10	猪油	10
玉米油、菜籽油(1 汤匙)	10	牛油	10
豆油	10	羊油	10
红花油(1 汤匙)	10	黄油	10
核桃、杏仁	25	葵花子(带壳)	25
花生米	25	西瓜子(带壳)	40

注:每交换份油脂类提供脂肪 10g,热量 90kcal

2. 生熟食品交换量

生重 50g(米或面粉)= 米饭 130g = 馒头 75g

生重 50g 肉食 = 熟重 35g 肉食

3. 营养素含量相近的不同种类食物交换量

25g 主食 = 200g 苹果 = 500g 西瓜(带皮)

50g 瘦肉 = 20 粒花生米 = 10g 油 = 100g 豆腐

25g 燕麦片 = 200g 橘子

500g 蔬菜 = 200g 苹果

注:50g = 1 两

第四节　糖尿病足患者的饮食调整

一、糖尿病足患者饮食调整的分级

前面讲到糖尿病患者的饮食调整要根据患者的千克体重,劳动强度计算全天总热量,然后再应用食品交换份选择营养丰富、品种多样的食品以供利用。其目的是补充适宜的热量,维持好正常血糖,达到既不增加胰岛 B 细胞负荷,又能保持标准体重,维持机体正常代谢的目的。糖尿病足患者临床上多见于病程较长的老年人,由于长期消耗及其他并发症的影响,这些患者多出现营养不良;如果病变部位发生感染,还会进一步大量消耗体内能量,机体长期缺乏能量和营养素,使足部组织丧失修复能力,从而导致病变经久不愈,最终造成残疾或死亡。因此,糖尿病足患者病程长短不同,病情轻重不同,劳动强度不同,所需全天总热量亦不尽相同。我们根据糖尿病足的 Wagner 分级法(0 级:有发生足溃疡危险因素的足;1 级:表面有溃疡,临床上无感染;2 级:较深的溃疡,常合并蜂窝织炎,无脓肿或骨的感染;3 级:深度感染,伴有骨组织病变或脓肿;4 级:局限性坏疽,趾、足跟或前足背;5 级:全足坏疽),将 0 ~ 2 级糖尿病足患者因病情相对较轻,粗略定为轻体力劳动者;把 3 ~ 5 级糖尿病足患者因病情相对较重,粗略定为极轻体力劳动者(或卧床休息者)。再根据其千克体重,计算全天总热量,根据食品交换份法选择食谱。

二、体重正常的 0 ~ 1 级糖尿病足患者的饮食调整

(一) 治疗目的

通过饮食治疗,达到理想的血糖水平及正常血压、血脂,保持标准体重,补充组织修复所需的营养素,纠正代谢紊乱,减轻胰岛 B 细胞的负荷,配合其他治疗措施,预防足溃疡的发生,促使足溃疡的愈合。

（二）推荐的营养摄入量

每日所需总热量:此类患者病情较轻,劳动强度不大,体重在正常范围,为轻体力劳动者,故全天总热量摄入不易过高。可先计算出标准体重;热量等级为30kcal/kg,然后计算全天总热量,根据食品交换份数,掌握平衡膳食的原则,选择多样化、营养合理的食物摄入。要使膳食摄入量与体力活动相匹配,进食量与消耗量相匹配,做到吃动两平衡,维持好血糖,改善代谢,保持理想体重。

（三）推荐的营养素

1. 碳水化合物　碳水化合物(CHO)是各种类型糖的总称。按其结构分为单糖、双糖和多糖。碳水化合物在机体内可以转化为蛋白质、脂肪和胆固醇等其他物质,并在细胞中以糖原的形式储存在肝和肌肉内,待机体需要时分解成葡萄糖供组织利用。主要来源于各种粮食、豆类、薯类、奶类、蔬菜、水果等,是身体能量的主要来源。进食的碳水化合物越多,血糖水平就会越高。欧洲糖尿病营养研究专家组和WHO均推荐低血糖指数(GI)的食物,包括燕麦、大麦、谷麦、大豆、小扁豆、豆类、裸麦粗(粗黑麦)面包、苹果、柑橘、牛奶、酸奶等。[注:食物血糖指数(GI)即每种食物均按含碳水化合物100g称量计算,测出其食入后2小时对血糖水平升高的影响。可用于比较不同糖类对人体餐后反应的影响。具体为:

血糖指数(%)＝某食物餐后2小时血糖曲线下面积÷等量葡萄糖餐后2小时血糖曲线下面积再乘以100%]。每克碳水化合物产热4kcal。

推荐体重正常的0~2级糖尿病足患者的碳水化合物(即主食)摄入量应该占每日总热量的50%~60%,为250~300g/d为宜。

2. 蛋白质　蛋白质含有丰富的氨基酸,主要作用是供给机体生长发育和新陈代谢,维持组织的更新及合成。蛋白质主要来自各种肉类、蛋、奶、鱼类、豆类和坚果类。此外,各种粮食、蔬菜和水果中也含一定量蛋白质。蛋白质分动物蛋白(肉类、奶、蛋)和植物蛋白(豆类、谷类和蔬菜)。其中,动物蛋白和谷类是优质蛋白,其氨基酸结构组成与人类相近,容易被消化、吸收和利用;豆制品的生物利用率低,被称为低质蛋白,摄入量不宜过多。每克蛋白质产热4kcal。

推荐体重正常的0~2级糖尿病足患者的蛋白质每日摄入量应占全天总热量的10%~20%,约为1.0g/kg体重较宜;糖尿病伴持续性蛋白尿者为每天0.6g/kg体重;糖尿病早期肾病者每天0.6~0.7g/kg体重;有肾功能障碍者应严格限制蛋白质的摄入量。

3. 脂类　脂类主要来源于肉类、植物油和各种坚果。脂类产热量很高,是同等重量糖和蛋白质的2.25倍。脂类包括饱和脂肪酸、单不饱和脂肪酸和多不饱和脂肪酸。饱和脂肪酸多存在于动物脂肪、椰子油和棕榈油中;单不饱和脂肪酸存在于植物油中;多不饱和脂肪酸多存在于橄榄、花生和坚果之中,它可以降低甘油三酯,不直接升高餐后血糖水平,但摄入过多则会引起体重增加。脂类是以脂肪的形式储存起来,在饥饿状态下,才被机体利用。每克脂肪产热9kcal。

推荐体重正常的0~2级糖尿病足患者饮食脂类每日摄入量应该占总热量的25%~30%(每天0.8~1.0g/kg体重),其中,饱和脂肪酸、单不饱和脂肪酸和多不饱和脂肪酸比例应为1:1:1。胆固醇摄入量应该低于300mg/d。

4. 维生素类　维生素分为脂溶性维生素和水溶性维生素。脂溶性维生素有维生素A、维生素D、维生素E、维生素K;脂溶性维生素多存在于脂类、奶类、肉类、全谷制品和坚果类食品中。水溶性维生素有维生素B族、C族。B族维生素存在于谷类、奶类、肉类、干豆、蛋类和绿叶蔬菜中,可以改善神经症状。维生素C广泛存在于各种新鲜水果及蔬菜中,可以预防和改善微血管病变,糖尿病足患者主要为神经与血管损伤。

推荐所有糖尿病足病患者,包括0~2级糖尿病足病患者不管轻、重均需大量补充维生素类食品。

5. 无机盐　无机盐分为主要元素和微量元素两大类,主要元素包括钠、钾、钙、镁、磷、氯、氮和硫等;微量元素包括铁、锌、铜、锰、碘和铬等。研究发现,锌、铬、硒、镁、钙、磷、钠与糖尿病的发生、并发症的发展之间有着密切关系;对胰岛素的合成、分泌、贮存、活性及能量代谢起着重要的作用。例如,铬与锌协助葡萄糖在细胞膜上的转运,并且与胰岛素活性有关;钙与钾参与了胰岛素的分泌。钙主要存在于牛奶、豆制品和海产品中。铬存在于酵母、菌菇类、牛肉和肝中。锌存在于粗粮、豆制品、海产品、肝类、菌菇类和瘦肉中。糖尿病患者由于代谢障碍,加之饮食控制,常会引起无机盐和微量元素的代谢紊乱及缺乏,联合补充钙与维生素 D 有助于改善糖代谢,提高胰岛素的敏感性。

大量事实说明,多元素联合使用对糖的体内平衡有协同作用;不论是单独使用或是联合使用,对糖尿病防治均有效果。人体每天都要排出一定量的矿物质,因此推荐所有糖尿病患者,包括 0 ~ 2 级糖尿病足病患者都需均衡饮食才是预防微量元素缺乏的基本办法。

6. 蔬菜类　蔬菜含有丰富的维生素、矿物质,包括钙、磷、铁、镁、纤维素、水,同时含有不同量的碳水化合物,是每人每天必吃的食品之一。尽管如此,为防止糖尿病患者血糖水平升高,按照含糖量的多少可将蔬菜分为甲种(含糖<5%)、乙种(含糖<8%)和丙种(含糖>15%)三大类。具体见表5-1-11 ~ 表5-1-13。

表 5-1-11　甲种蔬菜名称

种类	名称
叶菜类	白菜、圆白菜、菠菜、油菜、龙须菜、莴笋
根茎类	芹菜、苤蓝、冬笋、竹笋、茭白、绿豆芽
瓜果类	茄子、西红柿、黄瓜、冬瓜、丝瓜、苦瓜、西葫芦
花类	花菜、鲜蘑菇

表 5-1-12　乙种蔬菜名称

种类	名称
叶菜类	蒜苗、海带
根茎类	萝卜、胡萝卜、洋葱、扁豆、鲜豇豆
瓜果类	倭瓜、柿椒、南瓜
花类	花椰菜

表 5-1-13　丙种蔬菜名称

种类	名称
根茎类	土豆
瓜果类	芸豆、四季豆、花斑豆

推荐糖尿病足病患者尤其是 0 ~ 2 级糖尿病足患者应选择甲、乙类蔬菜为宜。

7. 水　水在人体中成分约占体液的 2/3,含量最多。水可以稀释血液,降低血糖。糖尿病患者因血糖高,渗透性利尿而引起多尿。此时,可由于大量水分从尿中丢失,如果饮水不足就会导致血糖水平更高,血液黏稠,甚至出现高渗昏迷等急性并发症,甚至死亡;失水超过体重的 10% 时会引起循环及代谢障碍发生生命危险,因此水在体内有着重要作用。体内水的来源可以通过直接饮水每日 1000 ~ 1500ml;食物中含水分约 1000ml;体内代谢产水一小部分。

一个正常成人每日大约需水 2500ml,推荐糖尿病足病患者包括 0 ~ 2 级糖尿病足病患者,每日饮水量最低应在 1500ml 以上。

8. 膳食纤维类　膳食纤维是一种多糖,不被胃肠道消化吸收,分为水溶性纤维和不可溶性纤维两类。水溶性纤维包括水果中的果胶、海藻中的藻胶及由魔芋中提取的葡甘聚糖;不溶性纤维包括纤维素、木技素和半纤维素,主要存在于豆皮、谷类麸皮及全谷类粮食中。膳食纤维在食用后可产生饱腹感,从而延缓食物中糖和脂质的吸收,降低餐后血糖及血浆胆固醇水平,防止动脉硬化,改善糖代谢;不溶性纤维还有防癌、降糖、降脂、减肥和通便作用。因此,膳食纤维对于糖尿病患者尤其糖尿病足患者尤为重要。

推荐糖尿病足病包括 0～2 级糖尿病足病患者每日摄入量应为 35～60 克,主要以水溶性纤维为主。增加膳食纤维的摄入量要循序渐进,并且注意在增加膳食纤维的同时多饮水,以免出现胃肠道的不良反应。

(四) 体重正常的 0～2 级糖尿病足患者的饮食原则

1. 一日三餐 适合于大多数人的工作和生活节奏,也易取得患者的配合,并能和胰腺分泌胰岛素的节律相吻合。具体是将全天的主食、副食、蔬菜、油分成 3 份,按早、中、晚餐分配,分别占 1/5、2/5、2/5 或 1/3、1/3、1/3。冬季还可以按照 2/5、2/5、1/5 分配。三餐的食量不同,但供应的营养成分应该相同,每餐都应有主食(供应糖类)、副食(供应蛋白质、脂肪和无机盐)、蔬菜(供应维生素、无机盐和膳食纤维)、油(供应脂肪)和水。食品选择的原则应参照食品交换表做到品种多样化、营养合理化、主食粗细搭配,副食荤素搭配,起到平衡膳食的作用。

以上适用于症状轻、体重正常的糖尿病患者,尤其是 0～2 级的糖尿病足患者。

2. 应用胰岛素(或口服降糖药)者,必须保证准确进餐时间。进餐次数和每餐的进食量要做到与胰岛素密切配合,应用胰岛素的类型、剂量及注射次数都要在饮食量固定的基础上,根据血糖水平及时调整。在药物作用最强时,为防低血糖发生也可加餐。加餐时间可选择在上午 9～10 时、下午 3～4 时及晚睡前半小时。方法可由正餐中匀出 25 克(半两)左右主食作为加餐食物。晚睡前的加餐,除主食外也可配牛奶 1/2 杯或鸡蛋 1 个等蛋白质丰富的食物,以延缓葡萄糖的吸收,防止夜间低血糖的发生。

3. 膳食计划必须个体化,不但要根据患者文化背景、教育程度、经济条件和生活方式进行合理的膳食安排和相应营养教育,还要做到膳食摄入与体力活动相匹配、热量摄取与能量消耗量相匹配,定时定量、吃动两平衡,减轻胰岛 B 细胞的负荷,改善胰岛素抵抗,从而达到纠正全身代谢紊乱的目的。

(五) 体重正常的 0～2 级糖尿病足患者营养处方举例

一例无其他并发症的糖尿病足患者,男性,55 岁。教师。身高 170cm,体重 65kg。右足底可见一大小约 2.0cm×1.5cm 溃疡面,局部无红肿,此人可从事一般家庭活动,为轻体力活动者。计算日需热量:

第一步:计算标准体重 170-105=65(kg),属正常体重。

第二步:计算体质指数 65(体重)÷[1.7(身高)]²=22.49。

查体重质指数、肥胖程度判断表知患者为正常体重型,又知患者属轻体力劳动,其热量等级为 30(kcal/kg)。

第三步:计算全天所需总热量(kcal/kg) 65(kg)×30(kcal/kg)=1950(kcal)。

其中:碳水化合物=1950(kg)×55%=1072÷90=11.9(份)

蛋白质=1950(kg)×18%=293÷90=3.5(份)

脂类=1950(kg)×28%=546÷90=6.1(份)

第四步:根据食品交换份表计算

碳水化合物 11 份=275(g)

牛奶 2(份)=320(g);鸡蛋 1(份)=60(g)

瘦猪肉 2(份)=100(g);花生油 3(份)=30(g)

蔬菜 1.4(份)=700(g);水果 1(份)=200(g)

第五步:参考中国食品交换份分配食物,把各类食物份数合理地分配于各餐,谷薯类(即主食等)11 份(275g),蔬菜 1.4 份(700g),水果 1 份(200g),蛋类 1 份(60g),牛奶 2 份(320g),瘦肉 2 份(100g),油脂类 3 份(30g 油)。经计算,每日总蛋白约供能 18%;脂肪约供能 28%;糖类约供能 55%。

第六步:将以上食物安排至各餐次中,制订平衡膳食。

第七步:他日亦可根据以上标准结合自己的饮食习惯和嗜好重新选择并交换食物安排膳食。

三、消瘦型的 0~2 级糖尿病足患者的饮食调整

（一）治疗的目的

通过饮食治疗使血糖达到理想控制，体重达到标准体重，同时要低盐、低脂饮食，预防高血压和高血脂，维持机体正常代谢，配合其他治疗措施，达到预防溃疡面的发生、促使溃疡面的愈合的目的。

（二）推荐的全天总热量

对于消瘦型 0~2 级糖尿病足患者，可以适当放宽饮食摄入量。因糖尿病足患者多为老年人，随着年龄增长，各个脏器功能下降，消化功能也是这样，再加上长期高血糖，造成过度消瘦营养不良，不利于伤口愈合。要求每日能量摄入应与体力活动相平衡，维持标准体重。每日所需总热量要首先计算出标准体重；劳动强度为轻体力劳动；体质指数、肥胖程度的判断为消瘦型，故热量等级为 35kcal/kg，结合要达到的标准体重即可计算出全天所需总热量。然后根据食品交换份，掌握平衡膳食的原则，选择多样化、营养合理的食物摄入。在维持好血糖的同时，尽快达到理想体重，维持好机体正常代谢，才能促使伤口愈合。

（三）推荐营养摄入量

1. 糖类　推荐摄入量应占全天总热量的 60%，主食类食品应富含淀粉多糖、膳食纤维、维生素和矿物质，应尽量选择低血糖指数的食物。

2. 蛋白质　推荐饮食蛋白质占总能量的 20%，蛋白质按 1.2~1.5g/kg 体重的比例给予。在增加总摄入量的同时，还要增加一定量的优质蛋白质；适当增加瘦肉类、鸡、禽蛋、奶制品、豆制品等食物，有肾病的老年糖尿病患者每日蛋白质摄入 0.6~0.8g/（kg·d）为宜，其中，优质蛋白质占 60%~70%。

3. 脂肪　推荐膳食脂肪量占总能量的 20%。避免摄入过多的脂肪，防止任何加重动脉硬化的因素，以免加重糖尿病足的血管、神经损伤。要适当限制饱和脂肪酸含量，使其不超过总脂肪量的 10%~15%。胆固醇摄入量应控制在每日 300mg 以下。

4. 低盐饮食　对老年患者特别重要，尤其对伴高血压的糖尿病足病患者，每日食盐总量不超过 6g。

5. 膳食纤维、维生素及矿物质　膳食纤维可增强胃肠蠕动，延缓糖类的吸收，控制餐后血糖水平上升，降低血胆固醇水平。但大多数老年患者消化功能较差，不提倡过食纤维食物，推荐每日 20~30g，包括非溶性和可溶性纤维在内，以天然食物为佳。对已出现典型糖尿病血管病变、病程较长的老年患者，应保证每日 1000~1200mg 钙的摄入，防治骨质疏松；同时补充适量的铬、锌、锰等微量元素，对糖尿病的治疗有一定帮助。要保证维生素和铁的摄入量，动物类食品与植物类食品同时选用，可以促进铁质的吸收和利用，有利于血管、神经及破损组织的修复。

（四）消瘦型 0~2 级糖尿病足患者饮食治疗原则

1. 定时定量进餐。少量多餐，对血糖控制非常重要。可一日三餐，早、中、晚三餐的能量各占 1/3；或早餐占 1/5，午、晚各占 2/5，以保证设计的膳食能量能够充分摄入。对于全天主食量超过 300 克者，也可采用少食多餐的方法。即每次正餐主食量中匀出 25g（半两）左右主食作为加餐食物。加餐时间可放在上午 9~10 时、下午 3~4 时及晚睡前半小时。晚睡前的加餐，除主食外也可配牛奶 1/2 杯或鸡蛋 1 个等蛋白质丰富的食物，以延缓葡萄糖的吸收，防止夜间出现低血糖。

2. 定期检测体重。一旦体重恢复正常，应该重新计算全天总热量，根据体质指数重新调整饮食量，不要矫枉过正导致体重超重。如果体重持续下降，一定要积极寻找原因，应除外结核、肿瘤等消耗性疾病；并密切监测足溃疡的进展是否加重，以上都是导致体重下降的原因。

3. 治疗过程中，膳食计划必须实现个体化，要根据每个患者教育程度、文化背景、经济条件、生活方式进行合理的安排和相应教育。

（五）消瘦型 0~2 级糖尿病足患者营养处方举例

一例无其他并发症的糖尿病足患者，男性，55 岁。教师。身高 170cm，体重 55kg。右足底可见一大小约 2.0cm×1.5cm 溃疡面，局部无红肿。可从事一般家庭活动，为轻体力活动者。计算日需总热量：

第一步：计算体质指数　55（体重）÷[1.7（身高）]² = 19.0。

第二步:根据体质指数、肥胖程度判断表判断此患者为消瘦型,轻体力劳动,其热量等级为35(kcal/kg)。

第三步:计算标准体重　170-105=65(kg)。

第四步:计算每日所需总能量　65(kg)×35(kcal/kg)=2275(kcal)。

其中:碳水化合物=2275(kcal)×60%=1365(kcal)

蛋白质=2275(kcal)×20%=455(kcal)

脂类=2275(kcal)×20%=455(kcal)

第五步:根据食品交换法计算各占份数

每日热量总份数=2275(kcal)÷90(kcal)=25.3(份)

碳水化合物份数=1365(kcal)÷90(kcal)=15.2(份)

蛋白质份数=455(kcal)÷90(kcal)=5.0(份)

脂类份数=325(kcal)÷90(kcal)=5.0 份

第六步:参考中国食品交换份分配食物,把各类食物份数合理地分配于各餐,谷薯类(即主食等)12 份(350g),蔬菜 2 份(1000g),瘦肉 3 份(300g),鸡蛋 1 份(60g),牛奶 2 份(320g),油脂类 3 份(30g 油);水果 1 份(200g),坚果 1 份(20g)。经计算每日总蛋白约供能 20%;脂肪约供能 20%;糖类约供能 60%。根据标准结合自己的饮食习惯和嗜好选择并交换食物。

第七步:将食物安排至各餐次中,制订平衡膳食。

四、肥胖型的 0～2 级糖尿病足患者的饮食调整

(一) 治疗目的

通过饮食治疗,使血糖维持在正常范围,机体重量下降,达到标准体重。在控制饮食,降糖、减肥,减轻胰岛素抵抗的同时达到降脂,降压,改善全身血液循环,保证机体正常代谢的目的,配合其他综合治疗措施,预防溃疡的发生,促使溃疡的愈合。

(二) 全天所需总能量

推荐原则是减少总热量摄入。一般要求每日摄入的总热量在 1200kcal 左右。为减少热量摄入,可按体质指数、肥胖程度判断表判断,患者属肥胖,轻体力活动者,热量等级可选择 20kcal/kg,然后根据标准体重,计算出全天总热量及食品交换份数,按照平衡膳食的原则,选择多样化,营养合理的食物摄入,以利于减轻体重。在控制好血糖的同时,使机体重量下降到标准体重,以利减轻胰岛 B 细胞负荷,改善胰岛素抵抗,维持好机体正常代谢,预防和促使伤口愈合。同时要注意体重减少量还应根据患者的耐受能力而定,不宜使体重降低过快过猛。

(三) 推荐的营养摄入量

1. 食品选择要采取高蛋白饮食,蛋白质要占总热量的 20%。尽量选用精瘦肉、蛋、乳类和豆制品等。

2. 要重视脂肪摄入量的控制,防止加重动脉硬化,最好每天小于 40g。

3. 限制碳水化合物和钠盐的摄入,适当增加膳食纤维,以增加饱腹感,从而降低餐后血糖,降低体重。

4. 保证足够的无机盐和维生素的摄入,供给机体足够的液体量,以稀释血液,降低血糖,尤其是糖尿病足患者的神经与血管损伤的修复,更需要大量维生素补充。

5. 烹调方式要选择以蒸、煮和熘、拌等制作方式,忌食油煎或油炸等油腻食物。

6. 养成良好的饮食习惯,定时定量进餐,每日 3～5 餐,每日主食量限制在 200～250g(过低易出现饥饿性酮体);副食 3～4 份,蔬菜不限(以高纤维绿叶蔬菜最好)。晚餐进食不宜过多。

(四) 肥胖型的 0～2 级糖尿病足患者营养处方举例

一例无其他并发症的糖尿病足患者,男性,55 岁。教师。身高 170cm,体重 75kg。右足底可见一大小约 2.0cm×1.5cm 溃疡面,局部无红肿。可从事一般家庭活动,为轻体力活动者。计算日需总热量:

第一步:计算体质指数　75(体重)÷[1.7(身高)]²=25.95。

第二步:根据体质指数、肥胖程度判断表判断此患者为肥胖型,轻体力劳动者,其热量等级为20(kcal/kg)。

第三步:计算标准体重:170-105=65(kg)。

第四步:计算每日所需总能量　65(kg)×20(kcal/kg)=1300(kcal)。

其中:碳水化合物=1300(kcal)×50%=650(kcal)

蛋白质=1300(kcal)×25%=325(kcal)

脂类=975(kcal)×25%=325(kcal)

第五步:根据食品交换法计算各占份数

每日热量总份数=1300(kcal)÷90(kcal)=14.4(份)

碳水化合物份数=650(kcal)÷90(kcal)=7.2(份)

蛋白质份数=325(kcal)÷90(kcal)=3.2(份)

脂类份数=325(kcal)÷90(kcal)=3.2份

第六步:参考中国食品交换份分配食物,把各类食物份数合理地分配于各餐,谷薯类(即主食等)7.2份(180g)、蔬菜1份(500g)、瘦肉1份(50g)、鸡蛋1份(60g)、牛奶1份(160g)、油脂类2份(20g油)。经计算,每日总蛋白约供能25%;脂肪约供能25%;糖类约供能50%。根据标准结合自己的饮食习惯和嗜好选择并交换食物。

第七步:将食物安排至各餐次中,制订平衡膳食。

五、合并感染、能进食的3~5级糖尿病足患者的饮食调整

(一) 治疗目的
因病情较重者体能消耗太多,不适合严格要求体重达标。要在补充足够热量的基础上,重视进食优质蛋白及有利于血管、神经修复的食物,积极控制血糖、降压、降脂,从而促使伤口的愈合。

(二) 全天总热量
此类患者往往足部感染较重,机体消耗较多,尤其伴有发热者,若过多限制热能,则容易引起营养不良。因此,对能正常进食患者虽然需要控制总能量,但仍应避免过度限制,总热量按每千克标准体重30~35kcal供给,肥胖者少一些,消瘦者多一些。提倡饮食多样化,确保充足的营养。尤其是糖类摄入不足可能导致酮症的发生,对患者会产生不利影响。

(三) 营养素的应用
1. 糖类　摄入量推荐宜占总能量的50%~60%,每日糖类不低于250g,对维持血糖正常较为合适。应避免食用蔗糖等精制糖。等量糖类食物选择时可优先选择低血糖指数食物。

2. 蛋白质　推荐饮食蛋白质占总能量的15%~20%或以1.0~1.2g/(kg·d)为宜。其中,要以优质蛋白为主,适当增加瘦肉、鸡肉、禽蛋、奶制品、豆制品等食物,才能够满足患者的生理需要。

3. 脂肪　摄入量应占总能量的25%~30%。但应适当限制饱和脂肪酸含量高的动物油脂,而单不饱和脂肪酸含量丰富的橄榄油、山茶油、玉米油等应占脂肪供能的1/3以上。

4. 膳食纤维　是不产生能量的多糖。水果中的果胶、海带、紫菜中的藻胶、某些豆类中的胍胶和魔芋粉等有控制餐后血糖水平,改善葡萄糖耐量和降低血胆固醇的作用。推荐每日摄入20~35g。可在饮食中多选些富含膳食纤维的燕麦片、苦荞麦面等粗杂粮及新鲜蔬菜、水果、藻类食物等。

5. 补充维生素及矿物质　糖尿病足溃疡时,钙、磷、硫的需要量增加了33%~50%;蛋白质、锌、维生素 B_2 的需要量增加了20%~25%,维生素A、维生素 B_{12}、维生素C、维生素 B_3、能量、硒、钾、生物素的需要量增加了18%左右。对已出现典型糖尿病足者,同时注意供给充足的钙,保证每日1000~1200mg的摄入,防治骨质疏松;补充适量的铬、锌、锰等微量元素对糖尿病的控制和糖尿病足的治疗有一定帮助。

此期应有计划地增加富含维生素、钙、磷、铁、锌、铜的食物(如瘦肉、家禽、鱼、虾和奶制品、新鲜水果和蔬菜等),以起到营养神经、改善血管供血的作用。

6. 安排合理进餐次数　少食多餐,定时定量进餐对血糖控制非常重要。早、中、晚三餐的能量应控制在10% ～15%、30%、30%,加餐点心或水果的能量可以在5% ～10%,有助于预防餐前的饥饿感。

7. 营养治疗过程中要与胰岛素密切配合　应用何种类型、何种剂量的胰岛素及注射次数,都应在饮食量基本固定的基础上才能进行调整。应用胰岛素治疗者需注意适当加餐防止低血糖的发生。

六、进食差伴有营养不良的3～5级糖尿病足患者的饮食调整

鼓励进食流质食物,并做到少食,多餐,以热量较高的碳水化合物为主。具体方法是,将全天食物量分成7份,早餐占1/7,午餐占2/7,晚餐2/7,下午3～4时1/7,晚睡前1/7。这样既可使餐后血糖水平不致升得太高,还可预防低血糖。加餐时间最好是上午9～10时、下午3～4时和晚睡前2小时。加餐食物一般为主食,如米粥、全麦粥、燕麦粥、无糖牛奶、鸡蛋和无糖豆浆,条件许可时也可用馒头、咸面包片、苏打饼干。同时要根据公式计算全天总热量,如进食差、摄入热量不足或合并重度营养不良伴有低蛋白血症者,要积极补液,补充足够的水分、电解质、氨基酸及适量的蛋白质及血浆;合并肾病的患者,蛋白质不能摄入过多,否则容易加速肾损害。

七、需要截肢、介入或手术治疗的3～5级糖尿病足病患者的饮食调整

由于手术创伤和大量体液丢失,机体对热量及营养素需求更大,若不及时纠正会导致严重营养不良,致使伤口难于愈合,甚至危及生命。一般要求术前一周继续坚持营养治疗的原则,积极把血糖控制在正常水平。术前一天,胃肠道手术要禁食,要清洁灌肠;其他术前12小时应禁食,术后三天仍需禁食,直到肛门排气。此期间要注意补充足够液量及热量,然后再逐渐由流质慢慢过渡到正常膳食。

在以上治疗过程中,合理饮食治疗的同时,还要合理应用胰岛素,既要控制血糖满意达标,同时还要防止低血糖发生,才能使糖尿病足的治疗取得满意效果。

八、中医药膳治疗糖尿病足

通过饮食治疗,补充组织修复所需的营养素,对于糖尿病足的治疗有着不容忽视的作用。恰当运用中医药膳治疗,可取得更好疗效。下面简单举例说明:

(一) 维生素 B_1——改善神经性疾病、预防糖尿病足

糖尿病患者血中维生素 B_1 含量较正常人低,如果严重缺乏会引起神经性疾病,尤其对伴有知觉性神经病的糖尿病患者,给予一定量的维生素 B_1,80%的患者病情都会好转。

谷类食物一般含维生素 B_1 较多,也是我们膳食中维生素 B_1 的主要来源,但谷类食物碾磨得越精细,维生素 B_1 的含量就越少。在植物性食物中,豆类和花生含维生素 B_1 最多。苜蓿、枸杞、毛豆的维生素 B_1 含量也较多,每100g 分别含0.24、0.23 和0.33mg。在动物性食物中,畜肉及内脏含维生素 B_1 很多。而干酵母中含维生素 B_1 最多,每100g 为6.53mg,可以作为维生素 B_1 的补充来源。食谱范例如薏苡仁糙米饭、豌豆鸡丁等。

(二) 维生素 B_{12}——维持神经功能、防治糖尿病足

维生素 B_{12} 是一种水溶性维生素,是由肠道细菌合成的一种含钴物质。维生素 B_{12} 能够促进红细胞的形成和再生,防止贫血;能够促进儿童发育,增强体力;能使脂肪、碳水化合物、蛋白质适宜地为人体所利用;还能促使注意力集中,增进记忆力与平衡感;维持神经系统的正常功能,防止糖尿病足,对多发性神经炎、糖尿病性神经炎、神经痛、偏头痛、带状疱疹等,都能发挥调治作用。

经常食用牛奶、鱼贝类动物性食品,食用海藻、香菇能够获得足够的维生素 B_{12};全麦、糙米及各种发酵的豆制品也都含有维生素 B_{12}。食谱范例如豆豉鲮鱼、芙蓉海蚌等。

（三）神经节苷脂——辅助治疗脑病、预防和辅助治疗糖尿病足

神经节苷脂（gangliosides，GLS）是一类含唾液酸的鞘糖脂，神经节苷脂在促进受损神经修复方面有特殊的疗效，还可促进神经细胞核酸及蛋白质合成，促进轴索再生和骨体形成，对于预防和辅助治疗糖尿病足有一定效果。

神经节苷脂在动物脑组织、神经组织细胞中含量相当高，可少量食用；成人可从牛奶等乳类中摄取神经节苷脂；婴儿最好通过母乳喂养。食谱范例如土茯苓猪骨汤、枸杞猪脑汤等。

（四）三磷酸腺苷（ATP）——恢复受损神经功能、防止糖尿病足

三磷酸腺苷可以营养神经，使受损的神经尽快恢复正常功能。不但能够治疗脑部疾病，还能改善外周血管末端的循环，预防或缓解糖尿病足症状，并且恢复糖尿病性眼病患者的视网膜功能；食谱范例如青椒炒猪瘦肉等。

（五）辅酶A——能营养神经、改善细胞代谢

辅酶A能营养神经及改善脑细胞代谢，维持水电解质平衡，抗感染；还能促进结缔组织成分硫酸软骨素和透明质酸的合成，对软骨的形成、保护和修复起重要作用；由于对糖、脂肪及蛋白质的代谢起重要作用，因此可用来防治糖尿病足。

适量摄入含泛酸的食物，如全麦、鱼贝类等，适量摄入含优质蛋白质的食物，便能间接得到丰富的半胱氨酸。食谱范例如肉丝拌菠菜等。另外，还有很多能够扩血管、活血的食谱，有利于糖尿病足的恢复。

总之，糖尿病足患者的饮食治疗应当特别强调以下几点：补充优质蛋白及碳水化合物；补充各种有助于病变痊愈的维生素，如维生素C、叶酸等；补充锌等有助于病变痊愈的微量元素；避免不利于病变痊愈的饮食，如含大量咖啡因的饮料；恰当运用中医药膳治疗，可取得更好疗效。

（崔凤勤）

参 考 文 献

［1］曲波. 糖尿病百变营养食谱. 北京：北京出版社，2007.

［2］谷涌泉. 糖尿病下肢动脉硬化闭塞症腔内治疗的进展. 第四届全国糖尿病足及慢性创面修复论坛. 2011.

［3］向红丁，陈伟. 糖尿病患者饮食指南. 北京：知识出版社，1999.

［4］王辉，陈艳. 糖尿病患者吃的学问. 北京：金盾出版社，2014.

［5］翁建平. 基层糖尿病规范化诊疗手册. 北京：人民军医出版社，2014.

［6］戴霞. 战胜糖尿病从吃开始. 北京：中国医药科技出版社，2015.

［7］张景义. 糖尿病防治新观点. 天津：天津科学技术出版社，2007.

［8］曲波. 糖尿病完全营养方案. 北京：北京出版社，2007.

第二章　糖尿病足的预防

第一节　糖尿病足的高危因素

糖尿病足是糖尿病的重要并发症,具有发病率高、致残率高、死亡率高及治疗费昂贵的特点。糖尿病足在糖尿病患者中的发病率为15%~25%。有糖尿病足病史的患者复发率更高,有报道,糖尿病足溃疡治愈患者第1年的再发溃疡率为30%~40%。在用于糖尿病的医药费用中,至少有1/3是用于糖尿病足的治疗、康复、护理。预防糖尿病足的发生或再发生可以减少糖尿病足患者人数,减少社会经济负担。

并不是所有的糖尿病患者都会发生糖尿病足。糖尿病足发生的主要危险因素包括全身因素和下肢局部因素。全身危险因素包括年龄、吸烟、糖尿病病程长、血糖控制不佳、失明或视力下降、慢性肾脏疾病等。下肢局部因素包括下肢神经病变(感觉、触觉减退或丧失,如10g Semmes-Weinstein尼龙丝感觉缺乏)、下肢血管病变(动脉闭塞或静脉曲张)、关节活动受限、下肢畸形(纺锤趾、槌状趾、爪趾外翻、踇趾外翻、趾骨头突出、神经骨关节病-夏科关节、扁平足等)、足部角质增生病变(鸡眼、胼胝)、足趾甲病变(甲癣、嵌甲)、有溃疡截肢史、创伤及穿不合适的鞋等。

通常,如果糖尿病患者没有这些危险因素,出现糖尿病足的危险性明显降低。糖尿病足高危患者是目前没有足部溃疡,但根据国际糖尿病足工作组(International Working Grouponthe Diabetic Foot,IWGDF)的诊断标准有确定的糖尿病,并具有上述危险因素中的1条或几条,如外周神经病变、足部畸形、外周血管病变、糖尿病足部溃疡病史、部分足的截肢史或腿部截肢史等。这些糖尿病足高危患者相当于糖尿病足wagnar分级中的0级患者,在糖尿病患者人群中占有很高的比率。对这些危险因素进行积极的预防性处理,对于预防糖尿病足的发生具有十分重要的意义。

第二节　糖尿病足溃疡的危险因素

糖尿病足溃疡愈合困难,病程长,这给细菌的侵入提供了门户,如果患者存在周围神经病变、血管病变、足部畸形、足部异常压力,使溃疡的愈合和治疗愈发的困难和复杂化。已有很多研究证明,糖尿病足溃疡的发生是由多种因素交互作用的结果,这也说明糖尿病足溃疡的发生、发展本质绝非单一因素所引起的。目前已被公认的导致糖尿病足溃疡的危险因素包括两类,即全身危险因素和局部危险因素。

一、糖尿病足溃疡全身危险因素

(一)糖尿病控制不良

糖尿病患者长期的高血糖状态不仅可以导致周围神经病变、周围血管病变及足部关节等组织遭受损伤,还可使皮肤变薄,抗张力、压力的能力减低,导致皮肤组织容易受到损伤。如果存在周围感觉神经病变,那么这种损伤更容易发生。

(二) 糖尿病病史和年龄

目前的文献报道中还没有关于具体多长的糖尿病病程和多大的年龄更易发生糖尿病足溃疡,但总体来讲糖尿病病程越长,年龄越大,则发生糖尿病足溃疡的概率越大。研究显示,年龄大于 65 岁、病程超过 15 年的糖尿病患者患糖尿病足溃疡机会明显增加。

(三) 其他

许多文献也显示,当糖尿病患者视力受损或失明,合并糖尿病肾病,糖尿病护理知识缺乏,独居,依从性差均是糖尿病足溃疡的危险因素。

二、糖尿病足溃疡局部危险因素

(一) 周围神经病变

周围神经病变包括感觉神经、运动神经和自主神经的病变。一项前瞻性多中心研究结果表明,感觉神经病变在糖尿病足溃疡发生的常见原因中列第一位。45% ~ 60% 的糖尿病足溃疡是单纯神经病变,约45% 的溃疡同时兼有缺血和神经病变两种因素,习惯上称为神经缺血性溃疡。

当周围感觉神经病变时,由于患者对来自外部的刺激或损伤(如烫伤、冻伤、鞋源性损伤、化学性损伤、锐性刺伤及钝性损伤等)不能感知或对外伤无法察觉,因而成为导致糖尿病足溃疡的首要原因。运动神经病变可引起下肢胫部肌群和足部肌群萎缩及运动协调功能发生异常,最终导致正常足部结构的畸形,如下垂足、马蹄足、爪样趾、锤状趾和跖骨头突出等。马蹄足可能就是胫前肌群发生萎缩所导致的踝关节背屈活动受限的结果。踝关节活动范围受限的结果是使足跖前部尤其在第 1 足跖部位脂肪垫移位,前足跖部压力异常增高,从而在该部位容易形成溃疡。这也被认为是导致溃疡发生、溃疡反复发作和溃疡长期不愈的原因之一。自主神经病变常造成无汗,因而出现足部皮肤干燥、裂纹甚至皲裂,这就为细菌的入侵提供了通道;自主神经病变还可导致调节血管舒缩的交感神经功能障碍,引起足部组织的动静脉分流及毛细血管温度调节机制障碍,从而破坏正常组织的血供和毛细血管对感染的反应。目前认为,糖尿病神经病变、足部生物力学的异常改变、先天性或既往的手术史所导致的足部畸形单独或联合的作用,增加糖尿病患者溃疡发生的风险。常见的足部畸形包括既往的足部部分截肢术、跖骨头突出、锤状趾、夏科关节病及踇外翻等,虽然大部分畸形会引起足跖高压而导致足跖部的溃疡,但糖尿病患者足部内侧部和足背部位的溃疡则可能是来自鞋袜的不适当或外伤所致。一项前瞻性研究证实,糖尿病患者足底部位压力的异常升高与神经病变性溃疡和截肢显著相关。

(二) 外周血管病变

糖尿病患者外周血管病变不是直接引起足部溃疡的重要原因,但它却是糖尿病足溃疡发生后,在其愈合过程起着不可或缺的重要因素。糖尿病足溃疡患者合并动脉功能不全或下肢缺血,可导致溃疡迁延不愈,并因此使截肢的风险增加。糖尿病足溃疡感染伴有下肢缺血时,任何治疗感染的努力都会因为无法向感染灶输送足够的抗生素和抗感染因子而失败。因此,及时发现和积极处理下肢缺血的措施对于溃疡愈合避免截肢至关重要。

(三) 足部组织结构的改变

长期的糖尿病状态对足部组织的胶原纤维糖基化作用可能是造成足部关节囊结构和韧带僵硬、关节活动受限的原因,这些也被认为是导致糖尿病足部溃疡的潜在风险因素之一。踝关节、距下关节、第 1 跖趾关节等关节的活动性减低是糖尿病周围神经病变的患者产生足跖部局部压力过高,进而增加溃疡发生的风险。糖尿病患者足部软组织改变也能通过改变足底部的压力分布来促进溃疡的产生。这样的变化包括足跖部筋膜增厚,导致踇指背屈受限;足跖部软组织层变薄,皮肤变硬,僵化及易于形成胼胝体的倾向。虽然这些改变推测是由胶原糖基化造成,但这些改变叠加的效果是增加了行走中足跖的压力,这种增高的足底压力又促进和导致溃疡的发生。

总之,糖尿病足溃疡的危险因素是多样的,这些危险因素可能单独或共同通过不同病理生理学途径导致糖尿病足溃疡,这也证明了导致糖尿病足溃疡病因的多源性。许多研究证明,鞋源性创伤与保护性感觉缺失和伴随的足部畸形共同作用是导致糖尿病患者发生足部溃疡的首要事件。

第三节　糖尿病足危险因素的筛查与评估

一、询问病史

全身情况:糖尿病持续时间、血糖的处理控制情况、心血管、肾和眼部病情评估、同时患有其他疾病、处理医生、营养状况。

个人史:吸烟、饮酒及药物使用情况、目前正在使用的药物过敏史。

既往史:住院治疗史、手术史。

二、糖尿病足下肢危险因素检查

足部总体情况:日常活动与工作活动、足部保暖、化学物质接触、胼胝体、足部畸形、既往足部感染、足部手术史、足部神经病变、间歇性跛行及静息痛。

三、糖尿病下肢血管病变临床评价项目

1. 触诊动脉搏动　股、腘、足背、胫后动脉。
2. 皮肤/肢体颜色　发绀、红斑及体位性色泽改变(Buerger 试验)。

温度梯度:测定真皮温度。皮肤的改变:变薄、光滑、羊皮纸样外观,不正常的皱皮,无毛发生长,趾甲营养不良。

3. 间歇性跛行(距离、间隔)。
4. 静息痛(部位、性质、程度等)。
5. 溃疡和坏疽(部位、范围、程度、性质)。
6. 皮肤温度及色泽改变。
7. 足部动脉搏动(AO)。
8. 踝肱血压比值(ABI)。
9. 足趾动脉压(TSBP)和趾肱血压比值(TBI)。
10. 静脉充盈时间(VFT)和毛细血管再充盈时间(CRT)。
11. 多普勒血管超声检查　多普勒节段性动脉压力测试和波形分析。
12. CT 血管造影(CTA)。
13. 经皮氧分压。

四、糖尿病周围神经病变检查项目

1. 浅压力觉测定　10g 尼龙丝检查。
2. 震动觉测定　128Hz 音叉振动感觉检查。
3. 振动感觉阈值。
4. 浅触觉测定　使用棉签和羊毛(VPT)。
5. 痛觉测定　使用钝针头测定。

6. 皮肤温度检查。

7. 皮肤交感反应(SSR)。

8. 贴膜试验。

9. 肌电图和神经传导速度(NCS)。

10. 足底压力测定与步态分析、两点位置辨别测定、温度觉测定冷和热。

11. 深部肌腱反射测定　髌反射和踝反射、踝阵挛和髌阵挛、巴宾斯基征、闭目难立征。

五、肌肉骨骼系统检查

1. 生物力学异常　锤状趾、滑囊炎、小趾滑囊炎、踇趾关节骨性关节炎/僵踇、平足或足弓曲度过高、夏科畸形、手术造成的畸形(包括截肢术)、既往活动受限、跟腱挛缩/马蹄足。

2. 1-磷酸半乳糖尿苷酰转移酶(GALT)评价。

3. 肌群肌力测试　被动与主动运动,负重与不负重,足下垂,自发性肌肉萎缩。

4. 足底压力评估　计算机系统、Harris 墨水垫、压力敏感性足垫。

5. 鞋袜检查　鞋的类型(运动鞋、休闲鞋等)是否合足、鞋尖部深度、鞋的样式、鞋的内衬物、异物、鞋垫、矫形器。

六、风险分级(表 5-2-1)

表 5-2-1　风险分级

分级	标准	随访
0 级	正常	每年随访一次
1 级	周围神经病变,LOPS(保护性感觉神经病变)	每半年随访一次
2 级	神经病变,畸形,PAD	每季度随访一次
3 级	既往有溃疡和截肢手术史	每月至每季随访一次

第四节　糖尿病足的预防

一、危险因素的分级预防

如果早期预防、及时处理,50% 以上的足溃疡是可以避免的。因此早期干预对预防糖尿病足溃疡有着极其重要的意义。而如何对糖尿病足高危患者进行规范化、专业化的连续无缝隙服务是现如今临床医学必须解决的问题。

(一) 糖尿病足的分级预防管理

糖尿病足分级预防管理主要是依据糖尿病足严重程度进行疾病分层管理,而糖尿病足严重程度的划分是根据 Wagner 分级法,其中 Wagner 0 级患者,即有发生足溃疡危险因素的足,目前无溃疡,是足病预防重点关注对象。所以又对处于 Wagner 0 级患者进一步分层,其划分是根据国际糖尿病足工作组(IWGDF)公布的糖尿病足处治和预防指南中的足病危险因素进行分层的。因此总共可分 5 层,每层管理主要由评估、分层、干预及结果反馈四部分组成。

1. 糖尿病足 Wagner 0 级　评估时可通过 10g Semmes-Weinstein 单丝按压足底 10 个部位、128Hz 音叉、针刺及棉花轻触足背等来判断周围神经是否病变,踝臂指数(ABI)来判断周围动脉是否病变,同时还需评估足部是否畸形、足部皮肤状况及足病史等。Wagner 0 级可分为低危足和高危足,其中高危足可分为三个等级。整个干预过程及结果反馈主要由社区的糖尿病足病师执行。同时以社区为中心,建立与医院、门诊及家庭便捷转诊通道。

(1) 糖尿病低危足组:糖尿病低危足是指无周围神经病变、无周围动脉病变、无足部畸形及足病史。主要干预措施是教会自我足部护理技能,其中包括每日足部检查(是否有皮肤破损、疼痛、颜色异常、肿胀、趾间糜烂等),日常足部清洗尤其是清洗后擦干足趾缝,鞋袜建议,演示正确的修剪足趾甲方法等。社区糖尿病足病师可对其进行一年一次的家庭访视。

(2) 糖尿病高危足组

1) 糖尿病高危足 1 级:糖尿病高危足 1 级是指有周围神经病变、无周围动脉病变、无足部畸形及足病史。评估时用 10g Semmes-Weinstein 单丝按压足底 10 个部位,至少有 1 个部位无法感知,128Hz 音叉判断结果阴性。足部常规护理干预:指导告知如何避免足部外伤、足部皮肤护理(预防皮肤干燥、真菌感染)、每日足部检查、每日足部清洗(水温、时间的控制)、足底压力检测、鞋袜建议(由糖尿病足病师根据患者足底压力分布特点制作个性化鞋及鞋垫)、运动治疗指导、由糖尿病足病师修剪足趾甲、去除胼胝和鸡眼、治疗趾甲内嵌等。干预对象除患者外,还应包括家属,因为家属可起到督促和协助作用。社区糖尿病足病师可对其每隔 6 个月进行评估及结果反馈。

2) 糖尿病高危足 2 级:糖尿病高危足 2 级是指有周围神经病变和周围动脉病变和(或)足部畸形;或患者为文化程度低、接受能力差的独居老年人。评估时无法触及足背动脉和胫后动脉或 ABI<0.80,观察到足部畸形。足部常规护理干预:除包括糖尿病高危足 1 级的足部常规护理干预外,还需对发现有缺血症状和体征的患者与医院血管外科医师联系进行转诊治疗,对由于足部畸形(如锤状趾、爪形足、踇外翻)感觉太紧,或存在足部受压的表现(如充血、胼胝、溃疡)的患者,可依据糖尿病足病师建议穿特殊制作鞋垫和矫形器。社区糖尿病足病师可对其每 3 个月进行评估及反馈。

3) 糖尿病高危足 3 级　糖尿病高危足 3 级是指有足病史。评估足病史是指既往有溃疡史或截肢。足部常规护理干预:除包括糖尿病高危足 1 级的足部常规护理干预外,重点观察皮肤是否破损、颜色变化、是否有感染征象等,如果观察到急性外伤要发展到溃疡应立即转诊。社区糖尿病足病师可对其每 1~3 个月进行评估及反馈,对于行动不便的患者可对其进行家庭访视。

2. 糖尿病足 Wagner 1~5 级　糖尿病足 Wagner 1~5 级患者的足部已出现破溃或感染,可根据疾病严重程度选择住院全身治疗,或门诊/社区进行伤口换药。糖尿病足自身特点决定了糖尿病足患者住院时间长,医疗费用高。所以患者可在住院治疗病情大有好转后,选择门诊或社区进行伤口换药确保治疗的持续性。因为糖尿病足是糖尿病慢性并发症在足部的集中表现,它的治疗涉及多方面因素的综合治疗,所以住院治疗时需要组建以糖尿病足病师为主导的多学科团队,而伤口换药主要由糖尿病足病师负责。

3. 建立完善的足部医疗护理系统　有效地开展糖尿病足预防工作需要教育、筛查、评估、处理危险因素、治疗和审查的系统和指南。完善的教育系统不只要有糖尿病足专科护士定期给患者和家属提供健康指导,还要为医院内医务人员、初级保健工作者和社区保健工作者组织开展继续教育和技术培训,例如,推广"尼龙丝与音叉筛查周围神经病变"筛查技术,修治胼胝、鸡眼、嵌甲等足病治疗技术,平衡足底压力的方法等,逐步为我国培养出防治糖尿病足的专业人才。筛查和评估则由社区保健工作者完成,根据每位患者的健康档案定期进行足部危险因素检测,评估患者自我管理能力、接受程度及是否有足够的自我保护技巧。处理危险因素的措施有:适当鞋袜、足部日常检查、血糖监测与控制和及时有效的治疗等。对糖尿病足患者进行治疗时,应建立社区到综合医院的绿色转诊通道,综合性医院足病专家负责制订治疗方案,社区医院负责常规治疗和管理;患者病情稳定后可转入社区医院继续治疗。综合性医院在治疗时应以相关指南为指导,结合糖尿病足病专科中心特点,建立规范的诊疗和护理路径。最后审查所有相关的医疗服务以保证当地实践符合可接受的标准,且这些医疗机构所形成的系统要适应患者长期护理的需求。糖尿病足溃疡的处置是由多学科协作团队来完成的,这是国际糖尿病足工作组和许多糖尿病足及相关学科专业人员的共识。但如果一开始不能建立一支全面的队伍,也应逐渐建立这样一支队伍,在不同阶段引进不同的专业人员,这支队伍至少要有糖尿病足专科护士和足病师。

二、全身性危险因素的预防

全身性危险因素的预防中,最为重要的一环就是控制好血糖。

1. 限制饮食　服用降糖药物不可替代一切生活注意事项,不可放松饮食限制;控制主食米、面等碳水化合物,不宜以肉类进行补偿,不可随意进食红薯、马铃薯等;饮食要规律,一餐未进食下餐也不可大量进食。

2. 注重运动效果　运动强度要真正达到锻炼目的;如果有些疾病(心脑血管病、眼底病、足病)影响不能运动或运动量不能达标,应从饮食、药物方面进行调整。

3. 避免情绪波动　避免因血糖控制不稳或工作、家庭等方面导致心情不畅,情绪波动,引起血糖波动;避免因患糖尿病足恐怖截肢而影响生活,避免长期忧郁。

4. 遵守服药规定　不因工作忙碌而漏服,按进餐时序服药。口服降糖药物继发失效后,及时起始胰岛素治疗。随着病程延长,胰岛细胞受损越来越重,其功能逐渐衰退。单服口服降糖药已不能促进胰岛素分泌或外周利用,需配合或改用胰岛素治疗。必要时启用胰岛素泵治疗。

5. 预防和控制感染　糖尿病患者容易合并多种感染,如肺部感染、泌尿系感染、皮肤感染、糖尿病足溃疡感染等,都能导致血糖升高。感染与血糖之间相互影响,血糖越高感染越难控制,感染越严重,血糖也越高。

第五节　糖尿病足部危险因素的处理

一、跖外翻的处理

跖外翻(hallux valgus)是指第 1 跖骨内翻、跖趾斜向外侧,跖趾骨和第 1 跖骨的关节倾斜超过 15°,是一种常见的向足外侧过度倾斜、第 1 趾骨各内收的前足畸形,又称"大脚骨"或"大觚拐"。跖外翻畸形是足的一种常见病,始于青年,发病率很高,文献报道达 20% ~ 50%,男女比例 1∶9 ~ 1∶15。早期除外观不美丽、选鞋困难及容易损坏鞋形外,还没有给人们带来太多的不适症状。但随着年龄增长,跖外翻畸形程度的加重,会产生很多严重的并发症,如跖囊炎肿、足底筋膜炎、爪形趾、鸡眼、足垫、扁平足、横弓塌陷等,这些并发症的发生不仅影响足部功能,产生疼痛,还严重影响生活和工作,甚至因双足受力不平衡引发人体负力线的改变,导致膝关节、骨盆移位,引起腰酸、背痛、颈椎不适等一系列疾病。穿高跟尖头鞋是跖外翻形成的主要因素之一,一些全身性疾病如类风湿关节炎、痛风性关节炎等,特别是老年性骨关节炎也是引起跖外翻的因素。还与遗传、足结构的异常相关。

跖外翻病因主要有:①遗传因素。②长久站立或行走过久、负重过度。③经常穿尖头鞋或高跟鞋。

跖外翻的发病与遗传有关,女性患病率高,何时开始穿高跟鞋对女性跖外翻患病有重要影响。父母有跖外翻,子女患跖外翻的概率明显增大。此外,女性足部韧带较男性弱,在同等遗传条件下,更易发生跖外翻。若站立过久,行走过多,经常穿高跟或尖头鞋时,第 1 楔骨和跖骨承受压力超过 25%,促使第 1 跖骨向内移位,引起足纵弓和横弓塌陷,跖趾因跖收肌和跖长伸肌牵拉向外移,第 1、2 跖骨间的夹角加大。第 1 跖骨头在足内侧形成一骨赘,跖外翻逐渐加重,第 2 足趾被跖趾挤向背侧,趾间关节屈曲,形成锤状趾。青少年期是身体骨骼结构形成的关键时期,此时儿童的软组织相对较松弛,骨骼迅速发育,身高增长,身体结构尚未定型。若此时过早穿高跟鞋,则高跟尖头鞋将前足紧紧地包裹着,使足趾处于一种病理状态,并触发一系列的跖外翻发生机制,导致最终形成跖外翻。第 1 跖骨内移后,使得该处极为隆起,容易与鞋形成摩擦,天长日久,该处皮肤和皮下有关组织增厚、红肿,滑囊形成,而产生踇囊炎。引起疼痛、局部溃烂后可造成感染,踇外翻畸形患者因为前足生物力学发生异常,很多合并有足底部胼胝或鸡眼。

踇外翻重在预防,非手术疗法和手术疗法均可取得较好的疗效。因此,做好预防工作十分重要。防止平足症,穿合适的鞋子,可防止踇外翻的发生和发展。轻度踇外翻可在第1、2趾间夹棉垫,夜间在踇趾内侧置一直夹板,使踇趾逐渐变直。同时应用矫形鞋或平足鞋垫矫正平足症。畸形严重且已并发滑囊炎者,可行滑囊骨赘切除,重叠缝合跖趾关节内侧关节囊,踇内收肌腱切断术和第1跖骨截骨术。

具体防治措施如下:

1. 避免穿着尖头高跟鞋,走路时可穿有足弓支撑的专业健康鞋,当睡觉时可配合踇外翻矫正带或矫正器。选择一双合适的鞋子,如鞋跟不要太高、鞋头要宽松一些,使足趾在里面有一定的活动空间,使其感受不到任何压力,尤其不能穿尖而瘦的高跟鞋。对于轻度患者,可以用负跟鞋进行前足减压。这种负跟鞋的特征是鞋底前高后低,常用于平足症的保守治疗,减轻足弓压力,前高后低的负跟鞋更有利于减轻前足踇趾关节的压力,可防止病情加重和恶化,有利于囊肿的回纳。适用于没有手术指征的患者。

2. 做赤足运动,加强足底肌肉力量,防止踇外翻恶化。

3. 每日用手指将踇趾向内侧掰动,也可以有效地防止踇外翻病情加剧。

4. 借助矫形器械,如踇外翻矫正带(分日用、夜用矫正带)。长期佩戴踇外翻矫正带,对踇外翻有很好的治疗效果。

5. 踇外翻严重、无法矫正时,应采取手术治疗。

6. 术后需穿健康鞋,但要间歇性佩戴踇外翻矫正带,预防踇外翻复发,负跟鞋较为适宜。

二、胼胝的预防及护理

胼胝为非穿透性、局限性表皮角化过度的增厚物。发生原因主要是足部结构及功能异常,如跖、趾骨高低不平,反常距下关节后转,使骨隆突部位的皮肤长期受到挤压、摩擦等机械损伤作用,不合足的鞋袜及年龄老化致足部变形更加重局部的压迫,该处皮肤角质层逐渐增生变厚。其病理变化主要是病变部位围绕致密的角质层所形成,无穿透性角质中心核,常有弥漫性肥厚表现,去除压力后,可自行消失。

胼胝被认为是糖尿病足溃疡的早期重要预测指标,胼胝感染、破溃已成为导致糖尿病足溃疡甚至肢端坏疽最常见、最严重的诱发因素;有报道发现,82.4%的糖尿病足溃疡患者在溃疡出现前有胼胝形成;糖尿病合并神经病变及缺血患者胼胝部出现溃疡的相对危险度可增加11倍;而另一项横断面调查则发现,有胼胝形成的感觉异常患者发生足溃疡风险增加近77倍,对这些患者进行随访后发现,溃疡仅出现在胼胝部位。因此,正确认识、预防并处理胼胝成为预防足部坏疽的重要措施。

胼胝常见于受压部位,尤其好发于掌跖和距下关节的骨性隆起部位,外观为扁平或隆起的局限性片状角化增厚板,呈黄白色,质坚硬,可清楚观察到表面皮纹;胼胝增大或足的畸形,如平足症、弓形足、锤状趾等致足压力点改变造成胼胝增大加深时可发生疼痛,尤其行走时疼痛加重;部分患者甚至出现表皮裂缝合并胼胝形成。

胼胝是重要的溃疡前期损伤。神经性足的胼胝通常坚硬、干燥,可导致胼胝下组织压力性坏死、形成溃疡;神经缺血性足也会形成胼胝,但比较薄、比较光滑。胼胝变厚、胼胝内出现小的血斑点,完全清除胼胝表层后发现其深层呈白色且被泡软,或发现上皮内水疱常为溃疡前期的征象,提示即将出现溃疡。

最近的一项调查发现,超过50%的糖尿病患者未接受过医生的足部检查,而28%患者未接受过足病相关教育。应使患者定期接受教育,每天进行足部检查,培养正确而健康的足部护理及穿鞋习惯。对高危足患者建议根据测压系统使用定制标准鞋及鞋垫,以有效减轻足部(跖肌)高压,预防足溃疡。

常规足部护理:每日洗浴时要洗脚,保持趾间干燥;用中性肥皂,洗完后仔细漂净双脚;泡足时间不要太长,否则会导致皮肤更加干燥;对于干性皮肤,可适当涂抹润肤膏(护手霜、花生油、橄榄油等),趾间避开;同时鼓励穿合适的鞋袜;而对于湿性皮肤,则使用收敛剂或止汗剂(如氯化铝)可能会有效;此外应避免赤足行走。

出现前述溃疡前期警惕征象,应尽快至糖尿病足病师处就诊,由糖尿病足病师清创切除过度角化的胼胝,并配合定制鞋、鞋垫或矫形器等减压设备使足部压力从胼胝等部位分散,有效减轻或重新分布足部高压,进而降低溃疡发生。患者不应自行切除胼胝,也不宜购买所谓鸡眼或胼胝去除剂,否则可能损伤皮肤导致足部感染。对不能去糖尿病足病师处就诊的糖尿病足患者,可通过温盐水浸泡,用浮石或尼龙清洁垫摩擦胼胝区域以减少厚度;48 小时内尽可能少走路;若足部出现渗液或组织损伤,应及时去专科就诊。

对于皮肤裂缝合并胼胝,应清除深裂缝边缘的胼胝,用免缝胶带将裂缝绑在一起以加速愈合;足后跟部裂缝的患者应避免穿无后根鞋;胼胝增大、较深、疼痛影响行走和工作者,或由足部畸形或趾骨突出引起者,必要时可采取手术切除治疗。

三、甲癣的预防及护理

甲癣(甲真菌病)是趾指甲感染最常见原因(超过 50%);占皮肤癣菌病的 30%,在正常人群中的发病率达 3%～13%,并与年龄增加相关,据统计超过 30% 的患者年龄在 60 岁以上;而且易复发,其发病与穿潮湿、不透气鞋,多汗、反复趾指甲损伤、遗传基因缺陷、皮肤真菌感染、周围血管病变、免疫缺陷及糖尿病等有关。一项研究显示,糖尿病患者发生甲癣感染的风险是正常人的 2.77 倍,相比糖尿病无甲癣者,合并甲癣者有更高的二次感染率(16% vs. 6%),坏疽和或溃疡发生率(12.2% vs. 3.8%)。

甲癣 90% 致病菌为皮肤癣菌属,如发癣菌属、小孢子菌及表皮癣菌属;仅 10% 由非皮肤癣性真菌引起;不同皮肤癣菌属常可引起不同的临床症状,据此可分为以下几种典型的甲真菌病。

(一)远端指(趾)甲下甲癣

其感染一般由周围皮肤的皮癣菌病启动,最主要形式为远侧甲下甲癣,发病率较指(趾)癣高两倍,最初累及远端甲床,使受累趾甲和甲床逐渐发生分离,病变甲可变脆、易折断,继而累及甲板下方;指(趾)甲颜色由黄白色到棕褐色不等,趾或足底皮肤也可受累,有特征性的糠麸样、鳞屑性、红斑性、界线清楚的斑片。主要致病菌为红色癣菌。另有一种甲内型甲癣,仅仅侵及指(趾)甲板,而无甲分离及过度角化现象。

(二)白色浅表型甲癣

常为甲板表面受累,呈白垩样表现,有时指(趾)甲会出现白色孤岛样损害,由须毛癣菌、头孢菌属、曲霉菌等感染引起。须毛癣菌性白甲是浅表性甲感染的一种类型,该真菌可引起甲板上或甲板内小粉笔样白点而得名,要想除掉滋生真菌的甲板,不仅要刮掉其表面而且要去除其下方的正常甲板。

(三)近端甲下型甲癣

一般从近端甲床沟侵犯,引起指(趾)甲发白,由红色毛癣菌和玫瑰色毛癣菌引起,可以是人类免疫缺陷病毒(HIV)感染或其他免疫抑制性疾病的病征,需加以排除;此外亦可继发于趾间念珠菌病引起的甲沟炎。

(四)念珠菌性甲癣

侵犯整个甲板,见于患慢性皮肤黏膜念珠菌病的患者,由白念珠菌引起;常有甲沟炎,开始于甲侧面或近侧甲,并可挤出少量脓液,邻近甲小皮(甲床表面)呈现粉红色,肿胀,并有压痛。甲的邻近部分变黑,有嵴,并与甲床分离,以后整个甲板可分离。指甲感染较多见于趾甲,合并甲沟炎是其特征。

以上 4 种甲癣最终可导致整个趾甲破坏,引起全营养不良性甲癣。

甲癣可通过典型临床症状如甲床角化过度、甲板增厚、KOH 染色后镜检观察到具隔膜的菌丝和芽胞有助于诊断;一些病例尚需通过指(趾)甲碎屑培养(标本从感染甲的近端获得)来确诊;近来随着分子基因分析方法的开展,亦可通过 RFLP 分析真菌 DNA 以协助诊断;有以下症状常提示持续甲癣存在:如甲板内或下方出现白色、黄色、橙色、褐色条纹或斑;侧甲板松离,伴甲下碎屑。

保持环境清洁干燥,预防潮湿,教育患者注意控制甲的生长速度;对病变指(趾)甲进行局部治疗;注意预防手足癣、体癣及股癣,出现症状时及时治疗;治疗糖尿病等基础疾病;每天在鞋内使用抗真菌喷雾剂或粉剂;对与患者紧密接触者进行检查并及时处理;保持足部凉爽和干燥清洁,在泳池或更衣室内穿 FLIP FLOPS;鼓励正确的穿鞋习惯:选择宽松鞋,限制使用高跟鞋或窄底鞋以避免对正常甲的保护屏障造成损伤;破坏甲板和甲床间的紧密性;规律修剪指(趾)甲,平直剪甲,避免游离缘呈圆形或 V 形;日常生活中,注意个人卫生用品应专人专用,避免在患者与正常人间共用指(趾)甲钳或锉刀等设备;一般对症治疗包括定期减小或削薄增厚角化的趾甲(由糖尿病足病师用手术刀片完成),不可自行处理,否则可引起局部皮肤损伤、感染,甚至引起骨髓炎导致截肢;或者使用 40% 尿素乳膏封包法软化、去除病甲;局部直接应用抗真菌药,如局部 5% 阿莫罗芬搽剂和强碘;治疗应坚持到新甲形成,大概需要 6～12 个月(指甲形成周期为 4～6 个月,趾甲为 12～18 个月)。

只有当感染引起全身不适症状或痛苦时,才考虑积极的全身治疗。在治疗前还要考虑到如下因素:致病病原体,对抗真菌药物的敏感性,患者合并的其他疾病,药物相互作用及副作用,患者的年龄、依从性及费用等。全身治疗:有研究显示,依曲康唑 200mg 每日 1 次,连续 6 周,联合 5% 盐酸阿莫罗芬搽剂(每周 1 次,连续 6 个月)可达到 84% 的真菌学和临床治愈率;12 周后,治愈率可达到 94%。另一项七年的随访研究则显示,特比萘芬 250mg 每日 1 次,连续 6 个月,伊曲康唑 400mg 每月使用 1 周,连续 3 个月的冲击疗法具有更低的复发率(11.9% vs. 35.7%);对于难治性甲病或易复发者,可考虑在 3 个月全身治疗结束后,在 6 个月和 9 个月时给予全身药物临时冲击治疗以减少复发率。新兴的电离子透入法、激光打孔法等可促进药物有效渗入病变部位发挥更持久作用。对于甲癣常合并甲沟炎:急性者由细菌感染引起,疼痛,有脓液分泌,需引流脓液,并适当应用抗生素;慢性甲沟炎通常由白念珠菌引起,治疗上亦可使用上述药物;对于趾间真菌感染(足癣)引起的皮肤潮湿、发白糜烂,可予克霉唑喷剂(含 1% 克霉唑的异丙醇)局部应用,效果较好。

对于药物治疗失败或因药物副作用无法继续服用者,可以采用光动力学疗法。有报道显示,用准分子激光或波长为 630nm 的宽带红光照射配合局部使用 40% 尿酸和 5-氨基乙酰丙酸可发挥较好的疗效。

治愈标准:100% 甲癣临床症状消失(无须真菌学检查结果)或真菌实验室检查阴性,伴下列一条或几条临床症状:遗留远侧甲床角化过度或甲松离低于病变甲板的 10%;对于反复发作的患者需保证真菌学检查阴性。

总之,随着人们对甲癣认识的加深、卫生习惯的改进,现代医疗水平的发展及新型药物、治疗方法的出现,甲癣必然在不远的将来得到很好的控制。

四、糖尿病足部大疱的预防及处理

糖尿病大疱(diabetic bullae)是糖尿病患者特有的皮肤病变。自发性大疱是糖尿病患者皮肤损害特征之一,糖尿病大疱比较罕见。自从 1930 年文献首次报道以来,仅有 100 例病例的报道。近期文献报道在糖尿病患者中,糖尿病大疱的发病率为 0.5%,多发生在老年患者,且男性多于女性。

糖尿病大疱的发生多为自发的,无创伤的。常见于肢体的末端。典型病变位于足趾和足跟,在小腿胫侧或其他部位也偶有出现,直径数毫米至 3～5cm 不等,常常复发。糖尿病大疱表现为有一定的张力,疱壁菲薄透明,内含透明浆液,无炎性红晕。大多数患者无症状,仅有少数诉有轻微的烧灼感。糖尿病大疱常常可在 2～6 周自发愈合,不留痂皮。

糖尿病患者足部的大疱多为自发,病变迅速遍及足部其他区域,大部分没有创伤、摩擦或感染等诱发因素,但是这些因素往往使紧张的水疱会逐步发展变得越来越松弛。

糖尿病大疱多在糖尿病控制不良时发生,血糖和尿糖水平较高,首要的任务是控制血糖。临床上,这种病变预防尤其困难,因为大多数为自发。如果大疱是完整的,不必刺破,用抗菌软膏或保护性辅料覆盖是必要的。有人认为,直径较小、张力低的大疱能够吸收自愈,直径超过 1cm 较大的、张力性水疱应用手术刀在水疱的表面做"十"字切开引流,并用抗菌或无菌的敷料外敷,以预防大疱及周围组织感染。

如果大疱即将自行破损,或已经破裂,则应在无菌条件下抽去液体,并和其他溃疡病变同样处理,如使用磺胺嘧啶银或氯己定(洗必泰)软膏,或水凝胶或藻酸盐辅料,并注意愈后处理,检查是否有继发感染迹象。

国内张德宪等用生大黄研成细末,以适量的粉末直接撒布于创面,每日换药一次,7 天为一疗程。上述方法治疗 13 例糖尿病大疱全部治愈。其治疗作用可能与其中含蒽醌衍生物的抗菌作用有关。

五、平足症的预防及处理

平足症(flat foot)是指先天性或姿态性导致足内侧纵弓平坦,负重力线不正常,足部软组织松弛,出现疲乏或疼痛症状的足扁平畸形。我国平足症的发生率为 0.8% ~ 3.7%,国外报道为 2.7% ~ 16.4%,主要表现为足弓塌陷。平足症患者因无法承受身体重量造成足弓塌陷或消失,足底因而变得扁平而平贴于地面,失去足部应有的弹性,也无法将人体的重量均匀分配到足底各区,使得在行走或跑步时,对于地面的反作用力,无法达到吸收、吸震的效果,进而失去适度的稳定性、弹力及扭力,同时容易造成足底的血管和神经受到压迫,使足部容易产生疲劳,且易引起足部韧带的过分拉扯,所以经常会感到足痛、小腿痛及膝盖疼痛。

平足症早期症状为踝关节前内侧疼痛,长时站立或步行加重,休息减轻,疼痛关节外面肿胀,以足舟骨结节处为甚,步履艰难,踝关节扭力由外向内旋转后足跟会呈现外翻的现象。儿童发育时期多半没有症状,容易被家长忽略,多注意常有内八或外八的步态,走路容易绊倒,足弓扁平,足弓发育不良,随着生长发育及活动量增大,产生慢性足部肌肉拉伤、肌腱炎、足底筋膜炎、跖痛、膝痛、舟骨突出等并发症。站立时容易产生构造性长短足,因而形成骨盆不正,导致斜肩,进一步恶化成脊椎侧弯,同时膝关节两侧压力不平均,较易形成 X 形腿。白粉染纸及足印检查证明,足印纵弓空缺部分消失,跖中部变宽,有时是跟部亦变宽;X 线检查示,足弓消失,跟骨纵轴与距骨纵轴角大,12 岁以后显示骨桥形成。

平足症的处理,贵在早期发现及早治疗。3 ~ 12 岁是矫正平足症的黄金时期,尤其平足症的儿童实时穿着足弓垫做有效的矫正。即使错过了矫正时机,仍须穿着矫正鞋垫改正其异常的骨头结构,减少其对软组织及其他关节的伤害。

(一) 手术治疗

主要是针对先天性的重度患者,用以提高生活质量。治疗不再针对某单一的因素,如进行单一肌腱修复、转移手术或单一骨性手术,而转向骨性手术和软组织手术相结合的联合手术,旨在恢复 3 种足弓维持因素的作用。骨性手术提供足弓的静态维持因素,并为软组织发挥正常作用提供力学和解剖学环境。软组织手术则为骨性手术提供动力支持,并维持骨性结构的正常对位。因此,它们之间能够相互弥补和支持,临床实践也证明这种联合手术可取得持久稳定的疗效。

(二) 矫形鞋

平足矫形鞋的作用是矫正重力线的位置,是使重力线偏离足弓,减小对足弓的压力。要求是鞋底内厚度侧稍高于外侧,使足外侧受力多一些,降低内纵弓的压力。近年出现的负跟鞋,鞋底是前高后低的,在此基础上又将重力线后移,使重力线移动到承重能力最强的足跟,可以最大限度地减轻足弓压力。负跟鞋在美国比较普遍。

(三) 足弓垫

放在普通的鞋内使用,争议很大。质疑方认为足弓垫会增加跖腱膜的受力,而跖腱膜是足弓的重要组成部分(相当于弓弦的作用),很多人用了足弓垫感到足底疼痛,就是跖腱膜受到了不合理牵拉,跖腱膜的松弛会使平足加剧。

平足患者不宜穿有跟的鞋,包括中跟鞋和坡跟鞋。鞋跟具有力学功能,可以使重力线由足跟向前移动,增加足弓和前足的压力,高跟鞋所造成的足病多发就是这个原因,而中跟鞋的作用也是一样的,平足患者应特别注意。

对发育尚未完全的儿童,注意营养,避免长时间站立。

1. 此病重在预防,而治疗的目的则是针对站立和行走的改善。有遗传倾向或经常站立工作者,要常用足底外缘着地练习行走,避免足部长期处于一种姿势,防止疲劳。

2. 早期采用体疗法也能奏效,用足趾行走,也可做屈趾运动。

3. 可穿用平足鞋垫或平足矫形鞋,将鞋跟内侧垫高,使负重线向外移,以此预防和减轻足的疲劳。常用的方法是在足跟内侧楔形垫高(0.3~0.5cm),目的是使后足内翻。

4. 可以在足纵弓垫以毡、皮革或橡胶等支持垫(0.9cm)。如果畸形严重或非手术治疗无效者可采用各种外科手术治疗。

5. 理疗、按摩、加强足内、外肌锻炼,穿用平足矫形鞋或平足鞋垫矫正。

六、跟痛症的预防及处理

跟痛症是以足跟部疼痛而命名的疾病,是指跟骨结节周围由慢性劳损所引起的以疼痛及行走困难为主的病症,常伴有跟骨结节部骨刺形成。本病多见于40~60岁的中老年及肥胖之人。

尽量减少足部负重,让足跟部充分休息,少走路,为损伤愈合创造条件。必须行走时足跟部要垫厚软垫,减轻对足跟的冲击力。有一种市场有售的足跟垫,对跟痛症可以有很好的效果。足跟垫有一定的缓冲作用,其形状与足跟底部的形状密切契合,可以增加足底的负重面积,减小对足跟的压强,减小对足跟的刺激。

穿着硬底、软垫的鞋子,鞋的后跟要宽大、稳定,3cm左右最为合适。并且不要在不平整的路面上行走,如鹅卵石路面的健身路径,这样对足底的损伤是很大的。

目前国际上流行的定制矫形鞋垫,可以明显缓解跖腱膜的张力,减轻劳损,减轻局部炎症,而使疼痛缓解。

使用热水泡足、局部理疗、热敷等方法。患者应坚持每天晚上临睡前用热水泡足半小时左右,或将足部置于有加热作用的电暖气、电手炉、红外线灯、家用理疗仪等设备上,温热作用可改善局部的微循环,对于缓解疼痛很有帮助。根据自身条件也可以到医院进行有针对性的理疗,效果可能更好,但费用较高。

外用药物对中老年人来说是一种方便的治疗方法。常用疗效较好的外用擦剂有正红花油、双氯芬酸乳胶剂等。使用外用药物要注意使用方法,用药之前,应先用温水泡足,然后使用擦剂或膏药,擦剂涂药范围应大于疼痛范围,用药后要轻轻按摩一段时间,便于药物渗透,同时也可以增加局部微循环。

口服非甾体类抗炎镇痛药物。疼痛重的跟痛症患者可口服抗炎镇痛药。这类药物的作用是抑制局部炎症反应,促进组织愈合,缓解疼痛。常用的药物有:布洛芬、芬必得、吲哚美辛、双氯芬酸等。

封闭治疗。经上述治疗无效的患者可用封闭法治疗。用氢化可的松等激素局部痛点注射,一般镇痛效果均好。足跟皮肤质韧,注射时本身疼痛较重,并有感染的可能。因此,跟痛症患者应先用其他方法治疗,无效时再封闭治疗。但局部封闭有个原则,就是不要超过三次,因为封闭可以减少局部组织的血供,虽然开始使用疼痛的减轻是很明显的,但次数多了,反而会使局部脂肪组织萎缩,降低脂肪垫的保护作用。

现在国外还有激光和超声波、冲击波的治疗手段,但都还没有足够的证据证明其广泛有效。

跟痛症在中老年人发病是很普遍的,给他们增添了很多痛苦。现在由于高跟鞋的广泛使用,女性患者也有年轻化的趋势。

预防跟痛症的发生。首先要注意选择一双合适的鞋子,平时注意锻炼身体,尽可能做非负重锻炼,如骑自行车和游泳,足部疾病时尤其是不能在鹅卵石建成的"健身路径"上行走,这样对足的损伤是非常大的。锻炼要坚持,但要掌握科学的方法,这样才能使双足得到锻炼而不是加重损伤。

不经常锻炼身体的人,偶然一次长时间行走或站立劳动容易患跟痛症。因此,除平时注意锻炼身体外,要避免足部持续负重。需要长途行走或长时间站立时要注意间断休息,防止足部过度疲劳。

每天用温水泡足,保持足部卫生和良好的血液循环,有助于足的健康。穿鞋要宽松,鞋底要有弹性、柔软,也可以预防性地在鞋中放置使用足跟垫。鞋底过薄不能对足起到足够的保护作用,容易损伤足部。

七、高弓足症的预防及处理

高弓足(pesarcuatus)是常见的足部畸形,多继发于神经肌肉性疾病而引起的前足固定性跖屈,从而使足纵弓增高,伴前足或后足异常的复合畸形。有时合并后足内翻畸形。偶见原因不明者,可称为特发性或先天性高弓足,其发病率非常少见。儿童颇为常见足畸形。足弓增高通常伴有一系列畸形,包括跖趾关节过伸及趾间关节过屈、前足旋前并内收、中足背侧"骨性"且足底内侧皮肤出现皱褶、足外侧缘延长而内侧缘短缩、跖骨头下胼胝、不同程度的距下关节僵直或强直、固定或柔性足跟内翻和伴或不伴有马蹄足挛缩畸形的跟腱绷紧。

（一）分类

根据足弓增高的程度,是否伴发足的其他畸形,通常将高弓足分成四个类型。

1. 单纯性高弓足 主要是前足有固定性跖屈畸形,第1和第5跖骨均匀负重。足内外侧纵弓呈一致性增高,足跟仍保持中立位,或者有轻度的外翻。

2. 内翻型高弓足 此型只有前足内侧即第1、2跖骨的跖屈畸形,使足内纵弓增高。而外纵弓仍正常。在不负重时第5跖骨很容易被抬高至中立位,而第1跖骨因固定性跖屈,则不能被动背伸至中立位,并有20°～30°的内旋畸形。初期后足多正常。站立和行走时,第1跖骨头所承受的压力明显增加。为减轻第1跖骨头的压力,患者往往采取足内翻姿势负重,晚期出现后足固定性内翻畸形。患者多有爪形趾,第1跖骨头向足底突出,足底负重区软组织增厚,胼胝体形成和疼痛。

3. 跟行型高弓足 常见于脊髓灰质炎、脊膜脊髓膨出。主要是小腿三头肌麻痹所致,其特点是跟骨处于背伸状态,前足固定在跖屈位。

4. 跖屈型高弓足 多继发于先天性马蹄内翻足手术治疗之后。此型除前足呈固定性跖屈畸形外,其后足、踝关节也有明显的跖屈畸形。各型高弓足的临床表现不尽一致,但前足均有固定性跖屈畸形。足趾早期多正常,随着病程的发展,则逐渐出现足趾向后退缩,趾间关节跖屈,跖趾关节过度背伸,呈爪状趾畸形,严重者足趾不能触及地面。由于跖趾关节背伸畸形引起跖趾关节半脱位,使近节趾骨基底压在跖骨头的背侧,将加重跖骨的跖屈畸形,导致负重处皮肤增厚,胼胝体形成,甚则形成溃疡。

（二）治疗

高弓足的治疗有保守治疗和手术治疗两种。

1. 保守治疗 早期轻型高弓足可采取被动牵拉足底挛缩的跖筋膜、短缩的足底内在肌。为缓解跖骨头受压,使体重呈均匀性分布,在鞋内相当跖骨头处加一厚1cm毡垫,并在鞋底后外侧加厚0.3～0.5cm,以减轻走路时后足出现的内翻倾向。但这些措施只能减轻症状,既不能矫正高弓足畸形,也不能防止畸形加重。

2. 手术治疗 当高弓足已妨碍负重行走、穿鞋,或进行性加重时,则应手术治疗。关于高弓足的手术治疗,文献介绍了很多手术方法,一般根据患者年龄、畸形类型及严重程度、原发性疾病所处的状态等因素,选择手术方法。原则上先行软组织手术,如足跖侧软组织松解、胫前胫后肌腱移位及趾长伸肌后移等。若软组织手术仍未能矫正畸形,抑或年长儿童有固定性高弓足畸形,可选择骨性矫形手术。一般可概括为单纯性软组织松解和截骨矫形两类,前者主要包括以跖筋膜切断为主的跖侧软组织松解,而后者则有中跗骨截骨、跟骨截骨或跖骨基底楔形截骨,有时还需要采用Jones姆长伸肌腱后移和趾间关节融合治疗爪状趾。单纯软组织松解往往不能彻底矫正高弓,且术后复发率高。Sher-man等采取足跖侧软组织松解和肌腱移位治疗237只高弓足,发现年龄大于6岁者矫形效果均不好,并在2年内复发。因此,多数学者主张采取软组织松解和截骨矫形联合手术治疗儿童复杂性高弓足。Gould在进行性神经性腓骨肌萎缩患者的高弓足畸形中描述了跖骨近侧截骨和跖腱膜切断术,它也适用于足部骨骼发育成熟的特发性、创伤后或者神经性高弓足畸形患者(如Fried reich共济失调、Rousse-Levy综合征或脑瘫)。另外,尚需根据情况行肌腱切断或肌腱转位术。跗骨前侧楔形截骨和跖筋膜松解、Japas跗骨V形截骨和跖筋膜松解及跟骨新月形截骨术,都是治疗儿童高弓足的常用方法。桂鉴超等应用等离子刀内镜下跖筋膜松解术治疗先天性高弓足仰趾畸形也取得了较好的效果。Tullis等采取Cole跗骨前楔形截骨治疗8例11个中足高弓足,截骨愈合平均时间为2.3个月,平均随访23个月。术前距骨-第1跖骨角为8.6°,术后降低至3.3°(P=0.03)。因为要去除楔形骨块,术后足的形态变短、变宽而不美观。Sammarco等应用跟骨和第1跖骨或多个跖骨截骨,治疗17例21个后足高弓内翻足,平均随访时间为20.8个月。其中17足有负重位的X线测量资料,显示前足内收平均减少9.6°,平均减少足纵弓高度的13%,包括前足9.1°和后足10.6°。对于6岁左右的非进展型高弓足,伍江雁等认为采取 Japas 手术治疗,即跟骨侧方升高滑移截骨和第 1 跖骨或多个跖骨基底闭合楔形截骨治疗有症状的后足高弓内翻足,不仅能够有效减少足纵弓,改善踝关节稳定而不牺牲其功能活动,还能解除患足疼痛和跖侧完全负重。对于合并跟骨内翻者,应同时进行 Dwyer 外侧闭合性跟骨截骨术或跟骨外移截骨,能获得更为满意的治疗结果。

一般高弓足,整体足部结构失去应有的弹性,不能适当地吸震,站立或步行时可能感到足部疲倦不适。另外,高弓足患者只有前足和后足接触地面,令足底平均承受的压力较正常人大,所以容易疲劳或痛楚,有部分人更容易发生溃疡。经适当治疗可以减轻症状、矫正畸形及防止复发。

预防的方法是伸展大腿前肌运动,舒缓因高弓足造成的大腿前肌过分紧张。其方法是:右手扶墙,左手把右足拉向后,直至感到大腿前肌拉紧,维持 10 秒,重复 10 次。

八、嵌甲与趾甲沟炎的预防及处理

嵌甲、甲沟炎是足部常见多发疾病。嵌甲是趾(指)甲刺入组织中,反复挤压而形成的足趾疼痛、肿胀、化脓等症状的一种疾病。甲沟炎是趾(指)甲两旁因细菌感染而引起的炎症,也有疼痛、肿胀、化脓等症状。患有嵌甲,往往易引起甲沟炎;反复出现甲沟炎,会引起甲变形,形成嵌甲,两种病是相辅相成,可互相转变。两种疾病都是临床上的常见病和多发病,长期不愈的慢性甲沟炎多见于第 1 趾的内外侧,临床上趾甲沟炎较指甲沟炎多见。

甲沟炎是葡萄球菌、链球菌感染所致,亦有白念珠菌、铜绿假单胞菌、普通变形杆菌等引起的急性感染,也可呈慢性感染;嵌甲是局部感染、甲外伤,或引起甲板变化的甲病,如甲癣、甲营养不良、厚甲症等因素造成甲床与甲沟的正常连续性破坏,使趾(指)甲的生长发生力学改变导致的。

(一) 分类

国内外对两种疾病分类较多,较复杂,没有统一标准,目前大多数学者按病程分为以下几类:

1. 单纯甲沟炎　又分为急性和慢性甲沟炎。急性甲沟炎主要以红、肿、热、痛急性发作,其近端及侧端甲皱襞疼痛、鲜红、肿胀及出现化脓表现;当感染扩散至对侧甲皱襞和趾腹,会造成广泛的肿胀、疼痛明显,影响休息。慢性甲沟炎并非细菌、真菌或其他病原体感染,而是近端甲皱襞的慢性炎症;最初在近端及侧端甲皱襞有压痛及稍微肿胀,肿胀逐渐加重,最后甲床受损伤易发展成嵌甲或飞指甲。

2. 单纯性嵌甲　易被忽视,大多数位于足部第 1 趾,趾甲前端的一角或两角刺入甲沟深上处,长不出来,反复发作,足趾有胀痛感,不小心碰到疼痛剧烈。临床上分为轻、中、重度 3 种类型。轻度为炎症期,趾甲嵌入甲沟软组织,导致局部软组织轻度水肿,甲缘轻度红肿,伴轻度压痛;中度为脓肿期,甲沟呈炎症反应,红肿明显,甲缘组织胀痛加剧,有渗出尚无化脓及肉芽,局部触痛明显;重度肉芽期,出现化脓伴或不伴肉芽增生,甲缘组织肿痛。

3. 嵌甲性甲沟炎　临床上很难区分,病史较长,有多次拔甲史。一般有趾甲变形或甲床损伤,甲沟周边有炎性增生肉芽组织,足趾胀痛不适。反复治疗效果差。

(二) 治疗

国内外学者及专家对该种疾病治疗方法有很多,但总体分为保守治疗及手术治疗两种方法,各有优缺点。

1. 一般治疗　急性炎症时,可以用外敷 10% 鱼石脂软膏或 25% ~50% 硫酸镁溶液局部湿敷;如单侧积脓或局部脓肿,可在局麻下切开引流,必要时可使用抗生素;手术时要避免损伤甲床。

2. 拔甲术　合并甲下脓肿时,应行拔甲术,以保持引流通畅。常规消毒,用 0.1% ~0.2% 利多卡因注射液行趾神经阻滞麻醉,用细橡皮管扎紧患趾根部止血。用刀分离甲根部和两侧甲缘皮肤,将刀插入甲板与甲床间(紧贴甲下,以免损伤甲床),向两侧切割,直至甲板完全分离。用血管钳夹紧甲板,稍加摇动后用力拔除。

3. 嵌甲切除术　适用于嵌甲伴有肉芽组织增生或甲沟化脓时。常规消毒、局麻后,用刀分离增生的肉芽组织并紧贴甲下插入,使与甲床分离,同时把患侧 1/3 趾甲劈开,直至甲根部切离,并楔状切除甲旁肉芽组织,用凡士林纱布覆盖甲床、包扎。术后3天更换敷料,检查创面。

4. 中医中药治疗　局部外用化毒散软膏,内服清热解毒汤。取黄连、乳香、没药、贝母各60g,大黄、赤芍各120g,雄黄50g,甘草45g,牛黄12g,冰片15g,共研成末,过筛后取20g,加凡士林80g,调成20%软膏,直接外用或外敷。

5. 传统修治　在一般修足的地方常见,由于医疗知识缺乏,治疗水平不等,对甲床保护不够,往往形成一些较难治疾病。

目前不少学者认为,我们手术治疗时,易复发,病根不在趾甲,趾甲能再生长,只是长歪,尤其要保护甲床,演变很多微创方法。

平时选择相对宽松的鞋,使足趾不受其他压力,保护趾甲周围的皮肤,不使其受到任何损伤,趾甲不宜剪得过短,更不能手拔"倒刺";即使受伤要及时处理,必要时找足踝科医生处理。糖尿病患者要注意足部养护,洗足后、睡觉前擦凡士林或护肤膏,可增强甲沟周围皮肤的抗病能力。

（李炳辉　金肆）

参 考 文 献

[1] Yang WY,Lu JM,Weng JP,et al. Prevalence of diabetes among men and women in China. N Eng L Med,2010,362(12):1090-1101.

[2] Singh N,Amstrong DG,Lipsky BA. Prevention foot uclers in patients with diabete. JAMA,2005:293(2):217-228.

[3] Apelqvist J,Larsson J,Agardh CD. Long-term prognosis for diabetic patients with foot uclers. J Inter Med,1993,233(6):485-491.

[4] Healy A,Naemi R,Chockalingam N. The effectiveness of footwear as an intervention to prevent or to reduce biomechanical risk factors associated with diabetic foot ulceration:a systematic review. J Diabetes Complications,2013,27(4):391-400.

[5] Wu L,Hou Q,Zhou Q,et al. Prevalence of risk factors for diabetic foot complications in a Chinese tertiary hospital. Int J Clin Exp Med,2015,8(3):3785-3792.

[6] Ahmed AA,Algamdi SA,Alzahrani AM. Surveillance of risk factors for diabetic foot ulceration with particular concern to local practice. Diabetes Metab Syndr,2015,9(4):310-315.

[7] Waaijman R,de Haart M,Arts ML,et al. Risk factors for plantar foot ulcer recurrence in neuropathic diabetic patients. Diabetes Care,2014,37(6):1697-705.

[8] Ji X,Jin P,Chu Y,et al. Clinical characteristics and risk factors of diabetic foot ulcer with multidrug-resistant organism infection. Int J Low Extrem Wounds,2014,13(1):64-71.

[9] Feng SH,Chu YJ,Wang PH,et al. Risk factors and gene type for infections of MRSA in diabetic foot patients in Tianjin,China. Int J Low Extrem Wounds,2013,12(2):106-112.

[10] 足踇趾嵌甲症68例治疗体会. 吉林医学,2009,30(19):2375-2375.

[11] 陈兆军,王正义,于益民,等. 改良Bartlett手术治疗顽固性踇趾嵌甲症. 中华骨科杂志,2005,25(4):248.

[12] 刘安毅,陈卫红,邱玖玲. 微创治疗新兵嵌甲性甲沟炎123例. 西北国防医学杂志,2006,27(5):384-384.

[13] 王正义. 踇外翻术式的选择. 中华骨科杂志,2007,27(6):471-476.

[14] Roukis TS,Schade VL. Minimum-incision metatarsal osteotomies. Clin Podiatr Med Surg,2008,25(4):587-607.

[15] Andrew JM,Boulton MD. Pressure and the diabetic foot:clinical science and offloading techniques. The American Journal of Surgery,2004:17-24.

[16] George Grouios. Footedness as a potential factor that contributes to the causation of corn and callus formation in lower extremities of physically active individuals. The Foot,2005,15:154-162.

[17] Slater RA,Hershkowitz I,Ramot Y,et al. Reduction of digital plantar pressure by debridement and silicone orthosis. Diabetes Research and Clinical Practice,2006,74:263-266.

[18] Pataky Z,Vischer U. Diabetic foot disease in the elderly. Diabetes & Metabolism,2007,33:S56-S65.

[19] Haris M Rathur,MRCP,et al. The diabetic foot. Clinics in Dermatology,2007,25:109-120.

[20] Bacarin TA,Pereira CS,Sacco ICN. Effect of usual versus therapeutic shoes in the decrease of plantar pressure in diabetic neuropathic subjects. Abstracts/Clinical Biomechanics,2008,23:662-720.

[21] Zalacain A,Ruiz L,Ramis G,et al. Podiatry care and amorolfine:An effective treatment of foot distal onychomycosis,The Foot,

2006,16(3):149-152.

[22] Richard K. Scher,Amir Tavakkol,et al. Onychomycosis:Diagnosis and definition of cure. Journal of the American Academy of Dermatology,2007,56(6):939-944.

[23] Bianca Maria Piraccini,Giulia Rech,Antonella Tosti. Photodynamic therapy of onychomycosis caused by Trichophyton rubrum. Journal of the American Academy of Dermatology,2008,59(5):75-76.

[24] Oliverio Welsh,Lucio Vera-Cabrera,et al. Onychomycosis. Clinics in Dermatology,2010,28(2):151-159.

[25] Bianca Maria Piraccini,Andrea Sisti,Antonella Tosti. Long-term follow-up of toenail onychomycosis caused by dermatophytes after successful treatment with systemic antifungal agents. Journal of the American Academy of Dermatology,2010,62(3):411-414.

[26] C. Ralph Daniel Ⅲ,Nathaniel J. Jellinek. Commentary:The illusory tinea unguium cure. J Am Acad Dermatol,2010,62:415-417.

[27] Ridola C,Palma A. Functional anatomy and imaging of the foot. Ital J Anat Embryol,2001,106 (2):85-98.

[28] Kanatli U,Yetkin H,Bolukbasi S. Evaluation of the transverse metatarsal arch of the foot with gait analysis. Arch Orthop Trauma Surg,2003,123(4):148-150.

[29] 燕晓宇. 正常足弓的维持及临床意义. 中国临床解剖学杂志,2005,23(2):219-221.

[30] Kitaoka HB,Ahn TK,Luo ZP,et al. Stability of the arch of the foot. Foot Ankle Int,1997,18(10):644-648.

[31] 金定贤. 糖尿病性大疱7例. 浙江医学,1994,16(1):20.

[32] 张德宪,迟蕾,林君丽. 生大黄治疗糖尿病性大疱7例. 新中医,1999,31(3):39.

[33] 伍江雁,梅海波,刘昆,等. Japas手术治疗儿童特发性高弓足的疗效观察. 临床小儿外科杂志,2008,7(2):11-14.

第三章 糖尿病下肢血管病变的预防

第一节 概 论

糖尿病下肢血管病变是糖尿病周围血管病变的一部分,表现为下肢动脉狭窄或闭塞。主要的病理改变是动脉粥样硬化,动脉壁中层钙化,内膜纤维增生,致使血管腔狭窄,肢体缺血、缺氧,最终导致指(趾)缺血性坏疽或坏死。糖尿病患者下肢动脉病变通常是指下肢动脉粥样硬化病变(lower extremity atherosclerotic disease,LEAD)。与非糖尿病患者相比,糖尿病患者更常累及股深动脉及胫前动脉等中小动脉。LEAD 的患病率随年龄的增长而增加,与非糖尿病患者相比,糖尿病患者发生 LEAD 的危险性增加 2 倍。因调查方法和调查对象的不同,LEAD 的患病率报告不一。在我国根据 ABI 检查,50 岁以上患者中 LEAD 的患病率高达 6. 9% ~23. 8% 。

一、发病特点

1. 由于糖尿病患者代谢紊乱,周围大血管发生动脉粥样硬化的时间较早,发病年龄较小,病程进展较快,病变程度较重。从临床观察大血管病变常在糖尿病病史 10 ~15 年时出现症状。要比同龄、同性别的非糖尿病患者早 10 ~20 年。有文献报道,157 例病程在 15 年以上的糖尿病患者尸检中有 77% 并发明显的大、中动脉粥样硬化。

2. 好发部位 糖尿病下肢血管病变的好发部位是膝以下血管,与非糖尿病患者相比,糖尿病患者更常累及股深动脉及胫前动脉等中小动脉。在糖尿病多节段血管闭塞的患者中,可见到其近端及远端血管呈弥漫性墙壁样改变,而非糖尿病患者其闭塞血管仅累及血管的某一节段,而邻近的血管往往是正常的。糖尿病患者一旦动脉粥样硬化的过程开始,通常是累及双侧下肢。非糖尿病患者中,其病变往往是单侧。

3. 临床症状出现较早 由于糖尿病下肢血管病变导致下肢供血不足,临床上患者可出现患肢发凉、缺血性疼痛、麻木、溃疡和坏疽等,检查时可有足背动脉搏动减弱或消失,间歇性跛行和肌肉萎缩。50 岁以上糖尿病患者占 87. 1% ,60 岁以上占 52. 6% ,最小年龄只有 20 岁。有报道 40 岁以上糖尿病足部坏疽要比非糖尿病坏疽高 20 ~40 倍。

二、病因及发病机制

1999 年的一项横向调查分析了下肢血管病变(以踝/肱比值计数)的危险因素,发现 2 型糖尿病患者的 FBS、HbA1c、TG、HDL-C、纤维蛋白原、血压等与糖尿病下肢血管病变有一定的相关性。

1. 脂代谢紊乱 美国糖尿病协会的研究结果显示,糖尿病患者发生大血管病变的主要危险因素之一是血脂异常,糖尿病患者血脂异常发生率约 50% ,糖尿病患者的血脂、脂蛋白、纤维蛋白原的异常是血管并发症形成的基础。Leiter 等对 2 型糖尿病病例的分析结果显示,下肢血管病变组的 LDL-C 水平明显升高,LDL-C 与动脉粥样硬化密切相关。一般认为,高胆固醇血症、高低密度脂蛋白(LDL)血症、高密度脂蛋白减低是导致大血管动脉粥样硬化最主要的致病因素,已知糖尿病患者中脂肪及脂蛋白代谢异常,是发生动脉粥样硬化的重要因素或危险因素。在病理检查中其斑块主要是胆固醇、胆固醇磷脂、甘油三酯等沉淀为主,但有关胆固醇对动脉粥样硬化发病的确切机制还没有完全阐明,根据糖尿病患者中的脂代谢热点有如下可能:①在糖尿病还没有被很好地控制时,往往以甘油三酯升高为主,血浆胆固醇升高仅有轻度的升高或正常。所以有人认为动脉粥样硬化并非完全是由胆固醇水平升高所致。但多数认为,被低密度脂蛋白输送的胆固醇是一种化学刺激剂,当他在血液中浓度升高时可损伤动脉壁的内皮层,使动脉内皮层的通透性增加,导致胆固醇浸润到内皮下层,引起平滑肌细胞增殖。随着脂质堆积在内皮下层,LDL 与氨基葡萄糖(GAGS)结合成不溶性物质,以致内皮下层的 LDL 清除不足,或由于 LDL 中胆固醇脂崩解不足,或由于形成过多不溶解的胆固醇结晶,这些胆固醇和胆固醇酯堆积在内皮下层,即可促使动脉粥样硬化斑块的形成。因此认为是动脉粥样硬化的基本环节。②高密度脂蛋白(HDL)及胆固醇,高密度脂蛋白主要功能是清除过多的胆固醇,与之结合转运入肝进行代谢,一部分经胆汁排出,因此它可使总胆固醇水平下降,故认为是防止动脉粥样硬化与冠心病的保护因子。但近年来已有不少研究证明,糖尿病控制不好的患者,HDL 水平往往是降低的,这就促使了胆固醇和胆固醇酯在细胞内堆积,导致动脉粥样硬化的发生和发展。有研究证实,TC/HDL-C 比值是糖尿病下肢血管病变的独立危险因素(OR = 1.54,95% CI 1.14 ~ 2.63)。而总胆固醇每增加 10mg/dl,发生 PAD 的风险增加 10%。③甘油三酯,很多实验研究表明,糖尿病控制不满意的患者,往往甘油三酯及低密度脂蛋白水平增高。甘油三酯能否促使动脉粥样硬化还有争论,但事实上动脉粥样硬化斑块分析中除胆固醇、胆固醇酯及磷脂外,甘油三酯也是斑块中的主要成分。因此认为糖尿病高甘油三酯血症同样是促进动脉粥样硬化的重要因素。

2. 糖尿病患者、内分泌失调、激素调节异常、高胰岛素血症及低胰岛素血症,均可导致高脂血症,尤其是高甘油三酯血症、低高密度脂蛋白血症、高胰岛素血症可促进甘油三酯合成,使血浓度升高;低胰岛素血症可促使中性脂肪分解,使甘油三酯三酰甘油血液浓度升高,甘油三酯水平升高往往使高密度脂蛋白降低,促使动脉粥样硬化。生长激素、表皮生长因子、成纤维细胞生长因子、神经生长因子有类胰岛素生长因子的作用,尤其是成纤维细胞生长因子可促进血管内皮细胞有丝分裂,加速动脉粥样硬化。近年来研究认为,动脉粥样硬化与高胰岛素血症有密切关系,胰岛素过多可刺激动脉壁中层平滑肌细胞增殖,加速胆固醇、胆固醇酯和高脂蛋白合成而沉积在动脉管壁,并抑制脂肪及胆固醇脂分解,形成高脂血症和高脂蛋白血症,促进动脉硬化。虽然糖尿病缺乏内源性分泌处于低胰岛素水平,但由于外源性胰岛素治疗时往往会产生高胰岛素血症,同样也会促进动脉硬化。另外有人发现,糖尿病没有得到很好控制时,生长激素(GH)水平往往要比普通人群增高,还发现生长因子、表皮生长因子、成纤维细胞生长因子及神经生长因子等有类胰岛素生长因子的作用,均可促使动脉粥样硬化的发生。以上提示动脉硬化的发生可能与内分泌失调、激素调节异常和生长因子有关。

3. 动脉内皮损伤 动脉壁内皮层作为一种自然屏障,可防止血液中的大分子物质透过内皮层,进入动脉壁内层,对动脉内层起到保护作用。如果内皮损伤,内皮的裂隙增大,则有利于脂蛋白浸润至内皮下层。同时血小板在损伤部位容易黏附,促进动脉粥样硬化的发生和发展。不少实验研究证实,在其动脉内皮层施加任何慢性损伤,如机械的、炎症的、免疫的或化学的损伤,均可引起动脉粥样硬化的发生和发展。①血流动力学的改变是糖尿病血管内皮损伤的重要因素。由于动脉血流压力的作用,机械性的长期冲击血管内皮,尤其是在动脉分叉处形成血液漩涡切应力的作用下,促使内皮损伤,血小板在损伤部位黏附聚集,导致动脉粥样硬化斑块的形成和发展。免疫复合物和炎症刺激损伤血管内皮,当免疫复合物固定在血管壁的内皮上时,在补体参与下导致细胞溶解时,即组胺和其他活性物质从局部释放,从而使血管壁通透性增高,导致胆固醇和脂蛋白大量浸润到动脉内膜下并大量堆积,促使动脉粥样硬化。糖尿病各种炎症也可导致动脉壁损伤和使血管壁通透性改变,如果糖尿病伴有各种动脉炎时,则粥样硬化病变更加广泛,更加严重。国内有研究认为,超敏 C 反应蛋白(hsCRP)很可能对 2 型糖尿病并发血管病变的发生和预后有重要的预测价值。而 CRP 水平高的 PAD 患病率是正常人的 2.8 倍,研究证实,两者均与 PAD 有明确的关系。糖尿病酮血症、高血压、高血脂均可损伤动脉壁的内皮细胞,长期高胆固醇血症及体内血管活性物质如儿茶酚胺、五羟色胺、组胺、激肽类物质和血管紧张素等持久增加时,均可导致内皮损伤和通透性增加,很容易促使动脉粥样硬化的发生。吸烟对内皮也损伤,烟草中的尼古丁可促使血液中肾上腺素含量增加,促使内皮细胞收缩剂血小板黏附力增强和聚集。有人实验吸烟者可有10%～15%碳氧血红蛋白。低密度的碳氧血红蛋白可使血管壁通透性增加。当吸烟者伴有碳氧血红蛋白时将伴有低氧血症,致使进入组织的氧含量减少,从而导致细胞内溶酶体降解低密度脂蛋白(LDL)的能力降低,因此 LDL 就堆积在细胞内促进动脉粥样硬化的发生。

4. 动脉壁平滑肌细胞的增殖　高血糖引起蛋白激酶 C 活化和一些细胞生长因子与激素释放而刺激血管平滑肌细胞增殖。当内膜胆固醇堆积或动脉内皮损伤,致使血小板黏附聚集,可使中层平滑肌细胞透过弹力层的小窗移行到内皮下层增殖,各种脂质颗粒可渗入这些平滑肌细胞中,形成脂质堆积,这是由于细胞中溶酶体功能不足,不能水解胆固醇酯,特别是胆固醇油酸酯堆积过多而形成的。从平滑肌细胞的体外培养中可看到,他能合成胶原弹力纤维和氨基葡萄糖聚糖(GAGS),后者增多可与 LDL 结合成不溶性物质而沉淀下来,以致阻碍了 LDL 输送出动脉壁,从而导致动脉粥样硬化纤维斑块的形成。

5. 血小板聚集黏附力增强　在正常情况下血管内凝血和抗凝血功能保持动态平衡,血液畅通。如果失去平衡,就会出现凝血加强,血栓形成或纤溶加强,出血发生。糖尿病肢端坏疽患者主要表现凝血加强,血栓形成,阻塞血管腔导致缺血性坏疽或坏死。造成血小板聚集增强的因素有很多,对主要的因素加以讨论。糖尿病患者 vWF(von Willebrand factor)很多:vWF 是第八因子中的一种糖蛋白,是由内皮细胞合成后释放到血浆中参与凝血机制的。糖尿病患者中的 vWF 浓度增多,可发生高凝状态,促使血小板聚集黏附于损伤的内皮,内皮下层胶原纤维暴露,就能激活磷脂酶 A2,使血小板膜上的磷脂分解为花生四烯酸。后者通过血小板血栓素(thromboxane A2,TXA2)合成酶分解作用使其生成 TXA2,它具有强烈的收缩血管和增强血小板凝聚作用,可减少与前列环素合成酶作用而合成前列环素(PGI2),PGI2 具有扩张血管与拮抗血小板凝聚作用,可减少血小板黏附在血管壁形成血栓。但实验证明,不论糖尿病 1 型还是 2 型患者,PGI2 浓度是降低的,因此促进了血小板聚集或血栓形成。纤维蛋白溶解(简称纤溶)活力下降,在正常人血管内皮经常释放出适量的纤维蛋白溶解酶原激活物到血液循环中,激活纤维蛋白溶解酶原,生成纤维蛋白溶解酶。它可使多余的纤维蛋白分解降解产物,在血管内起到防止凝血作用。但由于糖尿病患者纤维蛋白溶解活力下降,加速了血栓的形成,促进大血管病变。

6. 微血管病变及微循环障碍　也是大血管病变的重要因素。由于糖尿病患者代谢紊乱,导致微血管基膜增厚,内皮细胞增生,阻塞血管腔,微血流障碍。加之血液理化特性改变,红细胞变形能力下降,聚集力增强,血小板黏附力增加。纤溶活力下降,微小血栓形成。血流动力学改变及免疫功能不足和炎症刺激等,造成动脉壁内皮损伤,动脉内膜平滑肌增殖,均可加重大血管病变或动脉粥样硬化的发生。

7. 其他因素　高血糖、高血压、高脂饮食、营养过剩、肥胖症、种族、遗传、体育运动减少等,均可促进或加重动脉粥样硬化的发生,但其发病机制目前尚未完全阐明。

三、病理生理

动脉硬化,即动脉内膜或动脉中层组织变性、坏死及增生,使动脉壁增厚变硬者,均可称为动脉硬化。糖尿病患者动脉硬化的病理改变与普通人动脉硬化基本相似。一般可分为三种:①细动脉硬化。②动脉中层钙化。③动脉粥样硬化。细动脉硬化常见于细动脉及较小的动脉壁发生弥漫性增生,致使管壁变硬;动脉中层钙化,多见于老年人,但原因尚不清楚,其病理改变为动脉中层肌纤维断裂,玻璃样改变及坏死,继而发生钙盐沉积,而后形成钙化斑块,同时动脉内膜呈环形分布,最常波及股动脉、腘动脉、胫前后动脉、无名肱动脉及桡动脉;动脉粥样硬化发生在大动脉如胸腹动脉、颈总动脉、无名动脉、锁骨下动脉及中等动脉如冠状动脉、脑动脉、肾动脉,尤其是下肢动脉分支开口处病变更加明显。其原因可能是由于血流在分叉处形成漩涡,冲击而使血管内皮损伤。该处是引起病理改变的开始部位,病变早期呈黄白色条纹状,稍突起内皮表面,形成形状不一、大小不等的点状斑块。此后板块逐渐增大,向血管腔内凸出。镜下切面可呈现胆固醇、胆醇酯、磷脂、糖蛋白及三酰甘油的沉积和血细胞碎片。弹力纤维细胞和平滑肌细胞增生,内皮及内皮下层和中层增厚。晚期伴有钙化盐沉着,使血管腔狭窄,粥样硬化斑块可破溃形成溃疡,其表面有血栓形成,导致血管腔阻塞,使下肢供血不足,或血流中断,患者表现肢端发凉、怕冷、营养不良、消瘦无力、肌肉萎缩、间歇跛行、静息痛等,最终肢端发生缺血性坏疽或坏死。

四、糖尿病性 LEAD 的筛查

对于 50 岁以上的糖尿病患者,应该常规进行 LEAD 筛查。伴有 LEAD 发病危险因素(如合并心脑血管病变、血脂异常、高血压、吸烟或糖尿病病程 5 年以上)的糖尿病患者应该每年至少筛查一次。

对于有足溃疡、坏疽的糖尿病患者,不论其年龄,应该进行全面的动脉病变检查及评估。

五、糖尿病性 LEAD 的诊断

1. 如果患者静息 ABI≤0.90,无论患者有无下肢不适的症状,应该诊断 LEAD。

2. 运动时出现下肢不适且静息 ABI≥0.90,如塌车平板试验后 ABI 下降 15% ~ 20%,应该诊断 LEAD。

3. 如果患者静息 ABI<0.40 或踝动脉压<50mmHg 或趾动脉压<30mmHg,应该诊断严重肢体缺血。

LEAD 一旦诊断,临床上应对其进行 Fontaine 分期(表 5-3-1)。

表 5-3-1　糖尿病下肢动脉粥样硬化病变的 Fontaine 分期

分期	临床评估
Ⅱ	无症状
Ⅱa	轻度间歇性跛行
Ⅱb	中到重度间歇性跛行
Ⅲ	缺血性静息痛
Ⅳ	缺血性溃疡或坏疽

第二节　糖尿病性 LEAD 的三级预防

糖尿病性 LEAD 的治疗:LEAD 的治疗目的包括预防全身动脉粥样硬化疾病的进展,预防心血管事件,预防缺血导致的溃疡和肢端坏疽,预防截肢或降低截肢平面,改善间歇性跛行患者的功能状态。因此,糖尿病性 LEAD 的规范化治疗包括三个部分:一级预防,防止或延缓 LEAD 的发生;二级预防,缓解症状,延缓 LEAD 的进展;三级预防,血运重建,降低截肢和心血管事件发生。

一、糖尿病性 LEAD 的一级预防

严格控制导致糖尿病患者 LEAD 发生的危险因素,即纠正不良生活方式,如戒烟、限酒、控制体重、严格控制血糖、血压、血脂等。血糖控制目标为餐前 4.4 ~ 7.2mmol/L,餐后血糖在<10mmol/L,HbA1c<7%。血压控制为<140/80mmHg;血脂控制目标为 LDL-C<2.1mmol/L,这样有助于防止会延缓 LEAD 的发生。年龄 50 岁以上的糖尿病患者,尤其是合并多种心血管危险因素者,可服用氯吡格雷。具体措施如下:

(一) 控制高血糖

严格控制血糖水平是防止糖尿病下肢血管病变的基础。糖尿病患者经饮食、运动等非药物控制不佳时,应根据病情选用口服降糖药或胰岛素治疗,把空腹血糖控制在 5 ~ 7mmol/L,减轻糖尿病患者下肢动脉

粥样硬化的进程,从而有效地降低下肢动脉病变的发生。

(二) 控制高血压

高血压是糖尿病的常见并发症或伴发病之一,流行状况与糖尿病类型、年龄、是否肥胖及人种等因素有关,发生率国内外报道不一,为30%~80%。我国门诊就诊的2型糖尿病患者中有30%伴有已诊断的高血压。1型糖尿病患者出现的高血压常与肾损害加重相关,而2型糖尿病患者合并高血压通常是多种心血管代谢危险因素并存的表现,高血压可出现在糖尿病发生之前。糖尿病与高血压的并存使心血管病、卒中、肾病及视网膜病变的发生和进展风险明显增加,提高了糖尿病患者的病死率。反之,控制高血压可显著降低糖尿病并发症发生和发展的风险。

糖尿病患者中高血压的诊断标准同其他人群。糖尿病合并高血压的患者收缩压控制目标应该<140mmHg,舒张压应控制在<80mmHg。部分患者,如年轻没有并发症的患者在没有明显增加治疗负担的情况下,可将收缩压控制在<130mmHg。糖尿病患者就诊时应当常规测量血压以早期发现新的高血压患者和评价已诊断高血压患者的需要控制情况。我国糖尿病患者中的知晓率、治疗率和控制率均处于较低水平,提高这"三率"是防止糖尿病高血压的主要任务。

生活方式的干预是控制高血压的重要手段,主要包括健康教育、合理饮食、规律运动、戒烟限盐、控制体重、限制饮酒、心理平衡等。

对糖尿病患者血压增高的初始干预方案应视血压水平而定。糖尿病患者的血压水平如果超过120/80mmHg,即应开始生活方式的干预以减低血压和预防高血压的发生。血压≥140/80mmHg者可考虑开始降压治疗。糖尿病患者收缩压≥160mmHg时必须启动降压治疗。

降压药物选择时应综合考虑疗效、心肾保护作用、安全性和依从性及对代谢的影响因素。降压治疗的获益主要与血压控制本身相关。供选择的药物有ACEI、ARB、钙拮抗剂、利尿剂、β受体阻滞剂等,其中ACEI或ARB为首选药物,为达降压目标,通常需要多种降压药物联合应用。联合应用药推荐以ACEI或ARB为基础的降压药物治疗方案,可以联合使用钙拮抗剂、吲达帕胺类药物、小剂量噻嗪类利尿剂或小剂量选择性β受体阻滞剂。

(三) 改善血脂异常

2型糖尿病患者常见的血脂紊乱是三酰甘油水平升高及HDL-C水平降低,两者与2型糖尿病患者发生心血管病变的高风险相关。多项研究证明,他汀类药物通过降低总胆固醇风险和LDL-C水平进而显著减低糖尿病患者发生大血管病变和死亡的风险。对于有心血管疾病高风险的2型糖尿病人群中,在他汀类药物治疗的基础上使用降低甘油三酯和升高HDL-C的调脂药,不能进一步降低糖尿病患者发生心脑血管病变和死亡的风险。

糖尿病患者每年应至少检查一次血脂(包括LDL-C、总胆固醇、甘油三酯及HDL-C)。接受调脂药物治疗者,根据评估疗效的需要可增加检测次数。

糖尿病患者保持健康的生活方式是维持健康的血脂水平和控制血脂紊乱的重要措施,主要包括减少饱和脂肪、反式脂肪和胆固醇的摄取,增加n-3脂肪酸、黏性纤维、植物固醇/甾醇的摄入;减轻体重(如有指征);增加体力活动。

在进行调脂药物治疗时,应将降低LDL-C作为首要的目标。

所有下列的糖尿病患者,无论基线血脂水平如何,应在生活方式干预的基础上使用他汀类药物:①有明确的心血管疾病,LDL-C的控制目标是<1.8mmol/L。②无心血管疾病,但年龄超过40岁并有一个或多个心血管病危险因素者(早发性心血管疾病家族史、吸烟、高血压、血脂紊乱或蛋白尿),LDL-C的控制目标是LDL-C<2.6mmol/L。③对低风险患者(如无明确心血管疾病且年龄在40岁以下),如果患者LDL-C水平高或具有多个心血管危险因素,在生活方式干预的基础上,应考虑使用他汀类药物治疗,LDL-C的控制目标是<2.6mmol/L。

如果最大耐受剂量的他汀类药物未达到上述治疗目标,或LDL-C水平稍高于2.6mmol/L而具有他汀类药物适应证的患者,采用他汀类药物将LDL-C从基线降低30%~40%也可带来明显的心血管保护作用。

若甘油三酯超过11.0mmol/L,可先在生活方式干预的基础上使用降低三酰甘油的药物(贝特类药物、维生素 B₃ 或鱼油），以减少发生急性胰腺炎的风险。

2 型糖尿病患者甘油三酯和 LDL-C 的控制目标分别为：甘油三酯<1.7mmol/L，男性 LDL-C>1.0mmol/L，女性>1.3mmol/L。

对于无法达到降脂目标，或对他汀类或贝特类药物无法耐受时，可考虑使用其他种类的调脂药物（如胆固醇吸收抑制剂、胆酸螯合剂、普罗布考和多廿烷醇等。）

妊娠期间禁用他汀类药物治疗。

（四）阿司匹林的治疗

2008 年 ACCP 指南指出，合并有冠状动脉或脑血管疾病的 PAD 患者，建议终身服用抗血小板药物。对于不合并临床表现的冠脉或脑血管疾病的 PAD 患者，建议服阿司匹林 75～100mg/d，而不是氯吡格雷。2006 年 AHA/ACC 指南指出，动脉硬化患者若无禁忌需要终生服用阿司匹林，75～162mg/d。动脉硬化患者阿司匹林 75～325mg/d 可降低心肌梗死、卒中等恶性心血管事件的风险，是验证有效的抗血小板药物。氯吡格雷 75mg/d 可作为阿司匹林的替代药物。两者相比看出，推荐的阿司匹林服用时间一样但剂量减小，对氯吡格雷的应用有更加具体的说明。

阿司匹林是应用最广泛的抗血小板药物。阿司匹林不可逆地作用于环氧化酶，抑制环氧化酶，可以使 PGI2、TXA2 等不能产生，从而抑制血小板聚集。多项临床研究表明，阿司匹林对于心脏以外血管有明显益处，延缓临床研究进展，减少需要进行的外周动脉干预。在 Physicians' Health Study 的前瞻性随机对照研究中，有 22 000 例男患者随机接受安慰剂或阿司匹林的治疗。治疗组能明显降低外周动脉的手术率。除此之外，多个研究表明，阿司匹林能提高血管移植物的通畅率，减少搭桥的再次干预率。

糖尿病患者的高凝状态是发生大血管病变的重要原因，对临床试验的 Meta 分析和多项临床研究表明，阿司匹林可有效预防包括卒中、心肌梗死在内的心脑血管事件。目前，临床证据支持阿司匹林用于糖尿病人群心血管病变的二级预防及对有心血管事件病变高风险的糖尿病人群心血管病变的一级预防。

meta 分析显示，在一定范围内阿司匹林的抗血栓作用并不随剂量增加而增加，但阿司匹林的消化道损伤作用随剂量的增加而增加。因此，建议长期使用时，阿司匹林的最佳剂量为 75～150mg/d，在这个剂量范围内阿司匹林的疗效和安全性达到了较好的平衡。目前尚无关于 30 岁以下人群使用阿司匹林的证据支持，亦无证据表明应该从什么年龄开始使用阿司匹林。抗血小板药物治疗的推荐用法为：

1. 心血管疾病史的糖尿病患者应使用阿司匹林作为二级预防。

2. 2 型糖尿病患者应使用阿司匹林作为心血管疾病的二级预防。

（1）具有高危心血管风险（10 年心血管风险>10%）者，包括大部分>50 岁的男性或>60 岁的女性合并一项风险因素者（即心血管疾病家族史、高血压、吸烟、血脂紊乱或蛋白尿）。上述人群中无明显出血风险（既往有消化道出血病史、胃溃疡或近期服用增加出血风险的药物，如甾体类抗炎药物或华法林），可服用小剂量（75～100mg/d）阿司匹林作为一级预防。

（2）具有中度心血管风险，如有 1 个或多个心血管病危险因素的中青年患者（即男性<50 岁或女性<60 岁），或无心血管病危险因素的年龄较大的患者（男性>50 岁或女性>60 岁，或 10 年心血管风险为5%～10% 的患者），应根据临床判断决定是否使用阿司匹林进行一级预防。

（3）由于潜在的不良反应（出血）可能抵消潜在的获益，因此不推荐阿司匹林用于心血管低风险（即男性<50 岁或女性<60 岁且无其他心血管危险因素，或 10 年心血管获益<5%）的成年糖尿病患者。

3. 由于 21 岁以下人群应用阿司匹林发生 Reye 综合征风险增加有一定相关性，因此不推荐在此人群中应用阿司匹林。

4. 对于已有心血管疾病且对阿司匹林过敏的糖尿病患者，可考虑使用氯吡格雷（75mg/d）作为替代治疗。

5. 对于发生急性冠状动脉综合征的糖尿病患者可使用阿司匹林+氯吡格雷联合治疗一年。

6. 其他抗血小板药物可作为替代治疗药物用于以下几类患者：如阿司匹林过敏、有出血倾向、接受抗凝治疗、近期胃肠道出血及不能应用阿司匹林的活动性肝病患者。

氯吡格雷已被证实可降低糖尿病患者心血管事件的发生率。可作为急性冠状动脉综合征发生后第一年的辅助治疗,对于阿司匹林不能耐受的患者,也可考虑氯吡格雷作为替代治疗。

二、糖尿病性 LEAD 的二级预防

在一级预防的基础上,对于有症状的 LEAD 患者,建议应用小剂量的阿司匹林,阿司匹林的剂量为 75～100mg/d;同时,指导患者健康锻炼,时间至少持续 3～6 个月;给予相应的抗血小板药物、他汀类药物、降压药物及抗凝药物治疗。

对于间歇性跛行的患者,除上述治疗外,尚需使用血管扩张药物。目前所用的血管扩张药主要有脂微球包裹前列地尔、贝前列素钠、西洛他唑、盐酸沙格雷酯、萘呋胺、胰激肽原酶和己酮可可碱等。

三、糖尿病性 LEAD 的三级预防

针对慢性严重肢体缺血患者,即临床上表现为静息痛或缺血性溃疡,Fontaine 分期在 3 期以上者,应该进行三级预防。其最终目的是减轻缺血引起的疼痛、促进溃疡愈合、避免肢体坏死而导致的截肢、提高生活质量。

LEAD 的三级预防要求临床上做到多学科合作,即首先糖尿病专科医师评估患者全身状况,尽可能降低心血管并发症的发生;同时评估其血管条件,做出术中和术后发生心血管事件的抢救预案,并且在手术成功后给予随访及药物调整。只有这样,才有最大可能改善糖尿病性 LEAD 患者的血运重建,减少截肢和死亡。

在内科治疗无效时,需行各种重建手术,包括外科手术治疗和血管腔内治疗,可明显降低截肢率,改善生活质量。

(周慧敏)

参 考 文 献

[1] 钱学礼. 临床糖尿病学. 上海:上海科学技术出版社,1989:83.

[2] 陈家伟. 糖尿病大血管病变的主要危险因素及其防治. 实用糖尿病杂志,1996,4(3):50.

[3] 董郡. 病理学. 第 2 版. 北京:人民卫生出版社,1996:279.

[4] 陈敏章,邵丙扬. 中华内科学(中册). 北京:人民卫生出版社,1999:2045.

[5] 刘成玉,李云芳,秀霞,等. 糖尿病血管病变与白细胞黏附功能和变形能力关系的研究. 中国糖尿病杂志,1995,3(2):102.

[6] 郑世荣,田牛. 糖基化蛋白受体与糖尿病血管病变. 中国糖尿病杂志,1996,4(4):233.

[7] 潘长玉,陆菊明,孔祥涛,等. 新诊断 NIDDM 患者血管并发症的调查. 第五届中日糖尿病学术交流会论文汇编. 西安:中华医学会,1996:19.

[8] 谭擎缨,王静,阮芸,等. 2 型糖尿病下肢血管病变的超声检查及相关因素研究. 中国糖尿病杂志,2005,13(6):416-417.

[9] 潘长玉,高妍,袁申元,等. 2 型糖尿病下肢血管病变发生率及相关因素调查. 中国糖尿病杂志,2001,9(6):323-326.

[10] Ridker P M,Stampfer M J,Rifai N. Novel risk factors for systemic atherosclerosis. A comparison of C-reactive protein,fibrinogen,homocysteine,lipoprotein (a) and standard cholesterol screening as predictors of peripheral arterial disease. Jama the Journal of the American Medical Association,2001,285(19):2481-2485.

[11] Leiter L A,Ceriello A,Davidson J A,et al. Postprandial glucose regulation:New data andnew implications ∗. Clinical Therapeutics,2005,27:S42-S56.

[12] 姜南. 2 型糖尿病慢性血管病变患者糖化血红蛋白及糖化血清蛋白的测定及意义. 实用医学杂志,2008,24(16):2807-2808.

[13] 范虹,钟历勇. 133 例 2 型糖尿病下肢血管病变相关因素分析. 中国医师杂志,2006,8(8):1065-1066.

[14] 管珩,刘志民,李光伟,等. 50 岁以上糖尿病人群周围动脉闭塞性疾病相关因素分析. 中华医学杂志,2007,87(1):23-27.

[15] 王椿,余婷婷,王艳,等. 糖尿病患者下肢动脉病变筛查及危险因素分析. 中国糖尿病杂志,2007,15(11):643-646.

[16] 刘伟芳,吴伟琼,陈利强,等. 糖尿病下肢血管病变的发生率、病变程度及相关因素分析. 实用医学杂志,2010,26(13):2323-2325.

[17] 贾睿博,詹晓蓉.2 型糖尿病下肢血管病变研究进展.中华临床医师杂志:电子版,2013(22).

[18] Tattersall M C,Johnson H M,Mason P J. Contemporary and optimal medical management of peripheral arterial disease. Surgical Clinics of North America,2013,93(4):761-778.

[19] 高林英,任文霞,冯永亮.2 型糖尿病下肢血管病变的临床流行病学分析.中华疾病控制杂志,2014,18(4):308-311.

[20] 中国 2 型糖尿病诊治指南 2013 版.

第四章　糖尿病足患者避免截肢的措施

糖尿病足具有治愈率低、截肢率高的特点,如何避免截肢是血管外科、内分泌科等糖尿病足相关科室及学科关注的焦点问题之一。避免截肢的主要措施可概括为血流重建、清创引流、药物治疗、危险因素控制等方面。我们就糖尿病足患者的血流重建、药物治疗及危险因素的控制等方面做一简要介绍。

第一节　血运重建

血运重建是糖尿病足下肢缺血治疗的核心,也是糖尿病足血管病变患者避免截肢的根本措施。前面章节中对于下肢动脉的血运重建已有详细的阐述,本章仅为保证内容的完整性,针对糖尿病下肢缺血的特点介绍糖尿病足血运重建的几个常见问题。

一、下肢动脉腔内治疗

（一）手术方式

主要具体方式包括普通球囊成形、药物涂层球囊成形、斑块切除术、裸/覆膜支架成形术等,还包括上述治疗方式中两种治疗方式的组合,如斑块切除术联合药物涂层球囊成形等。对于糖尿病足患者以膝下动脉病变为多见的病变特点,普通球囊及药物涂层球囊的应用较为广泛。

（二）适应证

随着目前介入技术的进步及治疗概念的发展,下肢动脉腔内治疗的适应证比较广泛,主要指存在与糖尿病足和下肢缺血症状相关的腹主动脉、下肢动脉的狭窄/闭塞性病变及部分扩张性病变。

（三）禁忌证

1. 心、脑、肺等重要脏器功能衰竭者。

2. 全身感染者。

3. 严重肾功能不全者,但已经完全进行肾替代治疗(透析)的患者则可以进行腔内治疗,当然对于该类患者要注意治疗后及时进行肾透析清除对比剂。

4. 足部感染未得到有效引流为腔内治疗的相对禁忌证。该类病变在腔内治疗血运重建后存在细菌入血的潜在风险。

（四）注意事项

1. 重视下肢动脉所承受的力学因素对靶血管的影响。股腘动脉,尤其是腘动脉受累在糖尿病足患者中比较常见。股浅动脉远段及腘动脉是在下肢动脉中承受力学作用最为丰富的血管。下肢动脉在人日常活动中要承受延展、拉伸、压缩、扭转等外力。该部位支架植入术后支架断裂及由此引发的支架闭塞较为常见,这就对该部位的支架成形有较高的要求,包括支架植入适应证的掌握、支架植入位置的选择及支架的性能等(图 5-4-1)。

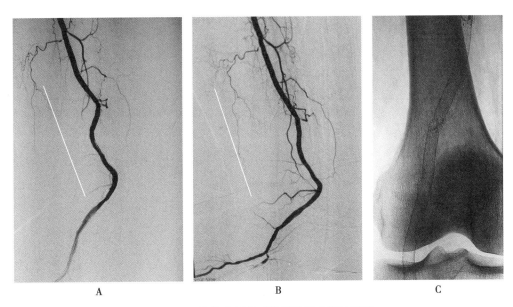

图 5-4-1　膝关节屈曲对股腘动脉支架的影响
A. 支架置入前屈膝位造影显示股腘动脉的自然弯曲；B. 支架置入后的屈膝位造影图，可见柔顺性好的支架在提供足够径向支撑力的情况下，仍能够很好地保持血管的弯曲状态；C. 透视图可见腘动脉 P2 段置入的支架有两处断裂

2. 提高对 Angiosome 概念的认识　Angiosome 概念的提出明显地提高了糖尿病足患者的溃疡愈合率及保肢率。有文献证实，应用 Angiosome 概念直接开通血流的溃疡完全愈合率为 75%，而间接开通血流的溃疡完全愈合率为 64%，两者具有显著性差异。Angiosome 概念不容置疑地提高了糖尿病足的腔内治疗效果。但在临床应用过程中也发现，在再介入治疗率和死亡率方面，间接开通与直接开通无明显差异。而间接开通可能会减少手术时间、对比剂用量、射线暴露，这就提示我们，对于全身情况差、血管病变复杂、手术耐受力差、肾功能不全等围术期高危患者间接开通是可行的。尤其是有侧支血管至缺血区域的间接开通在溃疡愈合率和保肢率方面更是可以接受的（图 5-4-2）。

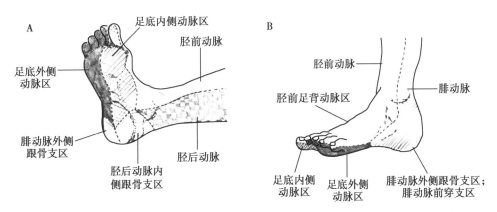

图 5-4-2　足踝部的 angiosome 分区，按照 angiosome 分区开通相应缺血区的供血动脉能过提高溃疡愈合率和保肢率

3. 逆穿技术在糖尿病足腔内治疗中的应用　与普通的下肢动脉硬化闭塞症相比，糖尿病下肢缺血的腔内治疗更为困难，体现在股腘动脉长段闭塞病变及膝下动脉病变较为常见（图 5-4-3）。在腔内开通的过程中，不易通过闭塞段进入远端动脉的情况较为常见。远端动脉逆行穿刺技术可以提高靶血管的开通率，其原因可以概括为以下几个方面：造成管腔闭塞的斑块远端部分纤维和钙化组织含量低于斑块近端；穿刺方向与动脉分支方向相反，不易进入分支；逆向穿刺点距离靶血管较近，能提供较强的支撑力和推送力；管径小的管腔能够为器材提供更大的推送力。

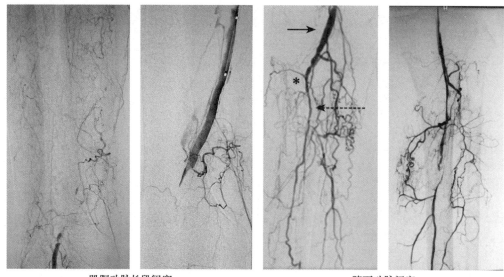

股腘动脉长段闭塞　　　　　膝下动脉闭塞

图 5-4-3　下肢动脉远端逆穿技术在开通动脉病变中的应用
一例股腘动脉长段闭塞的患者应用常规顺行入路未能开通病变进入远端血管真腔,采用逆穿腓动脉
的技术开通成功

二、干细胞移植

干细胞移植促进血管新生,进而促进糖尿病患者下肢的血流重建,目前已经得到广大基础医学和临床医学工作者的认同。目前用于临床的主要是骨髓血和外周血干细胞移植,另外脐血干细胞的临床研究正在进行中,取得了一定的疗效并显示出一定的优势。

干细胞移植治疗下肢缺血性疾病,无论是在血管新生机制的基础研究方面,还是在安全性及有效性的临床研究方面,均得到了长足的发展。当然,不可否认在干细胞移植促进血管新生的一些基础问题有待进一步深入研究。首都医科大学附属宣武医院血管外科在国内最早开展了这一技术,目前已经采用骨髓干细胞移植治疗了 600 余例患者,而采用外周血干细胞移植治疗 100 余例患者,均取得了一定疗效。近几年来,在我们大力推广之下,目前国内不少医院已经或者正在准备开展这项新技术,但我们发现仍有不少问题需要进一步探讨。应当进一步规范使用这一技术,才能真正造福于人类。

具体方法详见相关章节,这里不再赘述。

三、下肢动脉旁路移植术

有专门章节介绍,这里不再赘述。

第二节　规律药物治疗及危险因素的控制

糖尿病足的综合治疗已成为共识,作为血管外科医生更要重视药物治疗及危险因素的控制在糖尿病整个治疗过程中的作用。糖尿病足的药物治疗内容广泛,笔者在这里仅就糖尿病足围术期的药物治疗进行讨论。

一、围术期药物治疗

无论采用哪种治疗方法,均要重视围术期的处理。它不仅对治疗效果有直接的影响,而且也会影响其远期疗效。血糖的控制是围术期药物治疗的基础。除此之外,以下几个方面也不容忽视。

(一) 抗血小板治疗

抗血小板治疗是动脉围术期药物治疗的必备,也是动脉狭窄性疾病的基本用药。目前较为广泛应用的抗血小板药物有拜阿司匹林、氯吡格雷,还有抗血小板作用的药物,包括西洛他唑、沙格雷酯等。

(二) 抗凝治疗

糖尿病下肢缺血患者中,有不少为血液高凝状态,可以采用抗凝措施,以防止血栓形成。还有相当的糖尿病足患者病变为膝下动脉,膝下动脉管径小,且流出道差较为常见,这种情况下在术后早期正规的抗凝治疗对维持靶血管通畅具有积极作用。但抗血小板联合抗凝治疗具有一定的出血风险,需要综合评估患者的出血风险、靶血管直径及流出道情况等相关情况。在应用抗凝,尤其是应用普通肝素进行抗凝治疗时一定要复查血常规,监测血小板情况,早期可能存在肝素诱导的血小板减少症(HIT),一旦出现,应及时停用肝素而改用阿加曲班(直接凝血酶抑制剂)等。

(三) 降脂药物

降脂药物在心、脑血管事件的二级预防中的作用已受到重视,并相关学科均已形成规范的治疗指南。降脂药物在糖尿病下肢缺血的围术期治疗中的作用也日益受到重视,其可以通过多途径稳定并逆转斑块,在围术期应用的机制在于降脂药物可以通过抗炎作用加速内皮修复(图5-4-4)。

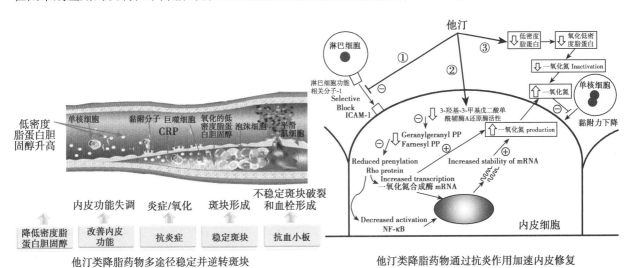

图 5-4-4 他汀类降脂药物的作用机制

(四) 扩血管药物

扩血管的目的是降低外周血管阻力,延长移植血管、PTA 和(或)支架的通畅时间,并有利于干细胞的分化。

二、危险因素的控制

危险因素的控制贯穿糖尿病足治疗的全过程。危险因素控制的情况直接影响到糖尿病足患者的截肢率和保肢率。我们知道,目前糖尿病足的主要危险因素包括糖尿病、高血压、高脂血症、高同型半胱氨酸血症、肥胖及不健康的生活方式。笔者在临床工作中曾经遇到这样一例患者,第一次住院治疗左股动脉闭塞,术前造影可见右股浅动脉节段性轻度狭窄;两个月半月后因右足静息痛住院,造影发现右股浅动脉全程闭塞,同时血管超声排除了血栓形成、栓塞等急性病变(图5-4-5)。患者病情变化为何如此迅速,追问病史分析后认为患者危险因素的控制为血管病变迅速进展的主要原因。

强调综合治疗和多学科合作是糖尿病足治疗的原则之一,血管外科医生在治疗糖尿病足时,应加强对危险因素的控制及围术期药物治疗重要性的认识,切不可割裂糖尿病足的整个治疗过程。

三、运动训练

运动可以产生许多生理改变,包括血液流变学、肌肉代谢和生化状态的改变等,有控制的运动还可减轻炎症反应。由于自主神经的调节作用,安静状态下骨骼肌中血管平滑肌具有较高张力,出现血管收缩。

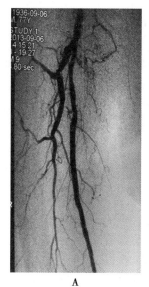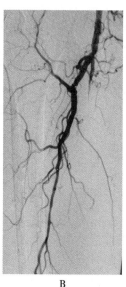

A　　　　　　B

图5-4-5　一例患者的两次血管造影

该患者2013年9月6日血管造影显示右股浅动脉轻度狭窄(A),2个多月后(2013年11月20日)该患者血管造影显示右股浅动脉已完全闭塞(B),由此可见,糖尿病下肢血管病变的快速进展与高危因素控制不佳密切相关

运动中这种张力很快减弱,血管舒张,活动肌肉中氧耗增加,使组织中氧张力低下,扩大血液和组织间氧梯度,二氧化碳增多和乳酸堆积,血液中血红蛋白氧分离曲线右移,可使肌细胞获得更多的氧,结果扩大了动静脉之间氧分压差,血流相应加速。

目前基础研究还证实,运动通过血流对血管壁剪切应力提高、机体VEGF-R信号等表达,诱导内皮细胞增殖和分化,促进侧支动脉形成和毛细血管的新生。有研究发现,肢体缺血大鼠模型经运动训练后,发现大鼠缺血组织MVD、VEGF、bFGF表达明显增高,说明运动训练能促进缺血肢体的新血管生成和侧支循环形成。运动能有效地提高外周血中血管生长因子VEGE、bFGF水平。不仅如此,运动训练还可以促进粒细胞集落刺激因子(G-CSF),一氧化氮(NO)的合成与分泌,共同达到促进血管新生、扩张血管的目的。

由此可见,运动训练作为非常重要的一种非手术及非药物治疗手段,在下肢动脉硬化闭塞症,包括糖尿病下肢缺血的治疗中发挥重要作用。以前无论是血管外科医生还是下肢缺血患者,对运动治疗的作用认识不充分。美国血管外科学会(SVS)2015年发布了无症状性及间歇性跛行ASO-LE的临床诊治指南,强调了在下肢动脉硬化闭塞症的治疗中以运动训练为核心的功能锻炼方案的重要性。我们在糖尿病足及糖尿病下肢缺血的治疗中应该充分认识到运动训练的重要性,作为综合治疗的一个重要环节,通过有指导的计划性运动训练促进缺血的改善,从而降低糖尿病足患者的截肢率,提高保肢率。

（谷涌泉　佟铸）

参 考 文 献

[1] 许樟荣,敬华译,钱荣立校.糖尿病足国际临床指南.北京:人民军医出版社,2003:6-9.

[2] 齐立行,谷涌泉,俞恒锡,等。糖尿病与非糖尿病性动脉硬化下肢血管造影特点及其临床意义.中华糖尿病杂志,2005,6:412-416

[3] 谷涌泉,张建,俞恒锡,等.下肢远端动脉搭桥治疗46例糖尿病足.中国实用外科杂志,2003,23:487-489.

[4] Gu Yong-quan. Determination of the amputation level in ischaemic lower limbs. ANZ J S,2004,73:31-34.

[5] Wutschert R,Bounameaux H. Determination of amputation level in ischaemic limbs. Diabetes Care,1997,20:1315-1318.

[6] 谷涌泉,郭连瑞,张建,等.自体骨髓干细胞移植治疗严重下肢缺血1例.中国实用外科杂志,2003,23(11):670.

[7] 谷涌泉,郭连瑞,张建,等.自体骨髓干细胞移植改善下肢严重缺血致运动功能障碍:15例报告.中国临床康复,2004,8(20):3917-3919.

［8］ Tateishi-Yuyama E,Matsubara H,Murohara T,et al. Therapeutic angiogenesis for patients with limb ischaemia by autologous transplantation of bone-marrow cells:a pilot study and a randomized controlled trial. The Lancet,2002,(10) 360:427-435.

［9］ 郭连瑞,谷涌泉,张建,等.自体骨髓干细胞移植治疗糖尿病足13例报告.中华糖尿病杂志,2004,12(5):313-316.

［10］ 谷涌泉,齐立行,郭连瑞,等.自体骨髓干细胞移植治疗下肢严重缺血5例.中国康复医学杂志,2004,9(19):687.

［11］ 谷涌泉,郭连瑞,张建,等.自体骨髓干细胞移植治疗下肢严重缺血:附32例报告.中国临床康复,2004,8(35):7970-7972.

［12］ Asahara T,Murohara T,Sullivan A,et al. Isolation of putative progenitor endothelial cells for angiogenesis. Science,1997,275:964-7.

［13］ 吴英锋,谷涌泉,张建,等.犬骨髓源血管内皮祖细胞体外扩增的动态研究.中国临床康复杂志,2005,9(10):63-65.

［14］ Isner J,Asahara T. Angiogenesis and vasculaogenesis as therapeutic strategies for posrnatal neovascularization. J Clin Invest,1999,103:1231-1236.

［15］ Tepper OM,Galiano RD,Capla JM,et al. Human endothelial progenitor cells from type Ⅱ diabetics exhibit impaired proliferation,adhesion,and incorporation into vascular structures. Circulation,2002,106:2781-2786.

［16］ Shintani S,Murohara T,Ikeda H,et al. Augmentation of postnatal neovascularization with autologous bone marrow transplantation. Circulation,2001,103(6):897-903.

［17］ 黄平平,李尚珠,韩明哲,等.自体外周血干细胞移植治疗下肢动脉硬化性闭塞症.中华血液学杂志,2003,24:308-311.

［18］ 杨晓凤,吴雁翔,王红梅,等.自体外周血干细胞移植治疗62例缺血性下肢血管病的临床研究.中华内科杂志,2005,44(2):95-98.

［19］ 管珩,刘志民,李光伟,等.50岁以上糖尿病病人群周围动脉闭塞性疾病相关因素分析.中华医学杂志,2007,87(1):23-27.

［20］ 王爱红,许樟荣.老年糖尿病合并下肢动脉病变及其危险因素的调查分析.老年医学与保健,2005,11(3):147-149.

［21］ 潘长玉,等.2型糖尿病下肢血管病变发生率及相关因素调查.中国糖尿病杂志,2001,9(6):323-325.

［22］ 谷涌泉,张建,齐立行,等.糖尿病下肢动脉粥样硬化特点及相关因素的研究.中华老年多器官疾病杂志,2007,6(4):266-268.

［23］ 谷涌泉,张建,齐立行,等.远端流出道不良致严重下肢缺血39例的旁路移植术分析.中华普通外科杂志,2004,19(5):276-278.

［24］ Gu YQ,Zhang J,Qi LX,et al. Surgical treatment of 82 patients with diabetic lower limb ischemia by distal arterial bypass. Chin Med J,2007,120(2):106-109.

［25］ 沈晨阳,李伟浩.《美国血管外科学会无症状性和间歇性跛行 下肢动脉硬化闭塞症诊治指南》解读.中华外科杂志,2016,54(2):81-83.

［26］ 贾程森,李然,魏清川,等.运动疗法对双下肢动脉硬化闭塞症的影响1例.四川医学,2012,33(10):1868-1870.

［27］ 葛红卫,朱永斌,何延政,等.运动训练促进大鼠缺血下肢血管新生.江苏省第二次血管外科学术会议.